2025

보건직
의료기술직
보건연구사
보건진료직
군무원

공중보건

기출문제집

1

공중보건 총론 / 역학과 보건통계
/ 질병 관리 / 환경보건

2025

안진아
공중보건
기출문제집

9판 1쇄   2025년 2월 10일

편저자_ 안진아
발행인_ 원석주
발행처_ **하이앤북**
주소 _ 서울시 영등포구 영등포로 347 베스트타워 11층
고객센터_ 1588-6671
팩스 _ 02-841-6897
출판등록_ 2018년 4월 30일 제2018-000066호
홈페이지_ gosi.daebanggosi.com
ISBN_ 979-11-6533-537-3(전3권)

정가_ 36,000원

머리말

자신의 미래를 준비하고 꿈을 이루기 위해 노력하는 학생들을 가르치는 것은 늘 더 큰 열정을 필요로 하고 더 많은 교수학습을 필요로 합니다. 공중보건학이라는 학문은 다른 과목보다도 담고 있는 내용이 대단히 광범위하기 때문에 교재집필을 위해 효율적이고 체계적인 방법을 필요로 합니다. 본 교재는 공중보건학 시험을 준비하는 학생들이 더 쉽게 이해하고 효율적으로 공부할 수 있도록 긴 시간과 열정을 담아 집필하였습니다.

본 교재는

2015년부터 2024년까지의 주요 기출문제와 예상문제를 함께 담고 있습니다.

문제풀이를 통해 10년간 빈도 높게 출제된 주요 핵심내용을 확실하게 정리할 수 있으며 최신 기출문제의 경향까지 파악할 수 있도록 구성되어 있습니다. 편별 기출문제를 통해 학습 이해도를 점검하고 내 것으로 다질 수 있습니다.

문제의 흐름을 기본서 이론과 동일하게 배치하여 문제를 풀면서 동시에 기본서를 복습할 수 있도록 구성하였습니다.

이러한 구성을 통해 기본서의 회독을 늘리고 깊이 있는 학습을 유도하여 만점을 목표할 수 있도록 하였습니다. 문제를 통해 출제빈도가 높은 이론을 완벽하게 정리할 수 있고 필수 암기 항목들 또한 문제를 풀면서 동시에 암기할 수 있을 것입니다. 그리고 빈출 내용의 문제 난이도가 어떻게 변화되어 가는지 확인하며 공부할 수 있습니다.

기본서에 나오지 않는 새롭게 출제된 내용과 법규까지 문제와 해설을 통해 학습할 수 있습니다.

또한 매년 새로운 통계자료와 개정법령, 그리고 국가적 보건이슈의 흐름을 반영하여 최신의 자료를 담았습니다.

본 교재가 나오기까지 편집과 출간에 수고해 주신 (주)대방고시 출판사 여러분의 노고에 진심으로 감사드립니다.

교수로서 느끼는 보람과 부담의 크기에 열정과 에너지를 더하여 여러분께 더욱 좋은 강의로 다가가겠습니다.

저자 안 진 아

• 보건직 공무원

1. 주관 및 시행
보건복지부 및 각 시·도, 교육청

2. 응시자격
① 나이제한 폐지(만 18세부터 응시 가능)
② 학력제한 없음(단 간호사, 임상병리사, 치위생사, 물리치료사, 방사선사, 보건의료정보관리사, 위생사 등 면허증 소지자 가산점 5점 혜택)
③ 시험 공고일 현재 응시하고자 하는 지역에 주민등록이 되어 있는 자(서울은 주민등록이 지방으로 되어 있어도 응시 가능)
　　－ 주민등록 거주지 합산(3년 이상)　　－ 현재 주민등록이 되어 있는 지역　　－ 서울

3. 시행일자
① 지방직·서울시 9급은 매년 6월경, 7급은 매년 9~10월경에 시행
② 교육청은 지방직 시험일정과 동일하게 진행

4. 시험전형

지역	시험과목	출제유형	시험시간	시험전형
공개경쟁	국어	100% 객관식 4지선다 (각 20문항)	10:00~11:40 (100분)	1차: 필기시험 2차: 면접시험
	영어			
	한국사			
	공중보건			
	보건행정			
제한경쟁	생물	100% 객관식 4지선다 (각 20문항)	10:00~11:00 (60분)	1차: 필기시험 2차: 면접시험
	공중보건			
	환경보건			

5. 선발인원
매년 각 시·도에서 필요한 인원만큼 선발(상대평가 방식)

6. 합격 후 근무처
보건복지부 산하의 각 기관 및 시·군·구청 위생과, 보건소 등으로 발령
－ 국민보건의료 행정계획 및 집행에 관한 업무
－ 환경위생, 식품위생, 산업보건, 검역업무 등에 관한 업무

• 보건진료직 공무원

1. 주관 및 시행
각 시·도별, 교육청

2. 응시자격
① 나이제한 폐지(만 18세부터 응시 가능)
② 학력제한 없음
③ 시험 공고일 현재 응시하고자 하는 지역에 주민등록이 되어 있는 자(서울은 주민등록이 지방으로 되어 있어도 응시 가능)
- 주민등록 거주지 합산(3년 이상)   - 현재 주민등록이 되어 있는 지역   - 서울
④ 간호사·조산사 면허증 소지자

3. 시험전형

지역	시험과목	출제유형	시험시간	시험전형
지방직	국어	100% 객관식 4지선다 (각 20문항)	10:00~11:40 (100분)	1차: 필기시험 2차: 면접시험
	영어			
	한국사			
	공중보건			
	지역사회간호			

4. 선발인원
매년 각 시·도에서 필요한 인원만큼 선발(상대평가 방식)

5. 합격 후 근무처
전국 각 시·군 보건진료소(보건의료 취약지역)에서 의료행위 및 보건 관련 업무 수행

• 의료기술직 공무원

1. 주관 및 시행
각 시·도별, 교육청

2. 응시자격
① 나이제한 폐지(만 18세부터 응시 가능)
② 면허증 제한
- 의료기술직(방사선): 방사선사 면허 소지자
- 의료기술직(치위생): 치위생사 면허 소지자
- 의료기술직(임상병리): 임상병리사 면허 소지자
- 의료기술직(물리치료): 물리치료사 면허 소지자
③ 시험 공고일 현재 응시하고자 하는 지역에 주민등록이 되어 있는 자
(서울은 주민등록이 지방으로 되어 있어도 응시 가능)
- 등록기준지   - 현재 주민등록이 되어 있는 지역   - 서울

3. 시행일자
서울시는 매년 6월경, 지방직은 지역마다 상이하므로 반드시 시험공고를 확인해야 함

4. 시험전형

지역	시험과목	출제유형	시험시간	시험전형
제한경쟁	생물	100% 객관식 4지선다 (각 20문항)	10:00~11:00 (60분)	1차: 필기시험 2차: 면접시험
	공중보건			
	의료관계법규			
공개경쟁	국어	100% 객관식 4지선다 (각 20문항)	10:00~11:40 (100분)	1차: 필기시험 2차: 면접시험
	영어			
	한국사			
	공중보건			
	해부생리학			

5. 선발인원
매년 각 시·도에서 필요한 인원만큼 선발(상대평가 방식)

6. 합격 후 근무처
보건복지부 산하 각 기관, 보건소, 보건지소, 시·군·구청 위생과, 병원 및 의료원 등

※ 국·공립병원 근무 경력 100% 인정
※ 대학병원 포함 일반병원, 준종합병원 등 근무 경력 80% 인정

• 보건연구사

1. 보건연구사란?
보건 및 위생관련업무의 기획과 정책수립, 식품 규격, 첨가제, 성분 검사, 안전성 검사, 의약품 분석 및 검사, 화장품 분석 및 안전성 검사 등을 담당

2. 주관 및 시행
각 시 · 도

3. 응시자격
① 나이제한 폐지(9급 18세 이상, 7급 20세 이상)
② 학력제한
 ㉠ 관련분야 전공 석사 학위 이상(울산, 충북은 학사 학위 이상. 매년 변경 가능하므로 공고확인 필수)
 ㉡ 각 지역마다 학사 · 석사 학위의 자격이 상이하므로 공고 확인 필수
③ 거주지 제한
 ㉠ 당해 1월 1일 이전부터 최종시험(면접)일까지 본인의 주민등록상 주소지가 해당지역으로 등록되어 있는 사람(해당기간 중 말소 및 거주불명으로 등록된 사실이 없어야 한다)
 ㉡ 당해 1월 1일 이전까지 본인의 주민등록상 주소지가 해당지역에 되어 있는 기간이 모두 합하여 3년 이상인 사람
 ㉢ 서울특별시, 인천광역시, 울산광역시는 거주지 제한 없음

4. 시험과목
경력경쟁: 보건학, 역학 필수 / 식품화학, 환경보건학, 보건행정학, 미생물학 선택 1

보건연구	과목		보건연구	과목	
	필수	선택		필수	선택
서울	보건학 / 역학	미생물학 or 식품화학	경기	보건학 / 역학	환경보건학
부산	보건학 / 역학	환경보건학 or 식품화학	경남	보건학 / 역학	보건행정학
대구	보건학 / 역학	환경보건학	경북	보건학 / 역학	환경보건학 or 보건행정학
인천	보건학 / 역학	미생물학	전남	보건학 / 역학	미생물학 or 식품화학
광주	보건학 / 역학	식품화학	전북	보건학 / 역학	환경보건학
대전	보건학 / 역학	환경보건학 or 식품화학	충남	보건학 / 역학	식품화학
울산	보건학 / 역학	식품화학	충북	보건학 / 역학	환경보건학
세종	보건학 / 역학	식품화학	제주	보건학 / 역학	식품화학
강원	보건학 / 역학	미생물학			

※ 매년 지역에 따라 선택 과목 다르므로 공고 확인 필수
※ 의학직렬 보건연구사는 보건학, 예방의학, 역학

5. 시험방법
- 필기시험: 100% 객관식(과목당 4지선다형 20문항 출제)
- 면접시험: 필기시험 합격자에 한하여 면접시험을 거쳐 최종 합격자를 결정함(상대평가)

6. 선발 인원
매년 각 시·도에서 필요한 인원만큼 선발(상대평가 방식)

7. 합격 후 근무처 및 업무
- 보건환경연구원에서 보건 및 위생관련업무의 기획과 정책수립 등을 담당
- 주로 식품의약품분야와 질병연구분야의 업무를 주로 수행
- 식품의약품분야의 경우 식품안전성, 영양평가, 첨가물검사, 의약품분석, 화장품연구, 생활보건, 특수 검사 및 연구기획 등 업무
- 질병연구의 경우 감염병검사, 미생물관리, 바이러스검사, 면역진단 등 업무

차례

공중보건 총론

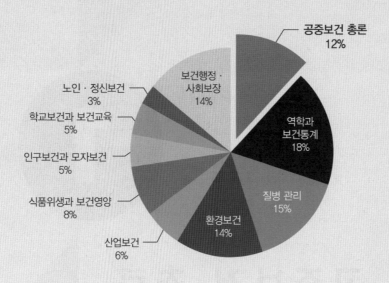

〈최근 10개년 영역별 평균출제빈도〉

공중보건 총론
12%

역학과
보건통계
18%

질병 관리
15%

환경보건
14%

산업보건
6%

식품위생과 보건영양
8%

인구보건과 모자보건
5%

학교보건과 보건교육
5%

노인 · 정신보건
3%

보건행정 ·
사회보장
14%

〈최근 10개년 서울시(지방직) 영역별 출제빈도분석(2015~2024)〉

구분	2015	2016	2017	2018	2019	2020	2021	2022	2023	2024	합계
공중보건 총론	1	2	3	1	2	3	4	3	2	2	23
역학과 보건통계	3	3	3	2	4	4	5	3	3	5	35
질병 관리	5	1	3	6	3	0	1	4	3	3	29
환경보건	3	2	3	2	3	2	3	4	4	2	28
산업보건	1	2	2	0	1	2	1	1	1	2	13
식품위생과 보건영양	2	1	2	2	2	3	1	0	1	2	16
인구보건과 모자보건	3	2	0	1	0	2	2	1	0	0	11
학교보건과 보건교육	1	3	1	1	1	2	0	1	1	0	11
노인 · 정신보건	0	0	1	0	1	0	1	1	1	1	6
보건행정 · 사회보장	1	4	2	5	3	2	2	2	4	3	28
합계	20	20	20	20	20	20	20	20	20	20	200

제**1**장

공중보건학의 이해

 Secret Note

1. 공중보건의 정의 및 원칙

(1) 윈슬로(C.E.A. Winslow, 1920)의 정의

① 공중보건학이란 조직적인 지역사회의 노력을 통하여 질병을 예방하고 수명을 연장시키며, 신체적 · 정신적 효율을 증진시키는 기술이자 과학이다.

② 조직적인 지역사회의 노력: 환경위생 관리, 전염병 관리, 개인위생에 관한 보건교육, 의료 및 간호서비스의 조직화, 사회제도의 발전

(2) 공중보건의 3대 핵심 원칙(WHO): 참여, 형평, 협동

(3) 공중보건의 대상: 지역사회 및 지역사회주민

(4) 앤더슨(Anderson)의 공중보건수단(공중보건사업의 3대 요소)

① 보건서비스에 의한 봉사행정

② 법규에 의한 통제행정

③ 교육에 의한 조장행정

2. 공중보건의 역사

(1) 세계의 공중보건 역사

고대기	중세기(암흑기)	여명기	확립기	발전기
장기설	전염병 유행 검역의 시작	산업혁명 공중보건사상 시작	세균학설기 미생물 병인론기	사회보장제도 발전
기원전~500년	500년~1500년	1500년~1850년	1850년~1900년	1900년 이후

(2) 고려 시대와 조선 시대의 보건행정기관

구분	고려 시대	조선 시대
의료행정	태의감	전의감
왕실의료	상의국, 상약국	내의원
서민의료	혜민국	혜민서
빈민구호	제위보	제생원
전염병 환자	동서대비원	동서활인서

3. 보건의료

(1) 1차 보건의료(PHC, Primary Health Care)

① 필수적인 보건의료를 지역사회와 각 개인과 가족이 받아들일 수 있고 비용지불이 가능한 방법으로 그들의 참여 하에 골고루 활용할 수 있도록 하는 실제적인 접근방법이다.

② 1978년 WHO 알마아타(Alma-Ata) 선언에 의해 강조되기 시작하였다.

③ WHO가 제시한 1차 보건의료의 특성: 접근성, 수용가능성, 주민참여, 지불부담능력, 포괄성, 유용성, 지속성, 상호협조성, 균등성

(2) 양질의 보건의료 서비스

① 마이어스(Myers)의 양질의 보건의료요건: 접근용이성, 질적 적정성, 지속성, 효율성

② 미국공중보건학회의 양질의 의료구성요소

 ㉠ 접근용이성: 개인적 접근성, 포괄적 서비스, 양적인 적합성

 ㉡ 질적 적정성: 전문적인 자격, 개인적 수용성, 질적인 적합성

 ㉢ 지속성: 개인 중심의 진료, 중점적인 의료제공, 서비스의 조정

 ㉣ 효율성: 평등한 재정, 적정한 보상, 효율적 관리

③ 리 & 존스(Lee & Jones)의 양질의 의료 요건

 ㉠ 의과학에 기초

 ㉡ 예방의 강조

 ㉢ 의사와 환자의 긴밀한 협조

 ㉣ 전인적인 치료

 ㉤ 의사와 환자의 지속적이고 친밀한 인간관계

 ㉥ 사회복지사업과 연계

 ㉦ 다양한 보건의료서비스와 협조

 ㉧ 과학적인 현대 의료서비스의 제공

④ 바람직한 의료의 구성요소: 효과성, 안전성, 환자중심성, 적시성, 효율성, 형평성

4. 세계국제보건기구(WHO, World Health Organization)

(1) WHO의 6개 지역사무소

1946년 뉴욕에서 국제보건회의 의결에 의하여 WHO 헌장을 제정한 후 1948년 4월 7일 WHO가 정식 발족하였다.

① 동지중해 지역 - 이집트 카이로

② 동남아시아 지역 - 인도 뉴델리: 1973년 북한 138번째로 가입

③ 서태평양 지역 - 필리핀 마닐라: 1949년 우리나라 65번째로 가입

④ 범미주 지역 - 미국 워싱턴 D.C.

⑤ 유럽 지역 - 덴마크 코펜하겐

⑥ 아프리카 지역 - 콩고 브라자빌

(2) WHO의 주요보건사업

결핵관리사업, 모자보건사업, 영양개선사업, 환경위생사업, 보건교육사업, 성병 · 에이즈사업, 말라리아사업

제1절 공중보건학의 개념

(정답 p.4)

01

1920년 Winslow는 공중보건학에 대한 정의를 하였다. 그가 정의한 공중보건에 대한 설명으로 옳은 것은? [16 경기의료기술]

① 조직적인 지역사회의 노력을 통하여 질병을 예방하고 수명을 연장시키며, 신체적·정신적 효율을 증진시키는 치료학문이다.
② 지역사회주민 중 건강하지 않은 사람을 대상으로 한다.
③ 공중보건학과 유사한 학문으로는 예방의학, 건설의학, 지역사회보건학 등이 있다.
④ 개인질병의 치료를 목적으로 한다.

02

Winslow의 공중보건에 대한 내용으로 옳지 않은 것은? [16 충북보건연구사]

① 공중보건의 목적 달성을 위해 지역사회의 역할을 강조하였다.
② 지역사회는 환경위생 향상, 감염병 관리, 보건교육 등의 노력을 통해 지역주민의 질병예방 및 수명연장에 힘써야 한다.
③ 지역사회는 질병의 조기진단 및 질병치료를 중심으로 한 의료 및 간호사업을 조직화하여야 한다.
④ 지역사회의 노력을 통해 지역사회 주민의 질병예방, 수명연장, 신체적·정신적 효율을 증진시키는 과학적 기술을 공중보건이라 할 수 있다.

03

공중보건학에 대한 설명으로 옳지 않은 것은? [16 인천]

① 치료기술개발에 목적을 두는 학문이다.
② 지역사회주민의 건강효율 증진을 위한 학문이다.
③ 공중의 건강을 향상시키는 과학이다.
④ 공중보건의 대상은 개인이 아닌 집단이다.

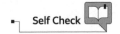

04

다음 중 예방의학에 대한 설명으로 옳지 않은 것은? [16 울산 보건행정]

① 목적은 질병 예방, 수명 연장, 육체적·정신적 건강과 능률의 향상이다.
② 개인 및 가족이 대상이다.
③ 역학적 연구방법과 통계학을 이용하여 질병의 원인인자를 규명한다.
④ 투약, 수술, 재활, 상담, 보건교육 등을 처방하여 문제를 해결한다.

05

공중보건사업의 대상으로 가장 옳은 것은 무엇인가? [17 충북]

① 만성질환자   ② 지역사회주민
③ 건강한 개인   ④ 환자를 포함한 가족

06

다음 중 가장 대표적인 신공중보건사업은? [17 전북]

① 건강검진사업   ② 예방접종사업
③ 보건교육사업   ④ 건강도시사업

07

질병 양상이 과거 감염병에서 만성 퇴행성 질환으로 바뀌어 가면서 공중보건(public health) 시대에서 신공중보건(new public health) 시대로 옮겨지고 있다. 다음 중 신공중보건(new public health)에 관한 설명으로 옳은 것은? [17 경기의료기술(10월)]

① 보건교육을 통한 개개인의 지식을 강화시킨다.
② 개인위생과 예방접종에 중점을 둔다.
③ 과학기술과 의료기술의 발달로 치료의학이 강화되고 있다.
④ 지역사회와 연계된 건강증진정책을 수립한다.

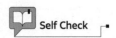

08

WHO에서 제시한 공중보건의 3대 핵심 원칙에 해당하지 않는 것은?

[18 경남]

① 협동   ② 형평
③ 조정   ④ 참여

09

공중보건의 대상과 목적에 관한 설명으로 옳은 것은?   [18 군무원]

① 개인을 위한 질병치료
② 개인을 위한 질병예방
③ 지역사회 주민을 위한 질병치료
④ 지역사회 주민을 위한 질병예방

10

윈슬로우의 정의에서 조직적인 지역사회의 노력이 아닌 것은?

[19 경북의료기술]

① 예방접종약의 개발   ② 환경위생 관리
③ 전염병 관리   ④ 간호 서비스 조직

11

신공중보건에서 중요하게 생각하는 요인에 해당하지 않는 것은?

[19 전북의료기술]

① 개인행태   ② 생활습관 관리
③ 지역사회 참여   ④ 의사의 전문적 역할

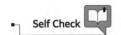

12

C.E.A Winslow 공중보건 개념에서 제시된 공중보건의 목적으로 옳은 것은?

[19 경남]

> ㄱ. 질병 예방   ㄴ. 생명 연장
> ㄷ. 신체적 효율 증진   ㄹ. 정신적 효율 증진

① ㄱ, ㄴ   ② ㄴ, ㄷ
③ ㄱ, ㄴ, ㄷ   ④ ㄱ, ㄴ, ㄷ, ㄹ

13

원슬로는 공중보건학이란 "조직적인 지역사회의 노력을 통하여 질병을 예방하고 수명을 연장시키며, 신체적·정신적 효율을 증진시키는 기술이자 과학이다."라고 정의하였다. 정의에 따른 지역사회의 노력으로 옳은 것은?

[19 대구]

① 만성병 관리   ② 개인위생을 위한 보건교육
③ 수명연장   ④ 질병치료

14

세계보건기구(WHO)에 제시한 공중보건의 3대 원칙이 아닌 것은?

[19 인천]

① 형평성   ② 효율성
③ 참여성   ④ 협동성

15

C. E. A. Winslow의 정의에 따른 공중 보건학의 목적으로 가장 옳지 않은 것은?

[19 서울 고졸]

① 질병 예방
② 수명 연장
③ 지역사회의 조직화
④ 신체·정신 건강 및 효율의 증진

16

미국 예일대학의 원슬로우(Winslow)교수는 1920년 공중보건에 대한 정의를 하였 지금까지 널리 통용되고 있다. 원슬로우의 정의에서 공중보건의 목적에 해당하지 않는 것은? [19 강원의료기술(10월)]

① 질병예방　　　　　　　　② 수명연장
③ 삶의 질 제고　　　　　　④ 정신적 효율 증진

17

다음 중 공중보건사업에 대한 설명으로 옳은 것은? [20 경기의료기술]

① 지역사회건강조사와 보건통계자료를 토대로 한다.
② 예방서비스보다 질병치료를 중점으로 한다.
③ 공중보건은 3차 예방이 중요하다
④ 공중보건의 대상은 개인과 가족이다.

18

다음 중 C.E.A Winslow의 공중보건 정의에서 제시된 세가지 목적으로 옳은 것은? [20 경북]

① 질병치료, 질병예방, 건강증진
② 질병예방, 질병치료, 수명연장
③ 수명연장, 질병치료, 건강증진
④ 질병예방, 수명연장, 건강증진

19

공중보건학의 분야에서 보건관리에 해당하는 것은? [20 전남의료기술(7월)]

① 학교보건　　　　　　　　② 역학
③ 감염병　　　　　　　　　④ 만성질환 관리

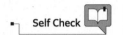

20

윈슬로우(Winslow)가 주장하는 공중보건의 접근방법에 해당하지 않는
것은?　　　　　　　　　　　　　　　　　　　　　　　　　[20 서울(고졸)]

① 환경위생 관리
② 감염병 관리
③ 희귀 질병에 대한 보건교육
④ 질병의 조기발견과 예방을 위한 의료 및 간호 서비스의 조직화

21

조직적인 지역사회의 노력을 통하여 질병을 예방하고 수명을 연장하며 신
체적·정신적 효율을 증진하는 활동인 공중보건의 분야와 그 내용을 옳게
짝지은 것은?　　　　　　　　　　　　　　　　　　　　　[20 서울(고졸)]

① 환경 보건 분야 – 보건 영양
② 질병 관리 분야 – 감염병 관리
③ 보건 관리 분야 – 산업 보건
④ 의료보장 제도 분야 – 보건 통계

22

공중보건학의 특성에 대한 설명으로 가장 옳지 않은 것은?　[21 서울 고졸]

① 지역사회의 주민 전체를 그 대상으로 한다.
② 건강증진을 위해 질병 치료에 중점을 둔다.
③ 지역사회의 보건 통계 자료를 이용하여 건강 상태를 진단한다.
④ 보건교육, 환경위생 등의 보건 환경 관리와 서비스를 통하여 지역사회의
　 보건 문제를 해결한다.

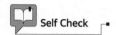

23
윈슬로우 정의로 조직적인 지역사회의 공동노력에 해당하는 것은?

[22 경북의료기술]

> ㉠ 전염병 관리
> ㉡ 환경위생 관리
> ㉢ 개인위생에 대한 보건교육
> ㉣ 질병의 조기발견과 예방적 치료를 위한 의료 및 간호서비스의 조직화

① ㄱ, ㄴ, ㄷ   ② ㄱ, ㄴ
③ ㄱ, ㄴ, ㄷ, ㄹ   ④ ㄱ, ㄷ, ㄹ

24
다음 중 WHO Europ에서 2012년에 발표한 10가지 공중보건 필수서비스에 해당하지 않는 것은?

[22 광주의료기술]

① 감염병 관리
② 대중들의 건강 및 안녕 감시
③ 질병의 조기발견을 포함한 질병예방
④ 건강과 안녕을 위한 거버넌스 보장

25
다음 중 공중보건 사업 대상의 최소 단위는?

[22 충북의료기술]

① 개인   ② 가족
③ 지역사회   ④ 만성질환자

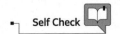

26

Winslow에 의해 강조되었던 지역사회의 노력으로 옳지 않은 것은?

[22 인천의료기술(10월)]

① 환경위생 관리
② 개인위생에 관한 보건교육
③ 전염병 관리
④ 고혈압 치료

27

공중보건에 대한 설명으로 가장 옳지 않은 것은? [22 서울시 고졸 보건직(10월)]

① 공중보건의 대상과 공중보건사업의 최소단위는 개인이다.
② 공중보건의 목적은 질병의 예방, 인간의 수명연장, 신체적·정신적 건강 및 효율의 증진에 있다.
③ 공중보건은 감염성 질병뿐만 아니라 비감염성 질병의 관리도 포함한다.
④ 환경보건, 질병관리, 보건관리는 공중보건학의 분야에 포함된다.

28

공중보건 특성으로 옳은 것은? [22 대구보건연구사]

① 지역사회 사람들에게 건강증진, 재활, 질병 치료를 제공한다.
② 기초의학, 예방의학, 자연과학을 바탕으로 한다.
③ 역학조사, 건강조사 등을 이용한다.
④ 인구집단을 대상으로 상담, 투약, 수술 등을 처방한다.

29

다음 중 원슬로우의 공중보건 정의 내용으로 옳지 않은 것은?

[23 강원의료기술]

① 질병치료 및 조기발견   ② 지역사회의 노력
③ 수명연장   ④ 건강증진

30

신공중보건(New Public Health)에서 강조하는 보건사업의 내용으로 적절한 것은? [23 인천보건연구사]

① 환경위생관리
② 감염성질환 관리
③ 건강의 사회적 결정요인 관리
④ 비감염성 질환 관리

 Self Check

31

다음 중 공중보건에 대한 설명으로 옳지 않은 것은? [24 경기의료기술]

① 인구집단을 대상으로 한다.
② 건강의 사회적 결정요인에 관심을 둔다.
③ 임상치료를 위한 전문적 의료기술에 집중한다.
④ 건강증진을 위한 생활환경 개선에 관심을 둔다.

32

다음 중 공중보건에 대한 설명으로 옳지 않은 것은? [24 충남의료기술]

① 환경위생관리를 위한 지역사회의 노력이 필요하다.
② 개인을 대상으로 질병치료를 목적으로 한다.
③ 역학은 공중보건의 범위 중 질병관리 분야에 해당한다.
④ 질병예방, 수명 연장, 건강증진이 목적이다.

제 2 절	보건사업기획	(정답 p.7)

01
보건사업계획 수립시의 순서로 옳은 것은?   [17 경북의료기술(4월)]

① 요구사정 – 우선순위 결정 – 계획수립 – 실행 및 평가
② 우선순위 결정 – 요구사정 – 계획수립 – 실행 및 평가
③ 계획수립 – 우선순위 결정 – 요구사정 – 실행 및 평가
④ 요구사정 – 계획수립 – 우선순위 결정 – 실행 및 평가

02
지역보건사업의 기획 단계에 있어 문제의 크기, 문제의 심각도, 사업의 해결 가능성, 주민의 관심과 같은 점을 고려하는 단계는?   [17 서울]

① 지역사회 현황분석
② 우선순위의 결정
③ 목적과 목표 설정
④ 사업의 평가

03
BPRS 우선순위 결정방법에 대한 설명으로 옳지 않은 것은?   [17 강원]

① 문제의 크기, 심각도, 사업의 효과를 근거로 우선순위를 결정한다.
② 문제의 크기는 만성질환의 경우 유병률, 급성 질환은 발생률이 해당된다.
③ 각 항목에 0~10점까지 부여한 뒤 제시된 계산식에 따라 점수를 산정한다.
④ 세 가지 항목 중 가장 영향력이 큰 것은 문제의 크기이다.

04
보건사업의 목표가 갖추어야 할 SMART 기준에 해당하지 않는 것은?   [17 충북]

① 구체성
② 측정가능성
③ 합리성
④ 효율성

05

다음에서 설명하는 보건사업의 우선순위 결정방법은 무엇인가? [18 울산]

> • 보건지표의 상대적 크기와 변화의 경향을 이용하여 우선순위를 결정하는
>   방식이다.
> • 지자체별 건강지표의 확보가 가능하고 과거의 추세를 알고 있다면 쉽게
>   우선순위를 정할 수 있다.
> • 사업을 하려는 지자체의 보건지표와 국가 전체의 보건지표를 비교한다.

① Bryant 우선순위 결정이론
② BPRS 우선순위 결정이론
③ PEARL 우선순위 결정이론
④ Golden diamond 방식

06

생태학적 보건사업 접근방법 중 행동을 제약하거나 조장하는 규칙, 규제,
시책, 비공식적인 구조를 활용하는 수준은? [18 서울(6월)]

① 개인수준   ② 개인 간 수준
③ 조직수준   ④ 지역사회 수준

07

개인수준, 개인 간 수준, 지역사회수준, 정책수준 등이 모두 합쳐진 모형
은 무엇인가? [19 전북의료기술]

① 프로시드모형   ② 생태학적모형
③ 건강신념모형   ④ 범이론적모형

08

미국 메릴랜드 주의 '골든 다이아몬드(golden diamond)' 방식은 보건사
업 기획의 어느 단계에 사용되는가? [19 서울]

① 현황분석   ② 우선순위 결정
③ 목적과 목표 설정   ④ 전략과 세부사업 결정

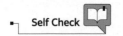

09

지역사회 보건사업 기획시 우선순위 결정을 위해 사용하는 BPRS의 구성
요소에 해당하지 않는 것은?   [19 경남]

① 문제의 크기   ② 문제의 심각성
③ 주민의 관심도   ④ 사업의 효과성

10

지역사회 간호 과정의 순서로 가장 옳은 것은?   [19 서울 고졸]

① 사정 − 계획 − 진단 − 수행 − 평가
② 사정 − 진단 − 계획 − 수행 − 평가
③ 진단 − 계획 − 사정 − 수행 − 평가
④ 진단 − 사정 − 계획 − 수행 − 평가

11

다음 중 보건사업의 목표가 갖추어야 할 조건에 해당하지 않는 것은?
                                                    [19 인천의료기술(10월)]

① 목표는 구체적으로 기술되어야 한다.
② 목표는 실현가능해야 한다.
③ 목표달성의 기한을 정해야 한다.
④ 목표는 일반적이고 다차원적이어야 한다.

12

지역사회 보건사업기획 과정 중 가장 먼저 시행해야 하는 것으로 옳은
것은?   [20 경기의료기술]

① 우선순위 결정   ② 요구사정
③ 목표 기술   ④ 계획 작성

13

지역사회 간호사업 수행 시 가정방문의 우선순위에 대한 설명으로 가장 옳지 않은 것은?　[20 서울(고졸)]

① 개인과 집단이 대상일 때는 개인을 우선으로 한다.

② 신환자와 구환자 간에는 신환자를 우선으로 한다.

③ 급성 질환과 만성질환 간에는 급성 질환을 우선으로 한다.

④ 건강상 문제가 있는 대상자는 건강한 대상자보다 우선으로 한다.

14

지역사회 보건사업에서 활용되는 개인 간 수준의 전략유형에 해당하는 것은?　[20 대구보건연구사]

① 정책개발　　　　　　　② 사회마케팅

③ 후원자활용　　　　　　④ 행태개선 훈련

15

다음 설명에서 지역사회 보건사업 우선순위 결정기법은 무엇인가?　[20 인천보건연구사]

> 특정 지역의 질병 이환율을 전국 평균 기준으로 좋음, 비슷함, 나쁨 3가지 척도로 상대적으로 비교하였으며, 5년간의 변화 경향도 좋음, 비슷함, 나쁨 3가지 척도로 비교하여 우선순위를 결정하였다.

① 황금다이아몬드 모델　　② BPRS

③ Bryant　　　　　　　　④ PEARL

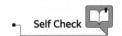

16

지역사회에서 보건사업을 기획하는 과정에서 현황조사 결과에 BPR기법을 적용하였을 때 우선순위가 가장 높은 건강문제는 무엇인가? [21 경남]

		문제의 크기	문제의 심각도	사업의 효과
①	고혈압	8	2	7
②	당뇨병	6	7	6
③	결핵	2	4	10
④	폐암	2	8	4

17

지역사회보건사업의 우선순위를 선정할 때 활용하는 BPR(Basic Priority Rating)의 결정기준에 해당하지 않는 것은? [21 서울보건연구사/7급]

① 질환의 유병률   ② 문제의 긴급성
③ 사업의 추정효과   ④ 주민의 관심도

18

Bryant가 제시한 건강문제의 우선순위 결정기준이 아닌 것은?

[21 경기보건연구사]

① 건강문제의 심각도
② 주민의 관심도
③ 경제적 타당성
④ 건강문제의 기술적 해결가능성

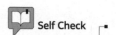

19
〈보기〉의 내용과 관련된 보건사업의 전략모형은 무엇인가? [21 전북보건연구사]

보기

- 교육 및 행태개선 훈련
- 정책개발
- 멘토 활용
- 지지적 구조 형성
- 지역사회 역량 강화

① 사회생태학적 모형
② 건강신념모형
③ 계획된 행위이론
④ PRECEDE－PROCEED 모형

20
인천시에서 보건사업을 기획하는 과정에서 지역사회 현황조사 결과 고혈압과 당뇨병의 유병률이 높게 관찰되었다. 다음에 해야 할 것은 무엇인가?
[21 인천보건연구사]

① 우선순위결정
② 현황분석
③ 목표설정
④ 사업계획

21
보건정책을 수립할 때 고려해야 할 사항으로 적절하지 않은 것은?
[21 경남보건연구사]

① 인구의 구성 및 동태
② 지역주민의 주된 가치관
③ 경제개발수준 및 단계
④ 지역주민의 정치적 신념

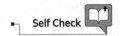

22

보건사업기획 과정에서 SMART기법은 어떤 단계에 적용되는가?

[21 충남보건연구사]

① 우선순위　　　　　　　　　② 목표설정
③ 전략수립　　　　　　　　　④ 평가

23

지역사회보건사업을 기획할 때 우선순위를 결정하기 위한 브라이언트의 기준에 해당하지 않는 것은?

[21 전남보건연구사]

① 주민의 관심도　　　　　　　② 사업의 해결가능성
③ 문제의 심각성　　　　　　　④ 문제의 인지도

24

⟨보기⟩의 전략을 사용하는 모형으로 옳은 것은?

[22 대구보건연구사]

보기
• 개인의 자신감 강화　　　　　• 자조집단 활용 • 사회 마케팅　　　　　　　　• 사회적 통제

① 건강신념모형　　　　　　　② 계획된 행위론
③ 사회인지이론　　　　　　　④ 사회생태학적 모형

25

보건사업기획 시 BPRS는 ⟨보기⟩의 공식을 적용하여 우선순위를 결정하는 기법이다. 공식에서 B는 무엇인가?

[22 경남보건연구사]

보기
$BPR = (A + 2B) \times C$

① 문제의 심각성　　　　　　　② 문제의 크기
③ 주민의 관심도　　　　　　　④ 사업의 효과성

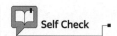

26

지역사회 보건사업의 계획을 수립할 때 가장 먼저 시행해야 할 활동은 무엇인가?

[23 전북경력경쟁]

① 요구사정　　　　　　② 계획수립

③ 목표설정　　　　　　④ 사업수행

27

지역사회 보건사업을 기획할 때 개인수준, 개인 간 수준, 지역사회수준 등을 구분하여 각각에 적절한 전략을 수립하는 모형은 무엇인가?

[23 경기보건연구사]

① 생태학적 모형

② 사회인지이론

③ PATCH

④ PRECEDE-PROCEED 모형

28

보건사업을 기획하기 위해 분석한 지역사회의 현황이 다음과 같았다. BPRS를 적용했을 때 우선순위가 가장 높은 프로그램은 무엇인가?

[23 충북보건연구사]

	문제의 크기	심각도	사업의 효과
금연프로그램	8	5	5
신체활동사업	6	5	7
영양관리사업	4	6	7
감염병관리사업	3	5	9

① 금연프로그램

② 신체활동사업

③ 영양관리사업

④ 감염병관리사업

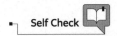
Self Check

29

지역사회 보건사업 기획 시 문제의 우선순위를 선정하기 위하여 BPR 기법을 적용한다. 다음 중 BPRS의 계산식인 (A+2B) × C의 최대값은 얼마인가?

[23 대구보건연구사]

① 75

② 100

③ 300

④ 1200

30

생태학적 모형에 따른 보건사업 단계 중 개인 간 수준의 전략 유형에 해당하는 것은?

[24 서울의료기술]

① 청소년 성교육

② 집단규범 변경과 사회적 지지그룹 구성

③ 보건소와 어린이집연합회가 공동으로 '건강한 어린이집 인증제' 실시

④ 실내와 공공장소에서의 금연 정책

제3절 지역사회보건사업의 평가   (정답 p.11)

01

지역사회보건사업을 투입-산출 모형에 따라 평가할 때 구조평가에 해당하는 것은?

[21 전북보건연구사]

① 백신효과율

② 백신확보율

③ 예방접종건수

④ 예방접종에 대한 부작용

02

지역사회보건사업평가 중 특정 보건사업을 수행하기 위해 투입된 인력, 조직, 시설, 장비, 재정 등이 적합한지를 판단하는 것은?

[22 지방직]

① 과정평가

② 구조평가

③ 결과평가

④ 영향평가

03

보건사업의 경제성 평가를 위한 분석 내용으로 옳은 것은?

[22 대전보건연구사]

① 비용－효용 분석은 목적이 다른 사업의 분석에 적용할 수 없다.
② 비용－편익 분석은 질보정수명(QALY)을 비교한다.
③ 비용－효과 분석은 산출물을 화폐가치로 환산하여 비교한다.
④ 사업은 동일하고 결과는 다른 경우 비용－효과로 분석할 수 있다.

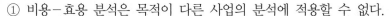

Self Check

04

다음 설명에 해당하는 보건사업의 평가기법은 무엇인가? [24 경기의료기술]

- 비용과 결과를 모두 화폐가치로 환산하여 평가한다.
- 모두 화폐가치로 계산하므로 단일사업의 경제성 평가도 가능하다.
- 사람의 생명을 화폐로 환산하는 것에 대해 윤리적 비판이 있다.

① 비용－편익분석
② 비용－효과분석
③ 비용－효용분석
④ 비용－최소화분석

제4절 공중보건학의 역사

(정답 p.11)

01

공중보건의 발달사 중 다음 설명에 공통적으로 해당되는 시기는?

[15 서울보건연구사]

- E. Jenner의 우두종두법 개발
- Ramazzini의 『근로자의 질병』이라는 직업병에 관한 저서 출간
- 스웨덴 세계 최초 국세조사 실시
- John Grant의 출생사망통계 보고

① 고대기
② 중세기
③ 여명기
④ 확립기

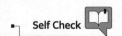

02

최초의 보건학 저서인 『전의사경찰체계』를 쓴 사람에 대한 설명으로 옳은 것은? [15 경북]

① 요람에서 무덤까지
② 국민의 건강을 확보하는 것은 국가의 책임이다.
③ 미생물 병인설
④ 최초의 국세조사

03

다음 중 공중보건의 역사적 사건과 그 국가의 연결이 옳지 않은 것은? [15 경북]

① 세계 최초 공중보건법 제정 – 영국
② 세계 최초 사회보장법 제정 – 미국
③ 세계 최초 질병보험 제정 – 독일
④ 세계 최초 산업보건법 제정 – 이탈리아

04

다음 중 여명기에 발생한 내용으로 옳은 것은? [15 경기의료기술]

① 채드윅(Chadwick)의 보고서는 세계 최초 공중보건법 제정의 토대가 되었다.
② 페텐코퍼(Pettenkofer)는 위생행정의 기초를 마련하였다.
③ 제너(Jenner)는 닭콜레라균과 천연두에 대한 예방접종법을 개발하였다.
④ 프랭크(Frank)는 국민의 건강을 책임지는 것은 국가라는 것을 강조하며 검역제도를 만들었다.

05

존 스노, 파스퇴르, 코흐 등의 인물들이 공중보건학적 업적을 남겼으며 예방의학적 사상이 널리 퍼진 시기는 언제인가? [16 울산보건연구사]

① 중세기   ② 여명기
③ 확립기   ④ 발전기

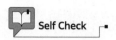

06
다음 중 중세기의 공중보건학적 특징에 대한 설명으로 옳지 않은 것은?

[16 부산]

① 히포크라테스에 의한 장기설이 주장되었다.
② 방역규정이 있었으며 방역의사가 활동하였다.
③ 최초로 검역이 실시되었다.
④ 길드에서 전염병 예방 및 위생 관계 업무를 수행하였다.

07
공중보건 관련 인물과 업적의 연결이 옳지 않은 것은?

[16 충북보건연구사]

① Hippocrates - 장기설
② J.P. Frank - 위생행정 확립
③ E. Chadwick - 근로자 질병보호법
④ Ramazzini - 산업보건의 기초

08
공중보건의 역사적 발달과정이 바르게 나열된 것은?

[16 경기]

① 고대기 - 여명기 - 중세기 - 발전기 - 확립기
② 고대기 - 중세기 - 여명기 - 발전기 - 확립기
③ 고대기 - 여명기 - 중세기 - 확립기 - 발전기
④ 고대기 - 중세기 - 여명기 - 확립기 - 발전기

09
공중보건의 역사에서 시대와 특징의 연결이 바르지 않은 것은?   [16 광주]

① 고대기: 로마의 갈레누스, 위생(Hygiene)이라는 용어를 최초 사용
② 여명기: 영국의 공중보건법 제정
③ 확립기: 영국 존 스노우, 콜레라 기술역학을 통한 감염설 발표
④ 발전기: 독일의 코흐, 결핵균, 콜레라균 발견

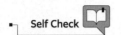

10

공중보건의 역사적 인물과 사건의 연결이 바르지 않은 것은?   [16 울산]

① E. Chadwick – 열병보고서
② J. Snow – 콜레라 기술역학
③ J. Graunt – 보건학 저서
④ M. Pettenkofer – 실험위생학

11

다음은 공중보건학의 발전과정 중 어디에 해당하는가?   [17 서울]

- 라마치니(Ramazzini)의 직업병에 대한 저서가 출간되어 산업보건의 기초를 마련
- 제너(Jenner)의 우두접종법 개발

① 확립기   ② 여명기
③ 중세기   ④ 발전기

12

공중보건의 역사를 순서대로 바르게 나열한 것은?   [17 강원]

① 고대기 – 중세기 – 여명기 – 암흑기 – 발전기
② 고대기 – 암흑기 – 여명기 – 발전기 – 확립기
③ 고대기 – 중세기 – 여명기 – 확립기 – 발전기
④ 고대기 – 중세기 – 발전기 – 여명기 – 발전기

13

공중보건의 역사에서 확립기에 중요한 업적을 남긴 인물은 누구인가?

[17 울산]

① 제너(Jenner)   ② 채드윅(E. Chadwick)
③ 페텐코퍼(Pettenkofer)   ④ 레벤후크(Leeuwenhoek)

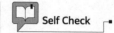

14
공중보건 역사상 가장 먼저 장기설을 주장한 사람은 누구인가? [17 충북]

① 히포크라테스   ② 갈렌
③ 프랭크   ④ 파스퇴르

15
공중보건의 역사에 관한 내용으로 옳지 않은 것은? [17 대구]

① 제너 – 우두종두법 개발
② 채드윅 – 열병보고서
③ 존 스노우 – 콜레라 감염설 입증
④ 파스퇴르 – 결핵균, 콜레라균 발견

16
최초로 장기설을 주장한 사람은? [17 경북]

① 갈렌(Galen)   ② 히포크라테스(Hippocrates)
③ 프라카스트로(Fracastoro)   ④ 헤로도토스(Herodotos)

17
공중보건의 역사에서 고대기에 이루어진 것은? [17 경기의료기술 경력]

① 방역의사제도   ② 공중보건법
③ 검역제도   ④ 급수 및 하수시설

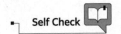

18
근대기의 공중보건 역사 내용으로 옳지 않은 것은?   [18 전남]

① 채드윅 – 열병보고서
② 1848년 – 영국 최초의 공중보건법
③ 페티 – 인구의 생리적 통계에 관한 업적
④ 스노우 – 콜레라의 장기설 부정하며 감염병을 입증

19
공중보건의 역사에서 여명기에 해당하는 공중보건학적 사건은?

[18 충남의료기술, 보건진료]

① Hippocrates의 장기설
② Jenner의 우두종두법
③ J. Snow의 콜레라 역학조사
④ M. Pettenkofer의 실험위생학

20
장기설의 허구성을 밝히는 데 결정적 역할을 한 학자는?   [18 경북의료기술]

① 레벤후크   ② 페텐코퍼
③ 프랭크   ④ 스노우

21
산업의학의 근대적인 학문에 기초를 마련하고 직업병에 대한 과학적인 체
계를 수립하여 '일하는 사람들의 질병'이라는 책을 출판한 학자는?

[18 경기]

① 히포크라테스   ② 비스마르크
③ 해밀턴   ④ 라마치니

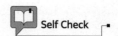

22

〈보기〉는 공중보건학의 발달사이다. 시대 순으로 옳게 나열한 것은?

[18 서울(6월)]

> 보기
>
> ㄱ. 히포크라테스(Hippocrates) 학파의 체액설
> ㄴ. 최초로 검역소 설치
> ㄷ. 최초로 공중보건법 제정
> ㄹ. 우두종두법을 제너가 발견
> ㅁ. 최초로 사회보장제도 실시

① ㄱ－ㄴ－ㄷ－ㄹ－ㅁ   ② ㄱ－ㄴ－ㄷ－ㅁ－ㄹ

③ ㄱ－ㄴ－ㄹ－ㄷ－ㅁ   ④ ㄱ－ㄴ－ㄹ－ㅁ－ㄷ

23

1842년 「영국 노동 인구의 위생상태에 관한 보고서(Report on the sanitary condition of the labouring population of Great Britain)」를 작성하여 공중보건 활동과 보건행정조직의 중요성을 알린 사람은?

[19 서울]

① 레벤후크(Leeuwenhoek)

② 존 그랜트(John Graunt)

③ 채드윅(Edwin Chadwick)

④ 존 스노우(John Snow)

24

공중보건의 역사적 사건들 중 시기적으로 가장 빠른 것은?

[19 세종]

① 최초의 사회보험제도 실시

② 최초의 보건학 저서 발간

③ 최초의 검역소 설치

④ 최초의 공중보건법 제정

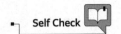
Self Check

25

공중보건의 역사적 사건을 순서대로 바르게 나열한 것은? [19 경남]

> ㄱ. Jenner의 우두종두법 개발
> ㄴ. 프랑스의 검역소 설치
> ㄷ. Pettenkofer의 위생학 강좌 개설
> ㄹ. WHO 발족

① ㄱ - ㄴ - ㄷ - ㄹ ② ㄴ - ㄷ - ㄱ - ㄹ
③ ㄷ - ㄴ - ㄱ - ㄹ ④ ㄴ - ㄱ - ㄷ - ㄹ

26

조직적인 지역사회의 노력을 통화여 질병예방, 수명연장, 신체적·정신적 효율을 증진시키는 기술이며 과학인 공중보건과 관련한 역사적 사건으로 옳은 것은? [19 호남권]

① 고대기에 방역의사가 활동하였다.
② 중세기에 최초의 검역소를 설치했다.
③ 미생물병인론은 여명기의 주요 이론이었다.
④ 라마찌니가 직업인의 질병을 발표한 시기는 확립기이다.

27

공중보건의 역사상 중세기 검역이 시작된 계기가 된 질병은 무엇인가? [19 제주]

① 콜레라 ② 페스트
③ 결핵 ④ 한센병

28

세계 최초로 공중보건법이 제정된 나라는? [19 제주]

① 독일 ② 미국
③ 프랑스 ④ 영국

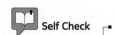

29
공중보건의 역사상 1750-1900년에 있었던 사건이 아닌 것은? [19 대구]

① 질병에 대한 환경의 영향이 처음 주장되었다.
② 영국에서 최초의 공중보건법이 제정되었다.
③ 제너가 우두종두법을 시행하였다.
④ 비스마르크가 질병보호법을 제정하였다.

30
다음 중 공중보건학적 역사의 발달과정에 대한 설명으로 옳지 않은 것은?
[19 경기의료기술(11월)]

① 채드윅(Eedwin Chadwick)의 위생개혁운동의 결과로 영국에서는 세계 최초의 공중보건법이 제정되었다.
② 코흐는 「콜레라에 관한 역학조사 보고서」를 통해서 장기설의 허구성을 입증하였다.
③ 비스마르크는(Bismark)는 1883년 세계 최초의 근로자질병보호법을 제정하여 사회보장제도의 기틀을 마련하는 데 기여하였다.
④ 중세기에는 기독교 중심의 사상이 지배적이었으며 대부분의 보건문제는 교회나 수도원에 의해 치유되어야 하는 것으로 여겼다.

31
공중보건 역사상 세계 최초로 시행된 내용으로 옳지 않은 것은?
[19 경북보건연구사]

① 1749 스웨덴 국세조사
② 1848 영국 보건부설립
③ 1883 독일 근로자질병보호법
④ 1935 미국 사회보장법

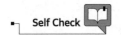

32

공중보건의 발전사에서 고대기의 역사로 옳지 않은 것은? [19 전북보건연구사]

① 환경과 질병이 관련이 있다고 생각했다.

② 청결한 개인위생에 대한 기록이 레위기에 나타나있다.

③ 질병발생에 관해 한 사람으로부터 다른 사람으로 전염할 수 있다고 믿는 접촉 전염설이 주장되었다.

④ 위생적인 상수도 공급, 도시의 하수도 등이 발전하였다.

33

〈보기〉의 내용에서 괄호 안에 해당하는 내용으로 옳은 것은?

[19 전북보건연구사]

> **보기**
>
> 오염된 공기가 사람의 몸에 들어가면 질병이 발생한다고 (㉠)가 주장하였고, 갈레누스가 계승한 이론은 (㉡)이다.

① ㉠ Hippocrates ㉡ 장기설

② ㉠ Herodotus ㉡ 장기설

③ ㉠ Hippocrates ㉡ 4체액설

④ ㉠ Herodotus ㉡ 4체액설

34

다음 공중보건학 학자들과 그들의 저서가 바르게 연결된 것은?

[19 광주보건연구사]

① 코흐 —『콜레라 발생의 전파양식에 대하여』

② 페텐코퍼 —『직업인의 질병, 노동자 질병론』

③ 존 그랜트 —『전의사경찰체계』

④ 채드윅 —『영국 노동자집단의 위생상태 보고서』

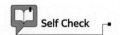

35

공중보건의 역사상 인물과 업적의 연결이 옳지 않은 것은? [20 경북]

① 존 스노우(J. Snow) — 콜레라역학 조사

② 섀턱(Lemuel Shattuck,) — "Fever report" 발표

③ 비스마르크(Bismarck) — 세계 최초의 근로자 질병보호법

④ 페텐코퍼(Pettenkofer) — 위생학 강좌 개설

36

공중보건의 역사적 사건 중 여명기에 해당하는 것은? [20 대전]

① 라마치니의 노동자 질병론

② 코흐 결핵균 발견

③ 최초의 사회보장제도 시행

④ 최초의 검역소 설치

37

공중보건의 역사적 사건 중 여명기에 일어난 일이 아닌 것은? [20 부산]

① 라마찌니의 작업병 저서

② 제너의 우두종두법

③ 파스퇴르의 백신개발

④ 프랭크의 전의사경찰체계

38

다음 중 공중보건의 역사적 사건이 순서대로 바르게 나열된 것은?

[20 부산]

① 검역소 – 장기설 – 존 스노우 콜레라 역학조사 – 라마찌니의 「노동자 질병론」 발간

② 장기설 – 검역소 – 라마찌니의 「노동자질병론」 발간 – 존 스노우 콜레라 역학조사

③ 검역소 – 장기설 – 라마찌니의 「노동자질병론」 발간 – 존 스노우 콜레라 역학조사

④ 장기설 – 검역소 – 존 스노우 콜레라 역학조사 – 라마찌니의 「노동자 질병론」 발간

Self Check

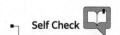 Self Check

39

공중보건의 역사적 사건 중 가장 먼저 발생한 사건은?　　　　　[20 서울]

① 제너(E. Jenner)가 우두 종두법을 개발하였다.
② 로버트 코흐(R. Koch)가 결핵균을 발견하였다.
③ 베니스에서는 페스트 유행지역에서 온 여행자를 격리하였다.
④ 독일의 비스마르크(Bismarck)에 의하여 세계 최초로 「질병보험법」이 제정되었다.

40

영국 런던에 유행한 콜레라의 원인을 규명하는 과정에서 오염된 물을 통하여 콜레라가 전파된다는 가설을 세우고, 점지도(spot map)를 작성하여 가설을 입증한 사람은?　　　　　[20 충남]

① 골드버거　　　　　　　　② 레벤후크
③ 파르　　　　　　　　　　④ 존 스노우

41

다음 공중보건 역사에 대한 설명으로 옳지 않은 것은?　　　　　[20 충북]

① 1383년 마르세이유에서 최초의 검역소를 설치하였다.
② 1798년 제너가 우두접종법을 개발하였다.
③ 1848년 최초로 공중보건법이 제정되었다.
④ 1884년 파스퇴르가 탄저균, 콜레라균을 발견하였다.

42

공중보건의 역사 중 확립기에 해당하는 것은?　　　　　[20 인천의료기술(10월)]

① Koch – 결핵균 발견
② Jenner – 우두종두법 개발
③ Shattuck – 메사추세츠 위생위원회 보고서
④ Chadwick – 열병보고서

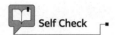

43

공중보건의 역사상 〈보기〉의 사건들이 있었던 시기는? [20 대구보건연구사]

> **보기**
>
> • 수두, 성홍열, 매독, 두창, 페스트 등의 감염병이 유행하였다.
> • 유행병발생의 자연사를 기록하였다.
> • 노동자질병론을 통해 직업병에 대해 정의하였다.

① 고대기   ② 중세기

③ 여명기   ④ 확립기

44

다음 중 역사적 인물과 그 인물의 업적 연결이 옳지 않은 것은?

[20 부산보건연구사]

① 리스터 – 페놀살균 발명
② 에드윈 채드윅 – 국민의 건강을 확보하는 것이 국가의 책임이라고 주장
③ 페텐코퍼 – 위생학 강좌 개설
④ 코흐 – 결핵균 발견

45

런던을 중심으로 크게 유행한 열병에 대한 조사와 노동자계층의 위생상태에 대한 보고를 통해 위생개혁, 지역공중보건 활동, 보건행정 기구 확립 등의 필요성을 제시한 사람은? [20 서울보건연구사]

① 레벤 후크(Leeuwen Hoek)
② 존 스노우(John Snow)
③ 에드윈 채드윅(Edwin Chadwick)
④ 로버트 코흐(Robert Koch)

Self Check

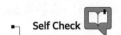
46

다음 중 공중보건의 역사상 확립기의 사건으로 옳은 것은? [20 세종보건연구사]

① 페스트 유행으로 인한 검역소 설치

② 제너의 우두종두법

③ 알마아타회의

④ 파스퇴르의 광견병 백신 개발

47

공중보건의 역사상 여명기의 사건에 해당하지 않는 것은? [21 경남]

① Chadwick의 노동자 위생상태보고서

② Graunt의 인구사망통계

③ Snow의 콜레라 역학조사

④ Jenner의 우두접종법

48

공중보건학의 발전사를 고대기, 중세기, 여명기, 확립기, 발전기의 5단계로 구분할 때 중세기에 대한 업적으로 가장 옳은 것은? [21 서울]

① 세계 최초의 국세조사가 스웨덴에서 이루어졌다.

② 프랑스 마르세유(Marseille)에 최초의 검역소가 설치되었다.

③ 영국 런던에서 콜레라의 발생 원인에 대한 역학조사가 이루어졌다.

④ 질병의 원인으로 장기설(miasma theory)과 4체액설이 처음 제기되었다.

49

공중보건의 역사적 인물을 시기순으로 바르게 나열한 것은? [21 충남]

> ㄱ. 존 그란트(John Graunt)의 사망통계
> ㄴ. 존 스노우(John Snow)의 최초의 기술역학
> ㄷ. 제너(Jenner)의 우두접종법
> ㄹ. 페텐코퍼(Pettenkofer)의 위생학 강좌 개설

① ㄱ - ㄴ - ㄷ - ㄹ   ② ㄱ - ㄷ - ㄴ - ㄹ

③ ㄴ - ㄱ - ㄷ - ㄹ   ④ ㄷ - ㄱ - ㄴ - ㄹ

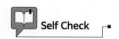
Self Check

50
역사적으로 최초의 검역이 시작된 계기가 된 감염병은 무엇인가?

[21 경기7급]

① 천연두   ② 콜레라
③ 한센병   ④ 페스트

51
다음 중 세계 최초의 국세조사를 실시한 국가는?   [21 복지부]

① 독일   ② 노르웨이
③ 스웨덴   ④ 영국
⑤ 미국

52
〈보기〉의 내용에 해당하는 공중보건의 역사적 시기는 언제인가?

[21 경기경력경쟁]

보기

• Bismark에 의해 세계 최초로 근로자 질병보호법이 제정되었다.
• 영국 리버풀시에서 최초로 방문간호사업이 시작되어 오늘날 보건소제도
  의 효시가 되었다.
• 세균학 및 면역학 분야가 발달하여 예방의학적 사상이 시작되었다.

---

① 중세기   ② 여명기
③ 확립기   ④ 발전기

53

다음 중 공중보건의 역사적 사건의 시기 순서가 바르게 나열된 것은?

[21 세종보건연구사]

> ㄱ. 광혜원 설립
> ㄴ. 세계보건의 날 지정
> ㄷ. 라론드보고서에 의한 건강결정요인 제시
> ㄹ. 존 스노우의 콜레라 역학조사

① ㄱ - ㄴ - ㄷ - ㄹ   ② ㄱ - ㄹ - ㄷ - ㄴ
③ ㄹ - ㄱ - ㄷ - ㄴ   ④ ㄹ - ㄱ - ㄴ - ㄷ

54

공중보건의 역사적 사건을 연도순으로 바르게 나열한 것은?

[21 대구보건연구사]

> ㄱ. 최초의 검역법 제정   ㄴ. 얀센의 현미경 발견
> ㄷ. 최초의 공중보건법 제정   ㄹ. 코흐의 결핵균 발견
> ㅁ. 근로자 질병보호법

① ㄱ - ㄴ - ㄷ - ㄹ - ㅁ   ② ㄴ - ㄱ - ㄹ - ㅁ - ㄷ
③ ㄱ - ㄴ - ㄷ - ㅁ - ㄹ   ④ ㄴ - ㄷ - ㄹ - ㅁ - ㄱ

55

공중보건의 역사상 예방의학적 사상이 싹튼 시기의 업적에 해당하지 않는 것은?

[21 대구보건연구사]

① 비스마르크의 노동자 질병보호법 제정
② 파스퇴르의 닭콜레라 백신 개발
③ 영국에서 최초의 방문간호사업 조직
④ 제너의 우두종두법 시행

56

〈보기〉의 설명에 해당하는 인물은 누구인가? [21 강원보건연구사]

보기

• 1700년 "직업인의 질병"을 발간하였다.
• 산업보건에 이바지하였다.

---

① 히포크라테스   ② 라마찌니
③ 채드윅   ④ 제너

57

보건학의 역사상 여명기의 학자에 대한 설명으로 옳은 것은?

[21 부산보건연구사]

① 라마찌니(Ramazzini)는 산업보건에 관한 책을 저술하였다.
② 존 스노우(John Snow)는 콜레라 역학조사로 전염병 감염설을 입증하였다.
③ 페텐코퍼(Pettenkofer)는 실험위생학의 기초를 확립하였다.
④ 코흐(R. Koch)는 콜레라균을 발견하였다.

58

공중보건학의 발전사 중 시기적으로 가장 늦은 것은? [22 서울시(2월)]

① L. Pasteur의 광견병 백신 개발
② John Snow의 「콜레라에 관한 역학조사 보고서」
③ R. Koch의 결핵균 발견
④ Bismark에 의해 세계 최초의 근로자 질병보호법 제정

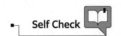

59
공중보건의 역사적 사건을 과거부터 순서대로 바르게 나열한 것은?

[22 경기의료기술]

| ㄱ. 파스퇴르 광견병 백신 개발 | ㄴ. 장기설 |
| ㄷ. 제너 우두종두법 | ㄹ. 검역법 |

① ㄱ－ㄷ－ㄴ－ㄹ   ② ㄴ－ㄹ－ㄱ－ㄷ
③ ㄴ－ㄹ－ㄷ－ㄱ   ④ ㄹ－ㄴ－ㄱ－ㄷ

60
다음 중 John Snow에 대한 설명으로 옳지 않은 것은?   [22 광주의료기술]

① 콜레라의 전파양식을 조사하였다.
② 장기설의 허구성을 입증하였다.
③ 콜레라균이 배설물을 통해 전파된다는 것을 확인하였다.
④ 점지도를 그려 역학조사를 실시하였다.

61
영국의 통계학자로 런던 사망표를 연구하여 "사망표에 관한 자연적 내지 정치적 제관찰"을 저술한 학자로 인구학의 시조로 불리는 사람은 누구인가?

[22 대전의료기술]

① 존 스노우(John Snow)   ② 페텐코퍼(Pettenkofer)
③ 존 그란트(J. Graunt)   ④ 채드윅(E. Chadwick)

62
공중보건의 역사적 사건 중 시기가 가장 빠른 것은?   [22 울산의료기술(10월)]

① 시드넘의 유행병 발생 자연사 기록
② 필립피넬의 정신병환자 처우 개선
③ 채드윅의 열병보고서
④ 영국에서 공중보건법 제정

63

1850~1900년 사이의 공중보건 확립기에 대한 설명으로 가장 옳은 것은?

[22 서울시 고졸 보건직(10월)]

① WHO가 발족되었다.
② 존 스노(John Snow)가 콜레라에 관한 역학 조사 보고서를 발표하여 역학 조사의 좋은 사례가 되었다.
③ 세계 최초로 공중보건법이 제정되었다.
④ 페스트가 유행할 때 환자를 격리하였고 최초의 검역법이 통과되어 검역소를 운영하였다.

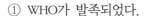

64

공중보건 관련 역사적 사건을 시기순으로 바르게 나열된 것은?

[22 경남보건연구사]

① 오타와헌장 – 알마아타선언 – 방콕헌장 – 라론드보고서
② 알마아타선언 – 라론드보고서 – 오타와헌장 – 방콕헌장
③ 라론드보고서 – 알마아타선언 – 오타와헌장 – 방콕헌장
④ 라론드보고서 – 알마아타선언 – 방콕헌장 – 오타와헌장

65

공중보건의 역사적 사건을 순서대로 바르게 나열한 것은? [23 대전의료기술]

> ㄱ. 프랑스 마르세이유에서 최초의 검역소 설치
> ㄴ. 코흐의 콜레라균 발견
> ㄷ. '2000년까지 모든 인류에게 건강을'이라는 목표를 설정
> ㄹ. 제너의 우두종두법 개발

① ㄱ – ㄴ – ㄹ – ㄷ   ② ㄹ – ㄱ – ㄴ – ㄷ
③ ㄱ – ㄹ – ㄴ – ㄷ   ④ ㄴ – ㄱ – ㄷ – ㄹ

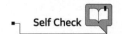
Self Check

66
공중보건의 역사적 사건 중 시기가 다른 것은?

[23 울산의료기술]

① 라마찌니의 노동자질병론
② 제너의 우두종두법
③ 젬멜바이스의 산욕열예방
④ 비스마르크의 질병보호법 제정

67
공중보건의 역사상 여명기(1500~1850년)에 해당하는 업적은 무엇인가?

[24 경기의료기술]

① 영국의 제너(Jenner)가 우두종두법을 개발하였다.
② 영국의 래스본(Rathbone)에 의해 방문보건사업이 시작되었다.
③ 독일의 페텐코퍼(Pettenkofer)가 뮌헨대학에 최초로 위생학 강좌를 개설하였다.
④ 독일의 비스마르크(Bismarck)가 세계 최초의 사회보험법인 근로자 질병보호법을 제정하였다.

68
〈보기〉의 공중보건 역사상 발생했던 사건들을 시간 순서대로 바르게 나열한 것은?

[24 서울의료기술]

> **보기**
>
> ㄱ. 제너에 의해 우두접종법이 발견되었다.
> ㄴ. 라마치니가 '노동자의 질병'을 발간하였다.
> ㄷ. 영국의 채드윅은 '열병보고서'를 정부에 제출하였다.
> ㄹ. 페스트 예방대책으로 라구사에서 40일 간의 격리기간을 두었다.

① ㄴ - ㄹ - ㄱ - ㄷ   ② ㄹ - ㄱ - ㄴ - ㄷ
③ ㄹ - ㄱ - ㄷ - ㄴ   ④ ㄹ - ㄴ - ㄱ - ㄷ

69

공중보건 역사상 확립기의(1850-1900)의 사건으로 옳은 것은?

[24 충남의료기술]

① 윌리엄 래스본의 방문간호사업
② 제너의 우두종두법
③ 채드윅의 열병보고서
④ 최초의 공중보건법 제정

70

공중보건의 발전과정에서 예방의학적 사상이 싹트고 발전한 뒤 의료보험과 같은 보험제도나 의료보호와 같은 공적부조를 통한 사회제도가 만들어진 시기는?

[24 충남의료기술]

① 중세기   ② 여명기
③ 확립기   ④ 발전기

71

공중보건의 역사적 발달과정에서 여명기(1500~1850년)에 있었던 사실에 해당하지 않는 것은?

[24 인천의료기술]

① 영국의 채드윅(E. Chadwick)은 「열병보고서(fever report)」를 정부에 제출하였는데, 이 보고서가 계기가 되어 보건정책조사위원회가 설치되었다.
② 영국에서는 세계 최초로 공중보건법(Public Health Act)이 제정되었다.
③ 영국의 래스본(Rathborne)은 리버풀(Liverpool) 시에서 방문간호사업을 시행하였는데 이것은 오늘날 보건소 제도의 효시이다.
④ 영국의 제너(E. Jenner)는 우두종두법을 개발하여 그 결과를 영국왕립협회에 보고하였다.

제 5 절 우리나라 보건행정의 역사

(정답 p.18)

01

우리나라의 보건의료기관 역사 중 고려시대의 중앙의료행정을 담당했던 기관은?

[15 경북]

① 상약국 ② 태의감
③ 제위보 ④ 전의감

02

다음 중 조선시대의 보건행정 기관이 아닌 것은?

[16 인천]

① 내의원 ② 제생원
③ 태의감 ④ 전향사

03

다음 중 고려시대 보건기구에 해당하는 것은?

[16 충남]

① 혜민서 ② 제생원
③ 전의감 ④ 제위보

04

다음 중 조선시대 의료기관에 해당하지 않는 것은?

[16 인천의료기술]

① 태의감 ② 혜민서
③ 제생원 ④ 활인서

05

우리나라의 보건행정기구 중 보건후생부가 설치된 시기는? [16 강원의료기술직]

① 조선 후기 ② 일제강점기
③ 미군정시기 ④ 대한민국 정부수립 이후

06

다음 중 고려시대 보건의료기관은 무엇인가?　　　　　[17 부산]

① 전의감　　　　　　　　② 제위보
③ 제생원　　　　　　　　④ 활인서

Self Check

07

다음 중 조선시대 보건문제를 담당했던 기관은?　　　　[17 울산의료기술]

① 약전　　　　　　　　　② 상의국
③ 활인서　　　　　　　　④ 제위보

08

우리나라에서 최초로 공중보건사업이 시작된 시기는?　　　[17 인천]

① 조선시대　　　　　　　② 일제 강점기
③ 미군정시대　　　　　　④ 대한민국정부 수립 이후

09

조선시대 보건행정기관으로 의료행정 및 의과고시를 담당한 곳은?　[17 경북]

① 전의감　　　　　　　　② 태의감
③ 내의원　　　　　　　　④ 제생원

10

조선시대 일반의료행정을 담당한 기관은?　　　　[17 경기의료기술(10월)]

① 전향사　　　　　　　　② 전의감
③ 혜민서　　　　　　　　④ 활인서

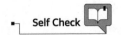Self Check

11
다음 중 조선시대의 지방의료기관은?   [18 전남]

① 내의원   ② 혜민서
③ 심약   ④ 활인서

12
다음 중 조선시대 보건행정기관에 해당하지 않는 것은?   [18 제주]

① 대의감   ② 혜민서
③ 심약   ④ 내의원

13
우리나라 최초의 공중보건 사업이 시행된 시기는 언제인가? [19 전북의료기술]

① 고려시대   ② 조선시대
③ 일제강점기   ④ 정부수립이후

14
우리나라 역대 의료기관 중 조선시대에 해당하는것은?   [19 인천]

① 태의감   ② 제위보
③ 혜민서   ④ 대비원

15
1899년 구료업무와 종두업무를 담당했던 기관은?   [19 경북보건연구사]

① 광제원   ② 치종청
③ 전의감   ④ 심약

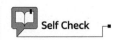

16

조선시대 의학교육을 담당했던 보건의료기관은 무엇인가? [20 경북]

① 내의원   ② 태의감

③ 전향사   ④ 전의감

17

조선시대 빈민구료를 담당하다 전염병발생 시 전염병환자의 치료 및 사체 처리를 담당하였으며 동·서에 각각 설치되었던 보건의료기관은 무엇인가?

[20 광주·전남·전북]

① 내의원   ② 활인서

③ 전의감   ④ 대비원

18

다음 중 조선시대의 보건의료기관으로 옳은 것은? [20 전남의료기술(7월)]

① 빈민구제 – 혜민서   ② 서민의료 – 전의감

③ 의료행정 – 제생원   ④ 전염병 관리 – 동서활인서

19

우리나라 보건행정의 역사 중 고려시대의 의료기관과 기능이 바르게 연결된 것은? [20 세종보건연구사]

① 국의 – 왕실의료 담당

② 활인서 – 감염병 환자 담당

③ 대의감 – 의료행정 담당

④ 제생원 – 구료업무 담당

20

우리나라의 보건행정 역사에 대한 설명으로 옳지 않은 것은?

[21 대구의료기술(4월)]

① 백제시대 약부에서 의학에 관한 일을 관장하였다.
② 고려시대 혜민국에서 서민의료를 담당하였다.
③ 조선시대 전향사에서 의약을 담당하였다.
④ 일제강점기에 보건후생부가 보건행정 역할을 담당하였다

21

다음 중 조선시대 의약과 서민의료 업무를 주로 관장한 보건기관은?

[21 복지부]

① 혜민서   ② 활인서
③ 내의원   ④ 전의감
⑤ 태의감

22

다음 중 조선시대 서민의료를 위한 보건의료 기관에 해당하는 것은?

[21 인천의료기술]

| ㄱ. 광혜원 | ㄴ. 혜민서 |
| ㄷ. 전의감 | ㄹ. 활인서 |

① ㄱ, ㄴ   ② ㄴ, ㄷ
③ ㄴ, ㄹ   ④ ㄷ, ㄹ

제6절 보건의료 (정답 p.20)

01

1978년 WHO 알마아타(Alma-Ata)선언에서 제시된 일차보건의료의 필수요소에 해당하지 않는 것은? [15 경북]

① 예방접종 및 영양개선
② 노인과 장애인 보건
③ 모자보건 및 보건교육 사업
④ 식수위생관리

02

양질의 보건의료에 대한 개념이 잘못된 것은? [15 서울보건연구사]

① 양질의 의료는 질적 수준의 의학적 적정성을 충족하여야 한다.
② 양질의 의료는 치료에 대한 효과성이 높아야 한다.
③ 양질의 의료는 전인적 의료가 지속적으로 이루어지는 연속성이 충족되어야 한다.
④ 양질의 의료는 합리적인 가격으로 서비스를 받을 수 있는 경제적 접근성을 충족하여야 한다.

03

1978년 WHO 알마아타회의에서 제시된 일차보건의료의 주요 접근전략(4A)에 해당하지 않는 것은? [16 경기의료기술]

① 비용지불가능성
② 접근용이성
③ 수용성
④ 효과성

04

다음 중 일차보건의료의 기본 접근방법이 아닌 것은? [16 대전, 전북, 전남]

① 접근성
② 수용가능성
③ 효율성
④ 주민참여

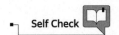

05

다음 중 WHO에서 제시한 일차보건의료 필수사업에 해당하지 않는 것은?

[16 경남]

① 식수관리사업 ② 영양개선사업
③ 응급환자치료사업 ④ 정신보건사업

06

1978년 알마아타회의를 통해 일차보건의료가 강조되고 접근방법이 모색되었다. 알마아타회의에 대한 내용으로 옳지 않은 것은? [17 부산]

① 과학의 발전에 의한 의료기술의 혜택이 가난한 사람에겐 도움을 주지 못하는 상태에서 해결책이 필요하다고 느꼈다.
② 개발 도상국 등 많은 국가들이 국민 보건에 대한 재인식을 하였고 이에 의해 새로운 보건의료체계가 필요하다고 생각한 것이 배경이 되었다.
③ 외상과 질병 치료 중심적 접근법을 강조하였다.
④ "서기 2000년까지 모든 인류에게 건강"을 기치로 한 알마아타선언을 천명하였다.

07

일차보건의료에 대한 설명으로 옳지 않은 것은? [17 전북]

① 의료인의 적극적 자세가 중요한 요소이다.
② 지역사회와 가족, 개인이 대상이다.
③ 원인추구적인 접근방법을 사용한다.
④ 자조자립정신이 바탕이 되어야 한다.

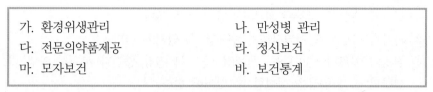

08

1978년 알마아타선언에서 제시된 일차보건의료의 주요내용으로 옳은 것은?

가. 환경위생관리	나. 만성병 관리
다. 전문의약품제공	라. 정신보건
마. 모자보건	바. 보건통계

① 가, 라, 마   ② 나, 다, 바

③ 가, 나, 마   ④ 가, 다 바

09

일차보건의료(primary health care)에 관한 설명으로 옳지 않은 것은?

[17 경기의료기술(10월)]

① 개인의 건강결정인자에 대한 통제를 가능하게 하는 개인의 역량강화사업이다.
② 개개인의 건강상태를 개선시키는 데 필요한 모든 요소를 지역사회 수준에서 통합하는 수단이다.
③ 일차보건의료는 모든 사람의 건강을 증진시키기 위한 정책의 일환으로, 보건의료서비스를 지역단위로 확대시킨다.
④ '모든 사람에게 건강을(Health for All)'이라는 슬로건을 채택하였다.

10

알마아타선언 일차보건의료에 해당하지 않는 것은?   [18 충북]

① 필수의약품제공
② 안전한 식수의 공급과 영양증진
③ 가족계획 및 모자보건사업
④ 취약집단 보건사업

제6절 보건의료   61

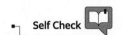

11
일차보건의료에 대한 설명으로 옳지 않은 것은? [18 울산]

① 필수적인 보건의료서비스를 지역사회 안에서 해결할 수 있어야 한다.
② 건강에 영향을 미치는 외부요인에 중점을 둔다.
③ 과학적 방법으로 지역사회가 수용할 수 있어야 한다.
④ 질병의 치료나 예방활동, 신체적 · 정신적 건강 증진과 사회적 안녕 및 생활의 질적 향상을 실현할 수 있어야 한다.

12
의료의 질을 평가하는 것과 관련성이 높은 양질의 보건의료요건은 무엇인가? [18 울산]

① 접근성   ② 질적 적정성
③ 지속성   ④ 효과성

13
일차보건의료의 중요성을 강조한 선언이 이루어진 회의는? [18 전남, 전북]

① 자카르타회의   ② 스톡홀름회의
③ 알마아타회의   ④ 오타와회의

14
다음 중 일차보건의료의 내용으로 가장 가깝지 않은 것은? [18 전남, 전북]

① 안전한 식수공급   ② 풍토병 관리
③ 영유아 보건교육   ④ 영양공급

15
다음 중 일차보건의료의 주요 내용으로 옳은 것은? [18 부산]

① 필수의료서비스 제공   ② 경제적 지원
③ 소득재분배 기능   ④ 보건의료관리

16

〈보기〉의 설명에 해당하는 것은?   [18 서울(10월)]

> **보기**
>
> • 1978년에 세계보건기구(WHO)와 유니세프(UNICEF)가 공동으로 개최한
>   국제회의에서 채택되었다.
> • "서기 2000년까지 모든 인류에게 건강을(Health for All by the Year 2000)"
>   을 슬로건으로 한다.
> • 건강을 인간의 기본권으로 규정하고, 건강수준 향상을 위해 일차보건의료
>   접근법을 제창하였다.

① 라론드(Lalonde) 보고서

② 알마아타선언(Alma-Ata Declaration)

③ 오타와헌장(Ottawa Charter)

④ 새천년개발목표(Millennium Development Goals, MDGs)

17

다음 중 일차보건의료에 대한 설명으로 옳은 것은?   [19 경북의료기술]

① 모든 주민이 무료로 이용할 수 있어야 한다.

② 지역사회 주민이 쉽게 이용할 수 있어야 한다

③ 의료인의 역할이 중요하다.

④ 보건의료사업은 단기적으로 진행되어야 한다.

18

보건의료에 관한 국민의 권리·의무와 국가 및 지방자치단체의 책임을 정하고 보건의료의 수요와 공급에 관한 기본적인 사항을 규정하는 법은?

[19 경북의료기술]

① 보건의료기본법   ② 국민건강증진법

③ 의료법   ④ 공공보건의료에 관한 법률

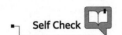

19

알마아타선언에서 제시된 일차보건의료의 필수요소에 해당하지 않는 것은?

[19 경남]

① 가족계획을 포함한 모자보건사업
② 심신장애자의 재활
③ 중증질환에 대한 치료
④ 필수의약품 제공

20

일차보건의료의 내용으로 옳지 않은 것은?

[19 울산보건연구사]

① 일차진료 및 간호를 의미하는 의학적 치료이다.
② 지역사회 지불능력에 맞는 보건의료수가로 사업이 제공되어야 한다.
③ 지역사회가 쉽게 받아들일 수 있는 방법으로 사업이 제공되어야 한다.
④ 건강을 위해 관련분야의 사업이 이루어져야 한다.

21

다음 중 1차보건의료서비스에 해당하는 것은?

[19 강원보건연구사]

> ㄱ. 질병의 예방에 필요한 예방접종
> ㄴ. 의원급 의료기관이 제공하는 외래 진료
> ㄷ. 100병상 이상의 병원에서 입원 치료
> ㄹ. 대학병원에서의 수술

① ㄱ, ㄴ   ② ㄴ, ㄷ
③ ㄷ, ㄹ   ④ ㄱ, ㄹ

22

일차보건의료(PHC)에 대한 설명으로 옳지 않은 것은?

[19 대전보건연구사]

① 전문적인 치료를 위해 기술개발이 필요하다.
② 지역사회의 특성에 맞는 보건사업을 추진한다.
③ 개인, 가족 및 지역사회가 받아들일 수 있고 비용 지불이 가능한 방법이여야 한다.
④ 대부분의 건강문제는 1차보건의료로 해결가능하며, 효율적이고 경제적인 방법이다.

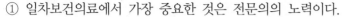

23
일차보건의료에 대한 설명으로 옳은 것은?   [19 부산보건연구사]

① 일차보건의료에서 가장 중요한 것은 전문의의 노력이다.
② 4A에 포함되는 항목은 접근성, 수용가능성, 주민참여, 지속성이다.
③ 1986년 오타와 헌장을 통해 대두되었다.
④ 필수요소에는 정신보건에 관한 내용을 포함한다.

24
다음 중 일차보건의료 특성이 아닌 것은?   [20 인천의료기술(10월)]

① 효율성   ② 접근성
③ 수용성   ④ 지역사회 재정조달

25
다음 중 WHO의 일차보건의료 필수사업에 해당하지 않는 것은?
[20 대전보건연구사]

① 필수의약품의 제공   ② 모자보건
③ 안전한 식수 공급   ④ 신종감염병 대응체계

26
1978년 알마아타선언을 통해 WHO에서 강조한 일차보건의료의 접근방법
으로 옳은 것은?   [20 세종보건연구사]

> ㄱ. 지역주민 모두가 쉽게 이용 가능해야 한다.
> ㄴ. 필요한 사람에게만 서비스를 제공한다.
> ㄷ. 지역사회의 지불능력에 맞는 보건의료수가로 사업이 제공되어야 한다.
> ㄹ. 전문보건인력에 의한 적극적인 의료서비스가 이루어져야 한다.

① ㄱ, ㄴ   ② ㄱ, ㄷ
③ ㄴ, ㄷ   ④ ㄴ, ㄹ

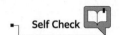Self Check

27

WHO에서 제시한 일차보건의료 필수요소로 바르게 연결된 것은?

[20 인천보건연구사]

① 보건교육, 비만관리, 안전한 식수공급, 필수의약품 제공
② 안전한 식수공급, 질병의 전문적 치료, 환경위생, 비만관리
③ 보건교육, 비만관리, 모자보건, 풍토병 관리
④ 보건교육, 안전한 식수공급, 주요 감염병의 면역강화, 모자보건

28

다음 중 WHO에서 제시한 일차보건의료의 필수요소로 옳지 않은 것은?

[21 경북의료기술(4월)]

① 흔한 질병과 외상의 적절한 치료
② 적절한 영양증진
③ 만성질환의 예방 및 관리
④ 주요 보건문제에 대한 교육

29

Myers(1969)는 지역사회 또는 사회적 수준에서 요구되는 바람직한 보건 의료의 조건으로 4가지를 제시하였는데, 이 중 치료과정에서 최소의 자원을 투입하여 건강을 빨리 회복시키는 것을 의미하는 것은?

[21 서울]

① 형평성   ② 접근성
③ 효과성   ④ 효율성

30

알마아타선언에서 제시한 일차보건의료(primary health care)의 필수적인 사업 내용에 해당하는 것은?

[21 서울]

① 전문 의약품의 공급
② 직업병 예방을 위한 산업보건
③ 안전한 식수공급과 기본적 위생
④ 희귀질병과 외상의 적절한 치료

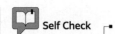

31
일차보건의료에 대한 설명으로 옳은 것은? [21 충남]

① 보건의료의 전달체계를 확립하는 것이다.
② 우리나라는 알마아타선언의 후속조치로 공중보건의사가 배치되었다.
③ 국가정책에 따른 일관된 보건사업을 추진하여야 한다.
④ 지역 의료인의 적극적인 참여가 중요하다.

32
마이어스(Myers)의 양질의 보건의료요건 4가지의 내용에 해당하는 요소의 연결이 옳은 것은? [21 충북보건연구사]

> ⊙ 의료이용자에게 예방 진단 및 치료 재활에 이르기까지 포괄적으로 이루어지는 것
> ⓒ 시간적, 지리적으로 의료서비스 이용의 가능성
> ⓒ 의사에 대한 적절한 보상
> ⓔ 지식과 기술에 대한 의료제공자의 전문적인 능력

① ⊙ 접근성, ⓒ 효율성, ⓒ 질적 적정성, ⓔ 지속성
② ⊙ 지속성, ⓒ 접근성, ⓒ 효율성, ⓔ 질적 적정성
③ ⊙ 효율성, ⓒ 지속성, ⓒ 접근성, ⓔ 질적 적정성
④ ⊙ 질적 적정성, ⓒ 접근성, ⓒ 효율성, ⓔ 지속성

33
다음 중 일차보건의료에 대한 설명으로 옳지 않은 것은? [21 인천보건연구사]

① 예방에 중점을 둔다.
② 지역의 1차진료의사의 역할이 중요하다.
③ 지역사회의 적극적인 참여가 이루어져야 한다.
④ 지역사회 특성에 맞는 보건사업을 추진한다.

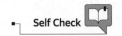
Self Check

34

1978년 알마아타선언에서 제시된 일차보건의료의 필수요소로 옳지 않은
것은?　　　　　　　　　　　　　　　　　　　　　　[21 부산보건연구사]

① 영양과 식량공급　　　　　　　　② 모자보건
③ 노인보건과 장기요양　　　　　　④ 안전한 식수공급

35

미국한림의학원(IOM)의 바람직한 보건의료의 특성 중 급성관상동맥질환과
뇌졸중과 같은 질환에서 특히 중요한 특성은 무엇인가?　[21 부산보건연구사]

① 효과성　　　　　　　　　　　　② 안전성
③ 적시성　　　　　　　　　　　　④ 환자중심성

36

1978년 카자흐스탄에서 열린 일차보건의료에 대한 국제회의에서 채택된
「알마아타선언(Declaration of Alma-Ata)」에서 정의한 일차보건의료
(Primary health care)에 대한 설명으로 가장 옳지 않은 것은?

[22 서울시(2월)]

① 국가와 지역사회의 경제적, 사회문화적 정치적 특성을 반영한다.
② 지역사회 건강문제, 건강증진, 질병 예방, 치료, 재활서비스를 다룬다.
③ 농업, 축산, 식품, 산업, 교육, 주택, 공공사업 등 지역 및 국가개발과 관
　련된 다양한 분야가 고려된다.
④ 지역사회의 필요에 대응하고자 전문의를 중심으로 한 수준 높은 의료서
　비스 제공을 강조한다.

37

1978년 알마아타선언에서 강조된 일차보건의료의 특성으로 옳지 않은
것은?　　　　　　　　　　　　　　　　　　　　　　[22 전북의료기술]

① 적절한 서비스 제공　　　　　　② 수용가능한 사업
③ 국가의 관심과 적극적 참여　　　④ 지역주민의 지불부담능력

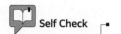

38

다음 중 알마아타선언에서 제시된 일차보건의료의 필수요소에 해당하지 않는 것은? [22 충남의료기술]

① 필수의약품 제공
② 청소년 보건
③ 가족계획을 포함한 모자보건
④ 식량공급과 적절한 영양증진

39

일차보건의료의 접근원칙 중 모든 사람에게 필요한 기본적인 건강관리서비스가 모두 제공되어야 함을 의미하는 것은? [22 전남경력경쟁]

① 지속성　　　　　　　② 유용성
③ 균등성　　　　　　　④ 포괄성

40

다음 중 일차보건의료에 대한 설명으로 옳지 않는 것은? [22 강원의료기술(10월)]

① Alma-Ata회의에서 모든 인류에게 건강을 달성하기 위하여 강조되었다.
② 일차보건의료는 과학적인 방법으로 지역사회가 수용할 수 있어야 한다.
③ 국가의 적극적인 참여가 중요하다.
④ 지역사회가 재정적으로 부담가능한 방법이어야 한다.

41

다음 중 일차보건의료에 대한 설명으로 옳지 않은 것은? [22 충북보건연구사]

① 일차보건의료의 대상은 환자이다.
② 일차보건의료의 주체는 지역사회주민이다.
③ 일차보건의료의 목적은 개인이나 지역사회의 자립을 증진시키는 데 있으며, 궁극적인 목표는 사회·경제적으로 생산적인 삶을 영위할 수 있게 하는 데 있다.
④ 일차보건의료는 단순한 진료만을 뜻하는 것이 아니고 건강 그 자체를 취급한다.

42

1960년대 개발도상국 등 많은 국가들은 국민보건에 대한 재인식을 하였고 이에 의해 새로운 보건의료체계가 필요하다고 생각하였다. WHO와 UNICEF는 선진국과 개발도상국간뿐만 아니라 각 나라 안에 존재하는 건강상의 불평등에 대처하기 위한 전략을 개발하기 위하여 1978년 구소련 카자흐스탄의 수도인 알마아타 지역에서 국제회의를 통해 알마아타선언을 채택하였다. 다음 중 알마아타선언의 내용으로 옳지 않은 것은?

[22 세종보건연구사]

① 일차보건의료의 기본 이념은 사회정의 정신에 입각하여 형평의 원칙하에 모든 사람에게 양질의 보건의료를 제공하는 것이다.
② 일차보건의료의 목적은 개인이나 지역사회의 자립을 증진시키는 데 있으며, 궁극적인 목표는 사회·경제적으로 생산적인 삶을 영위할 수 있게 하는 데 있다.
③ 일차보건의료는 건강문제 해결을 위해 인간개발, 지역사회개발보다는 보건개발에 집중하여야 한다.
④ 일차보건의료사업에 관한 의사결정이 상향식 접근방법을 채택하고 있기 때문에 민주주의와 자치의 정신이 도입된 개념이며, 일차보건의료 접근방법은 민주주의 방법을 터득하게 해주는 것이다.

43

언제, 어디에서나 양질의 보건의료서비스를 받는 것은 보건의료 정책의 가장 중요한 목표이기 때문에 많은 학자들이 양질의 의료에 대해 정의했다. 다음 중 마이어스의 양질의 보건의료요건에 해당하지 않는 것은?

[22 인천보건연구사]

① 적합성
② 접근성
③ 연속성
④ 질적 적정성

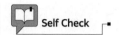

44

〈보기〉의 내용과 관계있는 양질의 보건의료 특징은 무엇인가?

[23 부산의료기술]

보기

급성심근경생증, 뇌졸중 등과 같은 질병은 적절한 시간 안에 개입 조처를 하지 않으면 생명에 심각한 위협이 되는 질환들이다. 이러한 질병에서 특히 더 중요한 특징이다.

① 적시성
② 환자중심성
③ 형평성
④ 효율성

45

보건의료서비스 중 2차 보건의료서비스에 해당하는 것은? [23 충남의료기술]

① 만성질환관리
② 급성질환관리
③ 예방접종
④ 보건교육

46

알마아타 선언에서 제시한 일차보건의료의 필수내용이 아닌 것은?

[24 보건직]

① 예방접종
② 안전한 식수의 공급
③ 치료기술의 개발
④ 모자보건사업

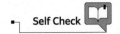

제7절 국제보건 관련 기구

(정답 p.27)

01

WHO에 대한 설명으로 옳은 것은?

[16 부산]

① 1948년 4월 7일에 발족하였으며 본부는 케냐 나이로비에 있다.

② 5개 지역사무소로 구성되어 있다.

③ 북한은 우리나라보다 늦게 가입했으며 우리나라는 서태평양에 사무소에 속해있다.

④ UN 산하의 경제사회이사회 산하에 있으며 국제보건을 담당한다.

02

국제보건사업을 지휘하는 국제기구는?

[17 광주]

① 국제공중보건처(IOPH)   ② 세계보건기구(WHO)

③ 유엔개발계획(UNDP)   ④ 경제협력개발기구(OECD)

03

다음 중 WHO의 기능으로 옳지 않은 것은?

[17 세종]

① 국제 검역대책 수립   ② 국제보건사업 지도와 통제

③ 전염병 관리   ④ 진단검사 기준의 확립

04

다음 중 WHO 주요 보건사업이 바르게 연결된 것은?

[17 충남]

① 결핵관리사업, 보건교육사업

② 모자보건사업, 노인보건사업

③ 영양개선사업, 예방접종사업

④ 말라리아사업, 만성질환관리사업

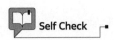

05

WHO의 주요 입헌적 직무로 옳지 않은 것은?

① 국제보건사업의 지도　　　　② 회원국 간의 기술원조
③ 국제보건사업 통제　　　　　④ 국제보건사업 조정

06

세계 보건의 날은 언제인가?　　　　　　　　　　[18 경북의료기술]

① 4월 7일　　　　　　　　　　② 5월 31일
③ 7월 11일　　　　　　　　　　④ 10월 10일

07

유엔의 환경 관련 정책을 수립하고 환경 관련 국제 협력 및 조정을 담당하
는 기구는?　　　　　　　　　　　　　　　　　[18 경북의료기술]

① UNEP　　　　　　　　　　② UNICEF
③ WHO　　　　　　　　　　　④ UNDP

08

우리나라와 북한의 WHO 가입시기와 가입차수의 연결이 옳은 것은?

[18 전남, 전북]

① 우리나라 – 1949년, 65번째 가입
② 북한 – 1949년, 138번째 가입
③ 우리나라 – 1967년, 138번째 가입
④ 북한 – 1973년, 150번째 가입

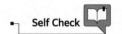 Self Check

09

WHO 지역사무소의 위치 연결이 옳은 것은?   [19 경남]

① 동남아시아지역 – 필리핀 마닐라
② 서태평양지역 – 인도 뉴델리
③ 범미주지역 – 미국 뉴욕
④ 유럽지역 – 덴마크 코펜하겐

10

WHO의 주요 기능으로 옳지 않은 것은?   [19 울산보건연구사]

① 회원국에 의료인력 통제
② 보건 문제에 대한 협의 및 규제
③ 국제보건사업의 지휘와 조정
④ 회원국 간의 기술원조

11

북한이 WHO에 가입한 연도와 지역사무소로 옳은 것은?   [19 경남보건연구사]

① 1973년 동남아시아   ② 1973년 동아시아
③ 1949년 서태평양   ④ 1949년 동태평양

12

다음 중 WHO에서 제시한 주요 보건사업에 해당하지 않는 것은?

[21 경남보건연구사]

① 학교보건사업   ② 모자보건사업
③ 보건교육사업   ④ 환경위생사업

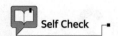

13

보건복지와 관련된 국제기구의 역할에 대한 설명으로 옳지 않은 것은?

[22 충남의료기술]

① UNICEF 생식보건사업
② UNAIDS AIDS에 대한 국제적 대응
③ UNDP 개발도상국 경제ㆍ사회개발 지원
④ FAO 기아 및 식량 문제 해결

14

〈보기〉에서 세계보건기구(WHO)의 기능을 모두 고른 것은? [22 서울보건연구사]

> 보기
>
> ㄱ. 국제 검역대책
> ㄴ. 감염병 관리
> ㄷ. 식ㆍ의약품 및 생물학적 제제에 대한 국제적 표준화
> ㄹ. 보건의료정보기술 분야의 국제적 표준화
> ㅁ. 보건통계 자료 수집

① ㄱ, ㄴ, ㄹ   ② ㄷ, ㄹ, ㅁ
③ ㄱ, ㄴ, ㄷ, ㄹ   ④ ㄱ, ㄴ, ㄷ, ㄹ, ㅁ

15

세계보건기구의 지역사무소 연결이 옳지 않은 것은? [23 경북의료기술]

① 동남아시아 지역 - 필리핀 마닐라
② 아프리카 지역 - 콩고 브라자빌
③ 유럽 지역 - 덴마크 코펜하겐
④ 동지중해 지역 - 이집트 카이로

16

세계보건기구(WHO)에 대한 설명으로 옳지 않은 것은? [24 보건직]

① 1948년에 발족하였다.
② 5개의 지역사무소를 두고 있다.
③ 우리나라는 서태평양 지역사무소 소속이다.
④ 우리나라는 65번째로 가입하였다.

제**2**장 건강 및 질병

 Secret Note

1. 건강의 개념

(1) 건강에 대한 개념의 변천
신체개념의 건강 → 심신개념의 건강 → 생활개념의 건강 → 생활수단개념의 건강

(2) 건강의 정의
① WHO 건강의 정의: 건강은 질병이 없거나 허약하지 않을 뿐만 아니라 육체적 · 정신적 · 사회적 안녕이 완전한 상태이다.
② 클라우드 베르나르(C. Bernard, 1895): 건강이란 외부환경의 변화에 대하여 내부환경의 항상성(Homeostasis)이 유지된 상태이다.
③ 파슨스(T. Parsons): 건강이란 각 개인이 사회적인 역할과 임무를 효과적으로 수행할 수 있는 최적의 상태이다.
④ 던(Dunn)의 건강 - 불건강 연속선: 건강과 질병은 연속선상에서 유동적으로 변화하고 있는 상태이다.

2. 건강과 질병

(1) 건강 - 질병의 결정요인: 건강의 장 이론
1974년 「라론드 보고서」에서 건강결정 주요 4요인을 생물학적 요인, 환경적 요인, 생활양식, 보건의료체계로 규정하였다.

(2) 질병의 발생모형
① 생의학적 모형(Biomedical Model)
데카르트의 정신 · 신체 이원론의 등장과 생물학의 세포이론, 세균설 확립 이후 발전한 이론으로, 사회, 문화 및 인간의 일상생활에 대한 설명을 배제하고 생물학적 구조와 과정에 발생하는 장해를 강조한 이론이다.
② 생태학적 모형(Ecological Model, 역학적 모형)
질병은 인간을 포함하는 생태계 각 구성요소들 간의 상호작용의 결과가 인간에게 나타난 것이라는 개념으로 병인(Agent), 숙주요인(Host Factors), 환경요인(Environmental Factors)으로 구성된다.
③ 사회생태학적모형
개인의 사회적, 심리학적 행태적 요인을 중시하는 모형으로 숙주요인, 외부환경요인, 개인행태요인이 주요 구성요소이다.
④ 전인적 모형(Holistic Model, 총체적 모형)
건강과 질병은 단순히 이분법적인 것이 아니라 그 정도에 따라 연속선상에 있다. 질병은 다양한 복합요인에 의해 발생되는 것이며, 치료의 목적은 단순히 질병을 제거하는 것만이 아니라 개인이 더 나은 건강을 성취할 수 있도록 건강을 증진시키고, 자기관리능력을 향상 · 확대시키는 넓은 개념을 포함한다. 구성요인은 환경, 생활습관, 생물학적 특성, 보건의료체계이다.

3. 질병의 자연사 및 예방

리벨과 클락(Leavell & Clark)은 질병의 자연사 과정을 5단계로 구분하였으며 각 단계마다 예방조치를 제시하였다.

단계	병원성 이전		병원성기		
	비병원성기	초기 병원성기	불현성 질병기	현성 질병기	회복기
과정	병인·숙주·환경의 상호작용	병인자극의 형성	병인자극에 대한 숙주의 반응	질병	회복(재활) 또는 사망
예방조치	• 건강증진 • 환경위생	• 특수예방 • 예방접종	• 조기발견 • 조기치료	악화방지 및 장애방지를 위한 치료	• 재활 • 사회생활복귀
예방	1차적 예방		2차적 예방	2차 or 3차적 예방	3차적 예방

4. 건강증진을 위한 국제회의

(1) **제1차 건강증진을 위한 국제회의(1986년 11월 캐나다 오타와)**
　① 오타와헌장(WHO, 1986): "건강증진은 사람들이 스스로 자신들의 건강을 관리 또는 통제할 수 있어서 결과적으로 건강수준을 향상시키는 것이 가능하도록 하는 과정이다."
　② 건강증진 기본 접근 전략: 옹호(Advocate), 가능화(Enable), 조정(Mediate)
　③ 건강증진의 주요활동영역(우선순위): 건강지향적인 공공정책 수립, 지원적인 환경 조성, 지역사회활동 강화, 개인의 건강기술개발, 보건의료서비스 방향 재설정

(2) **제2차 건강증진을 위한 국제회의(1988년 4월 호주 애들레이드)**: 건전한 공공정책 수립(여성보건, 영양정책, 알콜·금연정책, 환경관련정책)

(3) **제3차 건강증진을 위한 국제회의(1991년 6월 스웨덴 선츠발)**: 보건지원환경 구축

(4) **제4차 건강증진을 위한 국제회의(1997년 인도네시아 자카르타)**: 건강증진은 가치 있는 투자

(5) **제5차 건강증진을 위한 국제회의(2000년 6월 멕시코 멕시코시티)**: 건강에 관한 사회적 형평성 제고

(6) **제6차 건강증진을 위한 국제회의(2005년 8월 태국 방콕)**: 세계화 시대의 건강증진

(7) **제7차 건강증진을 위한 국제회의(2009년 10월 케냐 나이로비)**: 수행 역량 격차 해소를 통한 건강증진의 개발

(8) **제8차 건강증진을 위한 국제회의(2013년 6월 핀란드 헬싱키)**: 모든 정책에서 보건(HiAP, Health in All Policies)

(9) **제9차 건강증진을 위한 국제회의(2016년 11월 중국 상하이)**: 지속가능한 개발목표(SDGs) 달성을 위한 보건영역의 역할(모든 사람에게 건강을, 모든 것은 건강을 위해)

(10) **제10차 건강증진을 위한 국제회의(2021년 12월 스위스 제네바)**: 웰빙사회

5. 제5차 국민건강증진종합계획(Health Plan 2030)

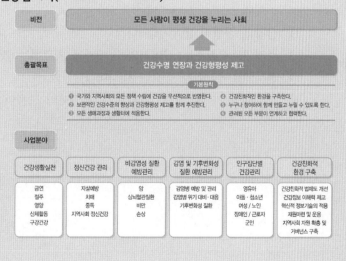

| 제1절 | 건강의 개념 | (정답 p.30) |

01

건강에 대한 개념은 시대적 상황이나 질병의 양상, 과학적 철학 사조, 삶의 가치관 등의 변천과 함께 변해왔다. 다음 중 현대의 건강개념에 대한 설명으로 옳지 않은 것은?   [16 인천]

① 건강에 대한 책임은 개인에게 두기보다 지역사회나 국가의 책임으로 보고 있다.
② 과거 신체개념의 건강에서 심신개념, 생활개념으로 변해왔다.
③ 불연속적인 개념에서 연속적 개념으로 바뀌었다.
④ 현대적 건강의 개념은 질병이 없는 정적상태를 의미한다.

02

건강을 개인의 사회적 기능 측면에서 그 기능의 역할 및 임무수행 여부와 연결시켜 정의한 사람은?   [16 대전]

① 파슨스(Parsons)
② 베르나르(Berard)
③ 캐넌(Cannan)
④ 와일리(Wylie)

03

건강을 바라보는 개념으로서 사회적 모델에 대한 설명으로 옳은 것은?   [18 경기]

① 건강은 질병이 없는 것이다.
② 보건의료서비스는 질병자와 장애자를 치료하는 것이다.
③ 전문의료서비스가 중요한 대처이다.
④ 스스로의 건강통제를 위해 의료 종사자의 도움이 중요하다.

04

WHO에서 제시하는 건강의 개념에서 궁극적으로 추구하는 건강은 무엇인가? [18 충북]

① 신체개념   ② 정신적개념
③ 생활적 건강   ④ 치료적 건강

Self Check

05

다음 중 현대적인 건강개념으로 적절한 것을 모두 고른 것은? [18 부산]

> 가. 임상증상보다는 상대적인 상태가 더 중요하다.
> 나. 주어진 사회적 역할을 수행할 수 있어야 한다.
> 다. 최적의 건강을 목표로 한다.
> 라. 해부학적 건강을 의미한다.

① 가, 나, 다   ② 나, 다, 라
③ 가, 다, 라   ④ 가, 나, 다, 라

06

건강이란 외부 환경의 변화에 대하여 내부 환경의 항성성이 유지된 상태라고 정의한 학자는? [19 대전]

① 버나드(C. Bernard)   ② 파슨스(T. Parsons)
③ 뉴먼(Newman)   ④ 와일리(Wylie)

07

WHO는 인간의 건강에 '사회적 안녕'의 개념을 추가하여 규정하였으며, 많은 학자는 신체적 · 정신적 건강보다도 사회적 안녕 개념의 건강을 강조하고 있다. 사회적 안녕의 의미로 적절한 것은? [19 인천의료기술(10월)]

① 사회구성원으로서 자신의 역할과 기능을 충실히 수행하는 것이다.
② 사회보장제도가 잘 마련되어있는 곳에서 생활한다는 것이다.
③ 법과 규칙을 충실히 지키는 준법의식이 강하다는 의미이다.
④ 신체와 정신을 분리하는 심신이원론의 입장으로 건강을 바라보는 것이다.

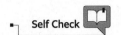

08

WHO에서 정의하는 건강의 정의로 옳은 것은? [19 강원보건연구사]

① 건강은 질병이 없거나 허약하지 않을 뿐만 아니라 육체적, 정신적, 사회적 안녕이 완전한 상태이다.
② 건강이란 각 개인이 사회적인 역할과 임무를 효과적으로 수행할 수 있는 최적의 상태이다.
③ 건강이란 외부환경의 변화에 대하여 내부환경의 항상성이 유지 된 상태이다.
④ 건강은 질병이 없거나 허약하지 않을 뿐만 아니라 육체적, 정신적, 사회적 및 영적 안녕이 역동적이며 완전한 상태이다.

09

현대적인 건강의 정의에서는 사회적 건강을 강조하고 있다. 사회적 안녕이란 무엇을 의미하는가? [19 인천보건연구사]

① 진정한 건강은 사회구성원으로서 자신의 역할과 기능을 충실히 하는 것이다
② 사회복지제도가 잘 되어 있는 곳에 산다는 것이다
③ 생활수단 및 삶의 질 개념으로 보는 견해이다.
④ 국가가 국민들의 건강에 관한 사회적 책임을 지는 것이다.

10

건강개념에 대한 설명으로 옳은 것은? [20 대구]

① 생활개념에서 심신개념으로 변화
② 동적인 개념에서 정적인 개념으로 변화
③ 심신개념에서 신체개념으로 변화
④ 불연속성 개념에서 연속성개념으로 변화

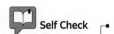

11

건강에 개념과 이를 주장한 학자의 연결이 옳은 것은? [20 울산보건연구사]

① 스미스(Smisth)는 건강의 개념을 임상개념, 역할수행개념, 적응건강개념, 행복론적 개념으로 분류하였다.
② 베르나르(Bernard)는 신체적 조건을 무관하게 취급한 건강관을 제시하였다.
③ 캐논(Cannon)은 개인이 사회적인 역할과 임무를 효과적으로 수행할 수 있는 최적의 상태가 건강이라고 정의하였다.
④ 윌슨(wilson)은 유기체가 외부환경 조건에 부단히 잘 적응해 나가는 것이 건강이라고 정의하였다.

12

건강에 대한 이해와 개념은 시대적 상황에 따라 변화하여 왔다. 다음 중 학자별 건강의 개념에 대한 정의가 바르게 연결된 것은? [21 부산]

① 와일리(Wylie) - 건강이란 외부 환경의 변화에 대하여 내부 환경의 항상성(Homeostasis)이 유지된 상태이다.
② 윌슨(Wilson) - 건강이란 유기체가 외부 환경 조건에 부단히 잘 적응해 나가는 것이다
③ 뉴먼(Newman) - 건강이란 각 개인이 사회적인 역할과 임무를 효과적으로 수행할 수 있는 최적의 상태이다.
④ 던(Dunn) - 건강과 질병은 연속선상에서 유동적으로 변화하고 있는 상태에 있다.

13

WHO 헌장에 명시된 건강이념에 대한 설명으로 옳지 않은 것은? [21 인천보건연구사]

① 건강을 긍정적으로 표현하였다
② 건강에 대한 이념적 목표설정에 도움을 준다.
③ 건강의 측정방법을 제시했다.
④ 건강을 정적인 개념으로 정의하였다.

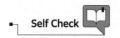
Self Check

14

건강이란 "각 개인이 사회적인 역할과 임무를 효과적으로 수행할 수 있는 최적의 상태"라고 하여 개인의 사회적 기능 측면에서 건강을 정의한 학자는 누구인가? [21 경남보건연구사]

① 뉴만   ② 버나드
③ 와일리   ④ 파슨스

15

다음 중 건강개념의 변천에 대한 내용으로 옳은 것은? [22 강원보건연구사]

① 능동적 개념 → 수동적 개념
② 상대적 개념 → 절대적 개념
③ 불연속 개념 → 연속적 개념
④ 기능적 개념 → 임상적 개념

16

건강을 〈보기〉와 같이 정의한 학자로 옳은 것은? [22 강원보건연구사]

> 보기
>
> 건강이란 외부 환경의 변화에 대하여 내부 환경의 항상성이 유지된 상태이다

① 버나드(Claude Bernard)   ② 윌슨(Wilson)
③ 파슨스(Parsons)   ④ 와일리(Wylie)

17

건강에 대한 개념은 시대적 상황에 따라 변화하고 있으며 여러 학자가 다양하게 정의하였다. 다음 중 건강의 정의와 학자의 연결이 옳은 것은?

[22 경남보건연구사]

① 윌슨(Wilson)은 모든 면에서 최고로 발달하고 완전히 조화된 인간만이 진실한 건강자라고 정의하였다.
② 뉴먼(Newman)은 건강을 정의하는 데 있어서 신체조건을 무관하게 취급하였다.
③ 파슨스(Parsons)는 유기체가 외부 환경조건에 잘 적응해 나가는 것이 건강이라고 정의하였다.
④ 버나드(Bernard)는 외부환경의 변화에 내부환경의 항상성이 유지된 상태가 건강이라고 정의하였다.

18

의료윤리 원칙 중 "타인에게 피해가 발생할 수 있을 때 이를 예방하거나 최소화 하라."에 해당하는 원칙은?

[22 세종보건연구사]

① 자율성 존중
② 악행 금지
③ 정의
④ 선행

제2절 **건강과 질병**   (정답 p.33)

01

질병은 병인, 숙주요인, 환경요인의 상호작용의 결과에 의해 나타난다는 개념으로 균형이 깨질 때 불건강한 상태이며 가장 중요한 요인은 환경요인으로 보았던 건강모형은?

[16 전북]

① 생태학적 모형
② 생물의학적 모형
③ 사회생태학적 모형
④ 전인적 모형

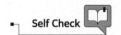
02

생활습관, 유전, 환경, 보건의료체계를 주요 구성요소로 하는 건강모형은?

[16 전남]

① 생의학적 모형   ② 전인적 모형

③ 사회생태학적 모형   ④ 생태학적 모형

03

총체적 모형(Holistic model)의 주요 구성요소에 해당하지 않는 것은?

[16 충북]

① 생활습관   ② 생리적 요인

③ 환경   ④ 사회체계

04

고든의 지렛대 이론에서 아래 그림의 화살표와 같이 움직이는 경우를 바르게 설명한 것은?

[16 충북보건연구사]

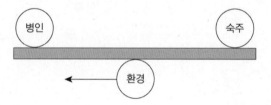

① 병인체의 독성이 증가한다.
② 환경이 숙주의 감수성을 증가시킨다.
③ 숙주의 감수성이 증가된다.
④ 환경이 병인체가 활동을 증가시킨다.

05

1974년 발표된 「라론드 보고서(Lalonde Report)」에서 건강에 가장 큰 영향을 미치는 건강결정요인은 무엇인가?

[17 경기(12월)]

① 환경요인   ② 생활습관

③ 생물학적 특성   ④ 보건의료체계

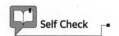

06

1974년 캐나다 보건성장관이었던 Marc Lalonde에 의해 쓰인 라론드 보고서에서 제시된 건강영향요인에 대한 설명으로 옳지 않은 것은? [18 부산]

① 질병과 사망의 원인을 인간생물학적 요인, 환경요인, 생활양식, 보건의료체계로 나누어 살펴보았다.
② 보건의료조직은 보건의료서비스 제공 인력과 자원의 양, 질, 배치 그리고 관계 등을 의미한다.
③ 환경은 개인이 통제력을 가지고 있으면서 건강에 영향을 미치는 의사결정들의 집합이다.
④ 생물학적 요인은 신체내부에서 발생하는 신체적, 정신적 건강과 관련된 모든 측면을 의미한다.

07

건강모형 중 사회생태학적 모형의 주요 구성요소에 해당하지 않는 것은? [18 부산]

① 숙주   ② 개인행태
③ 외부환경   ④ 내부환경

08

프리든(Frieden)의 건강영향 피라미드에서 개인에게 미치는 영향은 적지만 인구집단의 건강수준에 미치는 영향이 가장 큰 것은? [18 제주]

① 임상적 개입   ② 교육 및 상담
③ 지속적인 예방대책   ④ 환경 조성

09

건강모형 중 전인적 모형의 구성요소로 바르게 짝지어진 것은? [19 경남]

① 환경, 생물학적 요인, 생활습관, 보건의료체계
② 숙주, 생물학적 요인, 생활습관, 보건의료체계
③ 숙주, 환경, 병인, 생활습관
④ 환경, 생활습관, 병원체, 사회보장제도

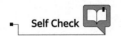

10

병인, 환경, 숙주를 구분하여 건강 및 질병을 설명하는 모형은? [19 호남권]

① 전인적 모형   ② 생의학적 모형

③ 생태학적 모형   ④ 사회생태학적 모형

11

다음 중 전인적 모형의 구성요소로 옳은 것은? [19 부산]

① 병인, 숙주, 환경

② 숙주요인, 외부환경요인, 개인행태요인

③ 환경, 생활습관, 생물학적 특성, 보건의료체계

④ 환경, 생활습관, 사회제도, 보건의료체계

12

2010년 미국의 프리든(Frieden TR)이 제안한 5단-건강영향 피라미드
(5-tier health impact pyramid)에서 인구집단의 건강 수준에 가장 큰 영
향을 미치는 단(tier)은? [19 서울 7급]

① 상담과 교육

② 임상적 개입

③ 건강한 선택을 할 수 있는 환경 조성

④ 사회경제적 요인

13

질병발생을 설명하는 생태학적 모형 중 바이러스의 변이로 인해 질병이 유
행하는 경우에 해당하는 것은? [19 충북보건연구사]

① 병원체 요인 변화

② 숙주의 면역약화

③ 숙주의 감수성 증가

④ 환경의 변화

14

라론드 보고서에서 가장 중요시 한 건강결정요인은 무엇인가?

[20 경북의료기술]

① 예방접종　　　　　　　② 보건의료체계
③ 생물학적 요인　　　　　④ 생활습관

15

고든의 지렛대이론에서 감수성이 낮은 인구가 사망과 전출로 줄어들고, 감수성이 높은 인구의 출생과 전입으로 숙주의 감수성이 높아졌을 때, 이를 해결하기 위해 강화해야 하는 요인은?

[20 전남의료기술(7월)]

① 병원체　　　　　　　　② 숙주
③ 환경에 의한 병원체　　④ 환경에 의한 숙주

16

라론드 보고서에서 강조된 주요 건강결정요인에 해당하지 않는 것은?

[20 울산의료기술(10월)]

① 생활습관　　　　　　　② 보건의료체계
③ 환경요인　　　　　　　④ 병원체요인

17

라론드(M. Lalonde)가 제시하는 건강에 영향을 미치는 요인 중 가장 영향력이 큰 것은?

[20 서울(고졸)]

① 생활습관　　　　　　　② 환경
③ 유전　　　　　　　　　④ 보건의료 서비스

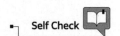

18

다음의 설명에 해당하는 건강모형은?

[20 경기의료기술(11월)]

> 다른 모형에 비해 이 모형의 가장 큰 특징은 개인의 행태적 측면을 강조하고 있는 점이며, 질병 발생을 예방하고 건강을 증진시키기 위해서는 건강한 생활습관을 형성하는 것이 무엇보다 중요하다고 본다.

① 생의학적 모형   ② 생태학적 모형
③ 사회생태학적 모형   ④ 전인적 모형

19

건강과 질병은 병인, 숙주, 환경 3가지 요소의 상호작용에 의해 결정되며, 이들 간에 평형이 깨지면 질병 발생이 증가 혹은 감소한다고 설명하는 생태학적 모형에 해당하는 것은?

[20 광주보건연구사]

① 역학적 삼각형 모형   ② 사회생태학적 모형
③ 생의학적 모형   ④ 전인적 모형

20

다음 중 건강수준을 결정하는 요인 중 사회경제요인에 해당하는 것은?

[21 경기의료기술(2월)]

① 관습   ② 교육수준
③ 신체활동   ④ 사회보험

21

건강영향피라미드상 2단계인 건강한 선택을 할 수 있는 환경을 조성하기 위한 대책으로 적절한 것은?

[21 광주·전남·전북]

① 예방접종
② 대장내시경 검사를 통한 폴립 제거
③ 담뱃값 인상
④ 금연치료

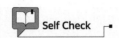

22

라론드 보고서에서 가장 강조된 건강결정요인은 무엇인가? [21 충남]

① 생활습관   ② 보건의료체계
③ 환경요인   ④ 생물학적 요인

23

〈보기〉의 설명에 해당하는 건강모형은 무엇인가? [21 경기7급]

> **보기**
> • 건강이란 사회 및 내부 상태가 역동적인 균형 상태를 이루고 있는 것을 의미한다.
> • 주요구성요소는 환경, 생활습관, 생물학적 특성, 보건의료체계이다.

① 생의학적 모형   ② 사회생태학적 모형
③ 전인적 모형   ④ 안녕/건강 모형(wellness model)

24

클라크와 고든(Clark & Gordon)은 역학의 견지에서 병인(병원체), 숙주, 환경 세 요인의 상호작용으로 질병이 발생한다고 하였다. 질병 발생의 결정 인자 중 숙주 요인에 해당하지 않는 것은? [21 서울 고졸]

① 성격   ② 생활 습관
③ 경제 상태   ④ 유전 요인

25

질병 발생 모형의 구성요소인 병인, 숙주, 환경 중 병인에 해당하는 것은? [21 복지부]

① 전염력   ② 인종
③ 연령   ④ 사회풍습
⑤ 직업

Self Check

1
공중보건 총론

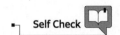

26

라론드 보고서에서 제시한 건강결정요인에 해당하지 않는 것은?

[21 경기경력경쟁]

① 환경요인   ② 생활습관요인
③ 병원체요인   ④ 보건의료체계

27

인간은 그를 둘러싼 가정과 지역사회 등의 사회 체계의 구성원이며 각 개인의 정신과 육체는 그들 간에 또는 외부환경과 다양한 상호작용을 이루고 있기 때문에 건강의 개념도 인간 건강의 균형적인 발전을 위한 모든 요인들의 관계에서 설명하는 모형으로 보건의료체계, 생활습관, 생물학적 특성, 환경을 구성요소로 건강을 설명하는 모형은 무엇인가?   [21 충북보건연구사]

① 생의학적 모형   ② 전인적 모형
③ 사회생태학적 모형   ④ 웰니스 모형

28

인간의 정신과 육체는 그들 간에 또는 외부환경과 다양한 상호작용을 이루고 있으며 건강의 개념도 인간 건강의 균형적인 발전을 위한 모든 요인들의 관계에서 설명하는 모형으로서 환경, 생활습관, 생물학적 특성, 보건의료체계를 구성요소로 하는 건강모형은?   [21 광주보건연구사]

① 생의학적 모형   ② 생태학적 모형
③ 사회생태학적 모형   ④ 전인적 모형

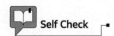

29

〈보기〉의 설명에 해당하는 건강모형과 관련된 요인으로 바르게 연결된
것은? [21 경남보건연구사]

> **보기**
>
> 개인의 행태적 요인의 중요성이 강조되는 모형으로, 개인의 행태는 심리적
> 및 사회적 요인과 밀접히 연관된다는 배경에서 사회학자나 심리학자의 입
> 장을 대변하는 모형이다.

① 병인, 숙주, 환경
② 병인, 개인행태, 환경
③ 숙주, 환경, 개인행태
④ 생활습관, 유전, 환경, 보건의료체계

30

프리든의 건강영향 피라미드에서 인구집단에 미치는 영향이 커서 가장 아
랫단에 위치해 있는 요인은 무엇인가? [21 충남보건연구사]

① 사회경제적 요인   ② 상담
③ 임상적 개입   ④ 예방대책

31

다음 중 생태학적 모형의 한 이론인 지렛대 이론(Lever Theory)을 제시
한 학자는 누구인가? [21 전남보건연구사]

① Gorden   ② Clark
③ Dunn H.L   ④ Winslow

32

다음 중 라론드 보고서에서 제시한 건강의 주요 결정요인에 해당 하지 않
는 것은? [22 경기의료기술]

① 환경   ② 생활습관
③ 의료서비스   ④ 보건의료체계

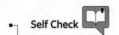

33

생태학적 모형의 구성요소인 병인, 숙주, 환경 중 병인에 해당하는 것은?

[22 경기의료기술]

① 전파의 난이도　　　　　　② 물리적 환경
③ 환경위생　　　　　　　　　④ 영양

34

〈보기〉에서 설명하는 건강모형은 무엇인가?

[22 전북의료기술]

> 개인의 생활환경 내에서 각자의 가능한 잠재력을 극대화하는 통합된 기능을 강조하는 모형으로 개인을 둘러싼 환경과 개인의 건강의 균형을 중요시한다.

① 역학적 모형　　　　　　　② 생태학적 모형
③ 웰니스 모형　　　　　　　④ 생의학적 모형

35

인구집단의 건강을 결정하는 요인 중 사회적 결정요인에 해당하지 않는 것은?

[22 지방직]

① 노동과 고용조건　　　　　② 불건강한 생활습관
③ 소득불평등　　　　　　　　④ 성과 인종차별

36

다음 중 건강모형에 대한 설명으로 옳지 않은 것은?　[22 울산의료기술(10월)]

① 생의학적 모형은 질병발생의 단일요인설에 해당한다.
② 사회생태학적 모형에서 개인의 행태요인은 유전적 특성을 의미한다.
③ 생태학적 모형은 병인이 명확한 감염병의 설명에 유리하다.
④ 전인적 모형은 건강과 질병을 연속적인 개념으로 설명한다.

37

다음 중 건강모형에 대한 설명으로 옳지 않은 것은? [22 인천의료기술(10월)]

① 생의학적 모형은 단일원인이 아닌 여러 복합적인 원인으로 질병발생을 설명한다.

② 생태학적 모형은 병인, 숙주, 환경의 상호작용으로 질병발생을 설명한다.

③ 사회적 생태학적 모형은 개인의 행태적 요인을 중시하는 모형이다.

④ 총체적 모형의 대표적 학자로는 라론드가 있다.

38

다음 중 보건의료체계, 생활습관, 환경, 생물학적 특성을 구성요소로 설명하는 건강모형은? [22 충북보건연구사]

① 웰니스 모형
② 총체적 모형
③ 사회생태학적 모형
④ 생의학적 모형

39

건강모형 중 건강과 질병이 이분법적인 것이 아니라 연속선상에 있으며 다양한 복합요인에 의해 발생하는 것으로 설명하는 모형은 무엇인가? [22 대전보건연구사]

① 생태학적 모형
② 역학적 삼각형 모형
③ 전인적 모형
④ 웰니스 모형

40

고든의 지렛대이론을 적용했을 때 〈보기〉의 설명과 관련된 요인은 무엇인가? [23 전남의료기술]

보기

현대사회는 서구권 문화 도입, 인스턴트 식품, 스트레스 등으로 인해 대장암 발생률이 높다.

① 병인
② 숙주
③ 개인행태
④ 사회적 환경

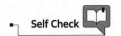

41

다음 중 병인, 숙주, 환경의 구성요인으로 건강을 설명하는 모형은 무엇인가? [23 경기경력경쟁]

① 생의학적 모형
② 전인적 모형
③ 생태학적 모형
④ 사회생태학적 모형

42

다음 중 생의학적 모형에 대한 설명으로 옳지 않은 것은? [23 인천의료기술]

① 개인, 사회, 환경적인 맥락을 중요시하는 모형이다.
② 생명의 기계론적인 관점으로 질병은 세포가 비정상적인 상태로 변화된 것을 의미한다.
③ 과도한 개입주의로 건강과 질병 문제를 의학적 특성의 결합으로 해석하여 의학적 중재와 개입으로 문제를 해결할 수 있다고 보아 예방보다 치료를 더 중요시 한다.
④ 의학의 효능이 과대평가 되었다.

43

〈보기〉의 설명에 해당하는 건강모형은 무엇인가? [23 경기보건연구사]

> **보기**
>
> • 건강과 질병은 단순히 이분법적인 것이 아니라 그 정도에 따라 연속선상에 있으며, 질병은 다양한 복합 요인에 의해 발생되는 것이다.
> • 건강에 영향을 미치는 주요 구성요소는 환경, 생활습관, 생물학적 특성, 보건의료체계이다.

① 전인적 모형
② 생의학적 모형
③ 사회생태학적 모형
④ 웰니스 모형

제3절 질병의 자연사 및 예방 (정답 p.39)

01

질병의 자연사 단계에 해당하는 예방활동의 연결이 옳지 않은 것은?

[16 서울보건연구사]

① 회복기에는 사회생활로 복귀하기 위한 재활을 실시한다.
② 불현성 질병기에 집단검진을 실시한다.
③ 비병원성기에 건강증진을 위한 보건교육을 실시한다.
④ 초기 병원성기에 환경개선을 통해 질병을 예방한다.

02

질병의 예방활동으로 건강증진을 위한 환경개선, 보건교육 등을 시행해야 하는 질병의 자연사 단계는?

[16 경북의료기술]

① 비병원성기   ② 초기 병원성기
③ 불현성 질병기   ④ 현성 질병기

03

Leavell과 Clark 교수의 질병 예방활동에서 40세 이상 여성을 대상으로 유방암 검진을 위한 유방조영술(Mammography)을 시행한 것은 몇 차 예방인가?

[16 서울]

① 일차 예방   ② 이차 예방
③ 삼차 예방   ④ 사차 예방

04

질병의 자연사에 따른 예방방법 중 1차 예방에 해당하는 것은? [16 충남]

① 식습관 개선   ② 암 검진
③ 재활치료   ④ 조기치료

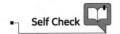

05

Leavell & Clack의 질병의 예방단계 중 2차 예방에 해당하는 것은?

[16 부산, 전북의료기술, 교육청]

① 조기검진   ② 예방접종

③ 산업안전   ④ 운동

06

Leavell & Clack의 질병예방단계에서 3차 예방에 해당하는 활동은? [16 울산]

① 건강검진   ② 재활치료

③ 예방접종   ④ 조기진단

07

적극적 예방은 Leavell & Clack의 질병의 자연사 단계 중 어느 단계에 시행되는 예방활동인가? [16 경북의료기술직]

① 비병원성기   ② 초기 병원성기

③ 불현성 감염기   ④ 현성 질병기

08

질병 예방활동으로 3차 예방에 해당하는 것은? [17 충북]

① 사회복귀를 위한 재활

② 지역사회 주민을 대상으로 한 집단검진

③ 병원에서의 건강진단

④ 직장 점심식사에서 저염식 제공

09

리벨과 클락(Leavell & Clack, 1965)이 제시한 질병의 자연사 5단계 중에서 병원체에 대한 숙주의 반응이 시작되는 조기 병적 변화기에 해당하는 단계에서 건강행동으로 가장 적절한 것은? [17 서울]

① 예방접종
② 환경위생 개선
③ 치료 및 재활
④ 조기진단

 Self Check

10

질병예방을 위한 단계 중 1차 예방에 해당하는 것은? [17 대구]

| 가. 건강증진 | 나. 예방접종 |
| 다. 환경위생 | 라. 집단검진 |

① 가, 나, 다
② 가, 다
③ 나, 라
④ 가, 나, 다, 라

11

Leavell & Clark의 질병예방 중 2차 예방에 해당하는 것은? [17 인천]

① 직장 내 저염식 제공
② 금연교육
③ 결핵 집단검진
④ 뇌졸중환자의 재활

12

레벨과 클라크의 질병의 자연사 5단계에서 불현성 감염기에 해당하는 적절한 조치방법은? [17 강원의료기술(9월)]

① 조기진단
② 금연교육
③ 예방접종
④ 재활치료

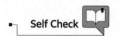
13

레벨과 클라크의 질병 자연사 단계에서 숙주의 병적인 변화가 시작되어 조기진단을 통해 질병의 악화를 방지하기 위한 활동은 무엇인가?

[17 서울의료기술(9월)]

① 집단검진　　　　　　　② 재활
③ 예방접종　　　　　　　④ 보건교육

14

Leavell & Clack의 질병자연사 단계에서 병인의 자극이 시작되는 질병 전기로 숙주의 면역 강화를 통해 저항력을 키워야 하는 시기는? [17 울산의료기술]

① 초기 병원성기　　　　　② 비병원성기
③ 불현성 감염기　　　　　④ 현성 질병기

15

질병의 예방단계 중 1차 예방으로 바르게 연결된 것은? [17 경기(12월)]

① 조기진단, 건강검진, 조기치료
② 환경개선, 조기발견, 조기치료
③ 영양개선, 환경개선, 예방접종
④ 건강검진, 환경개선, 재활치료

16

질병의 자연사에 따른 예방단계에서 1차 예방에 해당되지 않는 것은?

[18 경북]

① 건강검진　　　　　　　② 예방접종
③ 환경위생　　　　　　　④ 금연교육

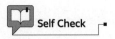

17
질병의 예방단계 중 2차 예방에 해당하는 것은?　　[18 충남의료기술, 보건진료]

① 선별검사　　　　　　　　　② 재활치료
③ 산업장 안전사고 예방　　　　④ 예방접종

18
다음 중 가장 적극적인 예방은?　　[18 경북의료기술]

① 예방접종　　　　　　　　　② 건강검진
③ 조기치료　　　　　　　　　④ 건강증진

19
Leavell과 Clark의 질병자연사 단계에 따른 2차 예방에 해당하는 것은?
　　[18 경기]

① 조기검진, 조기발견
② 환경위생, 건강증진
③ 예방접종, 영양관리
④ 무능력의 예방, 재활

20
레벨과 클라크의 질병의 자연사 5단계와 예방활동의 연결이 옳지 않은 것은?　　[18 울산]

① 비병원성기 – 예방접종
② 불현성 질병기 – 조기검사
③ 현성 질병기 – 악화방지
④ 회복기 – 재활치료

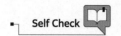

Self Check

21

레벨과 클라크(Leavell & Clark)의 질병 자연사 5단계 중 3단계인 불현성 감염기에 시행하는 예방활동으로 적절한 것은?

[18 대구]

① 건강증진   ② 예방접종
③ 건강검진   ④ 재활치료

22

질병의 자연사 단계에 다른 질병예방 방법 중 2차 예방에 해당하는 것은?

[19 세종]

① 선별검사   ② 예방접종
③ 보건교육   ④ 식습관개선

23

질병의 예방단계 중 일차 예방에 해당하는 것은?

[19 경북의료기술]

① 선별검사   ② 재활
③ 보건교육   ④ 조기치료

24

질병의 자연사와 예방의 단계에서 조기진단 및 조기치료가 행해지는 단계는?

[19 경기의료기술]

① 비병원성기   ② 초기 병원성기
③ 불현성 감염기   ④ 발현성 감염기

25

질병예방 단계 중 1차 예방으로 올바른 것은?

[19 전북의료기술]

① 조기발견, 조기치료   ② 건강검진
③ 재활 및 사회복귀   ④ 운동

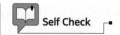

26
질병의 자연사 단계에 따른 예방의 단계에서 2차 예방에 해당하는 것은?

[19 대구]

① 조기진단
② 예방접종
③ 금연교육
④ 환경개선

27
레벨과 클락(Leavell & Clark)의 질병의 자연사에 대한 설명으로 옳지 않은 것은?

[19 대전]

① 비병원성기에 건강증진을 위해 적극적으로 예방을 해야 한다.
② 초기 병원성기에 예방접종을 통해 적극적인 예방을 수행하여야 한다.
③ 불현성 질병기에 질병을 조기에 발견하여 치료하여야 한다.
④ 현성 질병기에 발견한 질병의 악화를 방지하기 위해 치료하여야 한다.

28
Leavell & Clark의 예방개념에 대한 설명으로 옳지 않은 것은?

[19 인천]

① 근로자들의 작업환경을 개선하여 직업병발생을 예방하는 것은 1차 예방이다.
② 당뇨환자의 퇴원 후 당뇨식단 및 혈당조절에 대한 교육을 하는 것은 3차 예방이다.
③ 직장에서 근로자들에게 저염식을 제공하는 것은 1차 예방이다.
④ 뇌경색 환자의 마비된 신체기능 및 사회적 복귀를 위한 재활치료는 2차 예방이다.

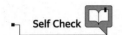

29

리벨과 클라크(Leavell & Clark)는 질병을 종합적이고 포괄적으로 관리하기 위해 세 가지 차원의 예방 수준을 설명하였다. 〈보기〉에서 옳은 것을 모두 고른 것은?   [19 서울시 7급]

> **보기**
>
> ㄱ. 1차 예방은 맨 처음 의료인력과 접촉할 때 제공되는 기본적인 활동이다.
> ㄴ. 1차 예방은 건강한 개인에게 적용되는 건강증진 활동이다.
> ㄷ. 2차 예방은 질병에 걸렸을 경우 병이 중증으로 되는 것을 예방한다.
> ㄹ. 3차 예방은 진단과 치료를 중심으로 하는 임상의학이다.

① ㄱ, ㄴ   ② ㄱ, ㄷ
③ ㄴ, ㄷ   ④ ㄴ, ㄹ

30

레벨과 클락(Leavell & Clark)의 질병 자연사 단계 중 3차 예방에 해당하는 것을 모두 고른 것은?   [19 강원의료기술(10월)]

가. 비병원성기	나. 초기 병원성기
다. 현성 질병기	라. 불현성 감염기
마. 회복기	

① 가, 나   ② 다, 라
③ 라, 마   ④ 마

31

레벨과 클락(Leavell & Crark)의 질병예방 단계에서 2차 예방과 3차 예방의 연결이 옳은 것은?   [19 인천의료기술(10월)]

	2차 예방	3차 예방
①	환경위생	예방접종
②	예방접종	재활치료
③	조기검진	재활치료
④	조기치료	건강증진

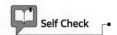

32

질병의 자연사 단계에 따른 예방 방법으로 옳은 것은?   [19 전북보건연구사]

① 후유증 최소화를 위한 치료는 회복기에 시행하는 3차 예방이다.

② 예방접종은 불현성 질병기에 시행하는 2차 예방이다.

③ 건강증진 활동은 초기병원성기에 시행하는 1차 예방이다.

④ 조기검진 및 조기발견을 통한 조기치료는 현성 질병기에 시행하는 2차 예방이다.

33

건강검진을 통해서 질병을 조기에 발견할 수 있다. 이것은 질병 발생 과정의 5단계 중 어느 단계의 예방활동에 해당하는가?   [19 강원보건연구사]

① 초기 병원성기   ② 불현성 질병기

③ 비병원성기   ④ 현성 질병기

34

질병의 예방단계 중 1차 예방에 해당하는 활동은?   [20 제주의료기술]

① 재활   ② 예방접종

③ 집단검진   ④ 조기발견

35

질병의 예방활동 중 환경위생과 건강증진을 통한 예방이 해당되는 질병의 자연사 단계는?   [20 대전]

① 비병원성기   ② 불현성 감염기

③ 현성 감염기   ④ 회복기

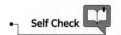

36

레벨과 클라크(Leavell & Clark)의 질병의 자연사에서 불현성 감염기에 취해야 할 예방조치로 가장 옳은 것은?　　　　　　　　　　　　[20 서울]

① 재활 및 사회복귀

② 조기진단과 조기치료

③ 악화방지를 위한 적극적 치료

④ 지역사회 전체에 대한 예방접종

37

레벨과 클라크의 질병의 자연사 5단계 중 악화방지, 장애방지를 위한 치료가 예방조치로 적용될 수 있는 단계는?　　　　　　　　　　[20 충남]

① 비병원성기　　　　　　　② 불현성 질병기

③ 현성 질병기　　　　　　　④ 회복기

38

다음 중 질병의 잠복기 상태로 증상이 나타나지 않을 때 적절한 예방활동은?　　　　　　　　　　　　　　　　　　　　　　　[20 충북]

① 감염예방　　　　　　　　② 조기진단, 조기치료

③ 악화방지 치료　　　　　　④ 보건교육

39

병인의 자극이 시작되는 질병전기로, 숙주의 면역강화를 통해 질병에 대한 저항력이 요구되는 기간은?　　　　　　　　　　[20 전남의료기술(7월)]

① 1단계 - 비병원성기

② 2단계 - 초기 병원성기

③ 3단계 - 불현성 감염기

④ 4단계 - 현성 감염기

40

특수예방, 예방접종이 이루어지는 질병의 자연사 단계는?

[20 인천의료기술(10월)]

① 초기 병원성기　　　　　② 불현성기
③ 현성기　　　　　　　　④ 비병원성기

41

레벨과 클라크(Leavell & Clark)가 제시한 질병의 자연사의 단계와 예방조치를 옳게 짝지은 것은?

[20 서울(고졸)]

① 비병원성기(1단계) - 재활 및 사회복귀
② 초기 병원성기(2단계) - 건강증진, 위생 개선
③ 불현성 감염기(3단계) - 조기진단 및 검진
④ 발현성 감염기(4단계) - 예방접종, 영양관리

42

레벨과 클락의 질병의 자연사 과정 중 비병원성기에 할 수 있는 예방활동은?

[20 경기의료기술(11월)]

① 예방접종　　　　　　　② 질병치료
③ 재활　　　　　　　　　④ 주방청소

43

회사근로시간과 관련하여 젊은 세대의 우울증이 증가하고 있다. 우울증의 이차 예방법으로 옳은 것은?

[20 경기보건연구사]

① 우울증 환자를 가려내는 선별검사
② 직무 복귀 후 직무적합성 평가
② 탄력근무제 도입
③ 우울증 재활프로그램

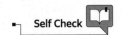

44

질병의 자연사에 따른 각 단계별 예방대책에 대한 설명으로 가장 옳지 않은 것은? [20 서울보건연구사]

① 일차 예방은 건강한 상태에 있는 개인 또는 인구집단의 건강을 보호 또는 증진하고, 질병 발생을 예방하는 것이다.

② 일차 예방의 방법으로는 선별검사, 건강진단 등이 대표적이다.

③ 이차 예방은 무증상기의 개인 또는 인구집단의 불건강상태를 조기에 발견하여 합병증 또는 후유증을 막아 장애기간을 줄이거나 전염병의 확산을 막는 등 효과적인 대응을 하는 것이다.

④ 삼차 예방은 증상기 또는 회복기 환자의 기능장애 또는 사망을 방지하고, 재활훈련을 통해 기능장애를 복구하거나 직장으로의 복귀를 돕는 것이다.

45

〈보기〉에 해당하는 질병의 예방수준은? [21 전북의료기술(5월)]

> **보기**
>
> 건강검진, 조기진단, 조기치료

① 1차 예방   ② 2차 예방

③ 3차 예방   ④ 4차 예방

46

질병의 예방단계 중 3차 예방에 해당하는 것은? [21 제주의료기술(5월)]

① 의학적 재활   ② 선별검사

③ 예방접종   ④ 금연교육

47

정신보건영역에서 정신질환자를 조기에 발견하고 조기치료하는 활동은 몇 차예방에 해당하는가? [21 경기]

① 1차 예방   ② 2차 예방

③ 3차 예방   ④ 4차 예방

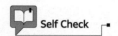

48

질병의 자연사 단계에 따른 예방활동이 바르게 연결된 것은? [21 경남]

① 초기 병원성기 – 건강증진활동
② 비병원성기 – 예방접종
③ 불현성 질병기 – 건강검진
④ 현성 질병기 – 재활치료

49

질병의 자연사 단계 중 병인의 자극이 형성되는 단계에 적절한 예방활동은 무엇인가? [21 대구]

① 예방접종   ② 건강증진
③ 선별검사   ④ 재활치료

50

질병예방적 관점에 따른 보건의료의 분류로 가장 옳은 것은? [21 서울]

① 재활치료는 이차 예방에 해당한다.
② 금주사업은 일차 예방에 해당한다.
③ 예방접종은 이차 예방에 해당한다.
④ 폐암 조기진단은 일차 예방에 해당한다.

51

레벨과 클락의 자연사 단계에 따른 예방활동 중 1차 예방에 해당하지 않는 것은? [21 충북]

① 조기진단을 위한 종합검진
② 예방접종
③ 만성질환예방을 위한 프로그램 참여
④ 건강증진 행위

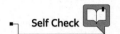

52

레벨과 클락의 감염병 자연사 과정에 따른 예방활동 중 질병예방, 예방접종, 건강증진 등의 활동에 해당하는 것은?　　　[21 전남경력경쟁(7월)]

① 1차 예방　　　　　② 2차 예방
③ 3차 예방　　　　　④ 4차 예방

53

다음 중 3차 예방에 해당하는 것은?　　　[21 경기7급]

① 금연과 절주에 대한 보건교육을 실시하였다.
② HIV 항체검사로 감염자를 찾아내서 AIDS로 진행을 막았다.
③ 신생아를 대상으로 선천선 갑상샘기능저하증 조기발견을 위한 검사를 시행하였다.
④ 퇴행성 관절염 환자를 지속적으로 관리하여 관절이 굳어지는 것을 방지하였다.

54

공중보건 사업의 질병 예방 차원에서 2차 예방 활동에 해당하는 것은?　　　[21 서울 고졸]

① 예방 접종　　　　　② 사회 복귀 훈련
③ 개인 청결 유지　　　④ 집단 선별 검사

55

레벨과 클락의 질병의 자연사와 예방단계 중 예방접종을 강조하는 단계는?　　　[21 복지부]

① 비병원성기　　　　　② 초기 병원성기
③ 불현성 감염기　　　④ 현성 질환기
⑤ 회복기

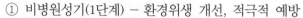

56

다음 중 질병의 자연사 단계에 따른 예방활동의 수준 연결이 옳지 않은 것은? [21 울산의료기술]

① 비병원성기(1단계) - 환경위생 개선, 적극적 예방
② 초기병원성기(2단계) - 특수예방 및 예방접종, 소극적 예방
③ 불현성(3단계) - 조기진단 및 조기치료, 집단검진
④ 회복기(5단계) - 악화방지를 위한 치료

57

질병의 예방활동 중 2차 예방에 해당하는 것은? [21 인천의료기술]

① 건강검진 ② 건강증진
③ 예방접종 ④ 재활치료

58

질병의 자연사단계 중 2차 예방에 해당하는 것은? [21 경기경력경쟁]

① 비병원성기 ② 초기 병원성기
③ 발현성 질병기 ④ 회복기

59

질병의 자연사 단계 중 환경위생, 영양관리, 건강증진 등의 활동을 통한 예방활동이 이루어지는 단계는? [21 세종보건연구사]

① 비병원성기 ② 초기 병원성기
③ 불현성 질병기 ④ 현성 질병기

60

다음 중 2차 예방을 위한 사업이 성공적일 때 증가할 수 있는 것은? [21 울산보건연구사]

① 초기 위암환자 수 ② 금연성공자 수
③ 말기 암환자 수 ④ 고도비만 환자 수

제3절 질병의 자연사 및 예방 109

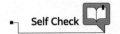

61

국가 암검진 사업은 암의 조기발견, 조기치료를 위해 실시한다. 이러한 활동은 몇차 예방에 해당하는가? [21 전북보건연구사]

① 일차 예방　　　　　　　　　　② 이차 예방

③ 삼차 예방　　　　　　　　　　④ 사차 예방

62

다음 중 성격이 다른 예방활동은? [21 광주보건연구사]

① 보건교육을 통하여 적절한 영양섭취와 적절한 운동을 하게 한다.

② 팝도말검사(pap smear)로 자궁목암을 조기에 발견한다.

③ 직장 점심식사에서 저지방식을 제공한다.

④ 쾌적한 생활환경 및 작업환경의 조성한다.

63

질병의 예방활동 중 2차 예방에 해당하는 것은? [21 전남보건연구사]

① 비타민이나 철분과 같은 특수 영양소 보충

② 혼전상담을 통한 유전질환 예방

③ 시신경유두검사로 녹내장 조기발견

④ 알레르기 항원으로부터 보호

64

레벨 & 클락의 질병의 자연사 단계 중 〈보기〉의 설명에 해당하는 단계에 시행해야 하는 예방활동으로 적절한 것은? [22 경북의료기술]

> **보기**
>
> 병원체에 감염은 되었으나 질병의 증상은 나타나지 않은 상태이다.

① 건강증진, 환경위생　　　　　　② 특수예방, 예방접종

③ 재활기　　　　　　　　　　　　④ 조기검진과 조기치료

65

〈보기〉의 예방활동 중 불현성 감염기에 적용할 수 있는 것은?

[22 광주의료기술]

> **보기**
>
> ㄱ. 예방접종   ㄴ. 건강증진활동
> ㄷ. 악화방지   ㄹ. 조기검진
> ㅁ. 집단검진   ㅂ. 조기치료

① ㄱ, ㄴ, ㄷ   ② ㄴ, ㄹ, ㅂ
③ ㄷ, ㄹ, ㅁ   ④ ㄹ, ㅁ, ㅂ

66

다음 중 예방활동에 대한 단계의 연결이 옳지 않은 것은? [22 대전의료기술]

① 예방접종 - 1차 예방   ② 건강검진 - 2차 예방
③ 조기진단 - 1차 예방   ④ 재활치료 - 3차 예방

67

질병의 자연사 단계 중 잠복기에 해당하며 질병에 걸렸지만 증상을 나타내지 않는 단계는?

[22 대전의료기술]

① 비병원성기   ② 초기 병원성기
③ 현성 질병기   ④ 불현성 질병기

68

질병의 발생단계에 따른 예방 수준을 1, 2, 3차로 구분할 때, 코로나19와 같은 호흡기계 감염병에 대한 2차 예방활동에 해당하는 것은? [22 지방직]

① 예방접종
② 올바른 손씻기와 마스크 착용
③ 접촉자 추적을 통한 질병의 조기검진
④ 방역수칙 준수 등에 대한 홍보 및 보건교육

Self Check

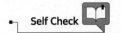

69

질병의 예방활동 중 1차 예방에 해당하는 것은?   [22 충북의료기술]

① 고위험군 교육   ② 건강한 사람 교육
③ 선별검사   ④ 재활치료

70

적극적인 방법의 1차 예방 활동이 적용되는 질병의 자연사 단계는?

[22 충북의료기술]

① 비병원성기   ② 초기 병원성기
③ 불현성 질병기   ④ 현성 질병기

71

레벨과 클라크(Leavell & Clark)의 질병 자연사 단계 중 건강증진, 환경개선, 생활습관 개선 등의 예방활동이 필요한 단계는?   [22 전남경력경쟁]

① 비병원성기   ② 초기 병원성기
③ 불현성 질병기   ④ 현성 질병기

72

다음 중 2차 예방에 해당하는 것은?   [22 강원의료기술(10월)]

① 건강증진   ② 예방접종
③ 건강검진   ④ 재활치료

73

A씨는 코로나 19 감염 후 우울증이 심해져서 보건소에서 심리상담을 받았다. 이는 몇 차 예방에 해당하는가? [22 경기의료기술(11월)]

① 1차 예방
② 2차 예방
③ 3차 예방
④ 특수 예방

74

레벨과 클락의 질병의 자연사 과정 중 증상의 발현이 있고 악화방지를 위한 치료가 필요한 단계는? [22 충북보건연구사]

① 현성 질병기
② 불현성 질병기
③ 비병원성기
④ 초기 병원성기

75

다음 중 Leavel과 Clak의 질병 자연사 단계별 예방활동의 연결이 옳은 것은? [23 전북경력경쟁]

① 비병원성기 – 환경위생 – 2차 예방
② 초기 병원성기 – 조기진단 – 1차 예방
③ 불현성 감염기 – 예방접종 – 2차 예방
④ 발현성 감염기 – 악화방지 – 2차 예방

76

정신질환의 1차 예방으로 옳은 것은? [23 울산의료기술]

① 정신질환자 선별검사
② 정신질환 재활 프로그램
③ 정신질환 예방상담
④ 정신질환 치료 접근성 향상

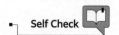

77

질병의 자연사에 따른 예방활동으로서 2차 예방 활동을 하면서 동시에 1차 예방이 가능한 사례는?   [23 대구보건연구사]

① 고혈압 선별검사로 고혈압을 일찍부터 치료하여 뇌졸중 발생을 막는다.

② 흉부 X−선 검사로 폐결핵 환자를 찾아내 치료를 시작하여 중증 폐결핵 환자로 진행하는 것을 막고 다른 사람에게 전파하는 것을 막는다.

③ 소음과 분진과 화학물질이나 방사능 등 유해작업환경으로부터 보호한다.

④ 비타민이나 철분과 같은 특수 영양소 보충을 통해 결핍으로 인한 질병을 예방한다.

78

다음 중 폐암과 관련한 2차예방 활동으로 적절한 것은?   [24 전북의료기술]

① 예방 접종을 한다.

② 흡연자에게 담배 위험을 교육한다.

③ 저선량 폐CT를 통해 폐암 여부를 검사한다.

④ 폐절제술 이후 적절한 운동에 대해 교육한다.

79

질병의 자연사 단계에 따른 예방대책에 대한 설명이다. 〈보기〉의 내용에 해당하는 단계로 옳은 것은?   [24 대구의료기술]

> ──**보기**──
>
> • 숙주에 대한 병인의 자극이 시작되는 질병전기로 숙주의 면역강화를 통한 질병에 대한 저항력이 요구되는 기간이다.
> • 개별적 질환의 병인에 대한 명확한 파악이 우선되어야 한다.
> • 감염병에 대한 예방접종, 예방목적의 약품, 사고의 방지대책 등의 예방활동이 필요한 단계이다.

① 비병원성기

② 초기 병원성기

③ 불현성 질병기

④ 현성 질병기

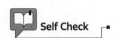

80

질병의 자연사 단계 중 암검진을 통한 조기검진이 실시되는 시기로 옳은 것은?　[24 강원의료기술]

① 비병원성기　　　　　② 초기 병원성기
③ 불현성 감염기　　　　④ 현성 감염기

제4절　건강증진　　　　　　　　　　　　　　　　(정답 p.45)

01

다음 중 세계 3차 건강증진회의가 열린 곳은?　[15 경기의료기술]

① 인도네시아 자카르타　　　② 스웨덴 선즈볼
③ 호주 애들레이드　　　　　④ 태국 방콕

02

다음은 건강증진에 대한 설명이다. 옳지 않은 것은?　[15 경남]

① 현대인의 사망·질병의 근본원인은 건강하지 못한 생활양식이다.
② 1986년 WHO 1차 국제건강증진회의에서 오타와헌장을 발표하였다.
③ 건강증진의 3대 원칙은 옹호, 역량강화, 연합이다.
④ 개인의 건강행태변화를 위해서는 사회적·규제적 접근보다는 교육적 접근을 통한 노력이 필요하다.

03

WHO에서 제시한 건강증진을 위한 원칙으로 옳지 않은 것은?　[16 충남]

① 건강증진은 특정질환에 위험이 있는 인구집단에 중점을 두어야 한다.
② 건강증진은 다양한 방법론과 접근법을 조합한다.
③ 건강증진은 자조 운동의 원칙을 지지하고 주민 스스로 건강을 관리하는 방법을 찾도록 격려한다.
④ 의료서비스가 아닌 보건전문가들은 건강증진을 양성하고 가능하게 하는 중요한 역할을 한다.

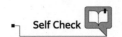

04

오타와헌장에서 제시된 우선순위 활동영역에 해당되지 않는 것은?

[16 전북, 전남]

① 건강한 공공정책의 수립
② 가족의 건강기술 개발
③ 지역사회 활동 강화
④ 보건의료사업 방향 재설정

05

건강증진에 대한 정의로 옳은 것은? [17 서울]

① 협의의 건강증진은 적당한 운동, 영양, 휴식과 스트레스 관리를 통한 저항력을 길러주는 것이다.
② 오타와(Ottawa) 헌장의 건강증진은 건강교육, 건강보호, 질병예방 등을 통한 좋은 습관을 유지하는 것이다.
③ 광의의 건강증진은 비병원성기에 1차적 예방수단을 강구하는 것이다.
④ 다우니(Downie) 등에 의하면 건강증진은 사람들이 자기건강에 대한 관리를 증가시켜 건강을 개선할 수 있도록 하는 과정이다.

06

1986년 캐나다 오타와 헌장에서의 건강증진의 3대 원칙은?

[17 경기의료기술(10월)]

① 지식, 태도, 행동   ② 옹호, 가능화, 조정
③ 정책, 환경, 개인기술   ④ 참여, 협동, 수용

07

건강증진사업에 대한 설명으로 옳지 않은 것은? [17 경기(12월)]

① 건강증진사업의 가장 중요한 수단 중 하나는 보건교육이다.
② 건강증진사업을 위해서는 지역사회 주민의 참여가 중요하다.
③ 의료인을 중심으로 한 치료적 접근보다 보건전문가들의 역할이 중요하다.
④ 만성질환을 가진 사람들을 주요 대상으로 한다.

08

다음 설명에 해당하는 오타와헌장에서의 건강증진 전략은 무엇인가?

[18 경기의료기술]

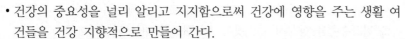

> • 건강의 중요성을 널리 알리고 지지함으로써 건강에 영향을 주는 생활 여건들을 건강 지향적으로 만들어 간다.
> • 건강에 대한 관심을 불러일으키고 보건의료의 수요를 충족할 수 있는 건강한 보건정책을 수립하여야 한다.

① 가능화   ② 옹호
③ 조정   ④ 협력

09

WHO에서 건강증진을 위해 원칙을 제시하였다. 이에 해당하는 것은?

[18 경기]

① 특정질환을 위험대상으로 한다.
② 의료서비스의 역할이 중요하다.
③ 건강위해요인에 대처하기 위해 다양한 활동을 추진하여야 한다.
④ 개인이 통제 가능한 개별적인 환경관리가 중요하다.

10

1986년 오타와헌장에서 제시된 건강증진을 위한 3대 접근전략에 해당하지 않는 것은?

[18 강원]

① 옹호   ② 협동
③ 가능화   ④ 조정

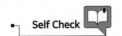

11

다음의 설명이 의미하는 것에 대한 내용으로 옳지 않은 것은? [18 대구]

> • 라론드 보고서와 관련이 있다.
> • 사람들이 스스로 자신들의 건강을 관리 또는 통제할 수 있어서, 결과적으로 건강수준을 향상시키는 것이 가능하도록 하는 과정이다.

① 단순히 치료나 예방에 그치는 것이 아니라 건강잠재력을 충분히 개발하는 것이다.
② 비병원성기에 있는 개인의 건강을 위해 1차적 예방수준을 강구하는 것이다.
③ 제1차 국제회의는 호주 애들레이드에서 개최되었다.
④ 생활습관의 관리가 강조되고 있다.

12

건강증진 국제회의에서 Health in all policies라는 의제로 개최한 나라는?
[19 경기의료기술]

① 오타와   ② 애들레이드
③ 헬싱키   ④ 상해

13

제9차 상하이 국제 건강증진 회의에서 결의된 건강도시 실현을 위한 우선순위로 옳지 않은 것은? [19 호남권]

① 기후변화에 대응하는 것
② 어린이에게 투자하는 것
③ 주민에게 기본적인 욕구를 충족하는 것
④ 질 높은 도시의 물리적 환경을 조성하는 것

14

다음 중 오타와헌장(1986)에서 제시된 건강증진 3대 접근전략이 아닌 것은?
[19 대전]

① 옹호   ② 연합
③ 역량강화   ④ 개발

15

다음은 공중보건 역사상 중요한 국제회의를 설명한 것이다. 각 회의를 통해 채택된 내용이 순서대로 바르게 나열된 것은? [19 경기의료기술(11월)]

- 1978년 세계보건기구(WHO)는 국제회의를 통해 일차보건의료라는 새로운 전략을 천명하였다.
- 1986년 세계보건기구(WHO)는 국제회의를 통해 건강증진의 정의 및 주요 접근전략, 활동방안 등 건강증진에 관한 기본 개념을 제시하였다.

① 알마아타선언 – 오타와헌장
② 오타와헌장 – 교토의정서
③ 알마아타선언 – 몬트리올의정서
④ 오타와헌장 – 리우선언

16

건강증진을 위한 국제회의 중 2차회의였던 애들레이드 회의의 의제는 무엇인가? [19 울산보건연구사]

① 세계화 시대의 건강증진
② 건전한 공공정책의 수립
③ 건강증진 형평성 증진
④ 모든 정책에서의 보건

17

다음 설명의 빈칸에 들어갈 알맞은 말로 옳게 짝지어진 것은? [19 경남보건연구사]

가. 1차 건강증진을 위한 국제회의가 열린 곳은 (   )으로 건강증진의 정의, 주요 접근전략, 활동영역과 방안 등 건강증진에 관한 기본 개념을 제시한 국제회의이다.
나. (   )는 모든 사람에게 건강을 (Health for all)이라는 표제 아래 일차보건의료에 대한 내용과 중요성에 대한 국제회의가 개최된 곳이다.

① 알마아타 / 오타와
② 오타와 / 알마아타
③ 알마아타 / 애들레이드
④ 오타와 / 선즈볼

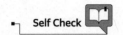

18
제5차 건강증진 국제회의로 건강불균형의 해소방안에 대한 집중 토의가
이루어진 회의는 무엇인가?
[19 경남보건연구사]

① 멕시코 멕시코시티
② 태국 방콕
③ 핀란드 헬싱키
④ 호주 애들레이드

19
건강증진 기본 접근 전략 중 옹호(advocacy)에 대한 설명으로 옳은 것은?
[19 대구보건연구사]

① 건강의 중요성을 널리 알리고 지지함으로써 생활여건을 건강 지향적으로
만들어가는 것
② 사람들의 건강 수준의 차이를 줄이도록 노력하고 동등한 기회와 자원을
제공하는 것
③ 지역사회와 개인의 참여하에 필수적인 보건의료를 골고루 활용할 수 있
도록 하는 것
④ 건강증진 프로그램과 접근 전략을 각 지역사회 및 나라, 지역의 요구에
적합하게 조절하는 것

20
건강증진을 위한 국제회의로써 건강에 관한 사회적 형평성을 제고한 제5
차 회의는?
[19 부산보건연구사]

① 호주 애들래이드 회의
② 태국 방콕 회의
③ 멕시코 멕시코시티 회의
④ 핀란드 헬싱키 회의

21

1986년 국제건강증진회의에서 발표된 건강증진 접근 전략에 해당하지 않는 것은?   [19 인천보건연구사]

① 옹호   ② 참여
③ 역량   ④ 연합

22

다음 중 건강증진에 대한 설명으로 옳지 않은 것은?   [20 제주의료기술]

① 오타와 헌장 선포를 통해 건강증진의 중요성이 강조되었다.
② 건강증진은 사람들이 스스로 자신들의 건강을 관리 또는 통제할 수 있어서, 결과적으로 건강수준을 향상시키는 것이 가능하도록 하는 과정이다.
③ 건강증진은 건강에 이로운 행태와 생활 여건 및 주위 환경 조성을 위해서 건강교육 등 교육적 접근을 강조한다.
④ 건강증진의 기본 접근전략은 옹호, 가능화, 조정이다.

23

세계보건기구가 1986년 제1차 건강증진을 위한 국제회의에서 채택한 오타와헌장에서 각 국가의 건강증진을 위한 주여 접근전략으로 제시한 내용에 해당하지 않는 것은?   [20 경기]

① 옹호(advocacy)   ② 지원(enable)
③ 중재(mediate)   ④ 기술(skill)

24

제1차 건강증진을 위한 국제회의가 개최된 지역은 어디인가?   [20 대전]

① 캐나다 오타와   ② 호주 애들레이드
③ 인도네시아 자카르타   ④ 케냐 나이로비

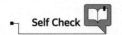

25

다음에서 설명하는 건강증진 접근전략은? [20 충남]

> 건강에 대한 대중의 관심을 불러일으키고, 보건의료의 수요를 충족시킬 수 있는 건강한 보건정책을 도입해야 한다는 촉구에 대한 것이다

① 옹호 ② 역량강화
③ 연합 ④ 협동

26

보건의료수요를 충족시킬 수 있는 건전한 보건정책을 수행해야 한다는 강력한 촉구가 필요함을 의미하는 건강증진 접근전략은 무엇인가? [20 울산의료기술(10월)]

① 옹호 ② 가능화
③ 조정 ④ 삶의 자원

27

제1차 건강증진을 위한 국제회의에서 채택된 오타와 헌장에서 제시한 주요 활동영역에 해당하지 않는 것은? [20 대전보건연구사]

① 건강지향적인 공공정책 수립
② 지원적인 환경조성
③ 보건전문가의 건강기술 개발
④ 보건의료서비스의 방향 재설정

28

제1차 건강증진 국제회의에서 오타와헌장이 채택되었다. 다음 중 헌장에 명시된 건강증진을 위한 주요 활동영역에 해당하지 않는 것은? [21 경기의료기술(2월)]

① 환자 맞춤형 치료지원
② 개인의 기술개발
③ 건강지향적 공공정책
④ 보건의료서비스 재설정

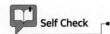

29

세계보건기구가 1986년 제1차 건강증진국제회의에서 제시한 건강증진 기본전략 중 "건강은 보건의료 분야의 노력만으로는 확보가 어렵기 때문에 정부 외에도 사회경제적 부문, 기업, 대중매체, 비정부기구 등 모든 관련분야의 활동이 요구된다."는 것을 의미하는 것은?   [21 경기]

① 옹호(advocacy)
② 역량강화(empowerment)
③ 중재(mediate)
④ 지원(enable)

30

다음 중 건강증진에 대한 설명으로 옳은 것은?   [21 경북]

① 질병 치료를 위한 것이다.
② 교육을 통해 스스로의 자기 돌봄을 증진시키는 것이다.
③ 현대의학적 접근법이 필요하다.
④ 예방과 치료가 통합된 포괄적 보건의료를 제공하기 위한 것이다.

31

오타와헌장의 건강증진의 주요 활동 영역으로 옳지 않은 것은?

[21 부산보건연구사]

① 건전한 공공정책의 수립
② 국제사회활동의 강화
③ 개인기술의 개발
④ 보건의료서비스의 방향 재설정

Self Check

공중보건 총론

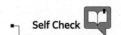

32

다음 중 오타와헌장에서 제시한 건강증진의 주요 활동영역에 해당하지 않는 것은?

[22 경기의료기술]

① 건강지향적인 공공정책
② 지지적인 환경조성
③ 지역사회 활동강화
④ 임상적 치료기술개발

33

1986년 오타와헌장에서 제시된 건강증진을 위한 우선순위 활동영역에 해당하지 않는 것은?

[22 대전의료기술]

① 역량강화
② 건전한 공공정책 수립
③ 개인의 건강기술 개발
④ 보건의료서비스의 방향 재설정

34

〈보기〉의 (가), (나)에 해당하는 내용으로 가장 옳은 것은?

[22 서울시 고졸 보건직(10월)]

> **보기**
>
> (가)이란 사람들의 건강을 개선시키고 자기 조정능력이 증가하도록 이끌어가는 과정이며, 건강 잠재력의 개발과 발휘를 통해 건강 수준을 향상시키는 것이다 또한 건강에 영향을 미치는 (나)의 긍정적 변화를 촉진하는 것이다.

	(가)	(나)
①	건강 발달	1차 예방
②	질병 예방	건강 수명
③	1차 예방	생명 공학
④	건강 증진	생활 습관

35

보건의료 부문에서 국제사회 달성 목표로 제시되고 있는 지속가능한 개발 목표(sustainable development goals. SDGs)에 대한 설명으로 가장 옳지 않은 것은?　　　　　　　　　　　　　　[22 서울보건연구사]

① 비만 인구 비율을 15% 이하로 감소시키는 목표를 포함한다.
② 국제사회가 2030년까지 달성해야 할 목표를 담고 있다.
③ 필수 의약품 접근 등 보편적 의료보장 달성을 제시하고 있다
④ AIDS와 결핵의 유행을 종식시키기 위한 노력을 요구하고 있다

36

UN은 2016년에서 2030년까지 달성할 지속가능한 개발목표(SDGs)를 채택하였다. 다음 중 지속가능 개발을 위한 의제인 5Ps에 해당하지 않는 것은?　　　　　　　　　　　　　　[23 대구보건연구사]

① 인구(population)
② 지구(planet)
③ 평화(peace)
④ 협력(partnership)

37

모든 사람들이 자신의 최대 건강 잠재력을 달성할 수 있도록 현재의 건강 수준 차이를 줄이도록 노력하고 동등한 기회와 자원을 제공함으로 서 실현할 수 있는 건강증진의 접근전략은 무엇인가?　　　[23 인천보건연구사]

① 옹호(Advocate)
② 가능화(Enable)
③ 조정(Mediate)
④ 연합(alliance)

38

1986년 오타와헌장을 통해 강조된 건강증진의 접근전략으로 옳지 않은 것은?　　　　　　　　　　　　　　[24 대구의료기술]

① 옹호(advocate)
② 예방(prevent)
③ 역량강화(enable)
④ 조정(mediate)

제 5 절 우리나라의 건강증진사업 [문제 변형] (정답 p.50)

01

국가 및 지방자치단체는 모든 국민이 건강생활을 실천할 수 있도록 개인 또는 집단의 특성이나 건강상태, 건강의식수준 등에 따라 적절한 보건교육을 실시하여야 한다. 다음 중 그 내용이 아닌 것은? [16 대전]

① 금연·절주 등 건강생활의 실천에 관한 사항
② 만성 퇴행성 질환 관리 및 질병의 치료관리에 관한 사항
③ 영양 및 식생활에 관한 사항
④ 건강증진을 위한 체육활동에 관한 사항

02

보건복지부에서 발표한 제5차 국민건강증진종합계획(Health Plan 2030)의 사업분야 중 건강친화적 환경 구축 분야의 내용으로 옳지 않은 것은? [16 서울(변형)]

① 건강친화적 법제도 개선   ② 환경영향평가
③ 지역사회지원 확충   ④ 재원마련 및 운용

03

국민건강증진종합계획 HP2030에서 금연, 절주, 신체활동, 영양, 구강건강은 어느 사업분야에 해당하는가? [16 부산(변형)]

① 건강생활실천 확산   ② 정신건강관리
③ 비감염성 질환 예방관리 ④ 건강친화적 환경구축

04

국민건강증진종합계획 HP2030의 궁극적 목표는? [16 인천의료기술]

① 수명연장   ② 건강효율성 제고
③ 건강수명연장   ④ 건강생활실천

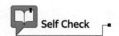 **Self Check**

05

우리나라의 공중보건 및 의료제도를 규정하는 다양한 법 가운데 가장 최근에 제정된 법은? [17 서울]

① 보건소법
② 공공보건의료에 관한 법률
③ 농어촌 등 보건의료를 위한 특별조치법
④ 국민건강증진법

06

「국민건강증진법」에 의거하여 실시하는 건강증진사업의 핵심 목표는 무엇인가? [17 경기]

① 질병 치료법 개발
② 감염에 대한 예방 백신 개발
③ 사회적 건강불평등 해소
④ 생활습관의 개선을 통한 건강증진

07

제5차 국민건강증진 종합계획 사업분야별 주요 내용으로 옳지 않은 것은? [17 광주(변형)]

① 건강생활실천 – 금연, 신체활동
② 비감염성 질환 예방관리 – 정신건강, 구강건강
③ 인구집단별 건강관리 – 영유아, 청소년
④ 건강친화적 환경구축 – 건강친화적 법제도 개선

08

제5차 국민건강증진종합계획의 사업분야와 중점과제의 연결이 옳지 않은 것은? [17 경북 변형]

① 감염 및 기후변화성 질환 – 감염병 예방 및 관리, 기후변화성 질환
② 건강친화적 환경 구축 – 건강친화적제도 개선, 건강정보이해력 제고
③ 건강생활실천 – 금연, 절주, 신체활동, 영양
④ 인구집단별 건강관리 – 정신보건, 구강보건, 노인건강

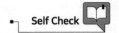

09

「국민건강증진법」에 명시하고 있는 보건교육의 내용으로 옳지 않은 것은?

[17 인천]

① 금연·절주 등 건강생활의 실천에 관한 사항
② 감염성 질환 예방에 관한 사항
③ 영양 및 식생활에 관한 사항
④ 공중위생에 관한 사항

10

담배에 관한 광고에 대한 내용으로 옳지 않은 것은? [17 경북의료기술]

① 지정소매인은 영업소 외부에 광고물을 전시(展示) 또는 부착할 수 있다.
② 여성 또는 청소년을 대상으로 하는 행사는 제외한 사회·문화·음악·체육 등의 행사를 후원하는 경우 후원하는 자의 명칭을 광고할 수 있다.
③ 광고는 흡연자에게 담배의 품명·종류 및 특징을 알리는 정도만 가능하다.
④ 광고가 비흡연자에게 직접적 또는 간접적으로 흡연을 권장 또는 유도하여서는 안 된다.

11

「국민건강증진법」에 따라 시설의 소유자·점유자 또는 관리자는 해당 시설의 전체를 금연구역으로 지정해야 하는 시설이 아닌 것은? [17 경북의료기술]

① 보건소   ② 공동주택
③ 어린이집   ④ 일반음식점

12

「국민건강증진법」에 따라 국민건강증진종합계획을 수립하는 자는 누구인가?

[18 경북]

① 보건복지부장관   ② 시·도지사
③ 시장·군수·구청장   ④ 보건소장

13

제5차 국민건강증진종합계획(Health Plan 2030) 사업분야 중 인구집단별 건강관리의 분야로 옳지 않은 것은? [18 경기의료기술(변형)]

① 여성건강   ② 성인건강
③ 근로자건강   ④ 군인건강

Self Check

14

우리나라의 건강증진사업인 제5차 국민건강증진종합계획의 주요 사업분야에서 건강생활실천 확산을 위한 내용으로 옳은 것은? [18 경기(변형)]

① 암, 건강검진   ② 신체활동, 절주
③ 금연, 예방접종   ④ 비만, 정신보건

15

제5차 국민건강증진종합계획(Health Plan 2030)의 건강생활 실천확산의 세부사업에 해당하지 않는 것은? [18 제주(변형)]

① 영양   ② 신체활동
③ 금연   ④ 금주

16

「국민건강증진법」상 건강증진사업에 관한 설명으로 옳지 않은 것은? [18 교육청]

① 건강증진사업에는 보건교육, 질병예방, 건강생활 실천 등이 포함된다.
② 영양개선은 균형된 식생활을 통하여 건강을 개선시키는 것을 말한다.
③ 건강증진은 건강한 상태를 유지하는 것을 말한다.
④ 보건교육은 건강에 유익한 행위를 자발적으로 수행하도록 하는 교육을 말한다.

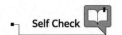

17

다음 중 「국민건강증진법」에 따른 국민건강증진 종합계획에 포함되어야 하는 사항인 것은? [19 경기의료기술]

> **보기**
>
> ㉠ 국민건강증진을 위한 기본목표 및 추진방법
> ㉡ 국민건강증진에 관한 인력의 관리 및 소요재원의 조달방안
> ㉢ 국민건강증진기금의 운용방안
> ㉣ 국민건강증진 관련 통계 및 정보의 관리 방안

① ㉠, ㉡   ② ㉡, ㉢, ㉣
③ ㉠, ㉡, ㉣   ④ ㉠, ㉡, ㉢, ㉣

18

우리나라의 제5차 Health plan2030에서 목표로 옳은 것은? [19 호남권(변형)]

① 평균수명 연장과 건강효율성 제고
② 건강수명 연장과 건강형평성 제고
③ 온 국민과 함께 만들고 누리는 건강세상
④ 기대수명 연장을 통한 건강형평성 제고

19

「국민건강증진법」에 따라 보건소를 통해 시행하는 건강증진사업에 해당하지 않는 것은? [19 호남권]

① 보건교육 및 건강상담
② 구강건강의 관리
③ 질병의 조기발견을 위한 검진 및 처방
④ 여성 · 노인 · 장애인 등 보건의료 취약계층의 건강유지 · 증진

20

Health plan 2030에 대한 설명으로 옳지 않은 것은? [19 강원보건연구사]

① 목표는 건강수명연장과 건강형평성제고이다

② 건강수명은 얼마나 오랫동안 건강하게 사느냐이다

③ 건강친화적 환경 구축 분과의 중점과제로는 건강친화적법제도 개선 및 건강영향평가 등이 해당된다.

④ 암, 비만은 비감염성질환 예방관리 분과의 중점과제이다.

Self Check

21

우리나라의 건강증진사업에 대한 설명으로 옳지 않은 것은? [19 충북보건연구사]

① 3차, 4차, 5차 계획의 목표는 건강수명 연장과 건강형평성 제고이다.

② 5차 계획에서는 소득 간, 지역 간 건강형평성 확보를 목표로 하고 있다.

③ 5차 계획에서 목표 건강수명은 75세다.

④ 5차 계획에는 4차 계획에 없던 기본원칙이 추가되었다.

22

제5차 국민건강증진종합계획(HP2030)의 사업분야와 주요과제의 연결이 옳지 않은 것은? [20 경기의료기술(변형)]

① 건강생활실천 – 정신건강

② 비감염성 질환 예방관리 – 암

③ 인구집단별 건강관리 – 근로자건강

④ 감염 및 기후변화성 질환 예방관리 – 기후변화성 질환

23

우리나라의 제5차 국민건강증진종합계획(Health Plan 2030)의 사업분야 중 정신건강 관리 사업에 해당하는 것은? [20 경기(변형)]

① 금연   ② 치매

③ 비만   ④ 절주

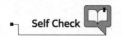
24

제5차 국민건강증진종합계획(Health Plan 2030)의 주요사업 분야의 내용으로 가장 옳지 않은 것은?

[20 서울(변형)]

① 정신건강 관리 – 자살예방, 치매
② 비감염성 질환 예방 관리 – 암, 심뇌혈관질환
③ 인구집단별 건강관리 – 근로자, 군인
④ 건강생활 실천확산 – 신체활동, 비만관리

25

제5차 국민건강증진종합계획의 건강생활실천 영역에 해당하지 않는 것은?

[20 전남·전북(변형)]

① 영양   ② 절주
③ 신체활동   ④ 건강검진

26

다음 중 금연구역으로 지정해야하는 곳은?

[20 충남]

① 철도역 대기실   ② 대학교 운동장
③ 100석 공연장   ④ 500명 관중 경기장

27

다음 중 「국민건강증진법」에 따라 시행해야 하는 보건교육에 해당하지 않는 것은?

[20 인천의료기술(10월)]

① 급성 질환 예방에 관한 사항
② 영양에 관한 사항
③ 체육활동에 관한 사항
④ 공중위생에 관한 사항

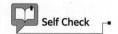

28

「구강보건법」상 구강보건사업 기본 계획 수립에 대한 설명으로 가장 옳은 것은?

[20 서울(고졸)]

① 보건복지부장관이 5년마다 수립한다.
② 보건복지부장관이 3년마다 수립한다.
③ 관할 시·도지사가 5년마다 수립한다.
④ 관할 시·도지사가 3년마다 수립한다.

29

「국민건강증진법」의 목적에서 빈칸에 들어갈 내용으로 옳은 것은?

[20 울산보건연구사]

> 이 법은 국민에게 건강에 대한 가치와 책임의식을 함양하도록 건강에 관한 바른 지식을 보급하고 _____
> 함으로써 국민의 건강을 증진함을 목적으로 한다.

① 건강에 유익한 행위를 자발적으로 수행하도록 하는 교육
② 스스로 건강생활을 실천할 수 있는 여건을 조성
③ 건강한 환경을 조성할 수 있는 역량을 강화
④ 국민건강증진사업의 추진에 필요한 재원을 확보

30

다음과 같은 사업 과제를 가지는 HP2030의 목표는 무엇인가?

[20 인천보건연구사]

> • 건강생활실천   • 비감염성 질환 예방관리
> • 건강친화적 환경 구축

① 질병예방 관리
② 건강수명 연장과 건강형평성 제고
③ 모든 사람이 평생건강을 누리는 사회
④ 국민의료비 절감과 평균수명 연장

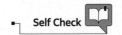
Self Check

31
우리나라의 건강증진사업인 제2차, 3차, 4차, 5차 국민건강증진종합계획의 목표로 옳은 것은?   [21 경기]

① 모든 사람이 평생 건강을 누리는 사회
② 건강수명 연장과 건강형평성 제고
③ 건강생활 실천 확산
④ 온 국민이 함께 만들고 누리는 건강세상

32
제5차 건강증진종합계획(HP2030)의 목표로 옳은 것은?   [21 광주·전남·전북]

① 평균수명연장   ② 경제적 형평성 제고
③ 기대수명 연장   ④ 건강수명연장

33
건강수명 연장과 건강형평성 제고를 목표로 하는 제5차 국민건강증진종합계획(HP2030)의 기본원칙으로 가장 옳지 않은 것은?   [21 서울보건연구사/7급]

① 모든 생애과정과 생활터에 적용
② 누구나 참여하여 함께 만들고 누릴 기회 보장
③ 감염질환 관리
④ 관련된 모든 부문이 연계하고 협력

34
Health Plan 2030의 사업분과 중 건강생활실천의 영역에 해당하지 않는 것은?   [21 인천의료기술]

① 영양   ② 구강건강
③ 환경위생   ④ 신체활동

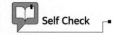
Self Check

35

다음 중 제5차 국민건강증진종합계획(Health Plan 2030)의 분과로 옳은 것은?   [21 세종보건연구사]

> ㄱ. 건강친화적 환경 구축
> ㄴ. 비감염성 질환 예방관리
> ㄷ. 인구집단별 건강관리
> ㄹ. 감염 및 기후변화성 질환 예방관리
> ㅁ. 정신건강 관리

① ㄱ, ㄴ, ㄷ   ② ㄴ, ㄷ, ㄹ, ㅁ
③ ㄱ, ㄴ, ㄷ, ㄹ   ④ ㄱ, ㄴ, ㄷ, ㄹ, ㅁ

36

Health Plan 2030의 중점과제 중 건강생활실천 평가를 위한 대표지표에 해당하는 것은?   [21 전북보건연구사]

> ㄱ. 성인 남자 흡연율
> ㄴ. 청소년 비만율
> ㄷ. 영구치 우식경험률
> ㄹ. 식품안정성 확보 가구분율

① ㄱ, ㄴ, ㄷ   ② ㄱ, ㄴ, ㄹ
③ ㄴ, ㄷ, ㄹ   ④ ㄱ, ㄷ, ㄹ

37

다음 중 건강형평성에 대한 설명으로 옳은 것은?   [21 광주보건연구사]

① 모든 사람이 자신의 건강잠재력을 완전하게 발휘할 수 있도록 공정한 기회를 가져야 한다.
② 개인적인 질병경험이 동일해야 한다.
③ 인간은 누구나 태어날 때부터 건강을 향유할 권리가 있다.
④ 모든 사람이 동일한 양의 의료서비스를 받아야 한다.

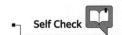

38

제5차 국민건강증진종합계획(Health Plan 2030)의 분과 중 건강생활 실천의 중점과제에 해당하지 않는 것은? [21 인천보건연구사]

① 금연 　　　　　　　　　② 영양
③ 건강검진 　　　　　　　④ 절주

39

국민건강증진 기금의 사용처로 옳지 않은 것은? [21 인천보건연구사]

① 구강건강관리사업
② 감염병예방사업
③ 보건교육자료 개발
④ 흡연피해 예방 및 흡연피해자 지원

40

제5차 국민건강증진종합계획(Health Plan 2030)의 기본원칙에 해당하지 않는 것은? [21 충남보건연구사]

① 보건의료분야 인력의 인프라를 형성한다.
② 보편적인 건강수준의 향상과 건강형평성 제고를 함께 추진한다.
③ 건강친화적인 환경을 구축한다.
④ 누구나 참여하여 함께 만들고 누릴 수 있도록 한다.

41

제5차 국민건강증진종합계획(Health Plan 2030)에서 '건강친화적 환경 구축' 분과의 중점과제에 해당하는 것은? [21 전남보건연구사]

① 건강정보 이해력 제고
② 금연, 절주, 영양
③ 감염병 예방 및 관리
④ 감염병위기대비대응

42

「국민건강증진법」에 따라 설치된 국민건강증진기금의 사용으로 옳지 않은
것은?   [21 전남보건연구사]

① 국민영양관리사업
② 응급의료사업
③ 건강생활의 지원사업
④ 구강건강관리사업

43

제5차 국민건강증진종합계획(Health Plan 2030, 2021~2030)에서 제시
한 기본원칙에 해당하지 않는 것은?   [22 서울시(2월)]

① 건강친화적인 환경 구축
② 전문가와 공무원 주도의 건강 책무성 제고
③ 보편적인 건강수준 향상과 건강 형평성 제고
④ 국가와 지역사회의 모든 정책 수립에 건강을 우선적으로 반영

44

제5차 국민건강증진종합계획(HP2030)의 중점과제 중 건강친화적 환경
구축 분과에 해당하는 것은?   [22 경기의료기술]

① 신체활동   ② 정신건강
③ 건강정보 이해력 제고   ④ 감염병 관리

45

제5차 국민건강증진종합계획(Health Plan 2030)의 중점과제 중 건강생활
실천 분과에 해당하는 것은?   [22 경북의료기술]

① 금연, 비만   ② 치매, 결핵
③ 정신, 신체활동   ④ 구강건강, 영양

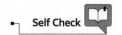

46
〈보기〉의 내용을 의미하는 용어로 옳은 것은?
[22 경북의료기술]

> **보기**
>
> 사회적, 경제적, 인구학적 또는 지리적으로 구분된 인구집단 사이에 건강수준 측면에서 차이가 없고, 누구나 차별없이 보건의료서비스 혜택을 누리는 것

① 건강관   ② 평등권
③ 건강형평성   ④ 일차 보건의료

47
「국민건강증진법」에 따라 시행해야 하는 보건교육의 내용으로 옳지 않은 것은?
[22 전북의료기술]

① 구강건강에 관한 사항
② 만성퇴행성 질환 예방에 관한 사항
③ 공중위생에 관한 사항
④ 감염성질환에 관한 사항

48
제5차 국민건강증진종합계획(Health Plan 2030)에서 건강생활실천분야에 해당하지 않는 것은?
[22 충북의료기술]

① 영양   ② 구강건강
③ 신체활동   ④ 위생

49
다음 중 제5차 국민건강증진종합계획(health plan 2030)의 내용으로 옳지 않은 것은?
[22 전남경력경쟁]

① 모든 사람이 평생 건강을 누리는 사회가 비전이다
② 목표 건강수명은 73.3세이다.
③ 건강수명 상위 20% 지자체와, 하위 20% 지자체의 건강수명 격차를 2.9세 이하로 낮춘다.
④ 소득수준 상위 20%와 하위 20%의 건강수명 격차를 6.6세 이하로 낮춘다.

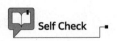
Self Check

50

제5차 국민건강증진종합계획에서 비감염성질환 예방관리의 중점과제로 옳은 것은?   [22 울산의료기술(10월)]

① 금연, 절주   ② 비만, 손상
③ 노인, 영유아   ④ 치매, 중독

51

다음 중 Health Plan 2030 비전으로 옳은 것은?   [22 경기의료기술(11월)]

① 건강수명 연장과 건강형평성 제고
② 75세까지 건강수명 연장
③ 온 국민이 함께 만들고 누리는 건강세상
④ 모든 사람이 평생건강을 누리는 사회

52

제5차 국민건강증진종합계획(HP2030)상 비감염성질환 예방관리의 중점 과제에 해당하지 않는 것은?   [22 대구보건연구사]

① 고혈압   ② 중독
③ 당뇨   ④ 비만

53

「국민건강증진법」에 다른 국민건강증진기금의 사용처로 옳은 것은?
                                                        [22 대구보건연구사]

ㄱ. 국민영양관리사업	ㄴ. 암의 치료를 위한 사업
ㄷ. 흡연피해자 지원	ㄹ. 금연교육 및 광고

① ㄱ, ㄴ, ㄷ   ② ㄱ, ㄷ
③ ㄴ, ㄹ   ④ ㄱ, ㄴ, ㄷ, ㄹ

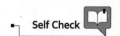

54
제5차 국민건강증진종합계획(HP2030)의 대표지표 연결로 옳지 않은 것은?

[22 충북보건연구사]

① 감염병 예방 및 관리 – 결핵(신고 결핵 신환자 율)
② 여성 – 유산
③ 심뇌혈관질환 – 급성심근경색증 발병 후 3시간 미만 응급실 도착
④ 영양 – 식품안정성 확보 가구분율

55
제5차 국민건강증진종합계획(Health Plan 2030)의 중점과제 중 비감염성 질환 예방관리 분과에 해당하지 않는 것은? [22 경남보건연구사]

① 심뇌혈관질환   ② 손상
③ 비만   ④ 구강건강

56
다음 중 「국민건강증진법」에 따른 국민건강증진기금의 사용처로 옳은 것은? [22 경남보건연구사]

ㄱ. 금연교육 및 광고	ㄴ. 건강생활의 지원사업
ㄷ. 보건교육 및 그 자료의 개발	ㄹ. 만성질환 치료를 위한 사업

① ㄱ, ㄴ, ㄷ   ② ㄴ, ㄷ, ㄹ
③ ㄱ, ㄷ, ㄹ   ④ ㄱ, ㄴ, ㄷ, ㄹ

57

HP2030의 분과 중 〈보기〉의 내용을 중점과제로 하고 있는 것은?

보기

• 건강친화적 법제도 개선   • 건강정보 이해력 제고
• 혁신적 정보기술의 적용

---

① 건강생활실천
② 인구집단별 건강관리
③ 비감염성 질환 예방관리
④ 건강친화적인 환경 구축

국민건강증진종합계획(HP2030)은 국민의 건강수준 및 건강정책의 효과를 평가하고 국가 건강증진전략 도출 및 건강증진정책 개발의 근거 확보를 목표로 하는 사업이다. HP2030의 세부 성과지표 중 '정신건강 관리'에 해당하는 것은? [22 서울보건연구사]

① 금연   ② 중독
③ 손상   ④ 건강정보 이해력 제고

59

우리나라의 보건의료관계 법령 중 1990년대에 제정된 것은?

[22 인천보건연구사]

① 국민건강증진법   ② 노인장기요양보험
③ 보건소법   ④ 보건의료기본법

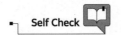
Self Check

60
다음 중 제5차 국민건강증진종합계획의 목표로 옳은 것은?

[22 인천보건연구사]

① 평균수명 연장과 보건형평성 제고
② 기대수명 연장과 건강형평성 제고
③ 평균여명 연장과 보건형평성 제고
④ 건강수명 연장과 건강형평성 제고

61
제5차 국민건강증진종합계획(HP2030)의 분과 중 〈보기〉의 내용을 중점
과제로 하는 것은?

[23 경북의료기술]

> **보기**
> • 건강친화적 법제도 개선   • 건강정보 이해력 제고
> • 혁신적 정보기술의 적용

① 건강생활실천   ② 건강친화적 환경 구축
③ 비감염성 질환 예방관리   ④ 인구집단별 건강관리

62
제5차 국민건강증진종합계획의 사업분과 중 주요사업으로 건강정보 이해
력 제고가 포함된 것은?

[23 부산의료기술]

① 건강생활 실천   ② 비감염성 질환 예방관리
③ 인구집단별 건강관리   ④ 건강친화적 환경 구축

63
제5차 국민건강증진종합계획의 분과별 사업과제로 옳지 않은 것은?

[23 전남의료기술]

① 건강생활 실천 – 구강건강
② 비감염성 질환 예방관리 – 치매
③ 인구집단별 건강관리 – 군인
④ 감염 및 기후변화성 질환 예방관리 – 감염병 위기대비대응

64

「국민건강증진법령」상 '과다한 음주는 건강에 해롭다'는 경고문구를 판매용 용기에 표기해야 하는 주류의 알코올분 기준은? [23 보건직]

① 1도 이상
② 5도 이상
③ 10도 이상
④ 17도 이상

Self Check

65

제4차 국민건강증진종합계획(HP2020)과 비교하여, 제5차 국민건강증진종합계획(HP2030)의 기본틀에서 신설된 사업분야는? [23 보건직]

① 건강생활 실전 확산
② 감염질환 관리
③ 인구집단 건강관리
④ 건강친화적 환경 구축

66

제5차 국민건강증진종합계획인 Health Plan 2030의 사업 분과에 해당되지 않는 것은? [23 경기경력경쟁]

① 안전환경 보건
② 정신건강 관리
③ 기후변화성 질환 예방관리
④ 건강친화적 환경구축

67

제5차 국민건강증진종합계획의 사업 중 건강생활실천 분과의 중점과제에 해당하지 않는 것은? [23 강원의료기술]

① 금연
② 신체활동
③ 구강건강
④ 정신건강

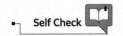

68

제5차 Health Plan 2030의 사업분과로 옳지 않은 것은? [23 인천의료기술]

① 건강생활실천

② 정신건강관리

③ 안전한 근로환경 조성

④ 건강친화적 환경구축

69

제5차 국민건강증진종합계획의 목표인 건강형평성 제고의 대상으로 옳은 것은? [23 경기보건연구사]

① 남녀 간 기대수명 차이 해소

② 지역 간 고령인구 비율 격차 해소

③ 교육수준 상위 20%와 하위 20%의 건강수명 격차 해소

④ 소득수준 상위 20%와 하위 20%의 건강수명 격차 해소

70

제5차 국민건강증진종합계획의 사업분과 중 인구집단별 건강관리의 사업에 대한 대표지표로 옳은 것은? [23 대구보건연구사]

① 남성 자살 사망률

② 성인 여성 당뇨병 유병률

③ 연간 평균 노동시간

④ 신고 결핵 신환자율

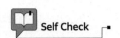

71

「국민건강증진법」에 따른 용어 정의로 옳지 않은 것은? [23 인천보건연구사]

① "보건교육"이라 함은 개인 또는 집단으로 하여금 건강에 유익한 행위를 자발적으로 수행하도록 하는 교육을 말한다.
② "영양개선"이라 함은 개인 또는 집단이 균형된 식생활을 통하여 건강을 개선시키는 것을 말한다.
③ "신체활동장려"란 개인 또는 집단이 일상생활 중 신체의 근육을 활용하여 에너지를 소비하는 모든 활동을 자발적으로 적극 수행하도록 장려하는 것을 말한다.
④ "건강관리"란 근로자의 건강증진을 위하여 직장 내 문화 및 환경을 건강 친화적으로 조성하고, 근로자가 자신의 건강관리를 적극적으로 수행할 수 있도록 교육, 상담 프로그램 등을 지원하는 것을 말한다.

72

우리나라의 제5차 국민건강증진종합계획(Health Plan 2030)의 사업분과별 중점과제로 옳은 것은? [24 경기의료기술]

① 건강생활실천 – 금연 – 건강인센티브제도 도입
② 인구집단 건강관리 – 군인 – 방문건강관리사업 고도화
③ 정신건강관리 – 지역사회 정신건강 – 권역 트라우마센터 확대
④ 감염 및 기후변화성 질환 예방관리 – 기후변화성 질환 – 전자검역체계 확립

73

「국민건강증진법」에 근거한 제5차 국민건강증진종합계획(HP2030)의 비전에 해당하는 것은? [24 서울의료기술]

① 온 국민이 함께하는 건강세상
② 75세의 건강장수 실현이 가능한 사회
③ 모든 사람이 평생건강을 누리는 사회
④ 온 국민이 함께 만들고 누리는 건강세상

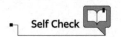

74

제5차 국민건강증진종합계획(HP2030)의 건강생활실천 분과 사업과제에 해당하지 않는 것은?

[24 강원의료기술]

① 비만
② 금연
③ 영양
④ 신체활동

75

제5차 국민건강증진종합계획(HP 2030)의 분과 및 중점과제 연결로 옳은 것은?

[24 인천의료기술]

① 인구집단별 건강관리 – 군인 – 방문건강관리사업 고도화
② 건강생활실천 – 금연 – 건강인센티브제 도입
③ 정신건강관리 – 지역사회 정신건강 – 권역 트라우마센터 확대
④ 감염 및 기후변화성 질환 예방 관리 – 기후변화성 질환 – 전자검역체계 구축

PART

2

역학과 보건통계

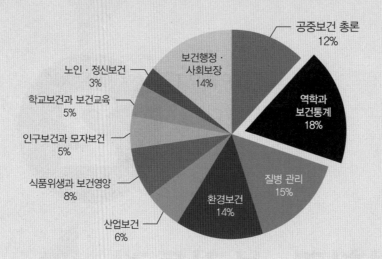

〈최근 10개년 영역별 평균출제빈도〉

〈최근 10개년 서울시(지방직) 영역별 출제빈도분석(2015~2024)〉

구분	2015	2016	2017	2018	2019	2020	2021	2022	2023	2024	합계
공중보건 총론	1	2	3	1	2	3	4	3	2	2	23
역학과 보건통계	3	3	3	2	4	4	5	3	3	5	35
질병 관리	5	1	3	6	3	0	1	4	3	3	29
환경보건	3	2	3	2	3	2	3	4	4	2	28
산업보건	1	2	2	0	1	2	1	1	1	2	13
식품위생과 보건영양	2	1	2	2	2	3	1	0	1	2	16
인구보건과 모자보건	3	2	0	1	0	2	2	1	0	0	11
학교보건과 보건교육	1	3	1	1	1	2	0	1	1	0	11
노인 · 정신보건	0	0	1	0	1	0	1	1	1	1	6
보건행정 · 사회보장	1	4	2	5	3	2	2	2	4	3	28
합계	20	20	20	20	20	20	20	20	20	20	200

제**1**장 역학

 Secret Note

1. 질병 발생의 모형

(1) **질병 발생의 모형**: 역학적 삼각형 모형, 수레바퀴모형, 거미줄 모형

(2) **브레드포드 힐의 인과관계 판단기준**

시간적 선후관계, 연관성의 강도, 연관성의 일관성, 연관성의 특이성, 용량－반응관계, 생물학적 설명가능성, 기존 학설과 일치, 실험적 입증, 기존의 다른 인과관계와의 유사성

2. 타당도와 신뢰도

(1) **타당도**: 검사법이 진단하고자 하는 질병의 유무를 얼마나 정확하게 판정하는가에 대한 능력을 의미한다(민감도, 특이도, 의음성률, 의양성률, 양성예측도, 음성예측도).

  ① **민감도(Sensitivity, 감수성)**: 질병이 있는 환자 중 검사결과가 양성으로 나타날 확률

  ② **특이도(Specificity)**: 질병이 없는 사람 중 검사결과가 음성으로 나타날 확률

(2) **신뢰도**: 진단의 시기 및 진단하는 사람 등 측정조건에 따라 검사결과가 얼마나 일관되게 나타나는지에 대한 능력이다(재현성, 반복성). 측정방법－일치율, 카파통계량, 상관계수

3. 역학적 연구방법

(1) **기술역학**

  ① **인적 특성**: 연령, 성별, 결혼상태, 가족관계와 유전적 감수성, 인종과 종교, 사회·경제적 상태

  ② **시간적 변수**: 추세변화, 주기변화, 계절변화, 단기변화, 불규칙 변화

  ③ **지역적 변수**: 범발적(Pandemic, 범세계적, 대유행성), 유행병적(Epidemic), 토착병적(Endemic, 편재적, 지방적), 산발적(Sporadic)

  ④ **기술역학의 연구방법**: 생태학적 연구, 사례 연구, 단면조사

(2) 분석역학

분석역학방법의 종류에는 단면조사 연구, 환자-대조군 연구(후향성 조사 연구), 코호트 연구가 있다.

	장점	단점
단면 연구	• 해당 질병의 규모(유병률)를 구할 수 있다. • 질병의 자연사나 규모를 모를 때 시행할 수 있는 첫 번째 연구설계이다. • 지역사회의 건강평가를 통해 보건사업의 우선순위를 정하는 데 도움이 된다. • 질병발생시점이 불분명하거나 진단까지의 시간이 많이 걸리는 질병에 적합하다. • 동시에 여러 종류의 질병과 요인의 연관성을 연구할 수 있다. • 비용과 시간적 측면에서 비교적 경제적이다.	• 질병과 관련 요인의 선후관계가 불분명하다. • 복합요인들 중 원인에 해당하는 요인만을 찾아내기 어렵다. • 유병률이 낮은 질병과 노출률이 낮은 요인에의 연구는 어렵다. • 연구대상이 연구시점에 만날 수 있는 환자로 제한되며 유병기간이 긴 환자가 더 많이 포함될 가능성이 있어 선택적 생존 바이어스와 기간 바이어스의 문제가 있다. • 치명률이 높은 질병연구에 적합하지 않다.
환자-대조군 연구	• 필요한 연구대상자 수가 적게 든다. • 비교적 경제적인 연구(시간, 노력, 경비)이다. • 단기간 내 연구를 수행할 수 있다. • 비교적 희귀한 질병이나 잠복기가 긴 질병에 대한 연구가 가능하다. • 한 질병과 관련 있는 여러 위험요인을 동시에 조사할 수 있다.	• 위험요인과 질병 간의 시간적 선후관계가 불분명하다. • 위험요인에 노출이 드문 경우 수행하기 어렵다. • 과거노출여부에 대한 정확한 정보수집이 쉽지 않다. • 적절한 대조군을 선정하는 데 어려움이 있을 수 있다. • 위험도의 직접적인 산출이 어렵다.
코호트 연구	• 위험요인의 노출에서부터 질병진행 전 과정을 관찰할 수 있다. • 위험요인 노출수준을 여러 번 측정할 수 있다. • 위험요인과 질병 간의 시간적 선후 관계가 비교적 명확하다. • 질병의 발생률과 비교위험도를 구할 수 있다. • 노출과 수많은 질병 간의 연관성을 볼 수 있다.	• 비용(경비, 노력, 시간)이 많이 든다. • 장기간 지속적으로 관찰하여야 한다. • 추적이 불가능한 대상자가 많아지면 연구결과에 영향을 줄 수 있다. • 진단 방법과 기준, 질병분류방법이 변할 가능성이 있다. • 질병발생률이 낮은 경우에는 연구에 어려움이 있다.

(3) 질병발생위험도 측정

① 비교위험도(RR, Relative Risk): 코호트 연구에서 특정 노출과 특정 질병발생 사이의 연관성 크기는 요인에 노출집단과 비노출집단의 질병발생률의 비로 산출한다.

② 기여위험분율(AF, Attributable Fraction): 질병의 발생률 중에서 특정 원인의 노출이 직접 기여한 정도를 나타낸다.

③ 교차비(Odds Ratio, 비차비): 환자-대조군 연구에서 요인과 질병의 연관성 지표를 나타낸다.

4. 감염병 유행과 유행조사

(1) 집단면역(Herd Immunity): 집단 내 면역력자 비율, 특정 감염병 전파에 대한 집단의 저항수준을 나타낸다.

(2) 감염병 유행조사

① 집단발병 여부 조사(과거발생양상 비교)   ② 자료수집(기술역학)

③ 가설설정   ④ 가설검정(분석역학)

⑤ 관리 및 예방대책 지시

제1절 역학의 이해 (정답 p.61)

01

다음 중 역학의 기능으로 가장 적절한 것은? [16 경기]

① 특정 병원체의 독성을 분석한다.
② 개인의 건강문제를 사정하고 진단한다.
③ 질병의 진단기술을 개발한다.
④ 지역사회의 질병규모를 파악한다.

02

역학의 역할에 대한 설명 중 가장 옳은 것은? [16 경북의료기술]

① 보건행정에 필요한 정보에 대한 기초자료를 제공한다.
② 질병의 진단기술을 개발한다.
③ 질병의 치료법을 개발한다.
④ 질병의 원인이 개인건강에 미치는 영향에 대해 연구한다.

03

임상의학과 역학에 대한 설명으로 옳은 것은? [19 울산보건연구사]

① 역학의 대상은 지역사회 인구집단이다.
② 임상의학의 목적은 질병의 분포와 결정요인을 규명하는 것이다.
③ 역학의 진단 결과는 정상 혹은 이상이다.
④ 임상의학의 이론적 근거는 요인과 질병의 연관성이다.

04

역사적으로 이루어졌던 역학연구에 대한 설명으로 옳지 않은 것은?

[21 부산]

① 포트(pott)는 비타민C 결핍이 괴혈병의 원인인 것을 밝혔다.
② 돌&힐은 흡연과 폐암의 관련성을 밝혔다.
③ 골드버거는 펠라그라가 감염병이 아니라 영양결핍에 의한 것을 밝혔다.
④ 존 스노우는 콜레라가 오염된 물에 의해 전파되는 것을 밝혀냈다.

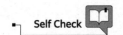
Self Check

05

콜레라와 관련하여 존 스노우가 런던에서 점지도를 그려 조사하였다. 이와 관련된 내용으로 옳지 않은 것은?　　　　　[21 경남보건연구사]

① 여명기 학자이다.
② 기술분석을 이용한 연구이다.
③ 콜레라 유행 종식에 성공하였다.
④ 코흐가 콜레라균 발견하기 30년 전의 일이다.

06

다음 중 John Snow에 대한 설명으로 옳지 않은 것은?　　　[22 광주의료기술]

① 콜레라의 전파양식을 조사하였다.
② 장기설의 허구성을 입증하였다.
③ 콜레라균이 배설물을 통해 전파된다는 것을 확인하였다.
④ 점지도를 그려 역학조사를 실시하였다.

07

역학이 추구하는 목적으로 옳지 않은 것은?　　　　　　　　[22 지방직]

① 질병발생의 원인 규명
② 효과적인 질병치료제 개발
③ 질병예방 프로그램 계획
④ 보건사업의 영향 평가

08

다음 중 역학의 활용 및 기여분야에 대한 설명으로 옳지 않은 것은?
　　　　　　　　　　　　　　　　　　　　　　　　[23 전북경력경쟁]

① 질병의 원인요인을 파악한다.
② 질병의 규모와 자연사를 파악한다.
③ 질병을 진단하고 치료한다.
④ 질병관리 방법의 효과를 평가한다.

152　제1장 역학

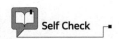

09

보건학의 분야 중 질병관리 분야에 해당하지 않는 것은? [23 충북보건연구사]

① 역학   ② 기생충 관리
③ 감염병 관리   ④ 보건영양

10

다음 중 역학의 궁극적인 목적으로 옳은 것은? [24 전북의료기술]

① 감염병 치료제 개발
② 질병의 원인을 찾고 예방하기 위함
③ 보건사업의 평가
④ 질병 진단도구 개발

제2절 **질병 발생 모형**   (정답 p.62)

01

질병의 발생을 설명하는 모형으로 여러 가지가 제안되고 있다. 다음 중 숙주(Host), 환경요인(Environment Factors), 병인(Agent)의 세 가지 요인으로 구성되어 있는 모형은? [15 서울보건연구사]

① 거미줄 모형(Web of Causation Model)
② 사회생태적 모형(Socioecological Model)
③ 역학적 삼각 모형(Epidemiologic Triangle Model)
④ 수레바퀴 모형(Wheel Model)
⑤ 전인적 모형(Holistic Model)

02

여러 가지 원인이 질병을 유발하는 과정을 설명하는 모형 중 병원체 요인이 포함되어있지 않은 모형은? [17 부산의료기술]

① 거미줄 모형   ② 수레바퀴 모형
③ 역학적 모형   ④ 생의학적 모형

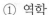

Self Check

역학과 보건통계

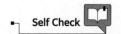

03

질병 발생의 역학적 개념에 관한 설명으로 옳지 않은 것은?

[17 경기의료기술(10월)]

① 개인 또는 집단의 습관은 병인요인이다.
② 환경요인은 생물학적, 사회적, 물리화학적 환경, 경제적 환경 등이 있다.
③ 역학적 삼각형 모형에서 건강상태는 병인, 숙주, 환경이 균형 상태일 때를 말한다.
④ 숙주요인으로는 유전적 소인, 사회계급, 성, 연령, 종족, 영양 상태 등이 있다.

04

정신적 긴장과 사회적 스트레스로 인하여 질병이 발생하였다면 역학적 삼각형 모형의 요인 중 어떠한 요인의 작용으로 볼 수 있는가?

[19 대구]

① 병인
② 숙주
③ 물리적 환경
④ 생물학적 환경

05

질병 발생을 설명하기 위한 수레바퀴 모형의 설명으로 옳은 것은?

[19 부산]

① 병인, 숙주, 환경으로 구분한다.
② 원의 가운데 숙주를 두고, 핵심에는 유전적 요인이 있다.
③ 감염성 질환을 설명하기에 유리한 반면 비감염성 질병을 설명하기는 어렵다.
④ 맥마흔(B. MacMahon) 등이 제시한 모형이다.

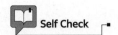
Self Check

06
질병 발생과 관련된 모형에 대한 설명으로 옳지 않은 것은?

[19 인천의료기술(10월)]

① 역학적 삼각형 모형은 생태학적 모형 중 현재까지 널리 사용되어 온 모형으로 감염병을 설명하는 데 적합하다.
② 수레바퀴 모형은 병인, 숙주, 환경의 세 가지 요인의 상호작용으로 건강과 질병이 결정된다고 설명하는 모형이다.
③ 거미줄 모형은 병인과 숙주, 환경을 구분하지 않고 모두 질병 발생에 영향을 주는 요인으로 파악한다.
④ 맥마흔(MacMahon)은 질병 발생에 관여하는 여러 직·간접적인 요인들이 거미줄처럼 얽혀 질병 발생에 복잡한 작용 경로가 있다는 원인망 모형을 주장하였다.

07
숙주와 환경의 상호작용에 의해 질병이 발생한다고 설명하는 모형은?

[19 경기의료기술(11월)]

① 역학적 삼각형 모형　　② 수레바퀴 모형
③ 원인망 모형　　④ 생태학적 모형

08
다음의 질병발생 모형을 통해 설명하기에 가장 적절한 질병은 무엇인가?

[19 인천보건연구사]

질병 발생에 관여하는 여러 직·간접적인 요인들이 서로 얽혀 있는 복잡한 작용 경로가 있다는 모형이다. 이 모형은 병인과 숙주, 환경을 구분하지 않고 모두 질병발생에 영향을 주는 요인으로 파악한다. 질병에 따라서는 이와 같이 복잡한 발생기전을 완전하게 파악하지 못하더라도 효과적으로 예방, 관리 할 수 있다.

① 세균성이질　　② 장티푸스
③ 뇌졸중　　④ 유행성이하선염

제2절 질병 발생 모형　155

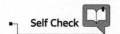

09
다음 설명에 해당하는 건강 – 질병 모형은?

[20 경기보건연구사]

> 질병은 한 가지 원인에 의해 이루어지지 않고 여러 요인들이 서로 얽히고 연결되어 발생한다는 모형

① 역학적 삼각형 모형　　　　　　② 수레바퀴 모형
③ 거미줄 모형　　　　　　　　　　④ 전인적 모형

10
〈보기〉의 내용 중 질병발생 다요인설에 대한 설명으로 옳지 않은 것은?

[20 대구보건연구사]

> **보기**
> ㄱ. 다양한 요인이 질병에 관여한다는 것으로 질병 예방을 하기 위해 이용할 수 있다.
> ㄴ. 역학적 삼각형 모형은 병인, 숙주, 환경의 상호작용으로 질병발생을 설명한다.
> ㄷ. 수레바퀴 모형은 유전요인과 병인요인의 관계로 질병발생을 설명한다.
> ㄹ. 거미줄 모형은 감염병 발생을 설명하는 데 적합하다.

① ㄱ, ㄴ, ㄷ　　　　　　　　　　② ㄴ, ㄷ
③ ㄷ, ㄹ　　　　　　　　　　　　④ ㄹ

11

〈보기〉의 (가)와 (나)에 각각 해당하는 질병발생의 역학적 이론을 옳게 짝 지은 것은? [20 서울보건연구사]

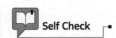 Self Check

> **보기**
>
> (가) 숙주를 중심으로 숙주의 내적 요인인 유전적 요인과 외적 요인인 생물학적 환경, 사회적 환경, 물리화학적 환경이 상호작용하여 질병이 발생한다고 보는 이론
> (나) 병인, 숙주, 환경의 3대 요소의 관계에 따라 질병발생이 좌우된다고 보는 이론

	(가)	(나)
①	거미줄 모형설	삼각형 모형설
②	수레바퀴 모형설	거미줄 모형설
③	수레바퀴 모형설	삼각형 모형설
④	거미줄 모형설	수레바퀴 모형설

12

〈보기〉의 설명에 해당하는 질병 발생 모형은 무엇인가? [21 전북의료기술(5월)]

> **보기**
>
> 숙주를 중심으로 숙주의 내적요인인 유전적 소인과 숙주의 외적 요인인 환경(생물학적, 물리화학적, 사회적 환경)의 상호작용에 의해 질병이 발생한다는 이론이다

① 수레바퀴 모형 　　② 거미줄 모형
③ 삼각형 모형 　　④ 생태학적 모형

13

질병 발생을 설명하는 모형 중 수레바퀴 모형과 거미줄 모형이 공통적으로 강조하는 것은 무엇인가? [21 제주의료기술(5월)]

① 유전적 요인 　　② 생물학적 요인
③ 다양한 요인이 관여 　　④ 숙주의 저항능력

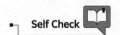

14

다음 설명에 해당하는 질병 발생의 생태학적 모형은?

[21 경기]

> • 질병은 핵심적인 숙주요인과 그를 둘러싼 생물학적, 사회적, 물리화학적 환경의 상호작용으로 발생한다.
> • 핵심에는 유전적 소인을 가진 숙주가 있다.
> • 질병별로 바퀴를 구성하는 면적은 각 부분의 기여도 크기에 따라 달라진다.

① 역학적 삼각형 모형　　　　　② 수레바퀴 모형
③ 원인망 모형(거미줄 모형)　　④ 지렛대 이론(평형이론)

15

역학적 삼각형(epidemiologic triangle) 모형으로 설명할 수 있는 질환으로 가장 옳은 것은?

[21 서울]

① 골절　　　　　　　　　　② 콜레라
③ 고혈압　　　　　　　　　④ 폐암

16

〈보기〉의 내용과 같은 질병의 발생을 설명하기에 적합한 질병발생 모형은 무엇인가?

[21 전북보건연구사]

> **보기**
>
> 농부가 가을철 수확기에 태풍으로 쓰러진 벼를 세우다 베인 상처를 통해 침입한 균에 의해 렙토스피라증에 걸렸다.

① 수레바퀴 모형　　　　　　② 전인적 모형
③ 역학적 삼각형 모형　　　　④ 거미줄 모형

17

수레바퀴 모형과 거미줄 모형에서 공통적으로 강조하는 것은 무엇인가?

[22 대구보건연구사]

① 병인　　　　　　　　　　② 환경
③ 질병의 다(多)요인설　　　④ 유전

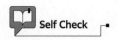

18

다양한 원인에 의한 질병발생을 설명하는 모형 중 감염병을 설명하는 데 가장 적절한 것은?　　　　　　　[22 강원보건연구사]

① 역학적 삼각형 모형　　　　② 거미줄 모형

③ 수레바퀴 모형　　　　　　④ 전인적 모형

19

질병발생의 수레바퀴 모형에 대한 설명으로 옳은 것은?　　[23 경기의료기술]

① 수레바퀴 원의 가장 바깥에 병원체요인이 있다.

② 바퀴의 크기는 질병의 종류와 관계없이 동일하다.

③ 원의 중심에 숙주가 위치해 있고, 숙주의 핵심은 유전적 요인이다.

④ 원인요소 중 질병 발생 경로상의 몇 개의 요인을 제거하면 질병을 예방할 수 있다.

20

다음 중 고혈압은 가족력, 성, 흡연, 식습관, 운동부족, 비만 및 환경여건이 서로 얽혀 있는 복잡한 작용 경로가 관여한다. 이러한 원인을 설명하기에 적절한 질병발생 모형은 무엇인가?　　　　　　[24 전북의료기술]

① 역학적 삼각형　　　　　　② 수레바퀴 모형

③ 거미줄 모형　　　　　　　④ 생의학적 모형

21

다음 설명에 해당하는 질병 발생 모형은?　　　　　　[24 인천의료기술]

> 결핵균이 결핵을 유발하는 데 환경과 숙주도 영향을 준다.

① 수레바퀴 모형(wheel model)

② 웰니스 모형(wellness model)

③ 역학적 삼각형 모형(epidemiologic triangle)

④ 거미줄(원인망) 모형(web of causation)

제3절 원인적 연관성 (정답 p.64)

01

19세기 중반 영국 런던에서 콜레라가 유행하였다. 당시 한 학자는 나쁜 공기(Miasma)를 콜레라의 원인으로 생각하여 다음과 같은 연구를 수행하였다. 다음 결과를 통해 나쁜 공기가 콜레라를 일으킨다고 추론하게 되는 방법은 무엇인가? [14 서울보건연구사 역학]

사망자 거주지로부터의 거리(M)	인구 만 명당 사망자 수
~20	120
20~39	65
40~59	34
60~79	27
80~99	22
100~119	17

① 연관성의 강도   ② 시간적 선후관계
③ 연관성의 특이도   ④ 생물학적 설명가능성
⑤ 양－반응 관계

02

다음은 흡연과 폐암 간의 연관성 연구에 대한 내용이다. 흡연과 폐암 간의 인과관계를 판정하고자 할 때 다음 내용에 포함되어 있지 않은 판정 기준은? [15 서울보건연구사 역학]

> 흡연을 하는 건강한 사람과 흡연을 하지 않는 건강한 사람을 20년간 추적관찰한 결과 흡연을 하는 사람은 흡연을 하지 않는 사람에 비해 폐암이 발생할 확률이 5배 높은 것으로 나타났다. 그리고 비흡연자에 비해 하루 1갑 미만 흡연자의 폐암발생률이 3배 높았으며, 1갑 이상 흡연자는 8배 높았다. 흡연과 폐암 간의 연관성 연구는 다른 지역의 다른 연구자가 수행한 연구에서도 비슷한 연구결과들이 발표되었다. 담배에서 추출한 타르를 이용한 동물실험에서는 발암성이 입증되었다.

① 연관성의 일관성
② 연관성의 특이성
③ 연관성의 강도 및 양－반응 관계
④ 원인과 결과의 시간적 선후관계
⑤ 실험적 입증

03

다음 중 브레드포드 힐이 제시한 인과관계 판단기준에 해당하지 않는 것은?

[16 충북보건연구사 역학]

① 시간적 선후관계   ② 기존 학설과의 일치
③ 연관성의 비특이성   ④ 실험적 입증

04

질병 발생이 어떤 요인과 연관되어 있는지 그 인과관계를 추론하는 것은 매우 중요하다. 다음에서 의미하는 인과관계는?

[17 서울]

> 서로 다른 지역에서 다른 연구자가 동일한 가설에 대하여 서로 다른 방법으로 연구하였음에도 같은 결론에 이르렀다.

① 연관성의 강도   ② 생물학적 설명 가능성
③ 실험적 입증   ④ 연관성의 일관성

05

요인에 대한 노출의 정도가 커질 때 질병발생의 위험도 이에 비례하여 커지는 양상을 지칭하는 개념은?

[20 서울보건연구사]

① 양－반응관계   ② 연관성의 일관성
③ 연관성의 특이성   ④ 시간적 선후관계

06

시간적 선후관계가 확인된 요인의 인과성을 증명하기 위한 요건에 해당하지 않는 것은?

[21 경북의료기술(4월)]

① 유해성 확인   ② 생물학적 입증
③ 양－반응 관계   ④ 기존 학설과의 일치

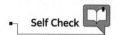

07

다음 중 관찰연구의 인과관계를 판단하기 위한 기준에 해당하지 않는 것은?

[21 인천보건연구사]

① 시간적 선후관계　　　　　　② 연관성의 일관성
③ 질병발생시간의 동시성　　　④ 연관성의 강도

08

석면에 의해 중피종이 발생하고, 중피종은 석면에 의해서만 발생한다. 이러한 경우 적용할 수 있는 브레드포드 힐의 인과관계 판단 기준에 해당하는 것은?

[21 대전보건연구사]

① 연관성의 일관성　　　　　　② 연관성의 강도
③ 연관성의 특이성　　　　　　④ 용량－반응 관계

09

〈보기〉의 내용에 해당하는 연관성의 인과관계 판단 근거는 무엇인가?

[23 경기의료기술]

> **보기**
>
> 한 요인이 다른 질병과 연관성을 보이지 않고 특정한 질병과 연관성이 있거나, 한 질병이 여러 요인과 연관성을 보이지 않고 특정 요인과 연관성을 보일 경우를 말한다.

① 용량－반응관계　　　　　　② 연관성의 강도
③ 연관성의 일관성　　　　　　④ 연관성의 특이성

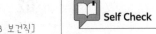

10

다음에 해당하는 힐(A. B. Hill)의 인과관계 판정 기준은?　[23 보건직]

> • 요인에 대한 노출은 항상 질병 발생에 앞서 있어야 한다.
> • 흡연과 폐암 간의 연관성을 파악하기 위해서 폐암에 걸린 사람들을 조사
>   했더니 과거에 흡연을 한 사람들이 대부분이었다.

① 요인과 결과 간의 시간적 선후 관계
② 연관성의 강도
③ 양-반응 관계
④ 생물학적 설명 가능성

제4절　타당도와 신뢰도　(정답 p.65)

01

전립선 암 진단을 위해 말초혈액검사를 시행하여 다음과 같은 결과를 얻
었다. 본 검사의 민감도와 특이도는 얼마인가?　[15 경남]

		전립선암		총계
		환자	환자 아님	
말초혈액검사	양성	60	140	200
	음성	20	780	800
총계		80	920	1,000

　　민감도　　특이도　　　　　　민감도　　특이도
① 　75%　　84.8%　　②　30%　　97.5%
③ 　25%　　15.2%　　④　33.3%　　17.9%

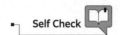

02

당뇨환자를 발견하기 위한 집단검진으로 공복 시 혈당검사를 하려고 한다. 검사의 정확도(Validity)를 높이기 위하여 혈당측정 검사도구가 갖추어야 할 조건은?   [16 서울]

① 높은 감수성(Susceptibility)
② 높은 민감도(Sensitivity)
③ 낮은 양성예측도(Positive Predictive Value)
④ 낮은 특이도(Specificity)

03

역학조사 시 사용되는 검사도구에 대한 설명으로 옳지 않은 것은? [16 부산]

① 민감도는 높아야 한다.
② 감수성은 높고 특이성은 낮아야 한다.
③ 조기진단이 필요한 경우 감수성 높은 검사가 유리하다.
④ 유병률이 낮은 지역에서는 특이성 높은 검사가 유리하다.

04

갑상선 암에 대한 혈액검사의 특이도가 95%라면 이에 대한 해석으로 옳은 것은?   [16 충북보건연구사 역학]

① 갑상선 암에 걸린 사람을 검사했을 때 양성으로 나올 확률이 95%이다.
② 검사결과 양성인 사람의 95%는 갑상선 암 환자이다.
③ 갑상선 암 환자가 아닌 사람이 검사결과 음성으로 나올 확률이 95%이다.
④ 갑상선 암 환자가 아닌 사람이 검사결과 양성으로 나올 확률이 95%이다.

05

검사법의 타당도를 판단할 수 있는 값은 무엇인가?   [17 전남]

① 민감도, 신뢰도   ② 특이도, 예측도
③ 예측도, 상관도   ④ 의양성률, 카파지수

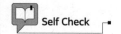

06

선별검사 결과 다음과 같은 결과를 확인했다. 이 검사법의 특이도는 얼마인가? [17 전북]

구분	환자	비환자	합계
양성	450	25	475
음성	50	475	525
합계	500	500	1,000

① 450/500 × 100
② 475/500 × 100
③ 50/450 × 100
④ 25/475 × 100

07

역학조사의 신뢰도를 높이는 방법으로 옳지 않은 것은? [17 경기의료기술(10월)]

① 측정방법을 표준화한다.
② 측정을 반복한다.
③ 조사요원의 훈련을 통해 숙련도를 높인다.
④ 측정도구와 조사자를 주기적으로 교체한다.

08

다음 표에서 민감도, 특이도, 양성예측도, 음성예측도를 구하시오(소수점은 반올림한다). [17 충북(12월)]

		질병(Disease) 있음	질병(Disease) 없음	계
검사결과 (Test)	양성	350	1,900	2,250
	음성	150	7,600	7,750
계		500	9,500	10,000

① 민감도 70%, 특이도 80%, 양성예측도 16%, 음성예측도 98%
② 민감도 70%, 특이도 80%, 양성예측도 30%, 음성예측도 20%
③ 민감도 80%, 특이도 70%, 양성예측도 16%, 음성예측도 98%
④ 민감도 80%, 특이도 70%, 양성예측도 30%, 음성예측도 20%

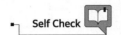

09

다음 중 신뢰도를 측정하기 위한 방법으로 옳은 것은?

[18 충남의료기술, 보건진료]

① 카파통계량   ② 특이도
③ 민감도   ④ 타당도

10

A지역 주민을 대상으로 동맥경화증 집단검진을 시행하여 모두 1,000명의 주민이 검사를 받았다. 시행된 검사의 민감도는 90%이고, 특이도가 80% 이며, 검사를 받은 주민 중 실제 환자 수가 10%일 때 이 검사의 양성예측 도는 얼마인가?

① 90%   ② 10%
③ 33.3%   ④ 66.7%

11

다음 중 타당도를 나타내는 지표에 해당하는 것은?

[18 울산]

가. 민감도	나. 위양성도
다. 특이도	라. 예측도

① 가, 나, 다   ② 가, 다
③ 나, 라   ④ 가, 나, 다, 라

12

진단검사법의 특이도에 대한 정의로 옳은 것은?

[18 전남, 전북]

① 실제 병이 있는 사람을 병이 있다고 판정할 수 있는 능력
② 병이 없는 사람을 병이 없다고 판정할 수 있는 능력
③ 음성이라고 판정된 사람 중 실제 병이 아닐 확률
④ 실제 병이 없음에도 양성으로 판정되는 확률

13

자궁암 조기발견을 위해 실시한 세포진검사(Pap smear)에서 양성으로 판정 받은 사람이 실제로 자궁암에 걸렸을 확률을 의미하는 용어는?

[18 서울(10월)]

① 민감도(sensitivity)

② 특이도(specificity)

③ 음성예측도(negative predictive value)

④ 양성예측도(positive predictive value)

14

다음 중 신뢰도를 측정하기 위한 지표에 해당하는 것은? [18 충남]

① 민감도   ② 특이도

③ 예측도   ④ 카파통계량

15

다음 중 진단검사의 정확도를 측정하는 지표가 아닌 것은? [19 경기의료기술]

① 신뢰도   ② 특이도

③ 민감도   ④ 예측도

16

○○질환의 유병률은 인구 1000명당 200명이다. ○○질환의 검사법은 90%의 민감도, 90%의 특이도를 가질 때 이 검사의 양성예측도는?

[19 서울]

① 180/260   ② 80/260

③ 180/200   ④ 20/200

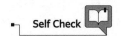

17

총 1,100명의 인구 중 100명이 질병 확진판정자인 집단을 대상으로 검사 시, 민감도 80%, 양성예측도 16%라면 이 도구의 특이도는 얼마인가?

[19 경기]

① 10%　　　　　　　　　　② 20%

③ 42%　　　　　　　　　　④ 58%

18

1,000명의 주민을 대상으로 민감도가 80%이고 특이도가 90%인 진단검사도구를 이용하여 검사를 시행하였다. 이 질병의 유병률이 10%라면 검사도구의 양성예측도는 얼마인가?

[19 대구]

① 47%　　　　　　　　　　② 53%

③ 62%　　　　　　　　　　④ 98%

19

표는 특정 검사결과의 정확도를 평가하기 위한 결과표이다. 표에서 음성 예측도는?

[19 서울시 7급]

(단위 : 명)

		대상군		계
		감염자	비감염자	
검사 결과	양성	88	82	170
	음성	12	818	830
계		100	900	1,000

① 88 / 100 = 0.880　　　　② 818 / 900 = 0.909

③ 88 / 170 = 0.518　　　　④ 818 / 830 = 0.986

20

검사방법의 신뢰도를 측정하는 지표로 옳은 것은?

[19 인천의료기술(10월)]

가. 민감도	나. 카파통계량
다. 일치율	라. 상관계수
마. 예측도	바. 의음성도

① 가, 나, 다
② 나, 다, 라
③ 다, 라, 마
④ 라, 마, 바

Self Check

21

병원 내원 환자 1000명이 있다. 검사를 받은 사람 중 10%는 환자이고, 환자가 아닌 사람은 90%였다. 환자 중 90명이 양성판정을 받았고, 환자가 아닌 사람들 중 800명이 음성판정을 받았다. 검사결과 양성인 사람들 중에서 실제 질병이 있을 확률은 얼마인가?

[19 강원보건연구사]

① 190 / 90
② 90 / 190
③ 90 / 100
④ 100 / 900

22

A도구를 이용한 유방암 검사결과가 다음과 같을 때 양성예측도는 얼마인가?

[20 경기의료기술]

	유방암환자	유방암환자 아님
양성	2	8
음성	1	10

① 20%
② 30%
③ 50%
④ 80%

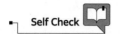

23

질병이 없는 사람이 검사결과 음성으로 나올 확률을 의미하는 것은?

[20 경기]

① 민감도   ② 특이도
③ 음성예측도   ④ 의음성률

24

진단도구의 타당도를 측정하는 기준에 해당하지 않는 것은?

[20 광주 · 전남 · 전북]

① 신뢰도   ② 민감도
③ 특이도   ④ 예측도

25

다음에서 설명하는 역학적 조사방법은?

[20 대구]

- 검사를 반복하였을 때 비슷한 검사결과가 얻어진다.
- 검사를 측정하는 방법을 표준화하여 높일 수 있다.
- 검사를 측정조건이나 측정하는 사람에 의해 검사결과가 일정하게 나왔다

① 타당도   ② 특이도
③ 민감도   ④ 신뢰도

26

다음 중 특이도에 대한 설명 중 옳은 것은?

[20 대전]

① 질병이 있는 사람 중 검사 결과가 양성으로 나타날 확률
② 질병이 있는 사람 중 검사 결과가 음성으로 나타날 확률
③ 질병이 없는 사람 중 검사 결과가 양성으로 나타날 확률
④ 질병이 없는 사람 중 검사 결과가 음성으로 나타날 확률

27

검사를 반복했을 때 비슷한 결과가 얻어지는지를 의미하는 것으로, 검사 결과가 얼마나 일관되게 나타나는지를 의미하는 것은? [20 전남의료기술(7월)]

① 타당도
② 신뢰도
③ 특이도
④ 예측도

28

새로 개발된 검진도구를 이용하여 인구집단을 대상으로 검사를 시행한 결과가 다음과 같다면 특이도는 이 검진도구의 특이도는 얼마인가?

[20 전남의료기술(7월)]

구분	질병		합계
	+	−	
양성	920	180	1,100
음성	80	1,820	1,900
합계	1,000	2,000	3,000

① 81%
② 95%
③ 88%
④ 91%

29

표본조사에서 얻어진 연구결과를 인구집단에 일반화시키고자 할 때 확보되어야 하는 것은? [20 경기의료기술(11월)]

① 신뢰도
② 외적타당도
③ 내적타당도
④ 민감도

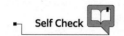

30

집단검진 시 검사방법을 선정할 때 민감도와 특이도 중 특이도가 높은 검사를 선택하는 것이 유리한 경우는? [20 부산보건연구사]

① 위양성으로 인한 피해가 클 때
② 위음성으로 인한 피해가 클 때
③ 조기진단이 필요할 때
④ 유병률이 높을 때

31

유병률이 1,000 / 100,000인 어떠한 질병을 확인하기 위하여 민감도 50%, 특이도 90%인 검사도구를 이용하여 검사를 시행했다. 양성예측도는 얼마인가? [20 부산보건연구사]

① 4.81%   ② 35.71%
③ 62.02%   ④ 76.33%

32

진단검사의 타당도를 측정하기 위한 민감도의 공식으로 옳은 것은?

[21 경기의료기술(2월)]

검사결과		환자	정상
	양성	a	b
	음성	c	d

① a / a+b   ② a / a+c
③ c / a+b   ④ c / a+c

33

다음 중 민감도의 계산식으로 옳은 것은?

[21 경북의료기술(4월)]

		질병(Disease)		계
		있음	없음	
검사결과(Test)	양성	a	b	a+b
	음성	c	d	c+d
계		a+c	b+d	a+b+c+d

① a / a+c
② c / a+c
③ a / a+b
④ d / b+d

34

다음 중 진단검사의 타당도에 대한 설명으로 옳지 않은 것은?

[21 제주의료기술(5월)]

① 질병의 유무를 얼마나 정확하게 판정하는 가에 대한 능력이다.
② 검사를 반복하였을 때 얼마나 재현성과 일관성이 있는지에 대한 것이다
③ 특이도는 질병이 없는 사람이 음성으로 판정받을 확률이다.
④ 민감도가 높을수록 타당도가 높다.

35

A지역 주민 1,000명중 X질병의 유병률 10%이다. 새로 개발된 검사도구로 집단검진을 시행한 결과 양성자는 260명이고 그 중 확진환자는 80명일 때 이 검사의 특이도는 얼마인가?

[21 제주의료기술(5월)]

① 67%
② 70%
③ 80%
④ 96%

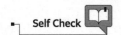
Self Check

36

질병을 진단하는 데 있어서 검사도구의 효용성을 판정하기 위해 가장 적절한 지표는?　　　　　　　　　　　　　　　　　　　　　　[21 강원]

① 민감도　　　　　　　　　　　　　② 특이도
③ 의음성률, 의양성률　　　　　　　④ 양성예측도, 음성예측도

37

새롭게 개발된 유방암 검사도구를 이용하여 집단검진을 실시한 결과가 다음과 같았다. 이 검사도구의 특이도는 얼마인가?　　　　　　[21 경북]

	유방암		합계
	+	−	
양성	7	18	25
음성	3	72	75
합계	10	90	100

① 46.7%　　　　　　　　　　　　② 70%
③ 80%　　　　　　　　　　　　　④ 96%

38

스트레스 평가를 통한 우울증 선별검사 도구를 이용하여 집단검진을 시행한 결과가 다음과 같다. 우울증 선별검사 도구의 민감도와 특이도는 얼마인가?　　　　　　　　　　　　　　　　　　　　　　[21 대구]

	우울증		합계
	유	무	
양성	300	90	390
음성	50	560	610
합계	350	650	1,000

	민감도	특이도
①	76.9%	85.7%
②	85.7%	86.2%
③	91.8%	76.9%
④	86.2%	91.8%

39

다음 중 검사의 정확도와 관계 없는 것은? 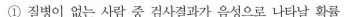 [21 충남]

① 질병이 없는 사람 중 검사결과가 음성으로 나타날 확률
② 검사결과가 양성인 사람이 실제 질병이 있는 환자일 가능성
③ 검사를 반복하였을 때 비슷한 검사 결과가 얻어지는 정도
④ 질병이 있는 사람 중 검사결과가 양성으로 나타날 확률

40

다음 중 검사도구의 타당도와 신뢰도에 대한 설명으로 옳지 않은 것은?

[21 전남경력경쟁(7월)]

① 위음성률은 질병이 없는 사람이 양성으로 판정받을 확률이다.
② 양성예측도는 양성판정자 중 환자의 비율이다.
③ 신뢰도는 일관된 값이 나오는 것이다.
④ 민감도는 질병이 있는 사람이 양성으로 판정받을 확률이다.

41

검사결과가 보기와 같을 때 타당도 지표로 옳은 것은? [21 경기7급]

	환자	환자아님	합계
양성	150	150	300
음성	50	250	300
합계	200	400	

① 민감도＝62.5%   특이도＝75%
② 민감도＝50%   특이도＝83.3%
③ 민감도＝75%   특이도＝62.5%
④ 민감도＝83.3%   특이도＝50%

Self Check

2 역학과 보건통계

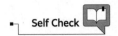

42

질병이 없는 사람이 검사 결과 음성으로 나타날 가능성을 의미하는 타당
도 지표는?   [21 복지부]

① 특이도   ② 민감도
③ 음성예측도   ④ 위음성도
⑤ 양성예측도

43

유방촬영술을 통하여 유방암 진단을 시행한 결과가 다음과 같을 때, 유방
촬영술의 민감도는 얼마인가?   [21 울산의료기술]

	유방암 환자	환자아님	합계
양성	20	180	200
음성	10	1,820	1,830
합계	30	2,000	2,030

① 10%   ② 66.7%
③ 91%   ④ 99.5%

44

COVID19 신속항원검사 결과가 다음과 같다. 이 키트의 민감도는 얼마인가?

[21 인천의료기술]

	환자	환자아님	합계
양성	200	140	340
음성	100	560	650
합계	300	700	1,000

① 33.3%   ② 58.8%
③ 66.7%   ④ 80%

45

〈보기〉와 같이 검사가 진행되었을 때 이 검사도구의 특이도는 얼마인가?

[21 경기경력경쟁]

> **보기**
>
> 1,000명의 지역주민을 대상으로 유병률이 10%인 질병에 대한 검사를 실시한 결과 260명이 양성으로 판정되었으며 그들 중 80명이 확진자였다. 이 검서의 민감도는 80%이다.

① 70% ② 75%
③ 80% ④ 90%

46

암 조기진단을 위한 검사도구를 선택할 때 중요하게 고려해야 할 사항은 무엇인가?

[21 충북보건연구사]

① 감수성, 특이성 ② 발암성, 독성
③ 유전성, 위해성 ④ 변이성, 잔류성

47

타당도와 신뢰도에 대한 설명으로 옳은 것은?

[21 전북보건연구사]

① 타당도는 얼마나 일관되게 나타나는지에 대한 능력이다.
② 신뢰도는 타당도의 전제조건이다.
③ 무작위오차가 높은 경우 타당도가 낮아진다.
④ ROC곡선의 아래 면적이 넓을수록 신뢰도가 높다.

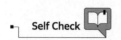

48

검사결과가 다음과 같을 때 검사도구의 특이도는 얼마인가?

[21 인천보건연구사]

	질병+	질병−	합계
양성	1,122	2,160	3,282
음성	198	4,590	4,788
합계	1,320	6,750	8,070

① 68%　　　　　　　　　　　② 72.3%

③ 79%　　　　　　　　　　　④ 86.3%

49

검사도구의 타당도 지표로 옳은 것은?

[21 대전보건연구사]

ㄱ. 민감도	ㄴ. 특이도
ㄷ. 카파통계량	ㄹ. 일치율

① ㄱ, ㄴ　　　　　　　　　　② ㄱ, ㄷ

③ ㄴ, ㄹ　　　　　　　　　　④ ㄷ, ㄹ

50

코로나19 확진자를 발견하기 위해 1,000명을 대상으로 선별검사를 실시한 후, 〈보기〉와 같은 결과를 얻었다. 선별검사의 민감도[%]는?

[22 서울시(2월)]

검사결과	코로나19 발생 여부		계
	발생(+)	미발생(−)	
양성(+)	91	50	141
음성(−)	9	850	859
계	100	900	1,000

① 64.5　　　　　　　　　　　② 91.0

③ 94.4　　　　　　　　　　　④ 98.9

51

질병의 진단에 대한 신뢰도와 타당도에 대한 설명으로 옳은 것은?

[22 경기의료기술]

① 신뢰도는 진단하고자 하는 질병의 유무를 얼마나 정확하게 판정하는지를 의미한다.
② 타당도는 검사를 반복하였을 때 일관된 결과가 얻어지는지를 의미한다.
③ 신뢰도 중 민감도는 질병이 있는 환자 중 양성으로 나타날 확률이다.
④ 양성예측도는 타당도 평가지표로 검사결과 양성인 사람들 중 실제 질병이 있는 사람의 비율이다.

52

지역주민 10,000명을 대상으로 당뇨병 선별검사를 한 결과가 다음과 같다. 검사에 사용된 도구의 특이도와 양성예측도는 얼마인가?

[22 광주의료기술]

검사결과		당뇨병 환자	환자 아님
	양성	1,780	720
	음성	220	7,280

	특이도	양성예측도
①	89%	71.2%
②	91%	71.2%
③	89%	91%
④	91%	29.3%

53

타당도에 대한 설명으로 옳지 않은 것은?

[22 충남의료기술]

① 민감도란 질병이 있는 환자 중 검사결과가 양성으로 나올 확률이다.
② 특이도란 환자가 아닌 사람 중 검사결과가 음성으로 나올 확률이다.
③ 양성예측도는 검사결과가 음성인 사람이 실제 질병이 없을 확률이다.
④ 의음성률은 질병이 있는 사람의 검사결과가 음성으로 나올 확률이다.

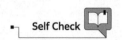

54

새롭게 개발된 검사도구를 이용하여 지역주민 1,000명을 대상으로 실시한 검사결과가 다음과 같을 때, 이 도구의 특이도는 얼마인가?

[22 충북의료기술]

	질병+	질병−	합계
양성	270	140	
음성	30	560	
합계	300	700	1,000

① 70% ② 80%

③ 85% ④ 90%

55

1,000명을 대상으로 코로나 신속항원 검사 결과 환자가 아닌 사람 중 720은 음성, 80명은 양성으로 판정되었다. 이 검사의 위양성률은 얼마인가?

[22 전남경력경쟁]

	코로나 감염자	감염자 아님	합계
양성	180	80	260
음성	20	720	740
합계	200	800	1,000

① 10% ② 20%

③ 80% ④ 90%

56

새롭게 개발된 진단도구를 이용한 검사결과가 다음과 같을 때, 이 검사도구의 민감도는 얼마인가?

[22 강원의료기술(10월)]

	질병+	질병−	합계
양성	146	112	254
음성	54	688	742
합계	200	800	1,000

① 73% ② 86%

③ 92% ④ 96%

57

새로 개발된 진단기법을 적용한 검사결과가 다음과 같을 때 이 도구의 감수성(sensitivity)은 얼마인가?

[22 대구보건연구사]

	질병 (+)	질병 (−)	합계
양성	160	80	240
음성	40	720	760
합계	200	800	1,000

① 66.7%
② 80%
③ 90%
④ 94.7%

58

질병이 있는 사람이 검사결과에서 양성으로 판정받을 확률을 나타내는 검사방법의 타당도 지표는 무엇인가?

[23 경기의료기술]

① 민감도
② 특이도
③ 신뢰도
④ 요구도

59

다음 중 검사도구의 타당도를 측정하기 위한 기준에 해당하지 않는 것은?

[23 전북경력경쟁]

① 민감도
② 특이도
③ 신뢰도
④ 위양성

60

검사방법의 정확성을 평가기법 중 질병이 있는 사람이 검사결과 음성으로 판정될 확률을 나타내는 지표는 무엇인가?

[23 경기경력경쟁]

① 민감도
② 특이도
③ 양성예측도
④ 의음성률

Self Check

2

역학과 보건통계

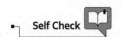
Self Check

61

새롭게 개발된 진단키트를 이용하여 질병의 선별검사를 진행한 결과가 다음과 같다. 이 진단키트의 특이도와 위음성률은 얼마인가? [24 대구의료기술]

	양성	음성
질병있음	67	23
질병없음	12	88

① 특이도 67% 위음성률 23%
② 특이도 88% 위음성률 23%
③ 특이도 67% 위음성률 12%
④ 특이도 88% 위음성률 12%

제 5 절 　바이어스(Bias) (정답 p.70)

01

다음 중 역학연구에서 발생할 수 있는 오차(Bias)의 종류가 아닌 것은?

[15 충북]

① 혼란에 의한 편견(Confounding Bias)
② 선택 편견(Selection Bias)
③ 정보 편견(Information Bias)
④ 통계학적 편견(Statistic Bias)

02

다음에서 설명하고 있는 것은 무엇인가? [20 인천보건연구사]

> 연구 대상자로 어떤 특정 조건을 가진 사람들에게 뽑힐 기회가 편중됨으로써 오는 잘못됨이다.

① 선택 바이어스 　　　　② 정보 바이어스
③ 교란 바이어스 　　　　④ 무작위 오류

03

지역사회 고혈압 유병률을 조사하는데 보건소에 방문한 사람만을 대상으로 조사를 진행할 경우 어떤 바이어스의 문제가 발생하는가?

[21 경기의료기술(2월)]

① 정보 바이어스
② 선택 바이어스
③ 오분류 바이어스
④ 교란 바이어스

04

연구의 내적타당도를 저해하는 경우에 대한 설명이다. 각 상황에 해당하는 바이어스의 종류로 옳은 것은?

[21 대구의료기술(4월)]

> (가) 연구자의 편의에 따라 특정 지역을 지나가는 사람들을 대상으로 설문조사를 시행하였다.
> (나) 타당도가 검증되지 않은 조사도구를 이용하여 자료를 수집하였다.
> (다) 도시와 농촌의 인구를 표준화하지 않고 조사망률을 비교하였다.

① (가) 선택 바이어스, (나) 정보 바이어스, (다) 교란 바이어스
② (가) 정보 바이어스, (나) 선택 바이어스, (다) 교란 바이어스
③ (가) 선택 바이어스, (나) 교란 바이어스, (다) 정보 바이어스
④ (가) 교란 바이어스, (나) 정보 바이어스, (다) 선택 바이어스

05

〈보기〉의 내용에서 나타날 수 있는 바이어스로 옳은 것은? [21 경기경력경쟁]

> **보기**
>
> 고혈압에 대한 환자-대조군 연구를 수행하였다. 환자군은 수은주혈압계를 이용해서 혈압을 측정했고, 대조군은 전자혈압계를 이용해서 혈압을 측정하였다.

① 건강근로자 효과
② 교란 바이어스
③ 버크슨 바이어스
④ 정보 바이어스

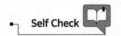

06

연구진행을 위하여 설문조사를 시행할 때 성병이나 가정폭력과 같이 민감한 개인생활에 관한 내용에서 주로 발생하는 바이어스로 옳은 것은?

[21 인천보건연구사]

① 측정 바이어스   ② 확인 바이어스
③ 호손 효과   ④ 기억소실 바이어스

07

특정 병원에 입원한 환자를 대상으로 진행하는 연구에서 고려해야 하는 바이어스는?

[22 광주의료기술]

① 버크슨 바이어스   ② 교란 바이어스
③ 정보 바이어스   ④ 선택적 생존 바이어스

08

건설노동자의 폐암발생률에 대해 조사한 결과 일반인구집단에 비해 노동자들의 폐암발생률이 낮게 확인되었다. 이 결과를 평가할 때 고려해야 할 바이어스는 무엇인가?

[22 강원보건연구사]

① 추적관찰탈락 바이어스
② 측정 바이어스
③ 교란 바이어스
④ 건강근로자 효과

01

인구집단을 대상으로 인적, 시간적, 그리고 지역적 변수에 따라 질병현상의 분포를 관찰하는 역학연구방법은? [15 경북]

① 기술역학 ② 이론역학
③ 분석역학 ④ 실험역학

02

2단계 역학으로 질병발생의 요인들을 조사하여 요인과 질병의 인과관계를 밝히고 가설을 검증하는 역학을 무엇이라 하는가? [15 경기의료기술]

① 실험역학 ② 분석역학
③ 관찰역학 ④ 이론역학

03

2015년 우리나라의 MERS 유행과 관련된 시간적 특성은? [16 서울보건연구사]

① 추세변화 ② 주기변화
③ 단기변화 ④ 불규칙변화

04

질병의 유행이 몇 년을 주기로 집단발병하는 양상을 보이는 시간적 특성은? [16 인천]

① 주기변화 ② 토착병성
③ 단기변화 ④ 유행병성

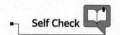

05

감염병의 유행양식 중 수십 년을 주기로 이루어지는 시간현상은?

[16 충북보건연구사]

① 단기변화
② 계절변화
③ 주기변화
④ 추세변화

06

다음 질병 중 시간적 특성이 단기변화에 해당하는 질병은?

[17 강원, 강원의료기술]

가. 장티푸스	나. 결핵
다. 백일해	라. 에이즈

① 가, 나, 다
② 가, 다
③ 가, 나, 라
④ 가, 나, 다, 라

07

다음 감염병 중에서 pandemic 유행양상에 해당하는 것은? [17 울산의료기술]

① 우리나라에 매년 봄, 가을 쯔쯔가무시병 환자가 비슷한 수준으로 발생한다.
② 세계적으로 인플루엔자가 유행한다.
③ 세계 여러 나라에 당뇨병 환자가 증가하고 있다.
④ 우리나라에 갑작스럽게 콜레라가 유행한다.

08

감염병 유행조사에서 제1단계 역학에 해당하는 것은? [17 경기(12월)]

① 기술역학
② 분석역학
③ 실험역학
④ 이론역학

09

역학적으로 돌발적이고 불규칙하게 발생는 특성을 보이는 질병은?

[18 충남의료기술, 보건진료]

① 콜레라   ② 백일해

③ 장티푸스   ④ 디프테리아

10

기술역학의 시간적 변화의 유형과 질병의 연결이 옳지 않은 것은? [18 울산]

① 조류인플루엔자 – 불규칙변화

② 홍역, 백일해 – 주기변화

③ 쯔쯔가무시증 – 계절변화

④ 암 – 단기변화

11

각 국가별 나트륨 섭취량과 위암 발생률 사이에 연관성을 확인하기 위하여 시간의 경과에 따른 변화 추이를 기존 통계자료를 이용하여 분석하였다. 이러한 연구방법은? [18 제주]

① 사례군 연구   ② 생태학적 연구

③ 단면연구   ④ 코호트 연구

12

기술역학은 인구집단에서 건강, 질병현상을 기술하여 질병의 분포, 경향 등을 기술하고 가설을 생성하는 1단계 역학이다. 다음 중 기술역학에 포함되어야 하는 세 가지 주요 변수에 해당하는 것은? [19 인천의료기술(10월)]

① 시간적 특성, 인구학적 특성, 지역적 특성

② 시간적 특성, 인구학적 특성, 생물학적 특성

③ 사회적 특성, 인구학적 특성, 지역적 특성

④ 시간적 특성, 사회적 특성, 지역적 특성

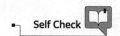

13

유행의 지역적 특성 중 비교적 짧은 시간에 평상시 기대되는 발생 수준 이상으로 발생하는 것을 무엇이라 하는가?　　　　[19 전북보건연구사]

① 유행병　　　　　　　　　② 풍토병
③ 편재적　　　　　　　　　④ 범발적유행

14

다음과 같은 그래프가 나타내는 연구에 대한 설명으로 옳은 것은?

[19 광주보건연구사]

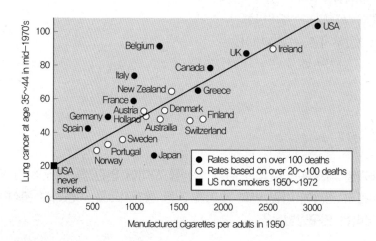

① 원인적 요인과 질병 발생간의 시간적 선후관계가 명확하다.
② 질병의 발생률을 구할 수 있다.
③ 경비, 시간, 노력 등 비용이 많이 든다.
④ 연구결과에서 유의한 상관성이 관찰되더라도 개인 수준에서는 적용되지 않을 수 있다.

15

한 국가의 지역 내에서 단기간 질병이 유행하는 것을 의미하는 것은?

[20 경북]

① Pandemic　　　　　　　　② Epidemic
③ Endemic　　　　　　　　④ Sporadic

16

코로나19 사태처럼 유럽뿐만 아니라 전세계적으로 일어나고 있는 전염병 유행의 단계에 해당하는 것은?　　　　　　　　　[20 충남]

① Pandemic　　　　　　　　② Epidemic
③ Endemic　　　　　　　　 ④ Sporadic

17

해외유입감염병이 돌발적으로 불시에 국내에 침입해서 유행하게 되는 경우는 어떤 유행인가?　　　　　　　　　[20 충북보건연구사]

① 불규칙변화　　　　　　　② 추세변화
③ 계절변화　　　　　　　　④ 단기변화

18

에피데믹(Epidemic)에 대한 설명으로 옳은 것은?　　　[20 경기보건연구사]

① 일정한 수준으로 지속적 발생
② 평상시 기대하는 수준 이상으로 발생
③ 동시에 두 국가 이상에서 유행
④ 동물과 공통감염

19

인구집단에서 몇 년을 주기로 유행이 발생하는 시간적 특성을 보이는 감염병은?　　　　　　　　　[20 광주보건연구사]

① 심장질환　　　　　　　　② 인플루엔자
③ 콜레라　　　　　　　　　④ 홍역

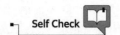

20

감염병의 유행특성 중 어느 지역에서 항상 일정하게 발생하는 유행을 의미하는 것은?

[21 대구의료기술(4월)]

① Pandemic ② Epidemic
③ Endemic ④ Sporadic

21

기술역학에서 가장 기본적으로 조사해야 하는 것으로 옳지 않은 것은?

[21 강원]

① 어디에서 환자가 발생했는가?
② 언제 환자가 발생했는가?
③ 질병에 걸린 사람의 특성은 무엇인가?
④ 어떻게 질병에 걸렸는가?

22

질병 발생의 원인에 대한 가설을 얻기 위하여 시행되는 역학연구는?

[21 복지부]

① 기술역학 ② 분석역학
③ 실험역학 ④ 이론역학

23

기술역학의 3가지 변수 중 시간적 변수와 그 예로 잘못 연결된 것은?

[21 경남보건연구사]

① 백일해 – 추세변화
② 콜레라 – 불규칙변화
③ 장티푸스 – 장기변화
④ 유행성 일본뇌염 – 순환변화

24

감염병의 유행이 3~4년 주기로 반복되어 일어나는 시간적 특성은 무엇
인가?   [23 경북의료기술]

① 주기변화   ② 장기추세변화

③ 단기변화   ④ 계절변화

25

시간의 경과에 따른 발병양상의 변화 특성상 주기변화(cyclic vairation)
에 해당하는 감염병은?   [23 전남의료기술]

① 홍역

② 인플루엔자

③ 쯔쯔가무시증

④ 콜레라

26

질병유행의 지역적 특성 중 endemic에 대한 설명으로 옳은 것은?
                                                                 [23 울산의료기술]

① 범세계적으로 발생한다.

② 지역에서 발생하던 수 이상으로 발생한다.

③ 지역에서 발생하던 수준으로 발생한다.

④ 산발적으로 발생한다.

27

홍역, 백일해, 유행선 이하선염과 같은 질병 유행의 시간적 특성에 해당하
는 것은?   [23 인천의료기술]

① 추세변화   ② 주기변화

③ 단기변화   ④ 계절변화

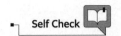

28

질병이 한 지역사회나 집단에서 평소 발생하던 수준 이상으로 발생하는
현상을 의미하는 것은?

[24 대구의료기술]

① endemic

② epidemic

③ pandemic

④ sporadic

29

특정 지역에서 단기간 내에 빠른 속도로 전파되는 감염병의 역학적 유형은?

[24 보건직]

① 세계성(pandemic)

② 산발성(sporadic)

③ 토착성(endemic)

④ 유행성(epidemic)

제7절	역학연구방법론 _ 분석역학	(정답 p.75)

01

인구집단을 대상으로 한 연구를 통하여 질병 원인에 대한 가설을 설정하
고 가설을 검정하여 요인과 질병사이의 인과관계를 밝히기 위한 역학연구
방법은?

[19 경기]

① 기술역학

② 분석역학

③ 실험역학

④ 이론역학

02

역학연구 기법에 대한 설명으로 옳은 것은?

[19 경남]

① 환자-대조군 연구는 코호트 연구에 비해 시간과 노력이 많이 든다.

② 코호트 연구는 후향적 코호트 연구에 비해 시간적 선후관계의 정확성이
떨어진다.

③ 단면 연구는 적은 대상으로 연구가 가능하다.

④ 생태학적 연구는 인구집단을 대상으로 수집된 자료를 이용하기 때문에
개인단위에서의 인과관계를 증명하기 어렵다.

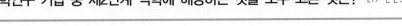

03

역학연구 기법 중 제2단계 역학에 해당하는 것을 모두 고른 것은? [19 인천]

ㄱ. 후향성 조사 연구	ㄴ. 단면조사 연구
ㄷ. 지역사회 연구	ㄹ. 임상 연구

① ㄱ, ㄴ   ② ㄱ, ㄷ

③ ㄴ, ㄹ   ④ ㄷ, ㄹ

04

다음 중 분석역학에 해당하는 것은? [19 인천의료기술(10월)]

가. 사례 연구	나. 환자−대조군 연구
다. 코호트 연구	라. 생태학적 연구
마. 임상실험	바. 지역사회실험

① 가, 나   ② 나, 다

③ 라, 마   ④ 마, 바

05

역학연구의 단계 중 2단계 역학에 해당하는 것은? [22 부산의료기술]

① 분석역학   ② 기술역학

③ 이론역학   ④ 작전역학

06

다음 중 분석역학으로 옳은 것은? [23 울산의료기술]

① 생태학적 연구   ② 사례 연구

③ 기술역학   ④ 코호트 연구

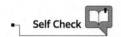

07

다음 중 역학의 종류 연결이 옳은 것은? [24 전북 의료기술]

> (가) 가설의 진실 유무를 밝히기 위하여 더욱 상세한 분석을 위한 2단계 역학이다.
> (나) 유행 현상을 수리적으로 분석하여, 이론적으로 유행 법칙이나 현상을 수식화한다.

	(가)	(나)
①	응용역학	작전역학
②	기술역학	이론역학
③	분석역학	이론역학
④	이론역학	작전역학

제 7-1 절 | 단면연구   (정답 p.76)

01

인구집단을 대상으로 건강 관련 문제를 연구하기 위한 단면 연구(Cross-sectional Study)에 대한 설명으로 옳은 것은? [16 서울]

① 병원 또는 임상시험 연구기관 등에서 새로운 치료제나 중재방법의 효과를 검증하는 방법이다.
② 장기간 관찰로 추적이 불가능한 대상자가 많아지면 연구를 실패할 가능성이 있다.
③ 코호트 연구(Cohort Study)에 비하여 시간과 경비가 절감되어 효율적이다.
④ 적합한 대조군의 선정이 어렵다.

02

흡연과 당뇨병 사이의 관계를 연구하기 위해 주민 10,000명을 대상으로 2개월에 걸쳐 키, 체중, 흡연여부, 혈당수치, 건강설문조사를 시행하였다. 이러한 연구형태는? [16 충북보건연구사 역학]

① 단면 연구
② 생태학적 연구
③ 환자−대조군 연구
④ 코호트 연구

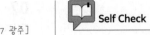

03

단면 연구방법에 대한 설명으로 옳지 않은 것은? [17 광주]

① 질병의 규모를 구할 수 있다.
② 보건사업의 우선순위를 정하는 데 도움이 된다.
③ 유병률이 낮은 질병의 연구에 유리하다.
④ 질병 발생 시점이 불분명한 질병 연구에 적합하다.

04

다음 중 단면조사의 장점이 아닌 것은? [17 울산의료기술]

① 비교적 시간이 단기간에 시행할 수 있다.
② 유병률을 구할 수 있다.
③ 원인과 결과가 정확하다.
④ 비교적 경제적이다.

05

일정한 인구집단을 대상으로 특정한 시점이나 기간 내에 그 질병과 그 인구집단이 가지고 있는 속성과의 관계를 찾아내는 연구조사 방법은?
  [18 서울(6월)]

① 단면 조사 연구   ② 전향성 조사 연구
③ 환자－대조군 조사 연구   ④ 코호트 연구

06

다음 설명에 해당하는 연구방법은 무엇인가? [19 대구]

> • 시간이 짧게 소요된다.
> • 치명률이 높은 질병 연구에는 적용이 어렵다.
> • 여러 종류의 질병과 요인의 연관성을 알 수 있다.

① 전향적 코호트 연구   ② 후향적 코호트 연구
③ 환자－대조군 연구   ④ 단면조사 연구

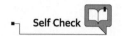
07

단면조사 연구를 실행하기에 적합한 연구는?   [19 울산보건연구사]

① 급성 감염성 질환의 발생률 조사

② 고혈압 치료사업의 효과 평가

③ 대사증후군 예방사업의 효과 평가

④ 고지혈증환자의 유병률과 관련요인 조사

08

단면조사 연구를 시행하기 적절한 경우는?   [20 경기보건연구사]

① 현재 결핵 유병률 조사에 적합하다.

② 만성질환 발생률 조사에 적합하다.

③ 연구대상이 적은 경우에 적합하다.

④ 드물게 발생하는 질병 연구에 적합하다.

09

〈보기〉와 같은 연구는 무엇인가?   [21 경기의료기술(2월)]

> 보기
>
> 인구집단에서 질병에 대한 유병률을 조사하기 위한 목적으로 주로 사용되며 조사하는 질병에 대한 지식, 태도나 생활습관 등에 대해서도 함께 조사할 수 있다.

① 단면 조사   ② 코호트 연구

③ 생태학적 연구   ④ 환자-대조군 연구

10

지역주민의 고혈압에 대한 정보를 연구하기 위해 2개월에 걸쳐 키, 체중, 콜레스테롤 수치 등을 동시에 조사하였다. 이러한 연구설계에 해당하는 것은?   [21 제주의료기술(5월)]

① 단면조사 연구   ② 환자-대조군 연구

③ 코호트 연구   ④ 사례 연구

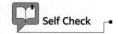

11

다음 중 단면 연구에 대한 설명으로 옳은 것은?

[21 전북보건연구사]

┌───┐
│ ㄱ. 국민건강영양조사에 사용된다.   │
│ ㄴ. 희귀한 질병이나 잠복기가 긴 질병에 대한 연구가 가능하다.   │
│ ㄷ. 노출과 수많은 질병 간의 연관성을 연구할 수 있다.   │
│ ㄹ. 동시에 여러 종류의 질병과 요인의 연관성을 연구할 수 있다.   │
└───┘

① ㄱ, ㄷ ② ㄱ, ㄹ
③ ㄴ, ㄷ ④ ㄴ, ㄹ

12

국민건강영양조사와 같이 연구대상자로부터 질병의 유무와 요인의 노출여부를 동시에 조사하는 연구의 특징으로 옳은 것은?

[21 전남보건연구사]

① 여러 요인에 대한 질병의 관련성을 조사할 수 있다.
② 희귀질병의 연구에 가장 적합하다.
③ 치명적인 질병의 연구에 적합하다.
④ 시간적 선후관계가 비교적 명확하다.

13

단면조사 연구(cross-sectional study)의 장점에 대한 설명으로 가장 옳은 것은?

[22 서울시(2월)]

① 희귀한 질병의 연구에 적합하다.
② 연구시행이 쉽고 비용이 적게 든다.
③ 질병 발생 원인과 결과 해석의 선후관계가 분명하다.
④ 연구대상자의 수가 적어도 적용할 수 있는 방법이다.

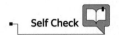

14

역학연구 방법인 단면 연구(cross sectional study)에 대한 설명으로 옳은 것은?

[23 경기의료기술]

① 질병의 유병률을 구할 수 있다.
② 질병의 발생시기를 알 수 있다.
③ 여러 요인들 중 원인요인을 규명하는 데 유리하다.
④ 요인과 질병의 시간적 선후관계를 알 수 있다.

15

다음에서 설명하는 역학적 연구방법은?

[23 보건직]

- 특정한 시점에서 유병률이나 질병과 요인 간의 연관성을 보는 연구설계이다.
- 인과관계를 규명하기는 어렵다.
- (예시) A연구자는 허리둘레와 당뇨병 간의 연관성을 분석하기 위해 개인별로 허리둘레를 측정하고, 현재 당뇨병이 있는지를 당뇨병 의사진단 여부와 혈액검사를 통해 판정하였다.

① 환자-대조군 연구　　　　② 단면 연구
③ 사례 연구　　　　　　　　④ 코호트 연구

16

질병관리청에서 매년 실시하는 '국민건강영양조사'와 같은 연구기법의 특징으로 옳은 것은?

[23 경기보건연구사]

① 만성질환 연구에 적합하다.
② 희귀한 질병 연구에 적합하다.
③ 발생률 보다는 유병률조사가 가능하다.
④ 시간적 선후관계가 비교적 명확하다.

17

다음 중 단면조사 연구의 시행이 가장 유용한 조사는 무엇인가?

[23 충북보건연구사]

① 치명률 조사   ② 발생률 조사
③ 유병률 조사   ④ 발병률 조사

18

인구집단의 질병원인을 조사하는 역학연구 중 분석역학 기법에 해당하는 단면 연구의 단점으로 옳은 것은?

[24 경기의료기술]

① 동시에 여러 종류의 질병과 요인과의 관련성을 조사할 수 있다.
② 연구대상의 대표성 확보가 어렵다(표본의 대표성 문제).
③ 연구에 시간, 비용, 노력이 많이 든다.
④ 질병과 요인의 상관관계는 확인이 가능하지만 인과관계를 규명하지 못한다.

제 7-2 절 | 환자 – 대조군 연구   (정답 p.78)

01

A고등학교에서 급식을 섭취한 1,350명 중 46명이 설사와 복통 등을 호소하여 역학조사를 시행하고자 할 때 적절한 역학조사방법은?

[15 경북]

① 환자 – 대조군 연구   ② 코호트 조사
③ 생태적 연구(Ecological Study)   ④ 실험 연구

02

환자 – 대조군 연구를 시행할 때 요인과 질병의 연관성 지표로 구할 수 있는 것은?

[16 경기의료기술]

① 교차비   ② 비교위험도
③ 기여위험도   ④ 기여위험분율

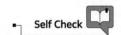

03

환자-대조군 연구에 대한 설명으로 옳은 것은?   [17 대구]

① 희귀질병 연구에 적합하다.

② 질병의 자연사규모를 모를 때 유용하다.

③ 질병의 유병률을 구할 수 있다.

④ 하나의 요인에 대한 여러 질병을 연구할 수 있다.

04

희귀질병의 원인요인을 연구하기에 가장 적절한 연구방법은?   [17 인천]

① 단면 연구   ② 환자-대조군 연구

③ 코호트 연구   ④ 실험 연구

05

Odds Ratio(비차비)를 이용하여 요인과 질병의 연관성을 확인하는 연구
방법은 무엇인가?   [17 충북]

① 단면 연구   ② 환자-대조군 연구

③ 코호트 연구   ④ 임상시험 연구

06

환자-대조군 연구의 요인과 질병 간 연관성 확인을 위한 교차비 공식으로
옳은 것은?   [17 충남]

		질병 여부		합계
		질병 있음	질병 없음	
위험요인	노출됨	a	b	a + b
	노출되지 않음	c	d	c + d
	합계	a + c	b + d	a + b + c + d

① $\dfrac{a/(c+d)}{c/(a+b)}$ ② $\dfrac{a}{a+b} - \dfrac{c}{c+d}$

③ $\dfrac{ad}{bc}$ ④ $\dfrac{bc}{ad}$

07

가습기살균제 사용과 폐쇄성폐질환 환자에 대한 환자－대조군 연구 결과가 다음과 같다면 교차비는 얼마인가?

[17 인천]

		폐쇄성폐질환		합계
		환자	환자 아님	
가습기살균제	사용	40	20	60
	사용하지 않음	10	130	140
합계		50	150	200

① 9.3

② 16

③ 20.3

④ 26

08

30명 중 20명이 식중독에 걸렸다. 원인이 된 음식을 확인하기 위해 역학조사를 시행할 때 적합한 연구방법은?

[17 서울의료기술(9월)]

① 단면 연구

② 환자－대조군 연구

③ 코호트 연구

④ 생태학적 연구

09

한 초등학교에서 학교급식 후 300명의 학생 중 160명이 열과 구토를 동반한 식중독에 감염되었다. 이때 실시할 수 있는 적절한 역학 연구방법은 무엇인가?

[17 경기(12월)]

① 단면 연구

② 코호트 연구

③ 환자－대조군 연구

④ 임상역학 연구

10

다음은 역학연구를 통해 제시된 통계값이다. 요인과 질병이 관계 없다고 판단할 수 있는 경우는?

[17 전북]

① OR, RR＝0

② OR, RR＝1

③ OR, RR＜1

④ OR, RR＞1

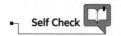

11

병원에 내원한 환자와 환자가 아닌 사람의 질병과의 연관성을 나타낸 지표는 무엇인가?　　　　　　　　　　　　　　　　　　　　　　[18 충북]

① 발생률　　　　　　　　　　　　② 교차비
③ 비교위험도　　　　　　　　　　④ 기여위험도

12

어떤 질병에 걸린 환자와 비교군인 대조군을 선정하여 위험요인으로 추정되는 특정 요인의 과거 노출여부를 조사하여 다음과 같은 결과를 얻었다. 교차비는 얼마인가?　　　　　　　　　　　　　　　　　　[18 전남, 전북]

	환자	대조군
요인노출	8	2
비노출	2	2

① 1.6　　　　　　　　　　　　　② 2
③ 4　　　　　　　　　　　　　　④ 16

13

학교에 식중독 환자 발생 시 역학조사에서 유용하게 사용되는 연구방법은 무엇인가?　　　　　　　　　　　　　　　　　　　　　　　[18 부산]

① 코호트 연구　　　　　　　　　② 단면 연구
③ 환자-대조군연구　　　　　　　④ 생태학적 연구

14

교차비가 비교위험도의 지표로 산출될 수 있는 연구방법의 적용이 유리한 질병의 특성으로 옳은 것은?　　　　　　　　　　　　　　[18 인천]

① 발생이 드문 질병
② 유병률이 높은 질병
③ 치명률이 높은 질병
④ 감염력이 낮은 질병

15
환자 - 대조군 연구에 대한 설명으로 옳지 않은 것은? [18 군무원]

① 대조군 선정이 쉽다.
② 연구대상자 수가 적어도 가능하다.
③ 희귀한 질병에 적절하다.
④ 잠복기가 긴 질병에 적절하다.

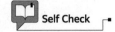

16
건강문제가 있는 사람과 건강문제가 없는 사람을 나누어 질병의 원인 또는 위험요인을 찾는 연구에 대해 옳은 것은? [19 경북의료기술]

① 대상자수가 많아야 한다.
② 시간이 오래 걸려 연구비용이 많이 든다.
③ 희귀질환연구에 적합하다.
④ 과거 기록에 의존하므로 정확하지 않다.

17
다음 중 환자 - 대조군의 설명으로 올바르지 않은 것은? [19 전북의료기술]

① 적은 수의 대상자로도 가능하다.
② 대조군 선정이 쉽다.
③ 희귀한 질병에 적합하다.
④ 시간과 비용이 절약된다.

18
환자 - 대조군 연구에서 짝짓기(matching)를 하는 주된 목적은? [19 서울]

① 선택 바이어스의 영향을 통제하기 위하여
② 정보 바이어스의 영향을 통제하기 위하여
③ 표본추출의 영향을 통제하기 위하여
④ 교란변수의 영향을 통제하기 위하여

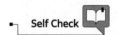

19

다음 중 환자-대조군 연구에 대한 설명으로 옳지 않은 것은?

[20 제주의료기술]

① 시간적 선후관계가 비교적 불명확하다.
② 희귀한 노출요인에 대한 연구에 적절하다.
③ 질병에 대한 여러 요인에 대한 연구가 가능하다.
④ 적은 수의 대상자로 연구가 가능하다.

20

40대 고혈압 환자와 정상인을 선정하여 질병발생의 원인관계를 규명 하려고 한다. 이와 같이 질병발생관계를 규명하는 연구방법에 대한 설명으로 옳지 않은 것은?

[20 대구]

① 희귀한 질병을 연구하기에 적합하다.
② 시간과 비용이 절약된다.
③ 잠복기간이 긴 질병 연구에 적합하다.
④ 질병의 발생률을 알 수 있다.

21

관찰 연구로서 비교적 비용이 적게 들며 적은 수의 대상자로 가능한 것은?

[20 충남]

① 환자-대조군 연구   ② 단면 연구
③ 코호트 연구   ④ 임상 연구

22

다음 중 환자-대조군 연구를 통해 산출되는 지표는 무엇인가?

[20 경기의료기술(11월)]

① 상대위험도   ② 교차비
③ 비교위험도   ④ 귀속위험도

23

폐암환자군 100명 중 흡연자는 90명, 비흡연자 10명이었고 건강한 대조군 100명 중 흡연자는 70명, 비흡연자는 30명이었다. 흡연과 폐암의 비교위험도 추정치는 얼마인가? [21 강원]

① 0 ② 2.3

③ 3.9 ④ 4.6

Self Check

24

분석역학의 기법 중 환자 – 대조군 연구에 대한 설명으로 옳은 것은? [21 경북]

① 많은 수의 대상자가 필요하다.

② 시간과 비용이 많이 든다.

③ 희귀질환이나 잠복기가 긴 질병의 연구에 적합하다.

④ 수집된 정보가 비교적 정확하다.

25

〈보기〉에서 교차비(odds ratio)를 구하는 식으로 가장 옳은 것은? [21 서울]

위험 요인 노출	질병 발생	
	발생(+)	비발생(−)
노출(+)	a	b
비노출(−)	c	d

① $\dfrac{ad}{bc}$

② $\dfrac{a}{a+b} \div \dfrac{c}{c+d}$

③ $\dfrac{a}{a+b+c+d}$

④ $\dfrac{c}{c+d}$

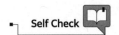
26

역학의 연구방법 중 희귀질환 연구에 가장 적합한 연구는 무엇인가?

[21 충남]

① 환자−대조군 연구　　　　② 코호트 연구
③ 단면 연구　　　　　　　　④ 생태학적 연구

27

역학연구 기법 중 환자−대조군 연구의 특징으로 옳지 않은 것은?

[21 충북]

① 발생률을 구할 수 있다.
② 환자군은 반드시 새로운 환자로 해야 한다.
③ 질병과 여러 위험요인을 동시에 조사할 수 있다.
④ 비교적 경제적이다.

28

다음 중 환자−대조군 연구에 대한 설명으로 옳지 않은 것은?

[21 전남경력경쟁(7월)]

① 노출이 드문 요인에 대한 연구에 사용된다.
② 희귀질환 연구에 적합하다.
③ 시간적 선후관계가 불분명하다
④ 잠복기가 긴 질환 연구가 가능하다.

29

백혈병에 걸린 사람들과 걸리지 않은 사람들을 5년 전 노출요인을 조사하여 비교하는 연구방법은?

[21 인천의료기술]

① 실험 연구　　　　　　　　② 단면 조사
③ 환자−대조군 연구　　　　④ 코호트 연구

30

환자-대조군 연구를 수행한 결과가 다음과 같을 때 교차비는 얼마인가?

[22 대전의료기술]

	환자군	대조군
노출	40	10
비노출	100	400

① 2

② 4

③ 10

④ 16

31

환자-대조군 연구의 결과가 다음과 같다. 교차비는 얼마인가?

[22 부산의료기술]

	환자군	대조군
노출	14	20
비노출	40	76
계	55	96

① 1

② 1.33

③ 2.31

④ 3.62

32

심혈관 질환과 위험요인에 대한 환자-대조군 연구의 결과이다. 교차비는 얼마인가?

[22 충남의료기술]

	질병있음	질병없음
노출됨	400	100
노출 안됨	200	500

① 2

② 3.7

③ 6.7

④ 10

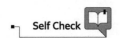

33

간경화 환자와 건강한 사람들의 과거 음주여부를 비교한 결과가 다음과 같다. 교차비는 얼마인가?　　　　　　　　　　[22 인천의료기술(10월)]

	간경화환자	환자아님
음주	60	10
비음주	20	30

① 2　　　　　　　　　　　　　② 3
③ 6　　　　　　　　　　　　　④ 9

34

잠복기가 긴 질병이나 발생이 희귀한 질병의 연구에 적합한 연구기법은 무엇인가?　　　　　　　　　　　　　　　　[23 경북의료기술]

① 단면 연구　　　　　　　　② 환자-대조군 연구
③ 전향적 코호트 연구　　　　④ 후향적 코호트 연구

35

흡연과 폐암의 환자-대조군 연구 결과가 다음과 같을 때 교차비로 옳은 것은?　　　　　　　　　　　　　　　　[23 부산의료기술]

	환자군	대조군
비흡연	50	450
흡연	100	400

① (50 / 100) / (450 / 400)　　② (50 / 450) / (100 / 400)
③ (400 / 100) / (450 / 400)　　④ (100 / 50) / (400 / 450)

36

역학연구 기법 중 환자–대조군 연구와 코호트 연구에 대한 설명으로 옳지 않은 것은?　　　[23 부산의료기술]

① 환자–대조군 연구는 드문 질병 연구에 적합하다.
② 코호트 연구는 시간적 선후관계가 비교적 명확하다.
③ 코호트 연구는 발생률을 구할 수 있다.
④ 환자–대조군 연구는 기여위험분율을 구할 수 있다.

37

다음 중 환자–대조군 연구의 특징으로 옳지 않은 것은?　　[23 충남의료기술]

① 환자 수가 적어도 된다.
② 잠복기가 긴 질병도 연구가 가능하다.
③ 발생률을 구할 수 있다.
④ 질병과 여러 가지 위험요인을 연구할 수 있다.

38

흡연과 고혈압의 관련성에 대한 환자–대조군 연구의 결과가 다음과 같다.
교차비는 얼마인가?　　[23 전남의료기술]

	환자군	대조군
흡연	35	40
비흡연	15	60

① 2.1　　　　　　　　② 3.5
③ 5.3　　　　　　　　④ 6.8

39

다음 중 환자–대조군 연구에 대한 설명으로 옳지 않은 것은?

[23 울산의료기술]

① 통계값으로 유병비교위험도를 산출한다.
② 발생률을 구할 수 없다.
③ 희귀질병 연구에 적합하다.
④ 짝짓기를 통해 교란 바이어스를 줄일 수 있다.

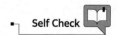

40

동맥경화증 환자와 건강한 사람을 대상으로 비만 여부를 조사하였다. 이 연구에서의 오즈비(odds ratio)는 얼마인가? [24 경북의료기술]

	동맥경화증 있음	동맥경화증 없음
비만	150	400
정상	50	400

① 1 ② 2

③ 3 ④ 4

41

특정 지역사회 안에서 어떤 보건문제가 발생할 확률이 50%라고 할 때 오즈(odds) 값으로 옳은 것은? [24 서울의료기술]

① 0 ② 0.5

③ 1 ④ 2

42

전향적 코호트 연구와 비교하였을 때, 환자-대조군 연구에 대한 설명으로 가장 옳은 것은? [24 서울의료기술]

① 질병발생률이 낮은 희귀질환은 부적절하다.
② 상대위험도 및 귀속위험도를 구할 수 있다.
③ 환자의 기억력이 정확하지 않으면 착오가 생길 수 있다.
④ 많은 연구대상자가 필요하며, 대상자가 도중에 탈락할 수 있다.

43

역학연구기법 중 후향적 조사에 대한 설명으로 옳은 것은?

[24 충남의료기술]

① 연구시점에 관심질병을 가지고 있는 사람을 대조군으로 선정한다.
② 시간적 선후관계가 불분명하다.
③ 수집된 정보의 정확성이 높다.
④ 많은 수의 연구대상자를 필요로 한다.

01

코호트 연구에 대한 설명 중 옳은 것은? [16 부산]

① 유병률을 산출할 수 있다.

② 시간과 경비가 많이 든다.

③ 희귀질병조사에 적합하다.

④ 요인과 질병의 연관성 지표로 교차비를 산출한다.

02

음주가 간암발생에 미치는 영향에 대해 알아보기 위하여 코호트 연구를 수행한 결과가 다음과 같은 경우 음주가 간암발생에 미치는 영향의 비교 위험도는 얼마인가? [16 경북의료기술]

구분	간암 발생	간암 발생 안 함	합계
음주군	40	960	1,000
비음주군	16	3,984	4,000
합계	56	4,944	5,000

① 1   ② 5

③ 10   ④ 20

03

위험요인이 노출된 집단과 노출되지 않은 집단에서의 질병발생률 차이로 위험요인을 제거했을 때 질병발생을 예방하는 데 얼마나 효과가 있는지를 나타내는 위험도는 무엇인가? [16 경기]

① 상대위험도   ② 귀속위험도

③ 비교위험도   ④ 교차비

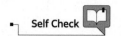

04

코호트 연구의 특징으로 옳지 않은 것은?　　　　　　　　　　　[17 경기]

① 상대위험도, 귀속위험도의 직접 측정이 가능하다.
② 동시에 여러 종류의 질병과 발생요인의 관련성 조사가 가능하다.
③ 속성과 요인에 편견이 들어가는 일이 적다.
④ 시간적 선후관계를 알 수 있다.

05

코호트 연구의 장점으로 옳은 것은?　　　　　　　　　　　[17 경북]

① 연구를 진행함에 있어 시간과 비용이 적게 든다.
② 희귀질환에 대한 연구에 유리하다.
③ 연구 대상자 수가 적을 때 유리하다.
④ 위험요인에 대한 노출에서부터 질병진행의 전 과정을 관찰할 수 있다.

06

다음 중 코호트 연구에 대한 설명으로 옳은 것은?　　　　　　　[17 강원의료기술]

① 비교적 비용과 시간 측면에서 경제적이다.
② 희귀한 질병 연구에 유리하다.
③ 발생률과 비교위험도를 구할 수 있다.
④ 발생률이 낮은 질병 연구에 유리하다.

07

다음 코호트 연구(Cohort study)에서 상대위험도(relative risk)는?　[17 서울]

(단위: 명)

고혈압	질병		계
	뇌졸중 걸림	뇌졸중 안 걸림	
고혈압 상태 계속	80	4,920	5,000
정상혈압	20	4,980	5,000
계	100	9,900	10,000

① 0.25　　　　　　　　　　② 0.99
③ 4　　　　　　　　　　　④ 1

08

흡연과 폐암의 코호트 연구 결과 상대위험도는 2.7이었고, 통계적으로 유의한 것으로 나타났다. 이에 대한 해석으로 적절한 것은? [17 경기]

① 흡연자의 폐암발생은 2.7배 감소하였다.

② 흡연자와 비흡연자의 폐암 발생률의 차이가 2.7배이다.

③ 흡연자의 폐암발생률이 비흡연자의 폐암발생률보다 2.7배 더 높다.

④ 흡연으로 인한 폐암 발생률은 2.7배 예방가능하다.

09

흡연과 폐암의 인과관계 증명을 위한 코호트 연구 결과 흡연자 500명 중 10명의 폐암환자가 발생하였고, 비흡연자 1,000명 중 4명의 폐암환자가 발생하였다. 비교위험도는 얼마인가? [17 대구]

① 5

② 10

③ 15

④ 20

10

흡연자와 비흡연자를 대상으로 코호트 연구를 시행한 결과 비교위험도가 10으로 확인되었다. 비교위험도에 대한 해석으로 옳은 것은? [17 부산의료기술]

① 비흡연자 집단보다 흡연자 집단에서 폐암환자가 10명 더 발생하였다.

② 비흡연자 집단보다 흡연자 집단의 폐암발생률이 10배 더 높다.

③ 흡연자 집단의 폐암환자 중 10%는 흡연 때문이다.

④ 흡연자가 모두 금연하면 폐암발생의 10%를 예방할 수 있다.

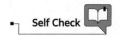

11

흡연과 폐암의 코호트 연구 결과가 다음 표와 같다. 비교위험도는 얼마인가?

[17 울산의료기술]

구분	질병		계
	폐암환자	폐암 안 걸림	
흡연자	10	990	1,000
비흡연자	5	3,995	4,000
계	15	4,985	5,000

① 1   ② 2
③ 4   ④ 8

12

상대위험도(relative risk ratio)에 대한 설명으로 옳은 것은?

[17 경기의료기술(10월)]

① 환자－대조군 연구를 통해 상대위험도를 구할 수 있다.
② 두 가지 이상의 위험요인 간의 질병발생률을 비교하는 개념이다.
③ 노출군의 질병발생률이 비노출군의 질병발생률보다 몇 배 높은지를 나타낸다.
④ 위험요인의 제거로 질병을 얼마나 예방할 수 있는지를 알 수 있으며, 노출군의 질병발생률에서 비노출군의 질병발생률을 뺀 차이를 나타낸다.

13

노출군에서의 질병발생 위험이 비노출군에서의 질병발생의 위험보다 몇 배 높은가를 나타내는 통계량은?

[17 경기(12월)]

① 비교위험도   ② 귀속위험도
③ 교차비   ④ 이차발병률

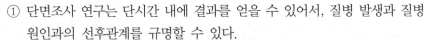

14

다음 중 분석역학에 대한 설명으로 가장 옳은 것은? [17 서울]

① 단면조사 연구는 단시간 내에 결과를 얻을 수 있어서, 질병 발생과 질병 원인과의 선후관계를 규명할 수 있다.

② 코호트 연구는 오랜 기간 계속 관찰해야 하는 관계로 연구결과의 정확도를 높일 수 있다.

③ 전향성 코호트 연구와 후향성 코호트 연구는 모두 비교위험도와 귀속위험도를 직접 측정할 수 있다.

④ 환자-대조군 연구는 비교적 비용이 적게 들고, 희귀한 질병을 조사하는 데 적절하다.

15

다음 중 역학의 연구방법으로 옳은 것은? [17 충북(12월)]

> 가. 관찰 연구에는 기술역학과 분석역학이 있다.
> 나. 기술역학에는 단면조사 연구, 사례보고 연구가 있다.
> 다. 역학 연구는 실험역학과 관찰역학으로 분류한다.
> 라. 분석역학은 환자-대조군 연구, 코호트 연구, 사례보고 연구가 있다.

① 가, 나   ② 가, 다
③ 가, 나, 다   ④ 가, 나, 다, 라

16

코호트 연구에서 노출요인이 질병에 기여한 정도를 나타내며 질병발생 위험도의 차이를 의미하는 것은 무엇인가? [18 충남의료기술, 보건진료]

① 비교위험도   ② 교차비
③ 상관계수   ④ 기여위험도

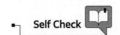

17
폐암 발생에 흡연이 얼마나 기여하였는지를 나타내는 수식은 무엇인가?

[18 경기의료기술]

	폐암발생	폐암발생안함
흡연	133	95
비흡연	388	495

① $133 / (133+95) - 388 / (388+495)$

② $133 / (133+388) - 95 / (95+495)$

③ $133 / (133+95) \div 388 / (388+495)$

④ $(133 \times 495) / (95 \times 388)$

18
귀속위험도를 구할 수 있는 역학연구 방법에 대한 설명으로 옳지 않은 것은?

[18 경북의료기술]

① 조사대상자수가 적어도 가능하다.

② 인과관계의 시간적 선후관계를 알 수 있다.

③ 상대위험도를 구할 수 있다.

④ 인구 집단에 일반화가 가능하다.

19
흡연과 폐암의 관련성에 대한 코호트 연구의 결과 다음과 같다. 비교위험도는 얼마인가?

[18 경북의료기술]

	폐암발생	폐암발생 안함
흡연	20	180
비흡연	2	198

① 0.625

② 4

③ 10

④ 20

20

역학적 연구방법 중 코호트 연구에 대한 설명으로 옳은 것은? [18 경기]

① 일반적으로 유병조사라고 한다.

② 후향성 조사는 현재 원인에 의해 앞으로 어떤 결과를 나타낼지 조사한다.

③ 질병발생의 원인파악뿐 아니라 위험인자의 양−반응관계를 구할 수 있다.

④ 집단의 특성에 따른 질병의 발생, 분포, 발생경향 등을 기록하는 1단계 역학이다.

21

다음 중 코호트 연구에 대한 설명으로 옳지 않은 것은? [18 강원]

① 비용, 시간, 노력이 많이 든다.

② 추적 불가능한 대상자가 많아지면 연구에 영향을 줄 수 있다.

③ 발생률이 높은 질병의 경우 연구에 어려움이 있다.

④ 시간적 선후관계가 비교적 명확하다.

22

요인에 폭로된 집단과 폭로되지 않은 집단에서의 질병발생률의 차이를 통해 확인할 수 있는 값은? [18 강원]

① 귀속위험도   ② 비교위험도

③ 교차비   ④ 유병비교위험도

23

건강한 학생들을 대상으로 1학년부터 6학년까지 비타민 섭취여부에 따른 질병발생을 관찰하려고 한다. 이러한 기법에 해당 연구는 무엇인가?

[18 충북]

① 기술역학   ② 단면 연구

③ 코호트 연구   ④ 환자−대조군 연구

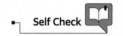

24

오즈비와 비교위험도가 1보다 크다면 어떤 의미로 설명할 수 있는가?

[18 부산]

① 노출요인이 질병에 대한 예방효과가 있다.
② 노출군이 비노출군에 비해 질병발생률이 높다.
③ 노출요인이 질병발생에 어느 정도 기여하였다.
④ 노출요인을 제거하면 어느 정도 질병을 예방할 수 있다.

25

흡연자 1,000명과 비흡연자 2,000명을 대상으로 폐암 발생에 관한 전향적 대조 조사를 실시한 결과, 흡연자의 폐암 환자 발생이 20명이고, 비흡연자는 4명이었다면 흡연자의 폐암발생 비교위험도(relative risk)는?

[18 서울(6월)]

① 1   ② 5
③ 9   ④ 10

26

〈보기〉에서 상대(비교)위험도(Relative risk)를 구하는 식으로 가장 옳은 것은?

[18 서울(10월)]

위험요인에 대한 노출	질병 발생 여부		계
	발생 (+)	미발생 (−)	
노출(+)	a	b	$a+b$
비노출(−)	c	d	$c+d$
계	$a+c$	$b+d$	$a+b+c+d$

① $\dfrac{a}{a+b} \div \dfrac{c}{c+d}$ ② $\dfrac{a}{a+b}$

③ $\dfrac{a}{a+b} - \dfrac{c}{c+d}$ ④ $\dfrac{a+b}{a+b+c+d}$

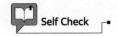
27

간호사를 대상으로 야간근무 여부에 노출집단과 비노출집단으로 구분한
뒤 일정기간 추적관찰하여 질병 발생을 조사하는 연구기법은 무엇인가?

[19 경북의료기술]

① 환자-대조군 연구　　　　　② 단면 연구
③ 코호트 연구　　　　　　　　④ 생태학적 연구

28

질병의 원인을 찾는 연구에서 요인에 노출되지 않은 집단과 요인에 노출
된 집단의 질병발생률의 비를 통해 확인할 수 있는 값은?　[19 경북의료기술]

① 발생률　　　　　　　　　　② 기여위험도
③ 귀속위험도　　　　　　　　④ 상대위험도

29

〈보기〉에서 기술한 역학적 연구 방법은?　　　　　　　[19 서울]

> 보기
>
> 첫 임신이 늦은 여성에서 유방암 발생률이 높은 원인을 구명하기 위해 1945
> 년에서 1965년까지 내원한 첫 임신이 지연된 대상자를 모집단으로 하여, 내
> 원당시 분석된 호르몬 이상군(노출군)과 기타 원인으로 인한 여성들(비노출
> 군)을 구별하고, 이 두 집단의 유방암 발생 여부를 파악하였다. 1978년에 수
> 행된 이 연구는 폐경 전 여성들의 호르몬 이상군에서, 유방암 발생이 5.4배
> 높은 것을 밝혀냈다.

① 후향적 코호트 연구　　　　② 전향적 코호트 연구
③ 환자-대조군 연구　　　　　④ 단면 연구

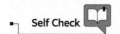
Self Check

30
다음과 같이 연구가 진행되었다. 옳은 것은? [19 호남권]

> 2002~2003년 건강검진을 시행한 대상자 중 나이, 성별 등의 조건이 비슷한 대상자를 흡연자와 비흡연자로 구분하여 2009~2013년까지 관찰하여 질병 발생 여부를 확인하여 흡연과 질병의 관계를 연구하였다.

① 단면 연구   ② 코호트 연구
③ 환자-대조군 연구   ④ 생태학적 연구

31
흡연여부에 따른 심근경색증 발생 여부를 비교한 결과 흡연자 20,000명 중 16명의 환자가 발생하였고 비흡연자 10,000명 중 4명의 환자가 발생하였다. 비교위험도는 얼마인가? [19 제주]

① 2   ② 4
③ 8   ④ 10

32
흡연자와 비흡연자의 질병발생을 추적조사한 결과가 다음과 같다. 비교위험도는 얼마인가? [19 대전]

	질병발생		합계
	+	−	
흡연자	200	19,800	20,000
비흡연자	100	39,900	40,000

① 2   ② 4
③ 5   ④ 10

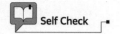

33

흡연자와 비흡연자의 폐암발생 여부를 비교한 결과 다음과 같다. 비교위험도는 얼마인가? [19 부산]

	폐암		합계
	+	−	
흡연자	10	90	100
비흡연자	5	195	200

① 2 ② 2.5

③ 4 ④ 4.5

34

다음 중 비교위험도를 계산하는 공식으로 옳은 것은? [19 인천]

	질병	
	+	−
요인 노출군	가	나
요인 비노출군	다	라

① 가(다+라) − 다(가+나)

② 가(다+라) / 다(가+나)

③ 다(가+나) / 가(다+라)

④ 다(가+다) / 가(나+라)

35

다음 중 코호트 연구에 대한 설명으로 옳지 않은 것은? [19 강원의료기술(10월)]

① 관찰연구 중 인과관계에 대한 근거가 가장 명확하다.

② 발생률을 측정할 수 있고 이를 통해 비교위험도를 구할 수 있다.

③ 발생이 희귀한 질병 연구에 적절하며, 잠복기가 긴 질병 연구에도 적절하다.

④ 전향적 코호트 연구와 달리 후향적 코호트 연구는 비교적 시간과 비용을 줄일 수 있다.

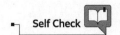

36

10,000명의 인구집단에서 식중독이 발생하였다. 식중독 발생 후 이전 섭취 음식에 대해 조사한 결과 각 음식을 섭취한 집단과 섭취하지 않은 집단의 식중독 발생률이 표와 같았다. 비교위험도가 가장 높은 음식은?

[19 경기보건연구사]

구분	노출군	비노출군
A음식	1.07	1.01
B음식	2.93	1.08
C음식	3.09	2.35
D음식	4.7	1.21

① A음식   ② B음식
③ C음식   ④ D음식

37

다음 중 전향적 코호트 연구의 특징으로 옳지 않은 것은? [20 경기의료기술]

① 건강한 사람을 대상으로 한다.
② 희귀질병 연구에 적합하지 않다.
③ 비교위험도와 귀속위험도를 구할 수 있다.
④ 환자−대조군 연구에 비해 편견이 많이 발생한다.

38

건강문제를 가지고 있지 않은 집단을 대상으로 전자담배를 사용하는 집단과 사용하지 않는 집단을 추적관찰하여 폐암발생과의 인과관계를 밝히고자 한다. 이러한 연구 기법은 무엇인가? [20 경기]

① 단면 연구   ② 전향적 코호트 연구
③ 후향적 코호트 연구   ④ 환자−대조군 연구

39

위험요인의 노출 여부에 따른 질병발생률을 나타내는 표이다. 상대위험도 (relative risk)의 값으로 옳은 것은?

[20 경기]

위험요인		질병 여부		합계
		질병 있음	질병 없음	
위험요인	노출됨	a	b	a + b
	노출되지 않음	c	d	c + d
합계		a + c	b + d	a + b + c + d

① $\dfrac{ad}{bc}$

② $\dfrac{bc}{ad}$

③ $\dfrac{a(c+d)}{c(a+b)}$

④ $\dfrac{c(a+b)}{a(c+d)}$

40

위험요인 노출 여부에 따른 질병발생률이 다음과 같을 때 비교위험도는 얼마인가?

[20 경북]

노출		질병 여부		
		+	−	
노출	+	60	40	100
	−	30	50	80

① 0.6

② 1.6

③ 2.5

④ 3.1

41

다음 중 코호트에 대한 설명으로 옳은 것은?

[20 광주·전남·전북]

① 동일 인구구조
② 동일 질병을 가진 집단
③ 동일 특성을 가진 집단
④ 동일 기간에 출생한 인구 집단

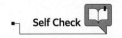

42

흡연군과 비흡연군의 질병발생을 조사한 결과가 다음과 같을 때 비교위험
도는 얼마인가?

[20 부산]

	환자	비환자	합계
흡연군	40	9,960	10,000
비흡연군	16	39,984	40,000

① 0.4   ② 4

③ 10   ④ 20

43

연구시작 시점에서 폐암에 이환되지 않은 사람을 대상으로 흡연자와 비
흡연자를 20년간 추적 조사하여 폐암 발생 여부를 규명하는 역학조사 방
법은?

[20 서울]

① 전향적 코호트 연구   ② 환자-대조군 연구

③ 단면 연구   ④ 후향적 코호트 연구

44

고혈압으로 인한 뇌졸중 발생의 상대위험도(relative risk)를 〈보기〉의 표
에서 구한 값은?

[20 서울]

보기

〈단위: 명〉

	뇌졸중 발생	뇌졸중 비발생	계
고혈압	90	110	200
정상혈압	60	140	200
계	150	250	400

① (60 / 200) / (90 / 200)   ② (90 / 150) / (110 / 250)

③ (110 / 250) / (90 / 150)   ④ (90 / 200) / (60 / 200)

45

코호트 연구의 장점과 단점으로 옳지 않은 것은? [20 충북]

① 위험요인과 질병의 시간적 선후관계가 비교적 명확하다.

② 비교적 희귀한 질병의 연구가 가능하다.

③ 장기간 지속적으로 관찰하여야 한다.

④ 추적이 불가능한 대상자가 많아지면 연구 결과에 영향을 줄 수 있다.

46

연구결과가 다음과 같을 때 옳은 것은? [20 충북]

> • 비흡연군 1,000명과 흡연군 500명을 대상으로 폐암 발병에 대하여 조사하였다.
> • 비흡연군에서 폐암발생은 20명, 흡연군에서는 80명으로 조사되었다.

① 비교위험도는 4이다.

② 비교위험도는 8이다.

③ 기여위험분율은 65%이다.

④ 기여위험분율은 75%이다.

47

다음 중 코호트 연구에 대한 설명으로 옳은 것은? [20 전남의료기술(7월)]

① 희귀질환을 연구할 때 적합하다.

② 비용이 적게 든다.

③ 비교위험도와 귀속위험도를 구할 수 있다.

④ 희귀한 노출요인에 대한 연구에 적절하지 않다.

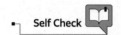
48

코호트 연구를 시행한 결과가 다음과 같을 때 비교위험도는 얼마인가?

[20 전남의료기술(7월)]

	질병	
	+	−
노출군	5	10
비노출군	1	14

① 2

② 3

③ 5

④ 7

49

다음 중 비교위험도의 공식으로 옳은 것은?

[20 울산의료기술(10월)]

		질병 여부	
		질병 있음	질병 없음
위험요인	노출됨	a	b
	노출되지 않음	c	d

① ad / bc

② bc / ad

③ c(a+b) / a(c+d)

④ a(c+d) / c(a+b)

50

집단급식을 하는 학교에서 제육볶음을 먹고 배탈난 사람의 발생률은 0.8
이었고 제육볶음을 먹지 않고 배탈난 사람은 0.2였다. 제육볶음에 의한
기여위험도는 얼마인가?

[20 울산의료기술(10월)]

① 0.75

② 0.6

③ 0.95

④ 1

51

흡연과 폐암 인과관계 증명을 위한 연구결과 흡연자 1,000명 중 15명의 폐암환자가 발생하였고, 비흡연자 2,000명 중 5명 중 폐암환자가 발생하였다. 비교위험도는 얼마인가?　　　　　　　　　[20 인천의료기술(10월)]

① 4　　　　　　　　　　　　　② 6
③ 10　　　　　　　　　　　　④ 16

52

비만 유무에 따른 당뇨병의 발생에 대하여 조사한 결과가 표와 같았다. 비교위험도는 얼마인가?　　　　　　　　　[21 경기의료기술(2월)]

	당뇨발생	당뇨없음	합계
비만(−)	20	380	400
비만(+)	10	90	100

① 0.33　　　　　　　　　　　② 2.0
③ 3.0　　　　　　　　　　　④ 4.0

53

코호트 연구 결과가 다음과 같을 때 비교위험도는 얼마인가?
　　　　　　　　　[21 대구의료기술(4월)]

	질병 +	질병 −
노출	17	1,983
비노출	16	4,984

① 1.06　　　　　　　　　　　② 2.66
③ 3.54　　　　　　　　　　　④ 4.32

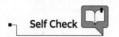

54

다음 중 전향적 코호트 연구에 대한 설명으로 옳지 않은 것은?

[21 경북의료기술(4월)]

① 시간적 선후관계가 비교적 명확하다.
② 비교위험도, 기여위험도를 구할 수 있다.
③ 시간과 비용이 많이 든다.
④ 희귀질병이나 잠복기가 긴 질병에 적합하다.

55

〈보기〉의 설명에 해당하는 연구방법은 무엇인가?

[21 전북의료기술(5월)]

> ─ 보기 ─
> • 질병 진행의 전 과정을 관찰할 수 있다.
> • 시간적 선후관계가 비교적 명확하고 비교위험도를 산출할 수 있다.

① 코호트 연구   ② 환자－대조군 연구
③ 전향적 조사   ④ 후향적 조사

56

다음 중 코호트 연구의 장점으로 옳은 것은?

[21 경기]

> ㄱ. 위험수준의 노출을 여러 번 측정할 수 있다.
> ㄴ. 비용과 시간이 적게 든다.
> ㄷ. 노출과 수많은 질병의 관련성을 연구할 수 있다.
> ㄹ. 질병 발생률이 낮은 경우에 유리하다.

① ㄱ, ㄴ   ② ㄱ, ㄷ
③ ㄴ, ㄷ   ④ ㄴ, ㄹ

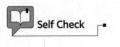

57

질병의 원인이라 의심되는 위험요인에 노출된 인구집단과 노출되지 않은 인구집단에서의 질병발생률 차이로 구해지는 값은?   [21 경북]

① 비교위험도   ② 귀속위험도
③ 상대위험도   ④ 교차비

58

흡연자집단과 비흡연자집단을 추적관찰하여 관상동맥질환 발생률을 확인한 결과가 다음과 같다. 비교위험도는 얼마인가?   [21 대전]

	관상동맥질환 발생	정상
흡연군	120	19,880
비흡연군	100	29,900

① 1.2   ② 1.8
③ 2.1   ④ 3.0

59

다음 중 코호트 연구에 대한 설명으로 옳은 것은?   [21 대전]

① 시간적 선후관계가 비교적 명확하다.
② 여러 요인과 질병의 관계를 알아볼 수 있다.
③ 희귀한 질병에 대한 연구에 유리하다.
④ 질병의 유병률을 확인할 수 있다.

60

다음 중 전향적 조사의 장점으로 옳은 것은?   [21 울산의료기술]

① 비용이 적게 든다.
② 희귀질병 연구에 유리하다.
③ 작은 수의 대상자로 연구가 가능하다.
④ 상대위험도를 알 수 있다.

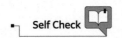

61

〈보기〉와 같은 연구결과에서 $\dfrac{가}{가+나} - \dfrac{다}{다+라}$ 로 계산되는 지표는 무엇인가?

[21 경기경력경쟁]

		호흡기질환		합계
		+	−	
미세먼지 노출	+	가	나	가+나
	−	다	라	다+라

① 기여위험도
② 상대위험도
③ 교차비
④ 상관계수

62

비교위험도가 1일 때의 의미는 무엇인가? [21 경기보건연구사]

① 위험요인 노출이 증가할 때 위험도가 증가한다.
② 위험요인 노출이 증가할 때 위험도가 감소한다.
③ 위험요인 노출이 질병 발생과 연관이 없다는 것이다.
④ 위험요인노출이 질병에 대해 예방효과가 있다.

63

건강한 인구집단을 대상으로 노출군과 비노출군을 구분한 뒤 그들을 추적 관찰하여 질병발생여부를 조사하는 연구기법은 무엇인가? [21 전북보건연구사]

① 환자−대조군 연구
② 단면 연구
③ 생태학적 연구
④ 코호트 연구

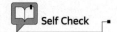
Self Check

64

비교위험도가 1보다 클 때의 의미로 옳은 것은? [21 대전보건연구사]

① 요인 간에 연관성이 없다.
② 질병에 대한 예방 효과가 있다.
③ 노출군과 질병이 관계가 없다.
④ 노출군의 질병발생률이 비노출군의 질병발생률보다 높다.

65

기여위험도에 대한 설명으로 가장 옳지 않은 것은? [22 서울시(2월)]

① 코호트 연구(cohort study)와 환자−대조군 연구(case-control study)에서 측정 가능하다.
② 귀속위험노라고노 한다.
③ 위험요인에 노출된 집단에서의 질병발생률에서 비노출된 집단에서의 질병발생률을 뺀 것이다.
④ 위험요인이 제거되면 질병이 얼마나 감소될 수 있는지를 예측할 수 있다.

66

역학연구 방법에 대한 설명으로 옳은 것은? [22 전북의료기술]

① 단면 연구는 발생빈도가 높고 이환기간이 짧은 질병 연구에 적합하다.
② 환자−대조군 연구는 비차비와 비교위험도를 구할 수 있다.
③ 코호트 연구는 연구대상자 중 중도 탈락자 발생으로 인한 오류발생 확률이 낮다.
④ 코호트 연구는 발생률이 낮은 질병 연구에는 적합하지 않다.

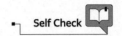

67

음주군과 비음주군의 간경화 발생률을 조사한 결과가 다음과 같다. 비교 위험도는 얼마인가? [22 광주의료기술]

	간경화발생	발생안함	합계
음주군	100	4,900	5,000
비음주군	50	6,950	7,000

① 1.6 ② 2.8
③ 3.2 ④ 4.3

68

흡연여부에 따른 폐암발생률을 조사한 결과가 다음과 같을 때 흡연자가 금연할 경우 폐암발생의 몇%를 예방할 수 있는가? [22 부산의료기술]

	폐암발생	발생안함	합계
흡연군	30	9,970	10,000
비흡연군	10	9,990	10,000

① 50% ② 66.7%
③ 75% ④ 80%

69

역학 연구방법 중 코호트 연구의 장점으로 옳지 않은 것은? [22 지방직]

① 질병발생의 위험도 산출이 용이하다.
② 위험요인의 노출에서부터 질병 진행 전체 과정을 관찰할 수 있다.
③ 위험요인과 질병발생 간의 인과관계 파악이 용이하다.
④ 단기간의 조사로 시간, 노력, 비용이 적게 든다.

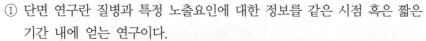

70

역학연구 방법에 대한 설명 중 맞는 것은? [22 충남의료기술]

① 단면 연구란 질병과 특정 노출요인에 대한 정보를 같은 시점 혹은 짧은 기간 내에 얻는 연구이다.

② 코호트 연구란 연구대상을 환자군과 대조군으로 나눠서 비교하는 연구이다.

③ 환자−대조군 연구란 연구대상을 노출군과 비노출군으로 나눠서 비교하는 연구이다.

④ 전향적 코호트 연구는 과거의 정보를 조사한다.

71

질병의 원인을 찾기 위한 연구로 위험요인에 노출된 사람들과 노출되지 않은 사람들을 추적관찰하여 질병의 발생률을 비교하는 연구방법은 무엇인가? [22 충북의료기술]

① 코호트 연구   ② 환자−대조군 연구

③ 단면 연구   ④ 생태학적 연구

72

흡연군과 비흡연군을 10년간 추적관찰하여 폐암과 흡연의 관련성에 대해 조사하는 연구방법은? [22 전남경력경쟁]

① 환자−대조군 연구   ② 단면 연구

③ 코호트 연구   ④ 사례 연구

73

담배를 피우는 사람들과 담배를 피우지 않는 사람들을 오랜기간 추적관찰하여 질병발생률을 비교하는 연구에 어떤 분석역학 기법에 해당하는가? [22 강원의료기술(10월)]

① 생태학적 연구   ② 코호트 연구

③ 환자−대조군 연구   ④ 단면 연구

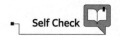

74

다음 중 코호트 연구에 대한 설명으로 옳은 것은? [22 울산의료기술(10월)]

① 적은 대상으로 연구가 가능하다.
② 발생률을 알 수 있어서 비교위험도의 산출이 가능하다.
③ 희귀한 질병의 연구에 유리하다.
④ 비용과 시간이 적게 든다.

75

다음은 코호트 연구의 결과이다. 해석으로 옳지 않은 것은?

[22 울산의료기술(10월)]

	질병발생	질병발생 안함	합계
노출	1,000	9,000	10,000
비노출	200	19,800	20,000

① 노출군은 비노출군에 비해 질병발생률이 10배 높다.
② 노출군의 질병발생 1,000명 중 800명은 노출된 요인에 의해 질병에 걸린 것이다.
③ 노출요인을 제거하면 노출군의 질병발생 중 90%를 예방할 수 있다.
④ 노출군의 질병발생 중 90%는 노출요인에 의해 발생한 것으로 볼 수 있다.

76

환자 - 대조군 연구와 비교했을 때 전향적 코호트의 장점으로 옳은 것은?

[22 경기의료기술(11월)]

① 연구결과를 비교적 빠른 시일 안에 알 수 있다.
② 적은 수의 인원으로 연구가 가능하다.
③ 드문 질병에 대한 연구가 가능하다.
④ 인과관계가 비교적 명확하다.

77

위험요인에 노출된 집단과 노출되지 않은 집단의 발생률을 비교하여 위험 군이 몇 배 더 위험한지를 나타내는 지표는 무엇인가? [22 경기의료기술(11월)]

① 교차비
② 귀속위험도
③ 비교위험도
④ 유병률

78

예방접종 시행 후 접종군과 비접종군의 질병발생률이 다음과 같다. 비접 종군의 기여위험분율 계산식으로 옳은 것은? [22 대구보건연구사]

	질병 (+)	질병 (−)	총
접종군	5	95	100
비접종군	50	50	100

① (비접종군 발생률−접종군 발생률) / 비접종군 발생률 = (50−5) / 50 × 100
② (비접종군 발생률−접종군 발생률) / 접종군 발생률 = (50−5) / 50 × 100
③ (접종군 발생률−비접종군 발생률) / 비접종군 발생률 = (5−50) / 50 × 100
④ (접종군 발생률−비접종군 발생률) / 접종군 발생률 = (5−50) / 5 × 100

79

감염병이나 식중독 발생 시 원인식품 비섭취군에 대한 섭취군의 상대적 위험을 직접적으로 확인할 수 있는 지표는 무엇인가? [22 세종보건연구사]

① Attributable Risk
② Attack rate
③ Relative risk
④ Odd ratio

80

코호트 연구에서 원인과 질병의 연관성을 확인할 수 있는 지표는 무엇인가?
[23 경기의료기술]

① 교차비
② 유병률
③ 예측도
④ 비교위험도

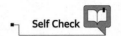

81

노출군 중 질병에 걸린 사람은 100명, 질병에 걸리지 않은 사람은 1,900 명이었고, 노출되지 않은 군에서 질병에 걸린 사람은 50명, 질병에 걸리지 않은 사람은 4,950명이었다. 비교위험도와 그 의미로 옳은 것은?

[23 경북의료기술]

① 비교위험도는 4이고, 노출된 사람의 발생률이 노출되지 않은 사람의 4배이다.
② 비교위험도는 4이고, 노출되지 않은 사람의 발생률이 노출된 사람의 4배이다.
③ 비교위험도는 5이고, 노출된 사람의 발생률이 노출되지 않은 사람의 5배이다.
④ 비교위험도는 5이고, 노출되지 않은 사람의 발생률이 노출된 사람의 5배이다.

82

건강한 흡연자 집단과 건강한 비흡연자집단을 10년 이상 관찰하여 두 집단의 폐암발생률을 비교하는 연구에 해당하는 것은? [23 전북경력경쟁]

① 코호트 연구
② 단면조사 연구
③ 환자-대조군 연구
④ 실험역학

83

2020년부터 2022년 사이 대학병원에서 위절제술을 받은 환자들을 대상으로 과거 음주여부에 관한 조사를 시행하여 음주자와 비음주자의 위절제술 시행정도를 비교하였다. 이러한 연구설계에 해당하는 것은?

[23 강원의료기술]

① 전향적 코호트
② 후향적 코호트
③ 코호트 연구
④ 실험역학

84

다음 중 기여위험도의 공식으로 옳은 것은? [23 울산의료기술]

	질병 있음	질병 없음	
요인 노출	a	b	a + b
요인 비노출	c	d	c + d
	a + c	b + d	a + b + c + d

① a / (a+b+c+d)

② a / (a+b) ÷ c / (c+d)

③ a / (a+b) − c / (c+d)

④ ad / bc

85

〈보기〉의 내용에 해당하는 연구기법은 무엇인가? [23 인천의료기술]

> 보기
>
> 당뇨병 환자에서 저용량 아스피린 사용에 따른 뇌경색 발생위험을 조사하기 위해서 2010년 당뇨병 진단을 받은 환자 중 아스피린을 복용중인 사람들과 복용하지 않는 사람들을 10년간 추적관찰하여 뇌경색 발생여부를 비교하였다.

① 단면 연구

② 환자−대조군 연구

③ 코호트 연구

④ 임상시험

86

역학조사 결과 흡연자 집단과 비흡연자집단에서 질병 A, B, C의 발생률에 다음과 같다. 조사자료에 대한 설명으로 옳은 것은? [23 경기보건연구사]

질병	인구 100,000명당	
	흡연자 발생률	비흡연자 발생률
A	100	10
B	3,000	1,500
C	5,000	3,000

① 상대위험도는 C질병이 가장 높다.

② 기여위험도는 A질병이 가장 높다.

③ 흡연이 질병발생에 가장 크게 영향을 주는 질병은 B이다.

④ 흡연자가 금연을 할 경우 A질병의 발생자 수가 가장 많이 감소할 것이다.

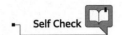

87

다음 중 위험요인에 노출된 집단이 노출되지 않은 집단에 비해 질병에 걸릴 위험성이 몇 배나 더 높은지를 나타내는 지표는 무엇인가? [24 전북의료기술]

① 상대위험도　　　　　　　　② 기여위험도
③ 귀속위험도　　　　　　　　④ 알파인덱스

88

아스피린 복용이 뇌경색 발생에 영향을 미치는지 조사한 결과가 다음과 같다. 비교위험도는 얼마인가? [24 충남의료기술]

	뇌경색 발생	뇌경색 없음	
아스피린 복용	1	999	1,000
아스피린 복용안함	2	998	1,000

① 0.5　　　　　　　　② 1
③ 2　　　　　　　　④ 10

89

코호트 연구의 연관성 지표인 비교위험도가 1인 경우 의미하는 바로 옳은 것은? [24 강원의료기술]

① 요인과 질병이 관련이 없다.
② 요인은 질병에 대한 예방효과를 갖는다.
③ 노출군의 발생률이 비노출군의 발생률보다 1배 이상 높다.
④ 요인은 질병의 원인이다.

90

흡연과 폐암에 대한 코호트연구 결과 노출군에서는 10,000명당 3명, 비노출군에서는 20,000명당 1명의 폐암환자가 발생하였다. 다음 중 옳은 것은? [24 인천의료기술]

① 상대위험도는 3이다.
② 흡연자 중 폐암환자의 21%는 흡연으로 인한 것이다.
③ 귀속위험도는 20,000명당 5이다.
④ 흡연자가 비흡연자에 비해 폐암에 걸릴 확률이 13배 높다.

01

백신임상연구에서 부작용 발생이 백신투여군과 대조군에서 각각 다음과 같이 나타났다. 대조군에 대한 백신투여군의 부작용 발생의 비교위험도 (Relative Risk)는 얼마인가? (단, 소수점 셋째자리에서 반올림함)

[15 서울보건연구사 역학]

구분	부작용이 생긴 대상자 수	부작용이 없는 대상자 수	전체 대상자 수
백신투여군	600	1,400	2,000
대조군	200	2,300	2,500

① 0.20　　　　　② 0.76
③ 3.75　　　　　④ 4.93

02

유행현상을 수리적으로 분석하여 유행 법칙을 수식화하여 적용하는 3단계 역학은?

[16 부산]

① 이론역학　　　　② 분석역학
③ 이민자역학　　　④ 작전역학

03

역학연구방법 중 3단계 역학에 해당하는 연구방법은?

[16 인천]

① 기술역학　　　　② 분석역학
③ 이론역학　　　　④ 실험역학

04

연구대상자를 선정한 후 무작위로 추출하여 두 집단으로 구분한 뒤 한 집단에만 조작을 하여 제거한 요인이 질병의 원인인지 규명하는 역학연구방법은 무엇인가?

[17 강원]

① 실험연구　　　　② 단면 연구
③ 환자-대조군 연구　④ 코호트 연구

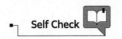

05

실험연구의 설계에서 임상시험에 참여하는 피실험자나 연구자가 실험군과 대조군을 모르게 시행하도록 하는 방법은? 　　　　　　　　　　[17 강원]

① 조작법　　　　　　　　　　② 이중맹검법
③ 무작위법　　　　　　　　　④ 위약법

06

감염병의 발생 모델과 유행 현상을 수리적으로 분석하여 유행 법칙이나 현상을 수식화하는 연구 방법은? 　　　　　　　[18 충남의료기술, 보건진료]

① 이론역학　　　　　　　　　② 분석역학
③ 기술역학　　　　　　　　　④ 실험역학

07

새로운 치료법의 효과를 타당하게 평가하기 위한 연구인 임상시험을 실험적 연구로 인정받게 만드는 가장 중요한 조건은?

① 무작위 배정법　　　　　　　② 짝짓기
③ 위약사용　　　　　　　　　④ 맹검법

08

임상시험에서 이중눈가림법을 실시하는 목적은?

① 환자군과 대조군의 비교성을 향상시키기 위해서
② 연구자와 연구대상자들에 의한 편견을 피하기 위해서
③ 표본추출로 인한 영향을 감소시키기 위해서
④ 연구자의 편견과 표본으로 인한 변이성을 없애기 위해서

09

환경과 유전의 상대적인 중요성에 대한 정보를 제공하는 데 적합한 연구방법은?

① 이론역학　　　　　　　　② 작전역학
③ 메타분석　　　　　　　　④ 이민자 연구

10

적합한 역학연구방법 선택에 대한 설명으로 옳은 것은?

> 가. 기존 자료를 이용하여 비교적 단시간 내에 결과를 얻는 것은 생태학적 연구이다.
> 나. 진단방법과 기준, 그리고 질병분류방법이 시간에 따라서 수시로 바뀔 경우에는 코호트 연구를 수행하기 어렵다.
> 다. 원인과 결과 관계를 가장 확실하게 알 수 있는 방법은 실험역학적 방법이다.
> 라. 희귀한 노출요인 연구에 가장 좋은 방법은 환자-대조군 연구방법이다.

① 가, 나, 다　　　　　　　② 가, 다
③ 나, 라　　　　　　　　　④ 가, 나, 다, 라

11

질병발생의 양상에 관한 모델을 설정하고 이를 수리적으로 분석하여 이론적으로 질병 유행의 법칙이나 현상을 수식화하는 3단계 역학은? [18 충남]

① 이론역학　　　　　　　　② 분석역학
③ 기술역학　　　　　　　　④ 실험역학

12

다음 중 이중맹검법에 대한 설명으로 옳은 것은? [19 전북의료기술]

① 실험자와 피험자가 누가 실험군이고 누가 대조군인지 모르게 진행한다.
② 피험자 본인이 실험군인지 대조군인지 모르게 진행한다.
③ 실험자가 누가 실험군이고 누가 대조군인지 모르게 진행한다.
④ 의학통계자가 누가 실험군이고 누가 대조군인지 모르게 진행한다.

13

〈보기〉의 역학연구 설계 중 근거수준이 가장 높은 것은?　　[19 서울시 7급]

> **보기**
>
> ㄱ. 환자-대조군 연구　　　　　ㄴ. 준실험 연구
> ㄷ. 사례군 연구　　　　　　　　ㄹ. 코호트 연구

① ㄱ　　　　　　　　　　　② ㄴ
③ ㄷ　　　　　　　　　　　④ ㄹ

14

인구집단의 질병의 원인을 밝혀내는 연구로 적절하지 않은 것은?

[19 부산보건연구사]

① 환자교차 연구　　　　　② 환자-대조군 연구
③ 임상시험　　　　　　　④ 코호트 연구

15

보건의료정책 수립 시 근거로 활용할 수 있는 역학조사 자료로서 인과성의 근거가 가장 높은 연구방법 부터순서대로 나열된 것은?　　[20 부산]

① 실험역학 - 코호트 연구 - 환자대조군 연구
② 코호트 연구 - 실험역학 - 환자대조군 연구
③ 환자대조군 연구 - 실험 연구 - 코호트 연구
④ 실험역학 - 환자대조군 연구 - 코호트 연구

16

지역사회에서 보건사업의 효과 평가에 적합한 방법으로 사업실시 전과 사업실시 후를 비교하여 보건사업의 성과를 평가하는 연구는?

[20 경기의료기술(11월)]

① 기술역학　　　　　　　② 분석역학
③ 실험역학　　　　　　　④ 작전역학

17

다음 중 원인요인과 결과의 인과관계를 가장 명확하게 확인할 수 있는 역학연구방법은 무엇인가? [21 대구의료기술(4월)]

① 환자−대조군 연구　　　　② 코호트 연구
③ 실험 연구　　　　　　　　④ 단면 연구

Self Check

18

위험요인과 질병발생의 인과관계 규명을 위하여 역학적 연구를 설계하고자 할 때 인과적 연관성에 대한 근거의 수준이 가장 높은 연구방법은? [21 서울]

① 실험 연구　　　　　　　　② 단면 연구
③ 코호트 연구　　　　　　　④ 환자−대조군 연구

19

다음 중 KAP조사에 대한 내용으로 옳은 것은? [21 전남보건연구사]

① 가계와 인구집단에서 유전자의 질병발생에 대한 병인을 밝히고 나아가서는 유전자와 환경 간의 상호작용을 평가하기 위한 방법이다.
② 지역주민들의 지식, 태도, 실천에 관한 조사로 보건사업의 효과를 평가하는 데 적합한 방법이다.
③ 건강의 사회적 분포와 사회적 결정요인들에 대해 연구하는 역학의 한 분야이다.
④ 인구집단에서 질병을 포함하여 모든 건강상태와 관련된 영양학적 결정요인을 연구하는 학문이다.

20

감염병의 발생을 수리적으로 분석하여, 유행 법칙이나 현상을 수식화하는 3단계 역학은 무엇인가? [22 대전의료기술]

① 작전역학　　　　　　　　② 이론역학
③ 이민자 연구　　　　　　　④ 메타분석

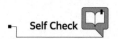

21

국가별로 임상적 의사결정을 위한 근거 수준을 평가하는 방법은 서로 다르지만, 일반적으로 연구설계 방법에 따라 근거 수준의 차이는 유사한 기준으로 평가할 수 있다. 〈보기〉에서 근거 수준이 강한 연구설계 방법부터 순서대로 바르게 나열한 것은?　[22 서울보건연구사]

> **보기**
>
> ㄱ. 실험 연구 – 사례군 연구 – 사례 연구 – 단면 연구
> ㄴ. 실험 연구 – 생태학적 연구 – 코호트 연구 – 환자대조군 연구
> ㄷ. 코호트 연구 – 실험 연구 – 환자대조군 연구 – 사례군 연구
> ㄹ. 코호트 연구 – 환자대조군 연구 – 사례군 연구 – 사례 연구

① ㄱ   ② ㄴ
③ ㄷ   ④ ㄹ

22

다음 중 보건사업 효과를 평가하기에 적절한 역학연구 방법은 무엇인가?

[24 전북의료기술]

① 작전역학   ② 응용역학
③ 실험역학   ④ 이론역학

23

연구방법 중 인과관계에 대한 근거 수준이 가장 낮은 것은?[24 대구의료기술]

① 코호트 연구   ② 환자-대조군 연구
③ 실험 연구   ④ 단면 연구

24

역학연구 기법 중 인과성의 근거수준이 가장 높은 것은?　[24 강원의료기술]

① 단면 연구   ② 실험 연구
③ 코호트 연구   ④ 환자-대조군 연구

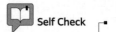

제 9 절 감염병의 유행과 유행조사 (정답 p.93)

01
집단면역(herd immunity)에 대한 설명으로 가장 옳지 않은 것은?

[18 서울(10월)]

① 면역을 가진 인구의 비율이 높을 경우 감염재생산 수가 적어지게 된다.
② 홍역, 백일해 등과 같이 사람 간에 전파되는 감염병 유행의 주기성과 연관되어 있다.
③ 집단면역 수준이 높을수록 감염자가 감수성자와 접촉할 수 있는 기회가 적어진다.
④ 집단면역 수준이 한계밀도보다 작으면 유행을 차단하게 된다.

02
집단면역에 대한 설명으로 옳지 않은 것은?

[18 전남의료기술]

① 면역력을 가진 사람이 많으면 2차 감염자의 숫자는 감소한다.
② 홍역, 백일해와 같이 주기적인 유행을 반복하는 원인으로 설명할 수 있다.
③ 집단면역의 한계밀도는 질병에 따라 다르다.
④ 집단면역 수준이 한계밀도보다 낮으면 유행이 일어나지 않는다.

03
한 지역에 감염병환자가 발생하여 유행조사를 실시하고자 한다. 유행조사의 첫 번째 단계에서 확인해야 할 내용은 무엇인가?

[19 경북보건연구사]

① 증상의 중증도 확인
② 감염의 원인이 되는 병원소 확인
③ 질병의 확인과 규모 측정
④ 지역주민의 원인물질 노출 정도 측정

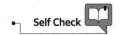
Self Check

04

다음 중 감염재생산수의 결정요인으로 적절하지 않은 것은?

[20 광주 · 전남 · 전북]

① 접촉 시 감염을 전파시킬 확률
② 감염원이 감수성자와 접촉하는 횟수
③ 감염원이 감염을 전파시킬 수 있는 기간
④ 불현성감염자 수

05

어느 지역에서 코로나19(COVID-19) 환자가 1,000여 명 발생했을 때, 가장 먼저 실시해야 할 역학연구는?

[20 서울]

① 기술역학   ② 분석역학
③ 실험역학   ④ 이론역학

06

다음 중 감염재생산수에 대한 설명으로 옳지 않은 것은? [20 대전보건연구사]

① 인구집단에서 면역을 가진 인구의 비율이 높을 경우 감염재생산수가 적어진다.
② 감염재생산수가 1 이상이면 유행이 일어나지 않는다.
③ 기초감염재생산수란 모든 인구가 감수성이 있다고 가정할 때 감염성이 있는 환자가 감염 가능 기간 동안 직접 감염시키는 평균 인원수이다.
④ 기초감염재생산수에서 집단면역의 비율만큼 환자가 덜 발생한다.

07

비말을 통해서 사람 간 전파가 이루어지는 감염병이 유행할 때 나타나는 유행곡선의 유형으로 옳은 것은?

[21 광주·전남·전북]

① 단일봉 곡선   ② 단일봉 고원 곡선
③ 아봉형 곡선   ④ 증식형 곡선

08

그동안 유행한 적 없던 COVID19의 확진자가 처음으로 1,000명이 확인되어 역학조사를 실시할 때 가장 먼저 시행할 수 있는 역학조사는 무엇인가?

[21 광주·전남·전북]

① 연구자가 연구대상자의 참여, 주 요인 및 교란요인에의 노출, 무작위 배정 등 여러 연구 조건을 직접 배정하거나 통제하여 연구를 수행한다.
② 질병발생의 양상을 인적, 지역적, 시간적 특성별로 파악한다.
③ 비교군을 가지고 있으면서 두 군 이상의 질병빈도 차이를 관찰한다.
④ 감염병의 발생 모델과 유행 현상을 수리적으로 분석하여, 이론적으로 유행 법칙이나 현상을 수식화한다.

09

어느 질병의 기초감염재생산수가 5일 때 이 질병의 유행이 일어나지 않기 위한 집단면역의 수준은 얼마인가?

[21 경기7급]

① 75% ② 80%
③ 85% ④ 90%

10

감염병이 유행할 때 감염재생산 수를 결정하는 요인으로 옳지 않은 것은?

[21 울산의료기술]

① 감염원이 감염을 전파시킬 수 있는 기간
② 병원체가 숙주 내에 침입하여 증식하는 능력
③ 단위 시간 동안 감염원이 감수성자와 접촉횟수
④ 감염원이 감수성자와 1회 접촉 시 감염을 전파시킬 확률

11

어느 감염병의 기초감염재생산수(R0)는 3이고 지역주민 중 면역력을 가진 사람의 비율(P)은 70%일 때 이 질병의 감염재생산수는 얼마인가?

[21 충남보건연구사]

① 0.5 ② 0.9
③ 1 ④ 1.5

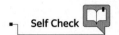

12

기초감염재생산 수치가 '2'라고 할 때, 지역주민의 집단면역이 50%라면 실제 감염재생산수는 얼마인가?

[22 전북의료기술]

① 0.5 　　　　　　　　　　　② 1
③ 1.5 　　　　　　　　　　　④ 2

13

코로나 19의 기초감염재생산수가 4일 때 의미하는 것과 유행을 막기 위한 집단면역의 수준으로 옳은 것은?

[22 충남의료기술]

① 환자 4명이 1명에게 전염시키고, 집단면역은 0.25% 이상이어야 한다.
② 환자 4명이 1명에게 전염시키고, 집단면역은 0.75% 이상이어야 한다.
③ 환자 1명이 4명에게 전염시키고, 집단면역은 25% 이상이어야 한다.
④ 환자 1명이 4명에게 전염시키고, 집단면역은 75% 이상이어야 한다.

14

감염재생산수의 결정요인에 해당하지 않는 것은?

[22 전남경력경쟁]

① 감염원이 감염을 전파시킬 수 있는 기간
② 병원체가 숙주 내에서 감염을 일으킬 수 있는 확률
③ 단위 시간동안 감염원이 감수성자와 접촉하는 횟수
④ 감염원이 감수성자와 1회 접촉 시 감염을 전파시킬 확률

15

한 지역에 감염병이 유행하였다. 조사결과 이 감염병의 기초감염재생산수는 5였다. 예방접종사업을 진행한 결과 이 지역의 집단면역 수준이 80%였다. 이 감염병의 기술역학상 지역적 특성으로 옳은 것은?

[22 강원보건연구사]

① 유행병적 　　　　　　　　② 풍토병적
③ 산발적 　　　　　　　　　④ 범발적

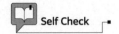

16

다음 중 집단면역에 대한 설명으로 옳은 것은?   [23 경기의료기술]

① 인공수동면역을 통해 집단면역을 획득할 수 있다.
② 지역의 전체인구 중 감수성자의 수로 계산한다.
③ 집단면역이 형성되면 일정기간동안 해당 질병의 유행이 일어나지 않는다.
④ 한 지역에 전염병이 창궐하면 그 지역의 집단면역이 낮아진다.

17

집단면역에 대한 설명으로 옳지 않은 것은?   [23 전북경력경쟁]

① 신생아가 태어나면 집단면역 수준이 낮아진다.
② 인구집단에서의 면역수준을 파악한다.
③ 질병에 걸린 후 완치된 환자가 많아지면 집단면역의 수준이 높아진다.
④ 개개인의 면역수준을 알 수 있다.

18

다음 중 집단면역의 조건으로 옳지 않은 것은?   [23 울산의료기술]

① 직접전파와 간접전파가 모두 가능한 질병이어야 한다.
② 감염 후 면역형성은 완전해야한다.
③ 감염자가 다른 사람을 접하게 되는 확률이 동일해야 한다.
④ 숙주는 하나의 종으로 제한된다.

19

유행곡선 봉우리가 고원을 형성하는 단일봉 유행곡선이 나타날 수 있는
경우로 옳은 것은?   [23 경북보건연구사]

① 식중독 발생 시의 유행곡선의 오른쪽 꼬리가 긴 경우
② 오염된 감염원이 제거되지 않아 여러 번 걸쳐 지속적으로 유행을 일으키는 경우
③ 노출이 지속적으로 이루어지지 않고 간헐적으로 이루어져 유행이 일어나는 경우
④ 비말로 감염되는 독감의 경우

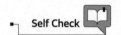

20

한 인구집단 내에서 특정 개인으로부터 다른 개인으로 질병이 확대되어 나가는 잠재력인 감염재생산수(R) 결정요인에 해당하지 않는 것은?

[23 경북보건연구사]

① 감염원이 1회 접촉 시 전파시킬 확률
② 단위 시간동안 감염원이 감수성자와 접촉하는 횟수
③ 감염원이 감염을 전파시킬 수 있는 기간
④ 유행 감염병 병원체의 병원력

21

기초감염재생산수가 2인 질병이 있다. 1,000명의 인구 중 면역력을 가진 자가 500명일 때 이 감염병의 특성으로 옳은 것은?　[23 충북보건연구사]

① 질병이 사라진다.　　　　② 풍토병이 된다.
③ 질병이 유행한다.　　　　④ 질병이 유행하다 사라진다.

22

해산물을 먹은 사람들에게 집단적으로 복통, 설사 등의 증상이 발생하여 질병의 원인을 확인하기 위한 역학조사를 수행하였다. 먼저 시행해야 하는 연구방법은 무엇인가?　[23 충북보건연구사]

① 환자－대조군 연구　　　② 코호트 연구
③ 기술역학　　　　　　　④ 단면 연구

제2장 보건통계

Secret Note

1. 보건통계조사

(1) 조사방법: 전수조사와 표본조사

표본추출 방법: 단순무작위추출, 층화무작위추출, 계통추출법, 집락표본추출

(2) 보건통계의 자료

① 측정척도: 명목척도, 서열척도, 간격척도, 비율척도

② 자료산출방법: 비, 분율, 율

③ 율의 표준화: 인구집단의 역학적 특성이 서로 다른 집단의 보건지표를 비교할 때, 역학적 특성이 보건지표라는 결과에 영향을 줄 수 있는 요인으로 작용하는 경우 이에 대한 보정

    ㉠ 직접표준화법: 표준인구수와 집단의 연령별 사망률을 이용하여 표준화

    ㉡ 간접표준화법: 집단의 연령별 사망률을 알 수 없는 경우 표준인구의 연령별 사망률을 이용, 표준화 사망비를 계산하여 표준화

④ 대푯값: 평균치, 중위수, 최빈치

⑤ 산포도(Dispersion): 하나의 객관적인 값으로서 한 변수의 측정치들의 분포상태를 설명하는 값

    예 범위, 편차, 분산, 표준편차, 평균편차, 변이계수

⑥ 정규분포(Normal Distribution): 평균을 중심으로 좌우가 대칭인 엎어놓은 종의 모양을 하고 있는 분포

    ㉠ 정규분포곡선의 모양과 위치는 표준편차와 평균에 의하여 결정됨

    ㉡ 좌우대칭으로 평균이 중앙에 있으며 평균=중앙값=최빈값이 성립되는 분포

    ㉢ 전체 면적은 항상 1임

    ㉣ T 분포는 표본크기가 작을 때 사용하는 분포로 T 분포표는 정규분포보다 중심 부분이 낮음

    ㉤ 표준편차가 작은 경우 종의 높이가 높아지며 폭은 좁아짐

    ㉥ 좌우로 무한히 뻗어 있음

    ㉦ 왜도는 '0'

2. 사망지표

(1) 영아사망률: 주어진 기간 동안에 출생한 출생아 수 1,000명에 대하여 동일 기간에 발생한 1세 미만의 사망자 수이다. 신생아기의 사망원인은 산모 체내에서의 이상이나 유전적 이상 등이 대부분이다.

① 영아사망률 $= \dfrac{\text{일정 기간 중 1세 미만의 사망아 수}}{\text{일정 기간의 출생아 수}} \times 1,000$

② α-index $= \dfrac{\text{영아 사망자 수}}{\text{신생아 사망자 수}}$

  (α-index가 1에 가까워질수록 보건 수준이 높다는 의미)

(2) 모성사망률(모성사망비)

$$모성사망률(모성사망비) = \frac{\text{일정 기간 중 임신·분만·산욕의 합병증에 의한 사망자 수}}{\text{일정 기간의 출생아 수}} \times 100,000$$

(3) 비례사망지수(PMI): 어떤 연도의 사망자 수 중 50세 이상의 사망자 수의 구성비율로 국가 간 건강수준을 비교할 때 사용하는 대표적인 보건지표이다. PMI가 높은 경우 50세 이상의 인구사망 수가 많다는 의미로 건강수준이 높고 장수 인구가 많다고 볼 수 있고, PMI가 낮은 경우 어린 연령층의 사망이 많다는 의미이다.

$$비례사망지수 = \frac{\text{그 연도의 50세 이상 사망자 수}}{\text{어떤 연도의 사망자 수}} \times 100$$

3. 인구재생산 지표

(1) 조출생률: 어떤 연도의 한 인구집단의 연간출생아 수를 인구 1,000명당으로 표시한 것으로 가족계획사업의 효과를 판정하는 자료가 된다.

$$조출생률 = \frac{\text{그 연도의 출생아 수}}{\text{어떤 연도의 연평균(또는 중앙) 인구}} \times 1,000$$

(2) 재생산 통계

① 합계 출산율(TFR, Total Fertility Rate): 한 여자가 일생 동안 평균 몇 명의 자녀를 낳는가를 나타냄
② 총 재생산율(GRR, Gross Reproduction Rate): 합계출산율에서 여아의 출산율만 구하는 것
③ 순 재생산율(NRR, Net Reproduction Rate): 총 재생산율은 여성 모두가 재생산에 참여한다는 가정하에 계산된 것에 반하여 순 재생산율은 각 연령에서의 사망률을 고려하여 계산된 재생산율
  ㉠ 일생 동안 낳은 여아의 수 가운데 출산가능연령에 도달한 생존여자의 수만을 나타낸 지표
  ㉡ 순 재생산율 = 1.0: 대체출산력 수준으로 인구증감이 없다. 1세대와 2세대의 여자 수가 같다[1.0 이상: 인구 증가(확대재생산), 1.0 이하: 인구감소(축소재생산)].

4. 이환지표

(1) 발생률: 일정 기간에 한 인구집단 내에서 어떤 질병 또는 사건이 새롭게 일어난 횟수가 얼마나 되는가를 나타낸다.

$$발생률 = \frac{\text{일정 기간 해당 지역에서 발생한 환자 수}}{\text{지역 전체 인구}} \times 1,000$$

(2) 발병률: 어떤 집단의 한정된 기간에 어떤 질병에 노출위험이 있는 사람 중 그 질병이 발생한 사람의 분율로 일종의 발생률이다. 감염병처럼 짧은 기간에 특별한 유행 또는 사건이 발생할 때 사용하며 주로 %로 표시한다.

$$발병률 = \frac{\text{질병발병자 수}}{\text{위험에 폭로된 인구수}} \times 100$$

(3) 이차발병률: 발단환자를 가진 가구의 감수성 있는 가구원 중에서 이 병원체의 최장잠복기 내에 발병하는 환자의 비율로 감염성 질환에서 그 병원체의 감염력 및 전염력을 간접

5. 주요지표

(1) WHO 3대 건강(보건)지표: 조사망률, 비례사망지수, 평균수명
(2) 국가 간(지역 간) 3대 건강(보건)지표: 영아사망률, 비례사망지수, 평균수명
(3) 생명표(Life Table): 인구집단에 있어서 생존, 사망률과 평균수명 등을 나타낸 표

> 생명함수 6종: 사망 수, 생존 수, 사망률, 생존율, 평균여명, 사력

| 제1절 | 보건통계의 이해 | (정답 p.97) |

01
보건통계의 조건에 해당하는 것은?

| 가. 이용가능성 | 나. 수용성 |
| 다. 특이성 | 라. 신축성 |

① 가, 나, 다　　　　　　　　② 가, 다
③ 나, 라　　　　　　　　　　④ 가, 나, 다, 라

| 제2절 | 보건통계 조사 방법 | (정답 p.97) |

01
다음의 표본추출법 중 일정한 간격(Class Interval)으로 추출하는 방법은?

[15 경기]

① 집락추출법　　　　　　　② 계통추출법
③ 층화추출법　　　　　　　④ 단순추출법

02
표본조사대상자가 서울시 전역에 흩어져 있으며 전체대상자의 목록을 만드는 것이 비실용적일 때, 표본조사의 비용을 줄이기 위하여 사용하는 확률표본추출법은 무엇인가?

[15 서울보건연구사 역학]

① 단순무작위추출　　　　　② 층화무작위추출
③ 계통표본추출　　　　　　④ 집락표본추출

03

A지역 중학생의 수면양상과 학습능력에 대한 연구를 진행하기 위하여 A 지역에 있는 6개의 중학교 중 3곳을, 그 안에서 학년별로 3학급씩 골라서 표본으로 추출했다. 여기에서 사용된 표본추출방법은 무엇인가?

[16 충북보건연구사 역학]

① 눈덩이 표본추출　　　　　　　② 편의표본추출
③ 집락표본추출　　　　　　　　　④ 계통표본추출

04

다음의 보건통계 자료마련을 위한 추출방법에 해당하는 것은?　[17 서울]

> 모집단이 가진 특성을 파악하여 성별, 연령, 지역, 사회적, 경제적 특성을 고려하여 계층을 나눠서 각 부분집단에서 표본을 무작위로 추출하는 방법

① 층화표본추출법　　　　　　　② 계통적 표본추출법
③ 단순무작위 추출법　　　　　　④ 집락표본추출법

05

모든 사람에게 일련번호를 부여한 후 무작위로 추출하는 표본추출방법은 무엇인가?

[17 서울의료기술(9월)]

① 단순무작위추출　　　　　　　② 층화무작위추출
③ 집락표본추출　　　　　　　　④ 계통추출

06

다음 중 **확률표본추출** 방법이 아닌 것은?　[18 경북의료기술]

① 단순무작위추출　　　　　　　② 층화표본추출
③ 계통추출　　　　　　　　　　④ 편의추출

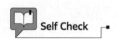

07

표본조사를 위해 표본을 추출하는 방법 중 확률표본추출이 아닌 것은?

[18 강원]

① 계통표본추출   ② 임의표본추출
③ 집락표본추출   ④ 층화표본추출

08

모집단의 개체를 특성에 따라 성별, 연령별 등의 층으로 구분하고, 각층에서 표본을 추출하는 방법은 무엇인가?

[18 전남, 전북]

① 단순확률추출법   ② 계통추출법
③ 층화확률추출법   ④ 집락추출법

09

제주도 내의 읍·면·동 중에서 무작위추출로 10개의 읍·면·동을 뽑고, 뽑힌 읍·면·동 중에서 다시 무작위추출로 각각 5개의 마을을 뽑아 총 50개 마을을 선택하여 해당 마을주민을 대상으로 전수조사를 진행하였다. 어떤 표본추출방법에 해당하는가?

[18 제주]

① 2단계 층화표본추출   ② 3단계 층화표본추출
③ 2단계 집락표본추출   ④ 3단계 집락표본추출

10

어느 지역에서 초등학생의 건강행태에 대한 조사를 위해 지역 내 10개의 초등학교 중 3개의 학교를 무작위로 뽑고, 뽑힌 학교의 각 학년별 1반을 표본으로 뽑아 뽑힌 학급의 학생들을 대상으로 전수조사를 시행하였다면 어떤 표본추출방법에 해당하는가?

[18 복지부7급]

① 무작위표본추출   ② 계통표본추출
③ 층화표본추출   ④ 집락표본추출
⑤ 눈덩이표본추출

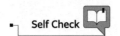
Self Check

11

모집단의 모든 대상이 동일한 확률로 추출될 기회를 갖게 하도록 난수표를 이용하여 표본을 추출하는 방법은? [19 서울]

① 단순무작위표본추출(simple random sampling)

② 계통무작위표본추출(systematic random sampling)

③ 편의표본추출(convenience sampling)

④ 할당표본추출(quota sampling)

12

어느 지역의 학교들 중에서 무작위로 5학교를 뽑아서 그중에서 2학급씩 뽑는 방법의 표본추출방법은? [19 부산]

① 비례층화추출　　　　　　② 층화추출

③ 집락추출　　　　　　　　④ 확률추출

13

다음 중 표본추출방법에 대한 설명으로 옳지 않은 것은? [19 인천]

① 계통표본추출은 시간적 · 장소적 특성을 고려하여 일정한 간격으로 표본을 추출할 수 있다.

② 층화무작위표본추출은 모집단을 배타적인 특성으로 구분한 뒤 각 집단에서 무작위로 표본을 추출하는 방법이다.

③ 집락표본추출은 모집단을 구성하는 하부 집락을 무작위 추출하여 그 전수를 표본으로 하는 방법이다.

④ 단순무작위표본추출은 가장 단순한 확률표본추출로 모집단의 모든 구성원의 표본추출 확률에 차이가 있을 수 있다.

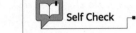

14

모집단의 각 구성원들이 표본으로 뽑힐 기회를 같게 보장하기 위한 표본
추출에 해당하는 것을 모두 고른 것은? [19 강원의료기술(10월)]

가. 계통표본추출	나. 집락표본추출
다. 연속표본추출	라. 판단표본추출
마. 단순무작위표본추출	바. 층화무작위표본추출

① 가, 나, 다, 바　　　　　　② 가, 나, 마, 바
③ 가, 다, 마, 바　　　　　　④ 다, 라, 마, 바

15

모집단으로부터 표본을 추출하는 방법 중 난수표를 이용한 표본추출법은
무엇인가? [19 인천보건연구사]

① 계통 추출법　　　　　　② 단순 무작위 추출법
③ 층화 추출법　　　　　　④ 집락 추출법

16

행정구 단위로 각각 1개의 학교를 추출하여, 그 학교에서 무작위추출로
한 학급을 표본으로 선정하는 표본추출법으로 옳은 것은? [19 전북보건연구사]

① 층화무작위표본추출　　　　② 목적추출
③ 집락표본추출　　　　　　④ 비례층화추출

17

다음은 표본추출법에 대한 설명이다. 〈보기〉에서 설명하고 있는 것으로
옳은 것은? [20 경기의료기술]

보기

모집단의 목록이 잘 정리된 경우 일정한 간격으로 표본을 추출한다

① 집락표준추출　　　　　　② 계통표준추출
③ 단순무작위추출　　　　　④ 층화무작위추출

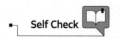

18

A시에는 규모가 다른 슈퍼마켓이 있다. 이 슈퍼마켓을 규모의 크기에 따라 구분한 뒤 각 크기의 슈퍼마켓들 중 확률표본추출을 시행하는 표본추출 방법은 무엇인가?   [20 경북]

① 단순표본추출법   ② 층화표본추출법
③ 집락표본추출법   ④ 계통표본추출

19

모집단을 지역별로 구분한 후에 그 집단 내에서 무작위로 표본으로 추출하는 방법은?   [20 대구]

① 단순무작위표본추출   ② 층화표본추출
③ 집락표본추출   ④ 계통추출

20

〈보기〉에서 설명하는 표본추출 방법으로 가장 옳은 것은?   [20 서울]

> **보기**
>
> 모집단에서 일련의 번호를 부여한 후 표본추출간격을 정하고 첫 번째 표본은 단순임의추출법으로 뽑은 후 이미 정한 표본추출간격으로 표본을 뽑는 방법이다.

① 집락추출법(cluster sampling)
② 층화임의추출법(stratified random sampling)
③ 계통추출법(systematic sampling)
④ 단순임의추출법(simple random sampling)

21

다음 중 비확률표본추출에 해당하는 것은?   [20 전남의료기술(7월)]

① 편의표본추출   ② 비례층화추출
③ 계통추출   ④ 집락표본추출

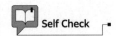

22

모집단의 목록이 잘 정리된 경우 일정한 간격으로 표본을 추출하는 방법은?

[20 울산의료기술(10월)]

① 단순무작위추출   ② 층와무작위추출
③ 계통추출   ④ 집락추출

23

○○시의 중학교 중에서 무작위로 5개 학교를 뽑고, 다시 각 학교에서 2개 학급을 뽑은 후 전수조사하였다. 이러한 표본추출방법은 무엇인가?

[20 경기보건연구사]

① 단순무작위추출   ② 층화표본추출
③ 집락표본추출   ④ 계통표본추출

24

모집단에서 특성이 비슷한 집단끼리 묶어서 그 집단 내에서 무작위로 표본을 추출하는 방법은?

[20 대구보건연구사]

① 층화표본추출   ② 계통표본추출
③ 무작위추출   ④ 집락표본추출

25

모집단의 목록이 잘 정리된 경우 일정한 간격으로 표본을 추출하는 방법은?

[20 서울보건연구사]

① 집락표본추출   ② 계통표본추출
③ 단순무작위표본추출   ④ 층화무작위표본추출

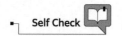

26

다음에서 설명하는 표본추출방법은 무엇인가?   [20 인천보건연구사]

> 남자와 여자가 3:2의 비율인 모집단에서 5%를 표본으로 추출하되 남자와
> 여자를 구분하여 각각 1200명, 800명이 되도록 추출하였다.

① 단순무작위표본추출   ② 계통표본추출
③ 층화표본추출   ④ 집락표본추출

27

모집단으로부터 과학적으로 추출된 표본은 모집단에 대한 대표성을 갖는다.
다음 중 대표성이 낮은 표본추출방법은?   [21 경기의료기술(2월)]

① 편의추출   ② 집락추출
③ 계층주출   ④ 단순무작위추출

28

대상자 전체에 일련번호를 부여하고 난수표나 컴퓨터를 이용하여 필요한
표본 수만큼 난수를 생성한 다음, 생성된 난수에 해당하는 일련번호를 가
진 사람을 표본으로 산정하는 방식의 표본추출방법은?   [21 경남]

① 단순무작위추출   ② 계통표본추출
③ 층화추출   ④ 집락추출

29

〈보기〉의 설명에 해당하는 표본추출방법은?   [21 서울보건연구사/7급]

> **보기**
>
> A 병원의 의료서비스 만족도를 측정하기 위해서 2021년 3월부터 6월까지 A
> 병원을 이용한 환자들을 성별, 연령별, 경제적 수준에 따라 여러 개의 부분
> 집단으로 나누어 각 부분 집단마다 무작위로 10명의 환자를 추출하였다.

① 단순임의추출법(simple random sampling)
② 층화임의추출법(stratified random sampling)
③ 계통추출법(systematic sampling)
④ 집락추출법(cluster sampling)

30

집단을 자연적 혹은 인위적으로 나누고 일정한 수의 소집단을 무작위로 추출한 뒤 추출된 소집단 조사하는 표본추출방법은? [21 울산의료기술]

① 단순무작위추출 ② 계통추출
③ 집락추출 ④ 층화추출

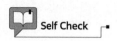

31

지역주민을 대상으로 건강 조사할 때 표본(sample)의 정의로 옳은 것은? [21 울산보건연구사]

① 전체 지역주민
② 지역주민 중 추출한 일부 집단
③ 지역주민 중 환자 수
④ 조사자 중 특정 질환을 갖고 있는 사람

32

지역주민의 건강실태를 조사하기 위하여 지역주민 10만명을 대상으로 출생연도 순서대로 나열한 뒤 100명의 간격으로 표본을 추출하는 방법에 해당하는 것은? [21 울산보건연구사]

① 단순무작위추출 ② 층화표본추출
③ 집락추출 ④ 계통추출

33

〈보기〉의 내용에 해당하는 표본추출방법은 무엇인가? [21 대전보건연구사]

> **보기**
>
> • 모집단의 목록이 잘 정리되어 있는 경우 일정한 간격으로 표본을 추출하는 방법이다.
> • 표본을 선정한 뒤 경향성 여부를 검토하여야 한다.

① 계통추출 ② 층화추출
③ 집락추출 ④ 단순무작위추출

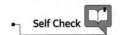

34

다음 중 표본추출 방법에 대한 설명으로 옳지 않은 것은? [22 충남의료기술]

① 단순무작위추출은 대상자 전체에 일련번호를 부여하고 모든 구성원의 표본추출 확률을 똑같게 하는 방법이다.

② 층화무작위추출은 일련번호를 부여하고 표본추출 간격을 정하여 표본을 추출한다.

③ 집락추출은 표본추출 단위가 개인이 아닌 집락이다.

④ 계통추출은 모집단의 목록이 잘 정리된 경우 일정한 간격으로 추출한다.

35

다음 중 모집단으로부터 표본을 추출하는 방법이 다른 하나는?

[22 전남경력경쟁]

① 단순무작위추출   ② 집락추출

③ 층화무작위추출   ④ 편의추출

36

〈보기〉의 설명에 해당하는 표본추출 방법은? [22 대전보건연구사]

> **보기**
>
> • 모집단이 넓은 지역에 분포하고 있는 경우 개인이 아닌 집단을 추출하여 전수를 표본으로 하거나 그 중 일부를 표본으로 추출하는 방법이다.
> • 우리나라의 국민건강영양조사 대상자 선정을 위해 사용하는 표본추출방법이다.

① 단순 무작위 추출   ② 집락표본추출

③ 계통추출   ④ 층화무작위추출

37

확률표본추출에 해당하지 않는 것은? [23 경기의료기술]

① 계통추출   ② 집락추출

③ 판단추출   ④ 단순무작위추출

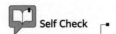

38

모집단을 성별이나 나이 등의 특성별로 구분한 뒤 각 집단에서 무작위로
표본을 추출하는 방법의 확률표본추출법은 무엇인가?　[23 경북의료기술]

① 단순무작위추출　　　　　② 층화무작위추출
③ 계통추출　　　　　　　　④ 집락추출

39

〈보기〉의 설명에 해당하는 표본추출방법은 무엇인가?　[23 전북경력경쟁]

> **보기**
>
> 모집단을 성이나 나이와 같은 변수를 기준으로 적절한 수의 층으로 나눈 뒤
> 각 층에서 무작위로 표본을 추출한다.

① 단순무작위추출법　　　　② 층화무작위추출법
③ 집락추출법　　　　　　　④ 계통추출법

40

모집단을 구성하는 인구집단을 특정하기 어렵거나 대상자가 넓은 지역에
흩어져 있을 때 사용하기 적절한 확률표본추출방법은 무엇인가?

[23 충남의료기술]

① 계통표본추출　　　　　　② 층화표본추출
③ 눈덩이표본추출　　　　　④ 군집표본추출

41

모집단의 목록이 잘 정리된 경우 일정한 간격으로 표본을 추출하는 확률
표본추출방법은 무엇인가?　[23 전남의료기술]

① Simple Random Sampling
② Stratified Random Sampling
③ Systematic Sampling
④ Cluster Sampling

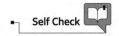
Self Check

42

모집단으로부터 표본을 추출하는 방법 중 비확률표본추출에 해당하는 것은?

[23 경기경력경쟁]

① 단순무작위추출   ② 층화추출
③ 계통추출   ④ 의도추출

43

다음 중 표본추출방법에 대한 연결로 옳은 것은?   [24 전북의료기술]

> (가) 모집단의 모든 구성원의 표본추출 확률을 똑같게 해주는 방법이다.
> (나) 모집단을 구성하는 하부 집단을 무작위로 추출하고 그 집단의 전체를 표본으로 선정한다.

	(가)	(나)
①	집락추출	계통추출
②	단순무작위추출	층화추출
③	단순무작위추출	집락추출
④	층화추출	집락추출

44

다음 설명에 해당하는 표본추출 방법은?   [24 보건직]

> 모집단에 대한 사전지식이 있을 때 모집단을 우선 몇 개의 동질적 소집단으로 분류한 다음 각 소집단으로부터 대상자를 무작위로 추출한다.

① 단순무작위추출법(simple random sampling)
② 계통추출법(systematic sampling)
③ 층화무작위추출법(stratified random sampling)
④ 집락추출법(cluster sampling)

제3절 보건통계 자료

(정답 p.100)

01

측정척도에 대한 설명 중 인종, 성별, 혈액형 등의 변수는 어떤 척도에 해당하는가?

[15 경남]

① 질적 자료 중 명목척도
② 질적 자료 중 서열척도
③ 양적 자료 중 비율척도
④ 양적 자료 중 간격척도

02

다음 중 정보량이 많고, 가장 높은 수준의 척도를 나타내는 것은?

[15 서울보건연구사]

① 비만도 – 32.8
② 성별 – 남자, 여자
③ 질병의 중증도 – 상, 중, 하
④ 체온 – 36.5℃

03

정규분포 설명 중 옳지 않은 것은?

[16 부산]

① 정규분포 내에 다 들어가는 범위는 86.8%이다.
② 평균과 중위수, 최빈수 모두 일치한다.
③ 표준편차가 크면 완만한 곡선이 된다.
④ 왜도가 0이다.

04

변이계수는 표준편차를 어떤 값으로 나누어 얻은 값인가?

[15 경남]

① 평균값
② 범위값
③ 분산값
④ 평균편차값

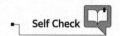

05

자료를 정리하는 값으로 산포도에 해당하는 값은?   [15 전남]

① 중앙치   ② 중위수

③ 최빈치   ④ 표준편차

06

다음 중 구간척도에 해당하는 변수는?   [16 경기의료기술]

① 온도   ② 몸무게

③ 성별   ④ 시험석차

07

질병의 원인은 아니지만 질병과 관련 있으면서 질병의 원인요인과도 관련
있어서 연구결과에 영향을 줄 수 있는 변수는 무엇인가?   [17 전북]

① 독립변수   ② 종속변수

③ 교란변수   ④ 매개변수

08

측정된 변수 중 성별, 혈액형, 국적을 나타내는 척도는 무엇인가?

[17 경기]

① 명목척도   ② 서열척도

③ 등간척도   ④ 비척도

09

조사한 자료의 중앙집중성을 보여주는 값이 아닌 것은?   [17 울산의료기술]

① 평균값   ② 최빈치

③ 중위수   ④ 표준편차

10

자료의 분포를 파악하기 위한 값 중 상대적 산포도로 가장 적절한 값은 무엇인가? [17 강원]

① 정규분포   ② 분산
③ 표준편차   ④ 변이계수

Self Check

11

두 개 이상의 산포도를 비교하고자 할 때 사용할 수 있는 산포도는 무엇인가? [17 경북의료기술]

① 변이계수   ② 편차
③ 표준편차   ④ 분산

12

다음 중 상대적 산포도에 해당하는 것은? [17 강원의료기술(9월)]

① 정규분포   ② 분산
③ 표준편차   ④ 변이계수

13

정규분포곡선에서 평균으로부터 ±1 표준편차의 범위만큼을 제외한 나머지 면적은 얼마인가? [17 부산의료기술]

① 31.74%   ② 68.26%
③ 95.44%   ④ 99.73%

14

정규분포에 대한 설명으로 옳은 것은? [17 인천]

① 평균을 중심으로 좌우가 대칭인 종의 모양이다.
② 정규분포곡선의 모양은 평균에 의해 결정된다.
③ X축과 정규분포곡선 사이의 면적은 곡선의 높이에 따라 달라진다.
④ 평균값과 중앙값이 동일하지만 최빈값의 위치는 다를 수 있다.

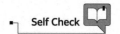

15

성별, 종교, 직업에 번호를 부여하여 나타내는 척도는? [18 복지부]

① 명목척도　　　　　　　　② 순서척도
③ 간격척도　　　　　　　　④ 구간척도
⑤ 비율척도

16

다음 중 자료의 분포를 파악하는 산포도에 해당하지 않는 것은?

[18 충남의료기술, 보건진료]

① 표준편차　　　　　　　　② 변이계수
③ 최빈값　　　　　　　　　④ 편차

17

보건통계 자료를 수집 후 정리하는 과정에서 사용되는 중위수와 동일한
의미를 갖는 사분위수는 얼마인가? [18 부산]

① 1사분위수　　　　　　　② 2사분위수
③ 3사분위수　　　　　　　④ 4사분위수

18

자료의 분포를 상태를 설명하는 값으로 상대적 산포도에 해당하는 것은?

[19 대전]

① 표준편차　　　　　　　　② 변이계수
③ 평균값　　　　　　　　　④ 분산

19

보건통계에서 수집한 자료의 대푯값에 대한 설명으로 옳은 것은? [19 부산]

① 산술평균은 중위수, 최빈치에 비해 대표성이 높다.
② 중앙값은 없을 수 있다.
③ 자료가 정규분포를 따를 때 중앙값과 최빈값은 일치한다.
④ 최빈값은 없거나 둘 이상일 수 없다.

Self Check

20

다음 중 측정된 자료의 척도가 질적변수에 해당하는 것은?

[19 인천의료기술(10월)]

① 서열척도, 등간척도
② 명목척도, 등간척도
③ 명목척도, 서열척도
④ 등간척도, 비율척도

21

측정된 자료를 처리하는 방법으로 다음 설명에 해당하는 것은?

[19 인천의료기술(10월)]

> 가. 편차를 제곱하여 그 평균을 구한 값
> 나. 표준편차를 산술평균으로 나누어 계산한 값

① 가-분산, 나-변이계수
② 가-분산, 나-표준편차
③ 다-분산, 나-평균편차
④ 가-표준편차, 나-변이계수

22

관찰된 자료가 어느 위치에 집중되어 있는가를 나타내는 척도에 해당하지 않는 것은? [19 경기의료기술(11월)]

① 최빈값
② 중앙값
③ 평균편차
④ 산술평균

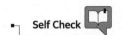 Self Check

23

보건통계 자료의 측정 척도에 대한 설명으로 옳지 않은 것은? 　[20 대전]

① 명목척도는 숫자로 표시하기 힘든 자료를 숫자로 표시한다.
② 서열척도는 체온과 같이 절대적 기준인 '0'이 존재한다.
③ 구간척도는 대상 자료의 범주나 대소 관계는 물론 동일한 간격의 척도로
　서 간격의 차이까지 설명 가능하다.
④ 비척도는 가장 높은 수준의 척도이다.

24

정규분포를 표준정규분포로 고칠 때 z값이 의미하는 것은? 　[20 부산]

① 표본오차
② 표준편차
② 평균편차
④ 표준정규분포상 측정값이 평균으로부터 표준편차의 몇 배 정도 떨어져
　있는가

25

보건통계 자료의 특성을 나타내는 산포도에 해당하지 않는 것은? [20 충남]

① 범위　　　　　　　　　② 표준편차
③ 분산　　　　　　　　　④ 산술평균

26

통계를 위한 조사자료 중 "상, 중, 하"로 표시되는 자료의 측정척도는 무
엇인가? 　[20 울산의료기술(10월)]

① 명목척도　　　　　　　② 서열척도
③ 간격척도　　　　　　　④ 비율척도

27

코로나가 유행함에 따라 중국에 다녀 온 주민수가 가장 많은 동을 파악하여 확인하는 대푯값으로 자료의 중앙집중성을 보여주는 통계지표는 무엇인가? [20 경기의료기술(11월)]

① 산포도　　　　　　　　② 중앙값
③ 최빈값　　　　　　　　④ 평균

Self Check

28

조사한 값이 〈보기〉와 같을 때 중앙값은 얼마인가? [21 경기의료기술(2월)]

> **보기**
>
> 15, 20, 14, 11, 9, 19, 12, 8, 12, 23

① 11　　　　　　　　　　② 12
③ 13　　　　　　　　　　④ 14

29

국민들의 혈중 납중독 수치에 대한 평균이 한쪽으로 치우쳐져 있고 정규분포하지 않을 때 평균값으로 적절한 것은? [21 대구의료기술(4월)]

① 조화평균　　　　　　　② 산술평균
③ 기하평균　　　　　　　④ 평균편차

30

18~34세 여성의 평균 체중은 52kg이고 표준편차가 7.5kg인 경우 이 여성들 중 59.5kg을 초과하는 사람은 몇 퍼센트인가? [21 광주·전남·전북]

① 2%　　　　　　　　　　② 16%
③ 34%　　　　　　　　　④ 68%

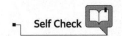

31

지역주민의 건강문제에 대한 조사결과가 정규분포를 따른다고 할 때 이 곡선에 대한 설명으로 가장 옳은 것은?   [21 서울]

① 평균 근처에서 낮고 양측으로 갈수록 높아진다.
② 평균에 따라 곡선의 높낮이가 달라진다.
③ 표준편차에 따라 곡선의 위치가 달라진다.
④ 표준편차가 작으면 곡선의 모양이 좁고 높아진다.

32

측정 단위가 다른 변수의 산포도를 비교하고자 할 때 유용한 것은?   [21 서울보건연구사/7급]

① 표준편차   ② 표본오차
③ 변이계수   ④ 분산

33

〈보기〉에서 설명하는 변수의 유형은?   [21 서울보건연구사/7급]

> **보기**
>
> • 경제적 수준: 상, 중, 하
> • 교육 수준: 대졸, 고졸, 중졸, 초졸

① 명목변수   ② 순위변수
③ 간격변수   ④ 비율변수

34

다음 중 명목척도의 항목으로 맞는 것은?   [21 복지부]

① 키, 몸무게
② 성별, 종교
③ 체온, 온도
④ 교육수준(초졸, 중졸, 고졸, 대졸)

35

측정된 값들 간의 간격은 알 수 없고, 상-중-하, 좋음-보통-나쁨 등
으로 나타낸 변수의 측정척도는 무엇인가?   [21 대구보건연구사]

① 명목척도   ② 서열척도
③ 등간척도   ④ 비척도

Self Check

36

표준편차를 평균으로 나눈 값으로 2개의 산포도를 비교하기 위한 것은?

[22 경북의료기술]

① 중앙값   ② 변이계수
③ 분산   ④ 평균편차

37

수집된 자료의 측정 수준이 다른 것은?   [22 광주의료기술]

① 키   ② 온도
③ 몸무게   ④ 수축기혈압

38

수집된 조사자료 중 성별, 혈액형, 종교 등 숫자로 표시할 수 없는 자료이
지만 통계분석 상 숫자로 표시하는 자료를 의미한 것은?   [22 대전의료기술]

① 명목척도   ② 서열척도
③ 등간척도   ④ 비율척도

39

다음 중 자료의 대푯값으로 바르게 짝지어진 것은?   [22 전남경력경쟁]

| ㄱ. 평균값 | ㄴ. 중앙값 |
| ㄷ. 최빈치 | ㄹ. 분산 |

① ㄱ, ㄴ, ㄷ   ② ㄴ, ㄷ, ㄹ
③ ㄱ, ㄷ, ㄹ   ④ ㄱ, ㄴ, ㄷ, ㄹ

40

다음 중 측정치들의 분포상태를 설명하는 산포도에 해당하는 것은?

[22 인천의료기술(10월)]

① 편차   ② 중위수
③ 평균값   ④ 최빈값

41

두 개 표본이 측정치의 크기가 차이가 나거나 변수의 측정단위가 다를 때 산포도의 크기를 비교하기 위해 사용할 수 있는 것은?   [22 대전보건연구사]

① 변이계수   ② 표준편차
③ 평균편차   ④ 분산

42

다음과 같이 조사된 변수의 척도로 옳은 것은?   [23 부산의료기술]

등급	매우만족	만족	보통	미흡	매우미흡
만족도					

① 명목척도   ② 서열척도
③ 간격척도   ④ 비척도

43

다음에서 설명하는 용어는?

[23 보건직]

> • 두 개 이상의 산포도를 비교하고자 할 때 사용한다.
> • 측정치의 크기가 매우 차이가 나거나 단위가 서로 다를 때 유용하다.
> • 표준편차를 산술평균으로 나눈 값이며 백분율로 나타내기도 한다.

① 조화평균   ② 분산
③ 평균편차   ④ 변이계수

44

초등학생들의 신체발달 상황을 파악하기 위하여 체중을 조사한 결과 평균이 μ이고 분산이 σ^2인 정규분포(normal distribution)를 따른다고 한다. 이러한 분포를 평균이 0이고 분산이 1인 분포로 변화하고자 할 때 체중 X값의 표준화에 필요한 z값(z-score)의 산출식으로 옳은 것은? [24 서울의료기술]

① $(X - \mu) / \sigma$ ② $(X - \mu) / \sigma^2$
③ $(X - \sigma) / \mu$ ④ $(X - \sigma^2) / \mu$

45

〈보기〉의 측정값에 대한 산술평균, 중위수, 최빈수로 옳은 것은?

[24 서울의료기술]

> **보기**
>
> 1, 6, 7, 10, 4, 2, 3, 15, 4, 8

	산술평균	중위수	최빈수
①	4	4	1
②	5	5	1
③	6	5	4
④	6	6	4

제4절 | 통계분석 (정답 p.106)

01

지역사회 고혈압 관리사업의 일환으로 고혈압을 진단받은 50대 여성 100명을 대상으로 운동과 식이요법을 포함한 6주간의 관리프로그램을 운영하였다. 6주간의 프로그램 효과를 평가하기 위하여 프로그램 전후의 수축기/이완기 혈압을 비교한 후 다음과 같은 결과를 얻었다. 가장 적절한 통계분석방법은? [15 서울보건연구사 역학]

	프로그램 전	프로그램 후
수축기 혈압(평균, 표준편차)	143.5mmHg, 7.3	141.2mmHg, 6.9
이완기 혈압(평균, 표준편차)	93.5mmHg, 6.3	92.7mmHg, 7.0

① Paired t-test(짝지어진 t-검정) ② Correlation(상관분석)
③ Chi-square Test(카이제곱 검정) ④ ANOVA(분산분석)

02

엄마가 비만일 때 딸이 비만인 경우에 대해 분석하여 비만의 유전적 영향을 연구하고자 한다. 이때 사용하기 적절한 분석기법은? [16 충북보건연구사 역학]

① t-test ② 상관분석
③ 회귀분석 ④ 카이제곱 검정

03

독립변수와 종속변수가 모두 연속형 변수일 때 사용할 수 있는 분석법은?

[16 울산보건연구사 역학]

① t-test ② 분산분석
③ x^2-검정 ④ 회귀분석

04

두 변수 간의 관계를 직교 좌표에 표시한 도표는 무엇인가? [17 경기, 충남]

① 막대도표 ② 상관표
③ 원도표 ④ 점선도표

Self Check

05

상관계수를 나타내는 도표는 무엇인가? [18 충북]

① 산점도 ② 선그래프
③ 히스토그램 ④ 파이곡선

06

세 집단의 평균의 차이를 분석하고자 할 때 적절한 통계기법은 무엇인가?

[20 경북의료기술]

① T-검정 ② 상관분석
③ 카이제곱검정 ④ 일원분산분석

07

역학연구설계에 따라 사용되는 통계분석방법 중 두 집단 간 평균의 차이를 비교하는 데 사용될 수 있는 기법은? [20 제주의료기술]

① t-test ② 분산분석
③ 상관분석 ④ 카이제곱검정

08

당뇨병에 걸린 35명의 환자와 당뇨병이 없는 건강한 사람 70명에서 간경화 발생여부를 비교하고자 할 때 적용할 수 있는 통계기법으로 가장 적절한 것은? [21 대구의료기술(4월)]

① 카이제곱검정 ② T-검정
③ 분산분석 ④ 상관분석

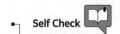

09

가, 나, 다 지역의 혈당의 평균을 조사하여 비교하고자 할 때 적절한 통계 분석방법은?

[21 인천의료기술]

① t-test

② 카이제곱검정

③ 분산분석

④ 회귀분석

10

3개 중학교 학생들의 체중을 조사하여 학교별 평균 체중을 비교하고자 할 때 적절한 통계분석 기법은?

[22 울산의료기술(10월)]

① 분산분석(ANOVA)

② t-test

③ 상관분석

④ 카이제곱검정

11

고등학교의 각 학년별로 체질량지수의 평균값의 차이를 비교하는 방법은?

[23 대전의료기술]

① 상관분석

② 분산분석

③ 회귀분석

④ 카이제곱검정

12

(가)학교, (나)학교, (다)학교 학생들의 비만정도를 비교하기 위하여 학생들의 키와 체중을 측정하고 이를 이용하여 BMI를 계산하여 비교하였다. 이와 같이 셋 이상의 집단의 평균을 비교하는데 적절한 통계분석기법은 무엇인가?

[23 인천의료기술]

① t-test

② ANOVA

③ 상관분석

④ 회귀분석

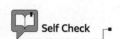

13

흡연자 집단과 비흡연자 집단의 수축기 혈압을 측정하여 평균을 비교할 때 적절한 통계기법은 무엇인가? [23 인천보건연구사]

① 독립 t-test
② 대응 t-test
③ 분산분석
④ 카이제곱검정

| 제5절 | 보건통계 자료원 | (정답 p.108) |

01

다음은 어떤 조사에 대한 설명인가? [18 대전]

- 조사기간: 매년 실시
- 조사대상: 시·군·구 지역별 만 19세 이상 성인 약 23만명
- 조사내용: 건강행태, 만성질환의 이환, 의료이용, 사고 및 중독, 심폐소생술 등

① 국민건강영양조사
② 청소년건강행태조사
③ 국민구강건강실태조사
④ 지역사회건강조사

02

삶의 질을 평가하기 위한 지표 중 EQ-5D 문항 구성요소에 해당하지 않는 것은? [19 경북보건연구사]

① 운동능력
② 기억회상
③ 불편감
④ 일상활동

03

유럽에서 제작된 인구집단의 건강수준 지표로 건강상태에 대한 주관적인 평가를 포괄할 수 있는 삶의 질을 나타내는 지표는 무엇인가? [20 경북의료기술]

① QALY
② IADL
③ EQ-5D
④ CES-D

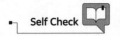

04

보건통계에 사용되는 2차 자료 중 다른 건강 지표에 비해 비교적 정확하고 완전하여 지역 간 또는 국가 간 보건 수준 비교와 보건사업의 평가 등에 중요한 자료로 이용되는 것은?   [21 대구보건연구사]

① 사망자료   ② 국민건강영양조사자료
③ 건강보험자료   ④ 직장자료

05

다음 중 삶의 질을 측정할 때 사용하는 도구에 해당하는 것은?

[21 충북보건연구사]

㉠ EQ-5D	㉡ SF-12
㉢ CES-D-K	㉣ GDS
㉤ WHOQOL	㉥ PWI-SF

① ㉠, ㉡, ㉢, ㉤   ② ㉠, ㉡, ㉣, ㉤
③ ㉠, ㉡, ㉣, ㉥   ④ ㉠, ㉡, ㉤, ㉥

06

건강 관련 삶의 질을 측정하는 지표로서 복합적인 건강상태를 나타내어 국민건강영양조사 및 지역사회건강조사에 활용되는 주관적 건강지표는 무엇인가?   [21 광주보건연구사]

① EQ-5D   ② SF-12
③ PWI-SF   ④ WHOQOL

07

삶의 질 측정 도구 중 '운동 능력', '자기관리', '일상활동', '통증/불편', '불안/우울'의 5개 영역과 '문제 없음', '다소 문제 있음', '심각한 문제 있음'의 3가지 수준으로 구성된 지표는?   [21 경남보건연구사]

① EQ-5D   ② SF-36
③ WHOQOL-BREF   ④ PWI-SF

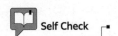

08
국가건강조사인 국민건강영양조사에 대한 내용으로 옳지 않은 것은?

[21 전남보건연구사]

① 우리나라를 대표하는 건강조사로 「국민건강증진법」에 근거하여 실시하는 법정조사이다.
② 세계보건기구(WHO)와 경제협력개발기구(OECD) 등에서 요청하는 흡연, 음주, 신체 활동, 비만 관련 통계자료를 제공하고 있다.
③ 조사방법은 건강설문조사, 검진조사, 영양조사로 구성되어 있다.
④ 시·군·구 기초자치단체별로 지역 주민의 건강상태와 건강결정요인에 대한 건강통계를 산출하기 위해 시행하는 단면조사이다.

09
국가 간 비교가 가능한 건강과 관련된 삶의 질 측정 도구로서 자기보고식 설문조사 형태이며 국민건강영양조사에 활용하고 있는 도구는 무엇인가?

[22 전북의료기술]

① EQ-5D
② MMPI
③ SF-36
④ WHOQOL-BREF

10
국민의 건강 및 영양 상태에 관한 현황 및 추이를 파악하여 보건정책 사업의 우선순위 선정 및 평가에 필요한 자료를 제공하며 세계보건기구(WHO)와 경제협력개발기구(OECD) 등에서 요청하는 통계자료를 제공하는 우리나라 국가건강조사는 무엇인가?

[22 경남보건연구사]

① 지역사회 건강실태조사
② 청소년건강행태조사
③ 국민건강영양조사
④ 사망원인통계조사

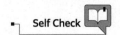

11

〈보기〉에서 상병자료(morbidity data)에 해당하는 것은? [22 서울보건연구사]

> **보기**
>
> ㄱ. 건강보험 자료   ㄴ. 감염병 신고 자료
> ㄷ. 병원 의무기록   ㄹ. 암등록 자료

① ㄱ, ㄷ   ② ㄴ, ㄹ
③ ㄱ, ㄴ, ㄷ   ④ ㄱ, ㄴ, ㄷ, ㄹ

12

다음 중 정신질환과 인지능력 측정도구에 해당하는 것은? [22 세종보건연구사]

> ㄱ. MMSE   ㄴ. ADL
> ㄷ. EQ-5D   ㄹ. GDS
> ㅁ. SF-12

① ㄱ, ㄷ   ② ㄴ, ㄹ
③ ㄱ, ㄹ   ④ ㄷ, ㄹ

13

지역사회의 건강문제 발굴과 보건사업 평가를 위해 흡연율, 질병의 유병률 등의 자료를 확인하여 지역 보건사업에 활용할 수 있는 이차자료(secondary source)와 거리가 먼 것은? [23 경기의료기술]

① 지역사회건강조사
② 국민건강영양조사
③ 인터넷기반표본조사
④ 청소년건강행태온라인조사

14

세계보건기구에서 질병·상해 및 사인에 관한 계량적 연구나 국제적 또는 연차적 발생 비교 시 자료의 정확성과 신뢰성 확보하기 위해 만든 국제질병분류체계는 무엇인가? [23 경북보건연구사]

① ICD　　　　　　　　② ICF

③ ICHI　　　　　　　 ④ ICTM

Self Check

15

일반 인구집단을 대상으로 지난 일주일동안 경험한 우울을 자기 기입식으로 측정하는 우울증 간이 선별도구는 무엇인가? [23 경북보건연구사]

① GDS　　　　　　　　② MMSD

③ MMPI　　　　　　　 ④ CES-D-K

16

보건통계에 사용되는 자료는 일차자료와 이차자료가 있다. 〈보기〉의 내용 중 일차자료에 해당하는 것은? [23 충북보건연구사]

```
┌─ 보기 ─────────────────────────────────┐
│ ㄱ. 보건소에서 보건사업을 위해 주민을 대상으로 조사한 자료        │
│ ㄴ. 국민건강영양조사                                    │
│ ㄷ. 청소년건강행태조사                                   │
│ ㄹ. 단면연구 진행을 위해 연구자가 조사한 자료                  │
└────────────────────────────────────┘
```

① ㄱ, ㄹ　　　　　　　② ㄴ, ㄷ

③ ㄱ, ㄴ, ㄷ　　　　　④ ㄴ, ㄷ, ㄹ

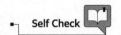

17

〈보기〉의 설명에 해당하는 조사는 무엇인가?　　　　　[23 대구보건연구사]

> **보기**
>
> 2008년 이후 매년 전국 17개국 시·도, 250여개 시·군·구의 대표 통계로 각 지역을 대표하는 19세 이상 성인 약 900명의 표본을 확률적으로 추출하여 전국적으로 23만여 명을 조사하고 있다. 주요 만성질환 이환과 의료이용, 건강행태, 보건의료이용 상황 등을 조사하고 있다.

① 지역사회건강조사　　　　　　② 정신건강실태조사
③ 청소년건강행태온라인조사　　④ 국민건강영양조사

제6절　사망 및 보건지표　　　　　　　　　　(정답 p.111)

01

두 지역 간 사망률 비교 시 인구구성이 서로 다를 경우 사용되는 사망률은?

[15 경북]

① 비례사망비　　　　　　　　　② 사인별 사망률
③ 조사망률　　　　　　　　　　④ 표준화 사망률

02

부유층 인구가 많은 A지역과 빈곤층이 많은 B지역의 심혈관질환 사망률을 비교하고자 한다. 빈곤에 따른 차이를 보정하기 위해 해야 할 것은?

[15 서울보건연구사]

① 율의 정규화　　　　　　　　② 율의 이산화
③ 율의 표준화　　　　　　　　④ 율의 연속화

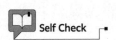

03

다음 중 영아사망과 신생아사망 지표에 대한 설명으로 옳은 것은? [16 서울]

① 영아후기사망은 선천적인 문제로, 예방이 불가능하다.
② 영아사망률과 신생아 사망률은 저개발국가일수록 차이가 적다.
③ α-index가 1에 가까울수록 영유아 보건수준이 낮음을 의미한다.
④ 영아사망은 보건관리를 통해 예방가능하며 영아사망률은 각 국가 보건
수준의 대표적 지표이다.

04

영아사망률과 모성사망률의 공통분모는 무엇인가? [16 경북의료기술]

① 총 사망자 수   ② 총 출생아 수
③ 연 중앙인구   ④ 가임가능 여성

05

다음의 보건지표 중 분모가 연간 출생아 수로 계산되는 것이 아닌 것은?
[16 대전]

① 모성사망률   ② 신생아사망률
③ 영아사망률   ④ 유아사망률

06

비례사망지수(PMI)에 대한 설명으로 옳지 않은 것은? [16 서울]

① 보건환경이 양호한 선진국에서는 비례사망지수가 높다.
② 연간 총 사망자 수에 대한 그해 50세 이상의 사망자 수의 비율이다.
③ 국가 간 보건수준을 비교하는 지표로 사용된다.
④ 비례사망지수가 높은 것은 평균수명이 낮은 것을 의미한다.

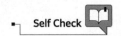

07

다음의 경우 비례사망률은 얼마인가? [16 서울보건연구사]

- 지역 전체 인구수: 1,000,000명
- 총 사망자 수: 1,000명
- 사망자 중 50세 이상 사망자 수: 700명
- 특정 질병에 의한 사망자 수: 150명

① 0.15% ② 15%
③ 50% ④ 70%

08

다음 사망지표 중 옳은 것은? [16 서울보건연구사]

가. 유아사망률 $= \dfrac{\text{일정 기간 1~6세 사망자 수}}{\text{일정 기간 1~6세 인구}} \times 1,000$

나. 모성사망률 $= \dfrac{\text{일정 기간 중 임신, 분만, 산욕의 합병증에 의한 사망자 수}}{\text{일정 기간의 출생아 수}} \times 100,000$

다. α -index $= \dfrac{\text{신생아 사망자 수}}{\text{영아 사망자 수}}$

라. 신생아사망률 $= \dfrac{\text{일정 기간 중 28일 미만의 사망아 수}}{\text{일정 기간의 출생아 수}} \times 1,000$

① 가, 나 ② 나, 라
③ 가, 나, 다 ④ 가, 나, 라

09

다음은 보건지표에 대한 설명이다. 옳지 않은 것은? [16 인천]

① 특수사망률은 주어진 기간 특정 인구집단에서의 사망자 수를 보는 것이다.
② 비례사망률은 특정 질병에 이환된 사람들 중에서 그 원인으로 사망한 사람의 비율이다.
③ 비례사망지수는 연간 사망자 수 중에서 50세 이상 사망자 수를 보는 것이다.
④ 알파 인덱스는 신생아 사망에 대한 영아사망의 비이다.

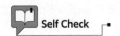

10

한 여성이 평생 낳은 평균 자녀수를 나타낸 것은?　　　　　[16 울산보건연구사]

① 일반출산율　　　　　　　　② 합계출산율
③ 총재생산율　　　　　　　　④ 순재생산율

11

재생산 지표로 가임가능한 여성이 평생 낳을 수 있는 자녀의 총수를 나타
내는 것은?　　　　　　　　　　　　　　　[16 경기의료기술]

① 총재생산률　　　　　　　　② 순재생산률
③ 보통출생률　　　　　　　　④ 합계출산율

12

보건통계에 대한 설명으로 옳은 것은?　　　　　　　[16 부산]

① 일반출산률 – 연앙인구 1,000명당 연간 출생아 수이다.
② 조출생률 – 한 여성이 일생 동안 총 몇 명의 아이를 낳는가를 나타낸다.
③ 순재생산율 – 합계출산율과 총재생산율보다 값이 낮다.
④ 총재생산율 – 모성의 사망률을 고려하여 계산된 지표이다.

13

보건지표(health indicator)에 대한 설명으로 옳지 않은 것은?　　[1703 서울]

① 일반 출산율은 가임여성인구 1,000명당 출산율을 의미한다.
② 주산기 사망률은 생후 4개월까지의 신생아 사망률을 의미한다.
③ 영아 사망률은 한 국가의 보건 수준을 나타내는 가장 대표적인 지표이다.
④ α-index는 1에 가까워질수록 해당 국가의 보건 수준이 높다고 할 수 있다.

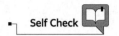

14
다음 중 비례사망률 공식은 무엇인가?   [17 광주]

① $\dfrac{\text{그 연도의 50세 이상 사망자 수}}{\text{어떤 연도의 사망자 수}} \times 100$

② $\dfrac{\text{그 연도의 특정 질환에 의한 사망자 수}}{\text{어떤 연도의 연 중앙인구}} \times 100,000$

③ $\dfrac{\text{그 연도의 특정 질환에 의한 사망자 수}}{\text{어떤 연도의 사망자 수}} \times 100$

④ $\dfrac{\text{그 연도의 전체 사망자 수}}{\text{어떤 연도의 연 중앙인구}} \times 1,000$

15
알파인덱스에 대한 설명으로 옳은 것은?   [17 충북, 충남]

① 모성사망률과 영아사망률의 관계를 나타낸다.
② 값이 커지면 모성사망에 대한 예방대책이 필요하다.
③ 0에 가까울수록 보건상태가 좋다고 판단할 수 있다.
④ 어느 해의 영아사망수를 신생아사망수로 나눈 값이다.

16
다음 중 모성사망률을 산출하기 위한 공식은 무엇인가?   [17 충북]

① $\dfrac{\text{임신, 분만, 산욕의 합병증에 의한 사망자 수}}{\text{출생아 수}} \times 100,000$

② $\dfrac{\text{15~49세 여성 사망자 수}}{\text{출생아 수}} \times 100,000$

③ $\dfrac{\text{임신 28주 이상 출생 후 1주 미만 사망자수}}{\text{출생아 수}} \times 100,000$

④ $\dfrac{\text{분만 후 4주 이내 사망한 모성 수}}{\text{출생아 수}} \times 100,000$

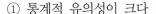

17

조사망률에 비해 영아사망률이 갖는 보건학적 지표로서의 의의로 옳지 않은 것은?   [17 울산의료기술]

① 통계적 유의성이 크다

② 영아는 환경, 영양 등 위해요소에 민감하다.

③ 지역별 연령구성비의 영향을 받지 않는다.

④ 통계적 정확성이 크다.

18

모자보건지표 중 임신 28주부터 생후 1주 기간의 태아 및 신생아 사망을 나타내며 임신중독, 산욕열 등과 연관된 지표는?   [17 서울의료기술(9월)]

① 주산기사망률   ② 모성사망률

③ 신생아사망률   ④ 후기신생아사망률

19

PMI에 대한 설명으로 옳지 않은 것은?   [17 인천]

① PMI값이 낮을수록 그 지역의 보건수준이 높다고 볼 수 있다.

② PMI값이 높으면 그 지역에 장수인구가 많다는 의미이다.

③ 총사망자 수에 대한 50세 이상 사망자수를 백분율로 나타낸 값이다.

④ 우리나라의 비례사망지수는 1960년 29.5%이던 것이 2010년에는 87.9%가 됨으로써 선진국 수준으로 크게 상승하였다.

20

모성사망률의 공식으로 옳은 것은?   [17 경북]

① $\dfrac{\text{일정 기간 중 1세 미만의 사망아 수}}{\text{일정 기간의 출생아 수}} \times 1,000$

② $\dfrac{\text{일정 기간 임신, 분만, 산욕의 합병증에 의한 사망자 수}}{\text{일정 기간의 출생아 수}} \times 1,000$

③ $\dfrac{\text{일정 기간 임신, 분만, 산욕의 합병증에 의한 사망자 수}}{\text{일정 기간의 출생아 수}} \times 100,000$

④ $\dfrac{\text{임신 28주 이상 사산아수 + 생후 1주 미만 사망아 수}}{\text{일정 기간의 출산아 수}} \times 1,000$

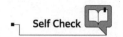

21

모성사망률과 영아사망률의 분모로 알맞은 것은?   [17 충북(12월)]

① 중앙인구   ② 사망자 수
③ 출생아 수   ④ 신생아사망수

22

여성의 사망률을 고려한 지표로서 다음 세대 인구증감을 알 수 있는 재생
산지표는 무엇인가?   [17 인천]

① 일반출산율   ② 합계출산율
③ 총재생산율   ④ 순재생산율

23

보건지표로서 지역 간 비교 시 보통사망률(조사망률)보다 영아사망률을
중요하게 보는 이유로 옳은 것은?   [18 경기의료기술]

① 통계처리가 용이하다.
② 통계가 정확하다.
③ 통계적 유의성이 낮다.
④ 보건수준을 더 잘 나타낸다.

24

분모가 분자를 포함하는 값이 아닌 것은?   [18 경북의료기술]

① 조사망률   ② 누적발생률
③ 치명률   ④ 성비

25

사망관련 지표에 대한 설명으로 옳지 않은 것은?   [18 경북의료기술]

① 비례사망지수가 클수록 장수인구가 많다.
② 주산기사망률이 높으면 모성보건 사업이 필요하다.
③ 영아사망률은 지역 간 보건수준을 비교하는 주요 지표이다.
④ 알파인덱스가 1보다 클수록 신생아 보건을 위한 사업이 필요하다.

Self Check

26

생후 28일까지의 영아 사망률을 나타낸 지표는?   [18 충북]

① 영아사망률   ② 유아사망률
③ 후기신생아사망률   ④ 신생아사망률

27

다음 중 분모가 출생아수가 아닌 지표는?   [18 경기]

① 보통사망률   ② 영아사망률
③ 신생아사망률   ④ 모성사망률

28

어느 지역의 신생아사망률이 2이고 후기신생아사망률이 1일 때 알파인덱스는 얼마인가?   [18 부산]

① 0.5   ② 1
③ 1.5   ④ 2

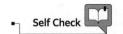

29

보건통계지표에 대한 설명으로 옳은 것은? [18 부산]

① 건강수명과 기대수명이 차이가 크면 좋다.
② 비례사망지수가 작을수록 건강수준이 높다.
③ 조사망률은 지역의 인구구조가 다르면 비교하기 힘들다.
④ 영아사망률은 통계적 유의성이 낮다.

30

2017년 영아사망자수가 10명이고 신생아 사망자수가 5명일 때 당해연도 α-index 값은? [18 서울(6월)]

① 0.2　　　　　　　　② 0.5
③ 1　　　　　　　　　④ 2

31

비례사망지수(Proportional mortality indicator, PMI)에 대한 설명으로 가장 옳지 않은 것은? [18 서울(10월)]

① 주어진 기간의 평균 인구에서 50세 이상의 사망자수가 차지하는 분율이다.
② 비례사망지수 값이 클수록 건강수준이 높다.
③ 연령별 사망자 수가 파악이 되면 산출이 가능하다.
④ 국가 간 건강수준을 비교할 때 흔히 사용하는 대표적인 지표이다.

32

빈칸에 들어갈 알맞은 말은? [18 복지부(7급)]

> • 영유아 사망의 감소는 (　　　)을/를 증가시키는 데 기여하였다.
> • (　　　)은/는 인구의 연령구성에 대한 영향을 받지 않는 사망수준을 나타내는 좋은 지표이다.

① 평균수명　　　　　　② 영아사망률
③ 주산기사망률　　　　④ 보통사망률
⑤ 비례사망지수

33

보건통계 중 국가 간의 보건수준을 비교하는 데 가장 적절한 지표는?

[19 경북의료기술]

① 영아사망률　　　　　　　② 주산기사망률
③ 모성사망률　　　　　　　④ 신생아사망률

Self Check

34

보건지표 설명으로 올바르지 않은 것은?　　　[19 전북의료기술]

① 영아사망률은 국가간 비교에 적합한 지표이다
② 알파인덱스는 신생아사망자수를 영아사망자수로 나눈 값이다.
③ 비례사망지수는 높을수록 보건수준이 높다.
④ 비례사망지수는 전체 사망에 대한 50세 이상의 사망수이다.

35

다음 중 인구의 증감을 확인할 수 있는 지표는?　　　[19 경기]

① 일반출산률　　　　　　　② 합계출산률
③ 총출산률　　　　　　　　④ 순재생산률

36

신생아사망에 대한 영아사망의 비의 값이 1에 가까운 경우 의미하는 바로
옳지 않은 것은?　　　[19 경남]

① 1에 가까울수록 보건수준이 높다
② 선진국일 가능성이 높다.
③ 장수인구가 많다.
④ 거의 모든 영아사망이 신생아기 사망에 해당한다.

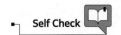

37

다음 중 보건지표에 대한 설명으로 옳지 않은 것은? [19 인천]

① 조사망률은 인구 1,000명당 사망자 수이다.
② 모성사망비는 출생아 100,000명당 모성사망자 수이다.
③ PMI는 사망자 중 50세 이상이 차지하는 비율이다.
④ 알파인덱스는 신생아 사망수를 영아사망수로 나눈 것이다.

38

〈보기〉의 내용에 모두 해당하는 보건통계지표는? [19 서울시 7급]

> **보기**
>
> • 건강수준이 높을수록 이 지표는 높아진다.
> • 인구의 이동이나 출생의 영향을 적게 받는다.
> • 정확한 사망률 산출이 어려운 지역에서도 이용이 가능하다.

① 비례사망지수(PMI)　　　　　② 비례사망률(PMR)
③ 영아사망률(IMR)　　　　　　④ 표준화사망비(SMR)

39

보건통계에 대한 설명 중 옳지 않은 것은? [17 대구]

① 신생아사망률은 연간 출생아수 중 생후 4주 이내 사망자수를 나타낸다.
② 선진국은 후진국에 비해 알파인덱스의 값이 크다.
③ 비례사망지수가 클수록 건강수준이 높다고 볼 수 있다.
④ 발생률은 일정기간 새롭게 발생한 환자수를 나타낸다.

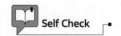

40

강원도의 어느 지역 연간 인구통계가 다음과 같을 때 산출된 보건지표 결과값으로 옳지 않은 것은?

[19 강원의료기술(10월)]

구분(연간 통계)	인원(명)
총인구(연앙인구)	200,000
총출생아수	1,100
총사망자수	1,500
영아사망자수	40
신생아사망자수	30
50세 이상 사망자수	1,155

① 영아사망률: 약 36.4
② 알파인덱스: 약 1.3
③ 비례사망지수: 75
④ 조출생률(1,000명당): 5.5

41

보건지표로서 사망통계지표에 대한 설명으로 옳지 않은 것은?

[19 인천의료기술(10월)]

① 보통사망률은 어떤 해의 연 중앙인구 1,000명당 같은 기간 성인 사망자수이다.
② 비례사망지수는 어떤 해의 총 사망자 중 50세 이상의 사망자수의 분율이다.
③ 모성사망률은 어떤 해의 총 출생아 100,000명에 대한 같은 기간 임신, 분만, 산욕으로 인한 모성사망자수를 말한다.
④ 주산기사망률은 어떤 해의 총 출산아 1,000명에 대한 연간 임신 28주 이후 사산부터 출생 후 1주 이내 사망자수를 말한다.

42

다음 중 지표의 값이 높을수록 그 지역의 보건수준이 높다고 판단할 수 있는 지표는?

[19 경기의료기술(11월)]

가. 비례사망지수	나. 알파인덱스
다. 평균수명	라. 영아사망률

① 가, 나, 다
② 가, 다
③ 나, 라
④ 가, 나, 다, 라

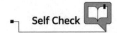

43

다음의 지표 중 옳지 않은 것은?

[19 울산보건연구사]

① 영아사망률=출생 후 1년 미만의 사망 / 연간 출생아수×1,000
② 병상회전률=총 퇴원자수 / 가동병상수
③ 치명률=그 질병에 의한 사망자 수 / 그 질병의 이환자수×100
④ 주산기 사망률=(임신 28주 이후의 사산아+출생후 4주 이내 사망아수) / 총출산아수(태아 사망포함)×1,000

44

연령구조가 다른 두 지역의 사망률을 비교하고자 할 때 사용할 수 있는 방법으로 옳은 것은?

[19 부산보건연구사]

① 표준화사망률   ② 조사망률
③ 영아사망률   ④ 비례사망지수

45

표준화사망률을 구할 때 간접표준화법에 대한 설명 틀린 것은?

[19 전북보건연구사 역학]

① 대상집단의 연령별 특수사망률을 모르거나 인구수가 적을 때 적용한다.
② SMR을 이용한다.
③ 작업장에서 위험요인에 노출된 집단의 연령보정 사망률에 적용할 수 있다.
④ 표준인구가 매우 적은 경우에 적용할 수 있다.

46

인구구조가 서로 다른 지역의 사망률을 비교하기 위하여 율의 표준화를 시행한다. 표준화방법 중 간접표준화법에 대한 설명으로 옳지 않은 것은?

[20 경기의료기술]

① 비교하고자 한 지역의 연령별사망률을 모를 때 사용한다.
② 표준화사망비(SMR)를 사용한다.
③ 대상집단의 인구수가 적을 때 사용한다.
④ 표준화사망비가 1보다 크면 표준인구보다 적게 사망한 것이다.

47
영아사망률 중 신생아사망률이 차지하는 비중을 나타내는 지표는 무엇인가?

[20 경기]

① 알파인덱스
② 신생아사망률
③ 후기신생아사망률
④ 주산기사망률

48
다음 중 보건지표의 내용으로 옳지 않은 것은?   [20 경북]

① 태아사망률은 출산아 1,000명당 임신 28주 이상의 사산과 생후 1주 미만의 신생아 사망아 수이다.
② 비례사망지수는 어떤 연도의 사망자 수 중 50세 이상의 사망자 수의 구성 비율
③ 알파인덱스는 1보다 작을 수 없다.
④ 영아사망률 = $\dfrac{\text{일정 기간 중 1세 미만의 사망아 수}}{\text{일정 기간의 출생아 수}} \times 1,000$

49
다음 중 분율(propotion)에 해당하는 지표는 무엇인가? [20 광주·전남·전북]

① 성비
② 치명률
③ 비교위험도
④ 조사망률

50
다음 중 보건지표에 대한 설명으로 옳지 않은 것은?   [20 대구]

① 비례사망률은 전체 사망자 중 특정 원인에 의해 사망한 사람들의 분율이다.
② 폐쇄인구는 출생과 사망만으로 인구가 변동되는 인구를 말한다.
③ 3차성비는 현재인구 성비이다.
④ 총재생산율이란 여성이 일생동안 출생한 자녀의 수를 말한다.

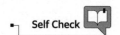

51
빈칸에 들어갈 말로 적절한 것은?   [20 대전]

> 현성 감염자 중에서 사망할 확률은 (A)이며, 한 여자가 일생동안 평생 낳을 수 있는 자녀 수 (B)이다.

① 병원력, 합계출산율   ② 치명률, 합계출산율
③ 병원력, 총재생산율   ④ 치명률, 총재생산율

52
다음 중 알파인덱스에 대한 설명으로 옳은 것은?   [20 대전]

① 분자가 영아사망자 수이다.
② 영아후기사망률이 높을수록 보건 수준이 높다
③ 알파인덱스가 2에 가까울수록 보건 수준이 높다.
④ 값이 클수록 보건수준이 높다.

53
보건통계에 대한 설명으로 옳지 않은 것은?   [20 부산]

① 조출생률은 일반출산률이라고도 하며 사산아를 포함한다.
② 조사망률은 보통사망률이라고도 하며 인구 1,000명당 사망자 숫자로 본다.
③ 발병률은 질병의 유행기간 동안 위험에 노출된 인구집단에서의 질병발생을 나타낸다.
④ 유병률은 일정 시점에 인구집단에서 질병을 가진 사람들의 수를 측정하는 것으로 분모에 질병에 이환된 사람을 포함한다.

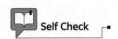

54

〈보기〉의 보건지표 각각에 대한 설명으로 가장 옳은 것은? [20 서울(고졸)]

> **보기**
>
> (가) 평균수명   (나) 조사망률(보통사망률)
> (다) 비례사망지수   (라) 영아사망률

① (가)는 한 인구집단의 사망수준을 나타내는 가장 기본적인 지표이다.
② (나)는 국가 간 또는 지역사회 간 보건수준을 비교하는 대표적인 지표이다.
③ (다)가 크다는 것은 건강수준이 높고 장수인구가 많다는 것을 의미한다.
④ (라)는 인구집단 연령구성비의 영향을 받기 때문에 통계적 유의성이 낮다.

55

어느 지역에서 총 인구는 100,000명, 출생아수는 700명, 총 사망수는 32명, 1년 이내 영아 사망수는 2명이다. 이때 구할 수 있는 지표는?

[20 경기보건연구사]

① 영아사망률   ② 비례사망지수
③ 기대여명   ④ 주산기사망률

56

다음 중 단기간의 위중도를 나타내며 치료법의 발달정도에 따라 달라질 수 있는 지표는 무엇인가? [20 대전보건연구사]

① 치명률   ② 사망률
③ 비례사망률   ④ 사인별사망률

57

고혈압에 이환된 환자 중에서 일정 기간 동안 사망한 사람의 비율을 알고자 할 때 구해야 하는 지표는? [20 서울보건연구사]

① 치명률   ② 사인별 사망률
③ 주산기 사망률   ④ 비례 사망률

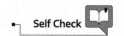

58

인천시의 표준화사망비(SMR)를 구하고자 할 때, 관찰 사망자수는 알고 있다. 더 알아야 할 정보는 무엇인가? [20 인천보건연구사]

① 인천시 연령별 인구구조, 표준인구의 연령별 사망률
② 인천시 연령별 사망률, 표준인구의 연령별 인구구조
③ 인천시 연령별 사망자수, 표준인구의 연령별 인구구조
④ 인천시 연령별 인구구조, 표준인구의 연령별 사망자수

59

다음 중 사망지표의 내용으로 옳지 않은 것은? [21 대구의료기술(4월)]

① 영아사망률＝출생 후 1년 미만 사망자 수 / 연간 출생아 수×1,000
② 신생아사망률＝출생 후 28일 이내 사망자 수 / 연간 출생아 수×1,000
③ 알파인덱스＝영아사망자 수 / 신생아사망자 수
④ 주산기사망률＝임신 28주 이상 태아사망과 출생 후 4주 이내 사망아 수 / 연간 출생아 수×1,000

60

보건지표에 대한 설명으로 옳지 않은 것은? [21 경북의료기술(4월)]

① 0세의 기대여명을 '평균수명'이라 한다.
② 비례사망률은 총 사망자에 대한 특정 원인 사망의 비율이다.
③ 영아사망률은 국가 간 보건수준 비교에 적절하다.
④ 알파인덱스 값이 1보다 클수록 신생아 보건사업에 더 신경써야 한다.

61

다음 중 서로 다른 집단의 보건지표를 비교하기 위한 표준화사망률에 대한 것으로 옳은 것은? [21 제주의료기술(5월)]

① 간접표준화법은 표준인구의 인구구성이 필요하다.
② 직접표준화법은 표준인구의 연령별 특수사망률과 비교집단의 연령별 인구구성이 필요하다.
③ 간접표준화법은 표준화 사망비를 산출한다.
④ 직접표준화법은 대상인구수가 너무 적을 때 적용한다.

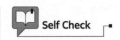

62

지역의 보건수준을 나타내는 대표적인 지표로서 영아사망률과 신생아사망률을 비교하는 지표는 무엇인가?

[21 경북]

① 영아사망률

② 신생아사망률

③ 알파인덱스(α-index)

④ 주산기사망률

63

역학적 특성이 다른 집단을 비교할 때 보정하기 위한 직접표준화법에 대한 설명으로 옳은 것은?

[21 광주·전남·전북]

① 표준화사망비(SMR)를 구한다.

② 대상집단의 연령별 특수사망률을 알 수 없을 때 한다.

③ 대상인구수가 너무 적어서 안정된 특수사망률을 구할 수 없을 때 한다.

④ 표준인구의 인구구성에 비교집단의 특수사망률을 적용하는 방법이다.

64

어느 지역의 사망지표가 다음과 같다. 2013년과 2019년의 영아사망률 차이는 얼마인가?

[21 부산]

	2013년	2019년
신생아사망률	1.3	1.4
후기신생아사망률	1.7	1.8

① 0.1

② 0.2

③ 0.3

④ 0.4

65

비례사망지수(PMI)에 대한 설명으로 옳지 않은 것은?

[21 충북]

① 국가 간 또는 지역사회 간 보건수준 비교 시 보건지표로 사용된다.

② 선진국에서는 비례사망지수가 높게 나타난다.

③ 평균수명이 높은 지역에는 비례사망지수가 높게 나타난다.

④ 연간 총사망자 수에 대한 50세 미만의 사망자수를 백분율로 나타낸 값을 의미한다.

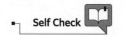

66
다음 중 표준화율에 대한 설명으로 옳지 않은 것은? [21 전남경력경쟁(7월)]

① 표준화율은 인구집단을 대상으로 직접 조사된 값이 아니므로 상대적 비교가 불가능하다.
② 직접법은 대상집단의 연령별 사망률을 가지고 계산한다.
③ 간접법은 표준집단의 연령별 사망률과 비교집단의 인구구성을 곱하여 구한다.
④ 간접법은 표준화사망비(SMR)를 구한다.

67
A 지역에서 2020년도 총 출생아 수가 20,000명이고, 영아 사망률이 2라고 한다면 A 지역에서 2020년도에 사망한 영아는 총 몇 명인가?

[21 서울 고졸]

① 20명
③ 40명
② 30명
④ 50명

68
다음 중 보건의료제도 및 환경수준이 낮은 국가의 특징으로 옳은 것은?

[21 인천의료기술]

① 0세의 기대수명이 높다.
② 비례사망지수가 높다.
③ 알파인덱스가 1에 가깝다.
④ 영아사망 중 선천적 원인으로 인한 사망이 낮다.

69

두 지역의 사망수준을 비교하기 위한 표준화사망률에 대한 설명으로 옳지 않은 것은?

[21 경기경력경쟁]

	A지역		B지역	
	인구수	사망자 수	인구수	사망자 수
50세 미만 인구	40,000	1,200	10,000	320
50세 이상 인구	10,000	380	40,000	1,100
	50,000	1,580	50,000	1,420

① 두 지역의 사망수준의 비교가 타당하기 위해서는 표준화사망률을 구해야 한다.

② A지역과 B지역의 표준화한 특수사망률은 같다.

③ 직접표준화법을 적용하여 특수사망률을 산출할 수 있다.

④ 표준인구는 두 지역의 인구가 아닌 다른 지역 인구를 사용할 수도 있다.

70

영유아 보건지표 중 지역사회 건강수준을 가장 잘 나타내는 대표적인 지표는 무엇인가?

[21 경기보건연구사]

① 신생아사망률　　　　　② 영아사망률

③ 저체중출생아 발생률　　④ 주산기사망률

71

다음 중 분율(proportion)에 해당하는 통계지표는?

[21 대구보건연구사]

① 조사망률　　　　　　　② 평균발생률

③ 비례사망지수　　　　　④ 비교위험도

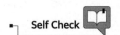Self Check

72

보건지표인 알파인덱스에 대한 설명으로 옳지 않은 것은? [21 울산보건연구사]

① 알파인덱스가 1에 가까울수록 보건수준이 높다.
② 알파인덱스가 1보다 작으면 보건수준이 낮다.
③ 신생아사망에 대한 영아사망의 비이다.
④ 분모가 분자에 포함된다.

73

다음 중 표준화 사망률에 대한 설명으로 옳지 않은 것은? [21 울산보건연구사]

① 실제로 측정한 값이 아니므로 비교 외 목적으로 사용해서는 안 된다.
② 표준인구가 달라도 표준화 사망률은 같다.
③ 역학적 특성이 서로 다른 것을 보정한 사망률이다.
④ 직접표준화를 위해서는 표준인구와 대상집단의 특수사망률이 필요하다.

74

다음 중 그 값이 높을수록 보건수준 및 건강수준이 좋다고 판단할 수 있는 보건지표는? [21 인천보건연구사]

① 비례사망률　　　　　　　② 비례사망지수
③ 알파인덱스　　　　　　　④ 영아사망률

75

다음 중 Ratio에 대한 설명으로 옳지 않은 것은? [21 인천보건연구사]

① 성비, 모성사망비, 비교위험도, 교차비 등이 속한다.
② 분자는 분모에 포함되어있고 시간개념이 동일하지 않다.
③ 한 측정값을 다른 측정값으로 나눈 것이다.
④ 분자와 분모는 배타적이다.

76
보건지표에 대한 설명 중 옳은 것은?
[21 부산보건연구사]

> ㄱ. 평균수명과 건강수명의 격차가 좁을수록 좋다.
> ㄴ. 조사망률, 건강수명, 비례사망지수가 WHO 3대 보건지표이다.
> ㄷ. 알파인덱스는 신생아 사망수에 대한 영아 사망수이다.
> ㄹ. 영아사망률은 출생아 1,000명 당 1세의 사망수이다.

① ㄱ, ㄴ   ② ㄱ, ㄷ
③ ㄴ, ㄷ   ④ ㄴ, ㄹ

77
다음 중 비례사망지수의 분자로 옳은 것은?
[21 충남보건연구사]

① 50세 이상 사망자 수   ② 55세 이상 사망자 수
③ 60세 이상 사망자 수   ④ 65세 이상 사망자 수

78
다음 중 비례사망지수에 대한 설명으로 옳은 것은?
[22 강원의료기술(10월)]

① 분모는 전체 인구집단이다.
② 분자는 65세 이상 사망자이다.
③ 값이 클수록 건강수준이 좋은 국가이다.
④ 값이 작을수록 건강수준이 좋은 국가이다.

79
공중보건의 핵심 지표인 영아사망률에 대한 설명으로 가장 옳은 것은?
[22 서울시 고졸 보건직(10월)]

① 영아사망률이 높을수록 보건 수준이 높은 나라이고 영아사망률이 낮을수록 보건 수준이 낮은 나라이다.
② 영아사망률은 인구 집단의 연령 구성비에 크게 영향을 받는 지표이다.
③ 당해 출생 수 대비 당해 2세 이하의 영아를 대상으로 조사한다.
④ 영아는 성인과 비교하여 환경 위생, 질병 등에 민감하기 때문에 보건 상태를 평가하는 지표로서 중요시된다.

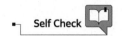

80

치명률 산출 지표의 분자는 질병으로 인한 사망자 수이다. 분모는 무엇인가? [22 경기의료기술(11월)]

① 연 중앙인구
② 감염자 중 현성감염자 수
③ 연간 출생인구 수
④ 감수성자 수

81

우리나라 보건복지부에서 발표한 코로나-19의 국내확진자 성별 현황인 〈보기〉에서 (가)에 해당하는 것으로 가장 옳은 것은? [22 서울보건연구사]

구분	확진자(%)	사망자(%)	(가)(%)
남성	9,216,453(46.97%)	12,171(48.7%)	0.13
여성	10,414,064(53.03%)	12,821(51.30%)	0.12

① 발병률
② 유병률
③ 치명률
④ 사망률

82

다음 중 비례사망지수에 대한 설명으로 옳지 않은 것은? [23 경북의료기술]

① 국가 간 건강수준을 비교할 때 사용한다.
② 값이 큰 지역일수록 장수인구가 많다.
③ 전체 사망자 중 60세 이상의 사망자가 차지하는 분율(proportion)이다.
④ 비례사망지수가 낮은 지역은 어린 연령층의 사망이 많다.

83

보건지표 중 영아사망률과 모성사망률의 분모에 해당하는 것은? [23 전북경력경쟁]

① 출생아 수
② 인구수
③ 영아 수
④ 연앙인구수

84

다음 중 보건지표의 내용으로 옳지 않은 것은? [23 울산의료기술]

① 영아사망률은 출생아 수 1000명당 1세 미만 사망자 수이다.

② 알파인덱스는 신생아 사망자 수에 대한 영아 사망자 수의 비이다.

③ 비례사망률은 전체 사망자 수에 대한 50세 이상 사망자 수의 분율이다.

④ 신생아사망률은 출생아 수 1,000명당 4주 미만의 사망자 수이다.

85

(가) 지역의 연령별 사망자수는 다음과 같다. 이 지역의 비례사망지수는 얼마인가? [23 인천의료기술]

- 0~10세 − 20,000명
- 11세~20세 − 5,000명
- 21~30세 − 8,000명
- 31세~40세 − 12,000명
- 50세~60세 − 20,000명
- 60세 이상 − 30,000명
- 총 사망자 수 − 100,000명

① 5% ② 10%

③ 20% ④ 50%

86

모든 지역의 출생아 수가 동일하다고 가정할 때 사망자 수가 다음과 같다. 보건의료수준이 가장 높다고 볼 수 있는 지역은 어느 지역인가? [23 인천의료기술]

	(가) 지역	(나) 지역	(다) 지역	(라) 지역
신생아사망 수	90명	80명	70명	10명
영아후기사망 수	10명	20명	30명	90명
영아사망 수	100명	100명	100명	100명

① (가) 지역 ② (나) 지역

③ (다) 지역 ④ (라) 지역

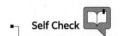

87

최근 COVID 19가 유행하였다. 〈보기〉의 설명에 제시된 지역의 인구 1,000명당 COVID 19 특수사망률은 얼마인가? [23 경기보건연구사]

> **보기**
>
> 지역의 전체 인구는 1,000(남자 400명, 여자 600명)이고, 이 지역의 사망자는 20(남자 8, 여자 12)명이다. COVID 19 환자는 총 100명이었고 환자 중 사망자는 13이다.

① 10 ② 12
③ 13 ④ 20

88

통계지표가 다음과 같을 때 해석으로 옳은 것은? [23 경기보건연구사]

비례사망지수		모성사망률	
A지역	B지역	C지역	D지역
40	80	100	200

① 건강수준은 A지역보다 B지역이 좋다.
② 건강수준은 A지역보다 B지역이 나쁘다.
③ 가임기여성의 사망률은 C지역이 D지역보다 좋다.
④ 가임기여성의 사망률은 C지역이 D지역보다 나쁘다.

89

다음 중 α-index에 대한 설명으로 옳은 것은? [24 경북의료기술]

① 절대 1보다 작을 수 없다.
② 1보다 값이 클수록 보건수준이 높은 것을 의미한다.
③ 분모는 영아 사망자 수이다,
④ 신생아 사망에 대한 유아 사망자의 비이다.

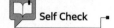

90
다음 중 비례사망지수에 대한 설명으로 옳은 것은? [24 경북의료기술]

① 총사망자수에 대한 65세 이상의 사망자수이다.
② 국가 간의 비교하기에 적절하지 않다.
③ 분모는 어떤 연도의 사망자수이다.
④ 비례사망지수가 높다는 것은 건강수준이 나쁘다는 것을 의미한다.

91
다음 중 국가의 보건수준을 평가하기 위한 지표로 가장 적절한 것은?

[24 전북의료기술]

① 비례사망률   ② 유아사망률
③ 신생아사망률   ④ 영아사망률

92
다음 중 사망지표에 대한 설명으로 옳지 않은 것은? [24 충남의료기술]

① 조사망률은 연간 총 사망자 수를 연 중앙인구로 나눈 수이다.
② 연령별사망률은 15~49세 여성이 낳는 아이를 총 출생아수로 나눈 수이다.
③ 영아사망률은 연간 1세미만 사망자 수를 연간 출생아 수로 나눈 수이다.
④ 알파인덱스는 신생아 사망에 대한 영아사망의 비이다.

93
보건지표와 그 산출에 필요한 정보가 옳게 짝지어지지 않은 것은?

[24 보건직]

① 조출생률 – 당해 연도 출생아 수, 당해 연도 15~49세까지의 여자 수
② 영아사망률 – 당해 연도 1세 미만 사망아 수, 당해 연도 출생아 수
③ 비례사망지수 – 당해 연도 50세 이상 사망자 수, 당해 연도 사망자 수
④ α-index – 당해 연도 영아 사망자 수, 당해 연도 신생아 사망자 수

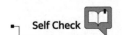

94

다음 사례에서 신종감염병 C에 대한 여자의 2021년 치명률[%]은?

[24 보건직]

> 2021년 인구수가 100,000명(남자 60,000명, 여자 40,000명)인 지역의 사망자 수는 1,000명(남자 750명, 여자 250명)이다. 이때 유행한 신종감염병 C의 확진자 수는 총 300명(남자 200명, 여자 100명)이며, 그중 2021년도 사망자는 25명(남자 15명, 여자 10명)이다.

① 4   ② 10
③ 15   ④ 40

95

인구집단에서 발생하는 사망 빈도를 측정하는 보건지표 중 선진국일수록 그 값이 큰 지표는 무엇인가?

[24 강원의료기술]

① 조사망률   ② 알파인덱스
③ 영아사망률   ④ 비례사망지수

96

신생아사망률이 영아사망률의 2/3를 차지한다. 이때 알파지수(α-index)로 옳은 것은?

[24 강원의료기술]

① 0.3   ② 0.9
③ 1.5   ④ 3

97

알파인덱스(α-index)에 대한 설명으로 옳은 것은?

[24 인천의료기술]

① 어떤 연도의 영아사망수를 신생아사망수로 나눈 것으로, 그 값이 1에 가까울수록 해당 국가의 보건수준이 높다.
② 어떤 연도의 연앙인구 100,000명에 대하여 그 연도 중 특정 사인으로 사망한 수를 말한다.
③ 어떤 연도 출생아 100,000명당 같은 해 임신, 분만, 산욕으로 인한 모성 사망자 수를 말하며, 감염병, 교통사고 등에 의한 사망은 포함되지 않는다.
④ 어떤 연도 출산아 1,000명당 같은 해 임신 28주 이후 사산아 수와 출생 1주 이내의 신생아사망수의 합으로 나타낸다.

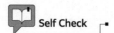

제7절 이환지표

(정답 p.121)

01

건강한 9명의 가족이 있었는데 초등학교에 다니는 3명이 홍역에 걸렸다. 집에 있는 면역력이 약한 할아버지와 할머니만 질병이 옮았다면 2차 발병률은 얼마인가?

[14 경기]

① 50%
② 33%
③ 30%
④ 15%

02

유병률(Prevalance Rate)에 대한 설명으로 옳지 않은 것은?

[14 전북]

① 이환기간을 고려하지 않을 때, 발생률이 높으면 유병률이 높다.
② 질병의 원인을 찾는 연구에서 가장 필요한 측정지표이다.
③ 질병발생 후에 바로 사망하거나 회복된 경우에는 유병률이 낮아진다.
④ 질병관리에 필요한 인력 및 자원소요를 추정하는 데 필요한 정보를 제공한다.

03

총 학생수가 800명인 학교에 20명의 홍역환자가 발생하였다. 이전에 이 병을 앓았던 아동은 30명, 예방접종 맞은 아동은 400명이며 추가로 발병된 환자는 20명이라면 이 병의 2차 발병률은?

[15 경기의료기술]

① 70 / 400
② 20 / 370
③ 20 / 350
④ 70 / 350

04

다음 중 질병통계에 대한 설명으로 옳은 것은?

[17 서울]

① 발병률은 위험 폭로기간이 수개월 또는 1년 정도로 길어지면 유병률과 같게 된다.
② 유병률의 분자에는 조사 시점 또는 조사 기간 이전에 발생한 환자수는 포함되지 않는다.
③ 발생률의 분모에는 조사 기간 이전에 발생한 환자수는 포함되지 않는다.
④ 2차 발병률은 환자와 접촉한 감수성자 수 중 발병한 환자수로 나타내며, 질병의 위중도를 의미한다.

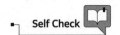

05

어린이집의 원생이 80명이고 이 중 2명의 홍역환자가 발생하였다. 이후 20명의 환자가 추가로 발생하였다. 홍역에 감수성이 있는 아이들이 모두 50명(발단환자 포함)이라고 가정할 때 2차 발병률은 얼마인가?

[17 서울의료기술]

① {20 / (80 − 50)} × 100

② {20 / (50 − 2)} × 100

③ {22 / (80 − 52)} × 100

④ {22 / (50 − 2)} × 100

06

새롭게 개발된 치료법이 어떤 질병에 대해 사망률은 낮추지만 회복률에는 영향을 미치지 않는 것으로 나타났다. 이 치료법에 의한 이환지표의 변화로 옳은 것은?

[17 인천]

① 발생률 감소

② 발생률 증가

③ 유병률 감소

④ 유병률 증가

07

어떤 감염병의 유행기간이 짧을 때 나타날 수 있는 역학적 특징으로 옳은 것은?

[17 충남]

① 발생률 증가, 유병률 증가

② 발생률 증가, 유병률 감소

③ 발생률 감소, 유병률 증가

④ 발생률과 유병률이 거의 같다.

08

일정기간 질병이 없던 인구집단에 새롭게 질병이 발생한 횟수를 나타내는 값으로 질병의 원인을 찾는 데 유용한 지표는 무엇인가?

[18 경기의료기술]

① 치명률

② 발병률

③ 발생률

④ 유병률

09

다음 표는 어느 지역의 연령별 성인병 유병률을 조사한 것이다. 제시된 내용을 근거로 연령이 높아질수록 성인병 발생위험이 증가한다는 결론을 내렸을 때 이 결론에 대한 판단으로 옳은 것은?   [18 충북]

연령	성인병 유병률
10~19	10%
20~29	20%
30~39	30%
40~49	45%
50~59	55%
60세 이상	65%

① 올바른 연구이다.
② 발생률을 고려하지 않았기 때문에 옳지 않다.
③ 유병률을 고려하지 않았기 때문에 옳지 않다.
④ 연령표준화가 되어 있지 않기 때문에 옳지 않다.

10

연 중앙인구 1,000명인 지역에 이미 질병에 걸린 유병환자가 100명이고 새롭게 질병에 걸린 사람이 5명일 때 발생률의 분모는 얼마인가?   [18 부산]

① 900명   ② 1,000명
③ 1,005명   ④ 1,100명

11

어떤 시점 혹은 일정 기간 동안에 그 인구 중 존재하는 환자의 비율을 의미하는 지표는?   [19 경기]

① 발생률   ② 유병률
③ 발병률   ④ 2차발병률

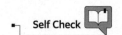

12

제한된 기간 동안 질병에 노출위험이 있는 사람 중 그 질병에 새롭게 발생한 환자를 나타내는 질병이환지표는? [19 경기의료기술(11월)]

① 발생률(attack rate)

② 유병률(prevalence rate)

③ 2차발병률(secondary attack rate)

④ 발병율(incidence rate)

13

유병률과 발생률에 대한 설명으로 옳지 않은 것은? [19 전북보건연구사]

① 유병률은 유병기간의 영향을 받지 않는다.

② 유병률은 인구집단에서 질병을 가진 사람의 분율(propotion)이다.

③ 발생률은 유병기간의 영향을 받지 않는다.

④ 발생률은 일정 기간 동안 질병이 없던 인구에서 질병이 발생한 율이다.

14

다음 글에서 빈칸에 알맞은 단어로 옳은 것은? [19 전북보건연구사]

> 유병률이란 특정 시기에 질병에 (ㄱ) 되어있는 사람들의 수를 측정하는 것으로, 분자는 특정 시기의 (ㄴ), 분모는 환자가 속한 (ㄷ)이다.

① ㄱ: 이환, ㄴ: 발생환자의 수, ㄷ: 전체 인구수

② ㄱ: 현성 감염, ㄴ: 환자의 수, ㄷ: 전체 인구수

③ ㄱ: 이환, ㄴ: 환자의 수, ㄷ: 전체 인구수

④ ㄱ: 현성 감염, ㄴ: 환자의 수, ㄷ: 질병집단의 누적 환자 수

15

발단환자를 가진 가구의 감수성이 있는 가구원 중에서 병원체의 최장 잠복기내에 질병이 발생하는 것을 나타내는 지표로서 병원체의 감염력 또는 전염력을 간접적으로 측정하는 데 유용한 지표는? [20 경북의료기술]

① 발병률

② 2차발병률

③ 발생률

④ 유병률

16

다음 중 유병률에 대한 설명으로 옳은 것은? [20 경기]

① 질병 발생의 확률을 직접적으로 나타내는 지표이다.
② 질병의 원인을 찾는 연구의 기본적 도구이다.
③ 시점유병률을 정기적으로 측정하면 시간 경과에 따른 질병 양상의 변화를 파악할 수 있다.
④ 질병의 유병률이 낮아지는 경우는 발생률이 낮아지거나 치료기술의 발달로 생존기간이 길어지는 경우이다.

17

급성 감염병에서와 같이 질병의 이환기간 아주 짧을 때 성립될 수 있는 발생률과 유병률의 관계로 옳은 것은? [20 광주·전남·전북]

① 유병률과 발생율이 같다.
② 유병률이 높고 발생률이 낮다.
③ 유병률과 발생률이 낮다.
④ 유병률이 낮고 발생률이 높다.

18

유병률을 증가시키는 요인으로 옳은 것은? [20 대구]

① 질병의 이환기간이 짧을 때
② 질병의 발생률이 줄어들 경우
③ 치료 기술의 발달로 생존기간이 길어진 경우
④ 치료성공률이 증가하여 질병이 완치되는 경우

19

다음 중 급성감염병의 특징으로 옳은 것은? [20 부산]

① 발생률이 높고 유병률이 낮다.
② 발생률이 낮고 유병률이 높다.
③ 발생률이 높고 유병률이 높다.
④ 발생률이 낮고 유병률이 낮다.

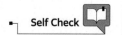

20

발병시점과 상관없이 일정 시점에 질병을 가진 사람의 분율을 나타내는
지표는?   [20 충남]

① 발생률   ② 발병률
③ 유병률   ④ 치명률

21

어느 지역의 지표가 다음과 같을 때 옳은 것은?   [20 충북]

> • 총 인구: 200,000명
> • A감염병 발생 인구: 50명
> • A감염병 환자 중 사망자: 3명

① 발생률(인구 10만명당) 10, 치명률 3%
② 발생률(인구 10만명당) 20, 치명률 5%
③ 발생률(인구 10만명당) 25, 치명률 6%
④ 발생률(인구 10만명당) 30, 치명률 15%

22

발생률과 유병률에 대한 설명으로 옳지 않은 것은?   [20 인천의료기술(10월)]

① P≒I×D이다
② 발생률의 분자는 새롭게 질병에 걸린 사람이다.
③ 유병률의 분모는 질병에 걸리지 않은 인구집단이다.
④ 이환기간이 짧아지면 발생률과 유병률이 같아진다.

23

유병률에 대한 설명으로 옳은 것은?   [20 경기보건연구사]

① 발생률을 이환기간으로 나눈 것이 유병률이다.
② 조사시점 이전에 발생한 환자수는 제외한다.
③ 질병의 원인을 규명하는 데 적합하다.
④ 치료의 수요, 인력의 수요 등을 측정하는 데 활용한다.

24

다음 그림은 A초등학교 100명의 학생 중 B형 간염 항원 양성자 15명의
발생분포이다. 4월의 B형 간염 시점유병률은? [20 경북보건연구사]

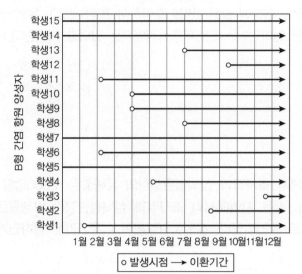

① $9 / 100 \times 100$

② $15 / 100 \times 100$

③ $2 / (100-7) \times 100$

④ $11 / (100-4) \times 100$

25

유치원의 원아는 총 100명이고 5명이 질병에 걸렸다. 질병에 걸린 원아의
가족은 환아 5명을 포함하여 모두 20명이다. 이들 중 3명이 최대잠복기
내에 감염된 것을 확인하였다. 환아 가족들 중 이 질병에 대한 면역력을
가진 사람은 없었다. 이 질병의 이차별병률로 옳은 것은? [20 광주보건연구사]

① $5 / (100-3) \times 100$

② $3 / (100-5) \times 100$

③ $5 / (20-3) \times 100$

④ $3 / (20-5) \times 100$

26

질병관리에 필요한 인력과 자원소요의 추정, 질병퇴치 프로그램의 수행
평가, 치료에 필요한 병상 수, 보건기관 수 등의 계획을 수립하는 데 중요
한 정보를 제공하는 지표는? [20 대전 보건연구사]

① 유병률

② 발생률

③ 발병률

④ 2차발병률

27

원생이 총 100명인 어느 유치원에서 2명의 유행성이하선염 환아가 발생하였다. 이후 최대잠복기동안 40명의 환아가 추가로 발생하였다. 원생 중 감수성자는 처음 질병에 걸린 2명을 포함하여 70명이었다. 유행성이하선염의 2차발병률은 얼마인가? (단, 무증상감염자는 없다고 가정한다.)　[21 경기]

① $40 / (100 - 70) \times 100$

② $40 / (70 - 2) \times 100$

③ $40 / 70 \times 100$

④ $40 / (100 - 2) \times 100$

28

어느 지역에서 조사결과 심뇌혈관질환의 유병률은 1,000명당 36명으로 확인되었다. 같은 지역에서의 조사결과 심뇌혈관질환 발생률은 1,000명당 10명으로 확인되었다. 심뇌혈관질환의 이환기간은 얼마인가?　[21 경기]

① 0.3

② 1.3

③ 2.8

④ 3.6

29

질병의 이환지표인 유병률과 발생률 중 유병률을 용도로 옳지 않은 것은?

[21 광주·전남·전북]

① 질병관리에 필요한 인력 및 자원 소요를 추정할 수 있다.

② 질병퇴치프로그램의 유용성을 평가할 수 있다.

③ 지역주민의 치료에 필요한 병상 수 계획을 수립하는 데 정보를 제공한다.

④ 질병의 원인을 찾는 연구의 기본도구이다.

30

발생률과 유병률에 대한 설명으로 옳지 않은 것은?　[21 대전]

① 코로나 19 환자수를 누적하여 매일 그래프로 나타내는 것은 유병률에 해당한다.

② 코로나 19 바이러스에 감염되지 않았던 사람이 검사를 통해 확진되는 것은 발생률에 해당한다.

③ 코로나 19 바이러스에 감염된 사람과 새롭게 감염된 사람은 모두 발생률의 분자에 해당한다.

④ 코로나 19에 걸린 상태의 기간이 길어지면 유병률이 증가한다.

31

다음 중 인구통계에 대한 설명으로 옳은 것은? [21 경기7급]

① 조출생률은 가임기 여성 1,000명당 출생아 수 있다.
② 발생률이 높고 이환기간이 긴 질병은 유병률이 높다.
③ 비례사망지수가 높은 지역은 평균수명이 낮다.
④ α-index가 높으면 신생아사망률이 높다고 판단할 수 있다.

32

〈보기〉와 같이 홍역의 유행이 이루어졌을 때 2차발병률은 얼마인가? [21 경기경력경쟁]

> **보기**
>
> A초등학교에서 홍역의 유행이 있었다. 50명의 학생 중에서 10일간의 유행
> 기간 동안 5명의 환자가 발생하였다. 학생들 중 20명은 예방접종을 받았고
> 15명은 과거 감염된 적이 있었다. 불현성 감염은 없고 예방접종의 효과는
> 100%이다.

① 33%   ② 11%
③ 3.3%   ④ 50명 중 5명 발생

33

발생률과 유병률에 대한 설명으로 옳은 것은? [21 경기보건연구사]

① 유병률은 질병의 발생과 사망이 증가할 때 증가한다.
② 발생률이 급성질환 보다는 만성질환의 원인을 찾는 연구에서 가장 필요
한 지표이다.
③ 유병률은 대상 집단에서 질병을 지닌 사람들의 분율(rate)이다.
④ 발생률은 인구집단에서 새롭게 질병이 걸린 사람들의 분율(rate)이다.

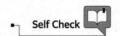

34
이차발병률에 대한 설명으로 옳은 것은?   [21 경기보건연구사]

① 분자에 무증상감염자는 포함하지 않는다.
② 이전에 질병에 걸려 면역이 형성된 사람은 분모에 포함시킨다.
③ 분자는 병원체의 최단 잠복기 내에 발병하는 환자의 수이다.
④ 분모는 발단환자를 가진 감수성 있는 가구원이다.

35
당뇨병과 같은 만성질환 관리사업의 약품 수급에 대한 계획 시 가장 유용한 지표는?   [22 서울시(2월)]

① 유병률(prevalence rate)   ② 발생률(incidence rate)
③ 발병률(attack rate)   ④ 치명률(case fatality rate)

36
지역사회에서 질병의 유병률이 증가하는 경우로 옳은 것은?[22 경북의료기술]

① 질병 이환기간 증가   ② 질병 발생률 감소
③ 낙후된 의료기술   ④ 의료이용률 증가

37
다음 중 질병의 이환지표에 대한 설명으로 옳지 않은 것은?

[22 강원의료기술(10월)]

① 발생률은 인구 집단 내에서 어떤 질병 또는 사건이 새롭게 일어난 횟수가 얼마나 되는가를 나타낸다.
② 발병률은 한정된 기간에 어떤 질병에 노출 위험이 있는 사람 중 그 질병이 발생한 사람의 분율이다.
③ 이차발병률은 발단 환자를 가진 가구의 감수성 있는 가구원 중에서 이 병원체의 평균 잠복기 내에 발병하는 환자수를 나타낸다.
④ 유병률은 일정 시점에 인구 집단에서 질병을 가진 사람들의 수를 측정하는 것이다.

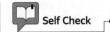

38

인천시 A지역에서 100명의 인구 중 40명이 오염된 물에 노출되었다. 그 중 20명이 질병에 걸렸으며 10명은 심각한 증상을 나타냈다. 이 질병의 발병률은 얼마인가? 　　　　　　　　　　　　　　[22 인천의료기술(10월)]

① 10%　　　　　　　　　　　② 20%

③ 30%　　　　　　　　　　　④ 50%

39

한 학급의 학생 100명중 10명이 코로나19에 걸렸다. 40명은 과거 예방 접종을 하였고, 10명은 예방접종 이전에 감염된 적이 있다. 코로나19의 발병률은 얼마인가? 　　　　　　　　　　　　　　[23 부산의료기술]

① 60 / 100　　　　　　　　② 10 / 100

③ 40 / 60　　　　　　　　　④ 10 / 50

40

질병 이환지표에 대한 설명으로 옳지 않은 것은? 　　　　[23 전남의료기술]

① 발생률은 일정 기간에 한 인구 집단 내에서 어떤 질병 또는 사건이 새롭게 일어난 횟수가 얼마나 되는가를 나타낸다.

② 발병률은 감염성 질환에서 그 병원체의 감염력 및 전염력을 간접적으로 측정하는 데 유용하다.

③ 이차발병률은 발단환자를 가진 가구의 감수성 있는 가구원 중에서 최장 잠복기 내에 발병하는 환자의 분율이다.

④ 유병률은 한 시점 또는 특정 기간 중 한 개인이 질병에 걸려 있을 확률의 추정치를 제공한다.

41

급성감염병처럼 질병의 이환기간이 짧을 때 유병률과 발생률의 특성으로 옳은 것은? 　　　　　　　　　　　　　　　　　[23 울산의료기술]

① 유병률은 증가하고 발생률은 감소한다.

② 발생률은 증가하고 유병률은 감소한다.

③ 유병률은 감소하고 발생률도 감소한다.

④ 유병률과 발생률이 같다.

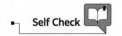

42

연앙인구 1,000명 중 지역에서 2022년 조사결과 결핵으로 진단 받은 사람은 50명이었으며 2023년에 5명이 새롭게 결핵으로 진단받았다. 2023년 결핵 발생률의 분자로 옳은 것은?   [23 인천의료기술]

① 5   ② 50
③ 100   ④ 450

43

다음 중 발병률에 대한 설명으로 옳지 않은 것은?   [23 경기보건연구사]

① 발병률은 발생률의 일종이다.
② 감염병이 유행할 때 발병률은 감염병의 유행 전체기간 동안 발생 환자로 산출한다.
③ 발병률이 낮은 경우 1,000명당 발병률을 산출하기도 한다.
④ 인시(person time)을 분모로 사용한다.

44

질병발생 현황이 〈보기〉와 같을 때 이 질병의 이차발병률은 얼마인가?   [24 대구의료기술]

> **보기**
>
> 전교생이 500명인 학교에서 X질병에 걸린 환자가 1명 발생하였다. 이 환자와 접촉한 학생은 50명이었고 이후 최대잠복기 내에 추가로 발생한 환자는 20명이며 접촉한 학생 중 면역력을 가진 학생은 없었다.

① 4%   ② 16%
③ 20.6%   ④ 40%

45

질병통계에 사용되는 역학지표에 대한 설명으로 옳은 것은?   [24 보건직]

① 2차 발병률은 질병의 중증도를 나타낸다.
② 발생률은 어떤 시점에 특정 질병에 이환되어 있는 환자 수이다.
③ 유행기간이 매우 짧을 때에는 유병률과 발생률이 같아진다.
④ 유병률은 일정한 기간에 한 인구 집단 내에서 새로 발생한 환자 수이다.

01

우리나라와 다른 나라를 비교할 때 권장하는 3대지표는? [15 전남]

가. 보통사망률	나. 영아사망률
다. 모성사망률	라. 평균수명
마. 비례사망지수	

① 가, 라, 마   ② 나, 라, 마

③ 나, 다, 라   ④ 가, 다, 라

02

다음 중 생명표 구성요소가 아닌 것은? [16 경기]

① 출생률   ② 사망률

③ 평균여명   ④ 사망 수

03

국가 및 지역의 보건수준을 나타내는 지표 중 WHO에서 제시한 3대 지표에 해당하는 것은? [16 광주]

① 영아사망률   ② 보통출생률

③ 비례사망률   ④ 평균수명

04

WHO에서 제시한 3대 보건지표로 옳은 것은? [16 울산, 충남]

① 평균수명, 조출생률, 비례사망률

② 평균수명, 조사망률, 비례사망률

③ 평균수명, 영아사망률, 비례사망지수

④ 평균수명, 조사망률, 비례사망지수

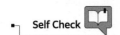

05

WHO의 3대 보건지표에 해당하지 않는 것은?   [16 경북의료기술]

① 보통사망률   ② 영아사망률
③ 비례사망지수   ④ 평균수명

06

다음 중 WHO에서 제시한 3대 보건지표가 아닌 것은?   [17 충북]

① 영아사망율   ② 비례사망지수
③ 평균수명   ④ 조사망율

07

세계보건기구에서 제시한 3대 보건지표에 해당하지 않는 것은?

[17 경기(12월)]

① 평균수명   ② 영아사망률
③ 보통사망률   ④ 비례사망지수

08

다음 중 생명표(life table)에 대한 설명으로 가장 옳지 않은 것은?

[17 서울]

① 생명표란 미래 사회변화를 예측하여 태어날 출생 집단의 규모를 예측하고, 몇 세까지 생존하는지를 정리한 표이다.
② 생명표는 보험료율, 인명피해 보상비 산정과 장래 인구 추계에도 활용된다.
③ 생명표는 보건·의료정책 수립 및 국가 간 경제, 사회, 보건 수준에 대한 비교자료로도 활용될 수 있다.
④ 생명표는 추계인구, 주민등록연앙인구, 사망신고자료 등을 토대로 산정하게 된다.

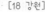

09

다음 중 생명함수로 옳은 것은? [18 강원]

① 출생수, 사망수, 출생률, 사망률, 사력, 평균여명
② 생존수, 사망수, 출생률, 사망률, 사력, 평균여명
③ 출생수, 사망수, 생존율, 사망률, 사력, 평균여명
④ 생존수, 사망수, 생존율, 사망률, 사력, 평균여명

10

WHO에서 제시한 국가의 건강수준을 나타내는 지표에 해당하지 않는 것은? [18 강원]

① 평균수명   ② 조사망률
③ 비례사망지수   ④ 비례사망률

11

지역 간 비교를 위한 3대 보건지표는? [19 충남보건연구사]

① 영아사망률, 비례사망지수, 평균수명
② 영아사망률, 비례사망지수, 발병률
③ 조사망률, 영아사망률, 평균수명
④ 조사망률, 영아사망률, 발병률

12

다음 〈보기〉에서 생명함수로 옳은 것은? [19 대구보건연구사]

> **보기**
>
> ㄱ. 출생수   ㄴ. 사망수
> ㄷ. 출생률   ㄹ. 사망률
> ㅁ. 생존률   ㅂ. 평균여명
> ㅅ. 평균수명

① ㄱ, ㄴ, ㄷ, ㄹ   ② ㄴ, ㄹ, ㅁ, ㅅ
③ ㄴ, ㄹ, ㅁ, ㅂ   ④ ㄹ, ㅁ, ㅂ, ㅅ

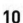

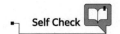

13
기대수명 산출을 위한 생명표 작성에서 다루는 변수로 옳지 않은 것은?

[20 경기]

① 출생아수   ② 사망자수
③ 생존자수   ④ 평균여명

14
인구집단에서 기대수명을 산출하기 위해 작성하는 생명표의 주요 변수에 해당하지 않는 것은?

[20 광주·전남·전북]

① 사망수   ② 사망률
③ 생존수   ④ 출생률

15
WHO가 제시한 3대 보건지표는?

[20 부산]

① 조사망률, 비례사망지수, 평균여명
② 조사망률, 비례사망지수, 평균수명
③ 영아사망률, 비례사망률, 평균수명
④ 영아사망률, 비례사망률, 평균여명

16
다음 중 생명표의 주요 함수에 해당하지 않는 것은?

[20 울산의료기술(10월)]

① 사망수   ② 생존수
③ 사망률   ④ 출생아수

17
국가의 보건수준을 나타내는 지표로서 WHO가 제시한 3대 건강지표에 해당하지 않는 것은?

[20 경북보건연구사]

① 비례사망지수   ② 평균수명
③ 의료인력과 시설   ④ 조사망률

18

국가 간의 보건 수준을 비교하는 데 쓰이는 가장 대표적인 지표는 무엇인가?

[21 전북의료기술(5월)]

① 비례사망률   ② 영아사망률
③ 주산기사망률   ④ 조사망률

19

다음 중 국가 간 보건수준을 비교하기 위한 3대 지표에 해당하지 않는
것은?

[21 강원]

① 조출생률   ② 비례사망지수
③ 평균수명   ④ 영아사망률

20

지역 간 비교를 위한 3대 보건지표에 해당하는 것은?

[21 충남]

ㄱ. 영아사망률	ㄴ. 평균수명
ㄷ. 비례사망지수	ㄹ. 조사망률

① ㄱ, ㄴ, ㄷ   ② ㄴ, ㄷ, ㄹ
③ ㄱ, ㄷ, ㄹ   ④ ㄱ, ㄴ, ㄹ

21

WHO 3대 보건지표로 옳은 것은?

[21 전남경력경쟁(7월)]

① 평균여명, 비례사망률, 조사망률
② 평균수명, 비례사망률, 영아사망률
③ 평균수명, 비례사망지수, 조사망률
④ 평균여명, 비례사망지수, 영아사망률

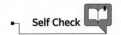

22

〈보기〉에서 세계보건기구의 3대 보건지표에 해당하는 것을 모두 고른 것은?

[21 서울보건연구사/7급]

> **보기**
>
> ㉠ 해당년도 출생아 천명 가운데 1년 이내에 사망한 영아의 수
> ㉡ 신생아 사망에 대한 영아 사망의 비
> ㉢ 연간 총사망자 수에 대한 50세 이상인 사망자 수의 백분율
> ㉣ 출생시의 평균여명

① ㉠, ㉡　　　　　　　　　　② ㉠, ㉣
③ ㉡, ㉢　　　　　　　　　　④ ㉢, ㉣

23

보건통계에 대한 〈보기〉의 내용 중 옳은 것으로 바르게 연결된 것은?

[22 전남경력경쟁]

> **보기**
>
> ㄱ. WHO 3대 보건지표는 건강수명, 조사망률, 비례사망지수다.
> ㄴ. 영아사망률은 지역 간 보건수준을 비교하기에 적절한 지표다.
> ㄷ. 연 중앙인구는 매년 7월 1일 시점의 인구로 한다.
> ㄹ. 비례사망지수는 높을수록 좋다

① ㄱ, ㄴ　　　　　　　　　　② ㄱ, ㄴ, ㄷ
③ ㄴ, ㄷ, ㄹ　　　　　　　　④ ㄱ, ㄷ, ㄹ

24

생명표에 관한 설명으로 옳지 않은 것은?　　　[22 대전보건연구사]

① 생존수는 일정한 출생 수가 어느 연령에 도달했을 때 까지 생존할 것으로 기대되는 수이다.
② 생존율은 x세의 사람 중 $x+1$세에 도달할 수 있는 자의 비율을 의미한다.
③ 사망수는 x세의 사람 중 $x+1$세에 도달한 뒤 사망한 자의 수를 의미한다.
④ 평균여명은 x세의 생존자 수가 x세 이후 생존할 수 있는 연수의 평균

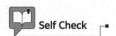

25

생명표에 사용되는 생명함수로 옳지 않은 것은?　　[23 전남의료기술]

① 생존 수　　　　　　　　② 사망 수
③ 사망률　　　　　　　　④ 평균수명

26

건강수명(healthy life years)에 대한 설명으로 옳은 것은?　[24 인천의료기술]

① 특정 연도의 출생자가 향후 생존할 것으로 기대되는 평균 생존연수이다.
② 평균수명에서 질병이나 부상으로 활동하지 못한 기간을 제외한 기간이다.
③ 경제활동연령 인구 중 65세 이상 노인인구의 비이다.
④ 현재의 사망수준이 그대로 지속된다는 가정하에서 어떤 출생집단이 몇 세까지 살 수 있는가를 정리한 것이다.

제9절　병원 운영에 필요한 통계　　　　(정답 p.127)

01

다음 중 퇴원환자 수를 평균가동병상 수로 나누어 계산할 수 있는 병원통계지표는 무엇인가?　　[16 울산보건연구사]

① 병상이용율　　　　　　② 병상회전율
③ 평균재원일수　　　　　④ 병원이용율

02

다음 중 병상이용률에 대한 설명으로 옳은 것은?　　[16 충북보건연구사]

① 외래환자가 입원환자가 되는 값
② 재원환자 수를 가동병상 수로 나눈 값
③ 가동병상 수를 퇴원환자 수로 나눈 값
④ 퇴원환자의 재원일수를 퇴원환자 수로 나눈 값

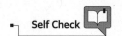

03
병원관리 지표 중 다음 식으로 알 수 있는 지표는 무엇인가?

[20 경북의료기술]

> 입원환자수 / 연가동병상수 × 100

① 병상회전율   ② 평균재원일수
③ 병상이용률   ④ 병원이용률

04
병원지표 (ㄱ), (ㄴ)에 순서대로 들어갈 단어로 알맞은 것을 고르시오.

[20 충북보건연구사]

> (ㄱ) 일정기간동안 1개의 병상을 평균 몇 명의 환자가 사용했는지 알아보는
>   지표로서 가동병상의 실제이용환자의 비율을 나타낸 지표이다.
> (ㄴ) 입원환자의 입원일수를 총입원한 환자로 나누어서 산출한 지표이다.
>   환자 1명당 평균 입원한 기간을 알 수 있다.

① (ㄱ) 병상이용율   (ㄴ) 병원이용율
② (ㄱ) 병상회전율   (ㄴ) 병원이용율
③ (ㄱ) 병상이용율   (ㄴ) 평균재원일수
④ (ㄱ) 병상회전율   (ㄴ) 평균재원일수

질병 관리

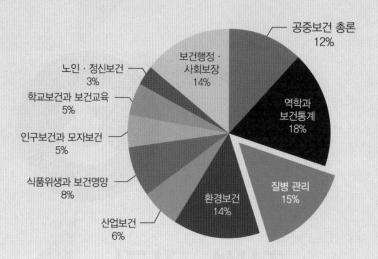

〈최근 10개년 영역별 평균출제빈도〉

구분	2015	2016	2017	2018	2019	2020	2021	2022	2023	2024	합계
공중보건 총론	1	2	3	1	2	3	4	3	2	2	23
역학과 보건통계	3	3	3	2	4	4	5	3	3	5	35
질병 관리	5	1	3	6	3	0	1	4	3	3	29
환경보건	3	2	3	2	3	2	3	4	4	2	28
산업보건	1	2	2	0	1	2	1	1	1	2	13
식품위생과 보건영양	2	1	2	2	2	3	1	0	1	2	16
인구보건과 모자보건	3	2	0	1	0	2	2	1	0	0	11
학교보건과 보건교육	1	3	1	1	1	2	0	1	1	0	11
노인 · 정신보건	0	0	1	0	1	0	1	1	1	1	6
보건행정 · 사회보장	1	4	2	5	3	2	2	2	4	3	28
합계	20	20	20	20	20	20	20	20	20	20	200

〈최근 10개년 서울시(지방직) 영역별 출제빈도분석(2015~2024)〉

제1장 감염성 질환 관리

 Secret Note

1. 감염병의 이해

(1) 병원체와 숙주 상호작용지표
① **감염력**: 병원체가 숙주 내에 침입 증식하여 숙주에 면역반응을 일으키게 하는 능력
② **병원력**: 감염된 사람들 중에서 현성 감염자의 비율
③ **독력**: 현성 감염자 중에서 매우 심각한 임상증상이나 장애가 초래된 사람의 비율
④ **치명률**: 현성 감염자 중에서 사망할 확률

(2) 감염병 유행의 3대 요인: 감염원(병인), 감염경로, 감수성 숙주

2. 감염병의 생성과 전파

(1) 감염병 생성과정: 병원체 → 병원소 → 탈출 → 전파 → 침입 → 신숙주의 감수성
① **병원체**: 세균, 바이러스, 리케차, 진균류 등의 미생물과 원충생물, 기생충 등
② **병원소**: 병원체가 생존하고 증식하면서 감수성 있는 숙주에 전파시킬 수 있는 생태적 지위에 해당하는 사람, 동물, 곤충, 흙, 물 등
③ **탈출**: 호흡기계, 소화기계, 비뇨생식계, 개방병소, 기계적 탈출
④ **전파**: 병원소로부터 배출된 병원체가 새로운 숙주까지 매체에 의해 운반되는 것
⑤ **신숙주 내 침입**: 침입방식은 탈출방식과 대체로 일치하여 주로 호흡기계, 소화기계, 비뇨기계, 점막, 피부 및 태반을 통해 침입
⑥ **신숙주의 저항성**
   ㉠ 감수성(Susceptibility): 병원체가 숙주에 침입했을 때 병원체에 대하여 감염이나 발병을 막을 수 없는 상태, 즉, 저항력이 높으면 감수성이 낮다고 할 수 있다.

> **루더(De Rudder)의 감수성 지수**
> 홍역·두창(95%) > 백일해(60~80%) > 성홍열(40%) > 디프테리아(10%) > 소아마비(0.1%)

   ㉡ 면역(Immunity): 병원체로부터 자신을 방어하기 위한 각종 방어 체계로 선천면역과 후천면역으로 나눌 수 있다.
(2) 감염병의 관리: 전파과정의 차단, 숙주의 면역력 강화, 환자관리
(3) 필수예방접종 대상 전염병: 결핵, B형간염, 디프테리아, 파상풍, 백일해, 폴리오, b형 헤모필루스인플루엔자, 폐렴구균, 홍역, 유행성이하선염, 풍진, 수두, 일본뇌염, 인플루엔자, A형간염, 사람유두종바이러스 감염증, 그룹A형 로타바이러스 감염증, 그 밖에 질병관리청장이 감염병의 예방을 위하여 필요하다고 인정하여 지정하는 감염병(장티푸스, 신증후군출혈열)

3. 법정감염병의 종류

(1) 제1급~제4급 감염병

구분	제1급 감염병(17종)	제2급 감염병(22종)	제3급 감염병(27종)	제4급 감염병(23종)
특성	생물테러감염병, 높은 치명률 집단발생 우려 커서 발생 또는 유행 즉시 신고, 음압격리와 같은 높은 수준의 격리가 필요한 감염병	전파가능성 고려하여 발생 또는 유행 시 24시간 이내에 신고하여야 하고, 격리가 필요	발생을 계속 감시할 필요가 있어 발생 또는 유행 시 24시간 이내에 신고하여야 하는 감염병	제1급~제3급감염병까지의 감염병 외에 유행 여부를 조사하기 위하여 표본감시 활동이 필요한 감염병
종류	① 에볼라바이러스병 ② 마버그열 ③ 라싸열 ④ 크리미안콩고출혈열 ⑤ 남아메리카출혈열 ⑥ 리프트밸리열 ⑦ 두창 ⑧ 페스트 ⑨ 탄저 ⑩ 보툴리눔독소증 ⑪ 야토병 ⑫ 신종감염병증후군 ⑬ 중증급성호흡기증후군(SARS) ⑭ 중동호흡기증후군(MERS) ⑮ 동물인플루엔자인체감염증 ⑯ 신종인플루엔자 ⑰ 디프테리아	① 결핵(結核) ② 수두(水痘) ③ 홍역(紅疫) ④ 콜레라 ⑤ 장티푸스 ⑥ 파라티푸스 ⑦ 세균성이질 ⑧ 장출혈성대장균감염증 ⑨ A형간염 ⑩ 백일해 ⑪ 유행성이하선염 ⑫ 풍진 ⑬ 폴리오 ⑭ 수막구균감염증 ⑮ b형헤모필루스인플루엔자 ⑯ 폐렴구균감염증 ⑰ 한센병 ⑱ 성홍열 ⑲ 반코마이신내성황색포도알균(VRSA)감염증 ⑳ 카바페넴내성장내세균목(CRE)감염증 ㉑ E형간염	① 파상풍 ② B형간염 ③ 일본뇌염 ④ C형간염 ⑤ 말라리아 ⑥ 레지오넬라증 ⑦ 비브리오패혈증 ⑧ 발진티푸스 ⑨ 발진열 ⑩ 쯔쯔가무시증 ⑪ 렙토스피라증 ⑫ 브루셀라증 ⑬ 공수병 ⑭ 신증후군출혈열 ⑮ 후천성면역결핍증(AIDS) ⑯ 크로이츠펠트–야콥병(CJD) 및 변종크로이츠펠트–야콥병(vCJD) ⑰ 황열 ⑱ 뎅기열 ⑲ 큐열(Q熱) ⑳ 웨스트나일열 ㉑ 라임병 ㉒ 진드기매개뇌염 ㉓ 유비저(類鼻疽) ㉔ 치쿤구니야열 ㉕ 중증열성혈소판감소증후군(SFTS) ㉖ 지카바이러스감염증 ㉗ 매독(梅毒) ㉘ 엠폭스(MPOX)	① 인플루엔자 ② 회충증 ③ 편충증 ④ 요충증 ⑤ 간흡충증 ⑥ 폐흡충증 ⑦ 장흡충증 ⑧ 수족구병 ⑨ 임질 ⑩ 클라미디아감염증 ⑪ 연성하감 ⑫ 성기단순포진 ⑬ 첨규콘딜롬 ⑭ 반코마이신내성장알균(VRE) 감염증 ⑮ 메티실린내성황색포도알균(MRSA)감염증 ⑯ 다제내성녹농균(MRPA)감염증 ⑰ 다제내성아시네토박터바우마니균(MRAB)감염증 ⑱ 장관감염증 ⑲ 급성호흡기감염증 ⑳ 해외유입기생충감염증 ㉑ 엔테로바이러스감염증 ㉒ 사람유두종바이러스감염증 ㉓ 코로나바이러스감염증19

(2) 질병관리청장이 고시하는 감염병

구분	기생충감염병	세계보건기구 감시대상 감염병	생물테러감염병	성매개감염병	인수공통감염병	의료관련감염병
특성	기생충에 감염되어 발생하는 감염병(7종)	국제공중보건의 비상사태에 대비하기 위함(9종)	고의 또는 테러 등을 목적으로 이용된 병원체(8종)	성 접촉을 통해 전파(7종)	동물과 사람 간에 서로 전파(11종)	환자나 임산부 등이 의료행위를 적용받는 과정에서 발생한 감염병(6종)
종류	① 회충증 ② 편충증 ③ 요충증 ④ 간흡충증 ⑤ 폐흡충증 ⑥ 장흡충증 ⑦ 해외유입 기생충감염증	① 두창 ② 폴리오 ③ 신종인플루엔자 ④ 중증급성호흡기증후군(SARS) ⑤ 콜레라 ⑥ 폐렴형 페스트 ⑦ 황열 ⑧ 바이러스성 출혈열 ⑨ 웨스트나일열	① 탄저 ② 보툴리눔 독소증 ③ 페스트 ④ 마버그열 ⑤ 에볼라 바이러스병 ⑥ 라싸열 ⑦ 두창 ⑧ 야토병	① 매독 ② 임질 ③ 클라미디아 감염증 ④ 연성하감 ⑤ 성기단순포진 ⑥ 첨규콘딜롬 ⑦ 사람유두종 바이러스 감염증	① 장출혈성 대장균 감염증 ② 일본뇌염 ③ 브루셀라증 ④ 탄저 ⑤ 공수병 ⑥ 동물인플루엔자 인체감염증 ⑦ 중증급성호흡기증후군(SARS) ⑧ 변종크로이츠펠트-야콥병(vCJD) ⑨ 큐열 ⑩ 결핵 ⑪ 중증열성혈소판감소증후군(SFTS) ⑫ 장관감염증 　㉠ 살모넬라균 감염증 　㉡ 캄필로박터균 감염증	① 반코마이신내성 황색포도알균(VRSA)감염증 ② 반코마이신내성 장알균(VRE) 감염증 ③ 메티실린내성 황색포도알균(MRSA)감염증 ④ 다제내성녹농균(MRPA) 감염증 ⑤ 다제내성아시네토박터바우마니균(MRAB) 감염증 ⑥ 카바페넴내성 장내세균목(CRE) 감염증

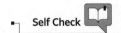

제1절 감염병의 역학적 특성 (정답 p.129)

01

어떤 감염질환의 잠재기간이 잠복기보다 짧은 경우 이 감염질환에 대한 설명으로 옳은 것은? [15 서울보건연구사 역학]

① 환자 발견 후의 격리효과가 제한적이다.
② 증상이 사라진 후에도 지속적으로 병원체를 배출하기도 한다.
③ 대부분 물이나 식품, 물건 등을 통한 간접전파의 양상을 나타낸다.
④ 이러한 감염병의 발생과 유행규모는 그 국가의 보건수준을 잘 반영한다.

02

다음 중 수인성 감염병에 대한 설명으로 옳은 것은? [15 경기의료기술]

> 가. 음용수에서 같은 세균이 발견된다.
> 나. 폭발적으로 발생한다.
> 다. 급수지역의 모든 연령층, 모든 계층에서 발생할 수 있다.
> 라. 설사가 흔한 증상으로 나타난다.

① 가, 다 ② 가, 나, 다
③ 나, 다, 라 ④ 가, 나, 다, 라

03

질병의 원인을 환경의 물리적 상태로 생각한 시대는? [17 강원]

① 종교설 시대 ② 점성설 시대
③ 장기설 시대 ④ 접촉감염설 시대

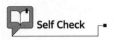

04

감염병 관리에 관한 설명으로 옳지 않은 것은? [17 경기의료기술(10월)]

① 공수병, 탄저, 브루셀라증은 동물매개감염병이다.

② 급성감염병의 경우 발생률이 높은 반면, 만성감염병은 유병률이 높다.

③ 호흡기계 감염병은 감수성자에 대한 예방대책보다는 환경위생 관리가 중요하다.

④ 소화기계 감염병은 주로 환자나 보균자의 분변으로 원인균이 배설되어 음식물이나 식수가 오염되고 경구 침입됨으로써 감염이 발생한다.

05

호흡기계 감염병에 대한 설명으로 옳지 않은 것은? [17 서울의료기술(9월)]

① 주로 비말이나 비말핵, 먼지 등에 의해 전파된다.

② 보균기 환자와 감수성자의 직접 접촉에 의한 전파가 많다.

③ 계절적 변화가 있으며 감염초기 삼출성 분비물을 통해 다량의 균을 배출한다.

④ 호흡기계 감염병으로는 디프테리아, 폴리오, 인플루엔자, 홍역이 해당된다.

06

다음 중 소화기계 감염병에 해당하는 질병은? [17 충북(12월)]

① 홍역

② 소아마비

③ 디프테리아

④ 두창

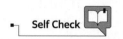

07

다음은 감염병의 중증도에 따른 분류이다. 이때 수식 [(B+C+D+E)/(A+B+C+D+E)]×100에 의해 산출되는 지표는?   [17 서울]

총 감수성자(N)				
감염(A+B+C+D+E)				
불현성감염 (A)	현성감염(B+C+D+E)			
	경미한 증상 (B)	중등도 증상 (C)	심각한 증상 (D)	사망 (E)

① 감염력(infectivity)
② 이차발병률(secondary attack rate)
③ 병원력(pathogenicity)
④ 치명률(case fatality rate)

08

병원체와 숙주의 상호작용을 나타내는 지표 중 감염자 중 현성 감염자의 비율을 나타내는 지표는 무엇인가?   [17 강원의료기술(9월)]

① 감염력   ② 병원력
③ 독력   ④ 치명률

09

병원체가 질병을 일으키는 능력을 의미하는 지표는?   [17 충북(12월)]

① 병원력   ② 감염력
③ 독력   ④ 치명률

10

감염력을 설명할 수 있는 주요 요소로 옳은 것은? [18 경북의료기술]

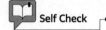

① 최소 병원균의 수

② 병원균의 생존능력

③ 병원균의 독성

④ 현성감염자 수

11

감염병 유행의 조건으로 옳지 않은 것은? [18 경북의료기술]

① 병원체가 양적 · 질적으로 충분할 것

② 병원체의 독성이 강할 것

③ 감수성이 높은 숙주가 많이 존재할 것

④ 감염원과의 접촉이 충분할 것

12

병원체가 현성감염을 일으키는 능력을 의미하는 지표는? [18 강원]

① 감염력   ② 병원력

③ 독력   ④ 치명률

13

감염병 관리의 발전 역사를 바르게 나열한 것은? [18 강원]

① 종교설시대 − 장기설시대 − 점성설시대 − 접촉감염설시대

② 장기설시대 − 종교설시대 − 점성설시대 − 접촉감염설시대

③ 종교설시대 − 점성설시대 − 장기설시대 − 접촉감염설시대

④ 점성설시대 − 장기설시대 − 종교설시대 − 접촉감염설시대

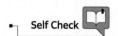

14

증상이 소실되어도 균의 배출이 지속되는 감염병에 해당하는 것은?

[18 충북]

① 세균성이질   ② 수두
③ 성홍열   ④ 홍역

15

다음 감염병 중 호흡기계 감염병으로만 나열된 것은?

[19 경남]

① 폴리오, 홍역, 백일해
② 디프테리아, 백일해, 유행성이하선염
③ A형간염, 결핵, 파상풍
④ 풍진, 수두. 황열

16

다음 중 호흡기계 감염병에 해당하는 것은?

[19 강원의료기술(10월)]

① 디프테리아   ② 세균성이질
③ 말라리아   ④ 브루셀라증

17

다음 중 호흡기계 감염병에 해당하는 것은?

[19 인천의료기술(10월)]

① 폴리오   ② 디프테리아
③ 콜레라   ④ 장티푸스

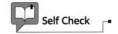

18
다음 중 소화기계 감염병에 해당하는 것은?　　[19 강원의료기술(10월)]

가. 장티푸스	나. 유행성출혈열
다. 유행성간염	라. 폴리오
마. 수막구균감염증	바. 발진티푸스

① 가, 나, 다　　　　　　　② 가, 다, 라

③ 다, 라, 마　　　　　　　④ 라, 마, 바

19
〈보기〉에서 설명하는 감염병 지표로 가장 옳은 것은?　　[19 서울시 7급]

> **보기**
> • 병원체가 현성감염을 일으키는 능력
> • 감염된 사람들 중에서 현성감염자의 비율로 계산

① 독력(virulence)　　　　　② 병원력(pathogenicity)

③ 치명률(case fatality rate)　④ 감염력(infectivity)

20
다음 중 수인성 감염병의 특징으로 옳은 것은?　　[19 전북보건연구사]

① 음용수에서 동일한 병원체를 검출할 수 있다.

② 사회경제적 여건에 따라 발병에 차이가 있다.

③ 치명률이 높다.

④ 환자가 산발적으로 발생한다.

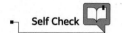

21

다음 설명에 해당하는 감염병의 종류는 무엇인가?　　　[19 경남보건연구사]

> • 환경위생 관리가 감염병 관리에 큰 영향을 주지 못한다.
> • 감염자 및 감수성자 관리가 필요하다.

① 호흡기계 감염병 – 풍진
② 소화기계 감염병 – 말라리아
③ 소화기계 감염병 – 풍진
④ 호흡기계 감염병 – 말라리아

22

환경위생으로 관리하기 어렵고 감수성자에 대한 대책이 중요한 감염병으로 옳은 것은?　　　[19 부산보건연구사]

① 호흡기계 감염병 – 풍진
② 호흡기계 감염병 – 말라리아
③ 소화기계 감염병 – 콜레라
④ 소화기계 감염병 – 발진티푸스

23

홍역, 인플루엔자와 같은 질병이 유행할 때 관리하기 어려운 이유는 어떤 보균자적 특성 때문인가?　　　[19 인천보건연구사]

① 잠복기보균자　　　　　② 회복기보균자
③ 만성보균자　　　　　　④ 일시적보균자

24

질병의 원인은 환경이며, 그 지역의 계절 및 기후변화, 나쁜 물, 지질 등 환경의 여러 조건이 병의 발생 및 경과에 영향을 준다는 이론은 무슨 이론인가?　　　[19 인천보건연구사]

① 전염체설　　　　　　　② 장기설
③ 접촉 전염설　　　　　　④ 체액 병리설

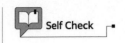

25

다음 표에 대한 계산으로 옳은 것은?   [20 경북의료기술]

불현성감염자	현성감염			
	경미한 증상	중등도 증상	심각한 증상	사망
50	455	400	55	40

① 병원력＝950/1,000
② 독력＝40/950
③ 치명률＝95/1,000
④ 감염력＝50/1,000

26

그림에서 $\dfrac{A+B+C+D+E}{N} \times 100(\%)$으로 알 수 있는 지표는?
[20 광주보건연구사]

총 감수성자(N)

감염(A+B+C+D+E)				
불현성감염 (A)	현성감염(B+C+D+E)			
	경미한 증상 (B)	중등도 증상 (C)	심각한 증상 (D)	사망 (E)

① 감염력
② 병원력
③ 독력
④ 치명률

27

병원체의 특성에 대한 설명으로 옳지 않은 것은?   [20 대구보건연구사]

① 감염력이 높으면 질병의 증상이 반드시 심하게 나타난다.
② 병원력은 병원체가 감염된 숙주에게 현성 질병을 일으키는 능력이다.
③ 생활력은 병원체가 외계에서 생존하는 능력이다.
④ 감염된 숙주가 다른 숙주에게 전파시킬 수 있는 능력은 감염력을 통해 확인할 수 있다.

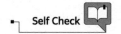

28

〈보기〉의 내용은 어느 감염병에 대한 역학조사 결과이다. 감염병지표로 옳은 것은?   [20 인천보건연구사]

> **보기**
>
> • 지역사회 주민(총 감수성자): 10,000명
> • 총 감염자: 1,000명
> • 불현성감염자: 750명
> • 현성감염자: 250명
> • 질병으로 인한 심각한 후유장애인: 8명
> • 질병으로 인한 사망자: 2명

① 감염력 2.5%   ② 병원력 25%
③ 독력 3.2%   ④ 치명률 4%

29

다음 중 수인성 감염병의 특징으로 옳지 않은 것은?   [21 전북의료기술(5월)]

① 주로 먹는물을 통해서 감염된다.
② 발생 시 폭발적으로 감염이 발생한다.
③ 계절의 영향이 크다.
④ 치명률이 낮다.

30

병원체가 숙주 안에 들어와 적응하여 자리 잡고 수적으로 증식하는 능력을 의미하는 것은?   [21 전북의료기술(5월)]

① 병원력   ② 감염력
③ 치명률   ④ 독력

31

다음 중 감염 시 주로 불현성 감염을 일으키는 질병으로 바르게 연결된 것은? [21 울산의료기술]

ㄱ. 성홍열	ㄴ. 일본뇌염
ㄷ. 폴리오	ㄹ. 홍역

① ㄱ, ㄴ
② ㄱ, ㄷ
③ ㄴ, ㄷ
④ ㄴ, ㄹ

32

다음 중 병원력과 독성에 대한 설명으로 옳지 않은 것은? [21 경북]

① 광견병은 병원력이 낮고 독력이 높다.
② 홍역은 병원력이 높고 독력이 낮다.
③ 병원력은 감염자 중 현성증상이 나타난 사람의 분율이다.
④ 독력은 발병자 중 죽거나 중증의 증상을 나타낸 사람들의 분율이다.

33

감염의 유형 중 불현성 감염의 특징으로 옳지 않은 것은? [21 광주·전남·전북]

① 감염되었으나 임상 증상과 증후가 없는 상태이다.
② 감염의 전체 규모를 파악하고 향후 발생 규모를 예측하는 데 중요하다.
③ 혈청학적 검사를 통하여 감염 여부를 확인할 수 있다.
④ 병원체를 배출하지 않는다.

34

다음 중 수인성 감염병에 대한 설명으로 옳지 않은 것은? [21 부산]

① 급수지역에 국한하여 발생한다.
② 폭발적으로 발생한다.
③ 2차 감염이 많고, 치명률이 높다.
④ 계절과는 비교적 무관하게 발생한다.

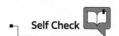
Self Check

35
병원체와 숙주 간 상호작용 지표에 대한 설명으로 가장 옳지 않은 것은?

[21 서울]

① 감염력은 병원체가 숙주 내에 침입·증식하여 숙주에 면역반응을 일으키게 하는 능력이다.
② 독력은 현성 감염자 중에서 매우 심각한 임상증상이나 장애가 초래된 사람의 비율로 계산한다.
③ 이차발병률은 감염된 사람들 중에서 발병자의 비율로 계산한다.
④ 병원력은 병원체가 감염된 숙주에게 현성 감염을 일으키는 능력이다.

36
비위생적인 환경을 개선해도 예방효과가 높지 않은 질병은?　　[21 충북]

① 장티푸스　　　　　　　　② 파라티푸스
③ 디프테리아　　　　　　　④ 유행성간염

37
다음 중 병원체와 숙주의 상호작용 지표에 대한 설명으로 옳지 않은 것은?

[21 전남경력경쟁(7월)]

① 독력은 감염자 중 심각한 임상증상이나 장애가 초래된 사람의 비율이다.
② 감역력은 병원체가 숙주 내에 침입 증식하여 숙주에 면역반응을 일으키게 하는 능력이다.
③ 병원력은 감염된 사람들 중에서 현성 감염자의 비율이다.
④ 치명률은 현성감염자 중 사망한 사람의 비율이다.

38
질병의 감염과 관련된 용어 설명으로 옳지 않은 것은?　[21 전남경력경쟁(7월)]

① 불현성 감염자는 병원균을 배출하지 않는다.
② 보균자는 증상이 나타나지 않으며 병원균을 배출한다.
③ 감염자 중 증상이 나타난 경우는 현성 감염에 해당한다.
④ 회복기보균자는 주로 소화기계 감염병에서 볼 수 있다.

39
병원체에 감염된 시점부터 균의 배출이 가장 많이 이루어지는 시점까지의
기간을 의미하는 것은?
[21 경기7급]

① 잠재기간　　　　　　　　　② 개방기간
③ 세대기　　　　　　　　　　④ 잠복기

40
〈보기〉에서 루더(De Rudder)의 감수성 지수를 계산하는 공식은?
[21 서울보건연구사/7급]

> **보기**
>
> (가) 발병자 수　　　　　　　　(나) 사망자 수
> (다) 질병에 이환된 환자 수　　(라) 환자와 접촉한 감수성자 수

① (라) / (다) × 100　　　　　② (가) / (라) × 100
③ (나) / (라) × 100　　　　　④ (가) / (다) × 100

41
병원체가 숙주에 침입하여 질병을 일으키는 능력을 나타내는 지표는 무엇
인가?
[21 복지부]

① 감염력　　　　　　　　　　② 병원력
③ 독력　　　　　　　　　　　④ 면역력
⑤ 치명률

42
감염경로가 달라서 방역관리가 비교적 쉬운 것으로 옳은 것은?
[21 인천의료기술]

① 디프테리아　　　　　　　　② 장티푸스
③ COVID-19　　　　　　　　④ 홍역

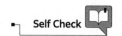

43

다음 중 감염(Infection)에 대한 내용으로 옳지 않은 것은? [21 광주보건연구사]

① 병원체가 숙주에 침입한 뒤 증식이 이루어진다.
② 격리가 필요한 상태이다.
③ 세포와 조직에 병리적 변화를 일으킨다.
④ 면역반응을 야기한다.

44

감염병과 잠복기에 대한 설명으로 옳은 것은? [21 대전보건연구사]

① 세대기와의 관계를 고려하여 전파 가능 기간을 알 수 있다.
② 소화기계 감염병은 잠복기가 세대기보다 길다.
③ 감염 후 병원체가 숙주에서 발견되지 않는 기간이다.
④ 감염 후 병원체가 숙주에서 발견되는 기간으로 전파가 이루어지는 기간이다.

45

감염이 되었으나 증상이 거의 없어서 자신과 타인이 환자임을 인식하지 못하기 때문에 다른 사람에게 질병을 전파시킬 가능성이 높으며 면역학적 검사를 통해 감염여부를 확인이 가능한 감염을 의미하는 것은?

[22 경북의료기술]

① 불현성 감염자   ② 현성 감염자
③ 잠재 감염자   ④ 잠복기 보균자

46

감염병에 대한 〈보기〉의 설명 중 옳은 것으로 바르게 연결된 것은?

[22 전남경력경쟁]

> **보기**
>
> ㄱ. 현성감염은 임상적 증상이 나타나는 감염이다.
> ㄴ. 선천면역은 인종, 종족, 개인특성과 관계된 면역이다.
> ㄷ. 감수성은 병원체에 대하여 감염이나 발병을 막을 수 없는 상태를 의미한다.
> ㄹ. 감염력은 병원체가 숙주에게 심각한 증상이나 장애를 일으키는 능력이다.

① ㄱ, ㄴ, ㄷ   ② ㄱ, ㄴ, ㄹ
③ ㄱ, ㄷ, ㄹ   ④ ㄴ, ㄷ, ㄹ

47

특정 병원체에 감염된 사람 중 현성감염자의 비율로 측정할 수 있는 감염병 지표는 무엇인가?

[22 울산의료기술(10월)]

① 감염력   ② 병원력
③ 독력   ④ 치명률

48

〈보기〉의 설명에 해당하는 감염병 용어는 무엇인가?

[22 인천보건연구사]

> **보기**
>
> • 검역기간을 산정할 때 고려한다.
> • 병원체에 감염된 시점부터 증상이 발생할 때까지의 기간이다.

① 잠복기   ② 세대기
③ 잠재기   ④ 개방기

49

병원체와 숙주의 상호작용 지표에 대한 설명이다. 〈보기〉에 해당하는 지표는 무엇인가? [23 경기의료기술]

> **보기**
>
> • 감염자 중 발병자의 비율로 계산한다.
> • 질병을 일으키는 미생물의 잠재력은 체세포에 침입하고 파괴하는 능력, 독소를 생산하는 능력, 면역반응을 일으키는 능력에 따라 달라진다.

① 감염력 ② 병원력
③ 독력 ④ 면역력

50

병원소로부터 병원체가 탈출하는 경로는 병원체의 종류에 따라 다르다. 또한 병원체가 서식하는 인체기관에 따라 탈출경로가 다르다. 다음 중 소화기계로 탈출하는 감염병은? [24 경기의료기술]

① 홍역 ② 수두
③ 폴리오 ④ 백일해

51

병원체와 숙주의 상호작용을 나타내는 지표 중 감염된 사람들 중에서 현성감염자의 비율을 나타내는 것은? [24 경북의료기술]

① 감염력 ② 병원력
③ 독력 ④ 치명률

01

다음 중 감염병에 대한 설명으로 옳지 않은 것은? [19 인천보건연구사]

① 대부분의 질병에서 환자보다는 건강보균자가 관리에 어려움이 있어서 문제가 된다.
② 무생물병원소에서 생존하는 병원체도 있다.
③ 예방접종은 전파를 차단하는 중요한 방법이다.
④ 산모가 태아에게 전파하는 것은 간접전파이다.

02

다음 중 전염병 발생의 6단계에 해당하지 않는 것은? [20 제주의료기술]

① 병원체
② 병원소로부터 병원체의 탈출
③ 전파
④ 병원체가 병원소로 침입

03

감염병생성과정을 순서대로 옳게 나열한 것은? [20 인천의료기술(10월)]

가. 병원소	나. 병원체
다. 침입	라. 전파
마. 탈출	바. 신숙주 감수성

① 나 – 가 – 마 – 라 – 다 – 바
② 가 – 마 – 바 – 나 – 다 – 라
③ 가 – 다 – 나 – 라 – 마 – 바
④ 바 – 나 – 가 – 마 – 라 – 다

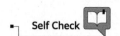

04
〈보기〉의 (가)~(다)에 대한 설명으로 가장 옳은 것은? [20 서울(고졸)]

> **보기**
>
> (가) 병원체의 감염경로가 식품에서 입으로 이루어지는 감염병이다.
> (나) 사람과 가축 양쪽에 이환되는 감염병이다.
> (다) 어패류에 의한 기생충 질환이다.

① (가)의 경우 세균에 의한 것은 유행성출혈열, 장티푸스 등이 있다.
② (가)는 산발적으로 발생하며 항상 온도가 높은 여름에 발생한다.
③ (나)의 경우 세균성 질병으로는 결핵, 탄저, 브루셀라병 등이 있다.
④ (다)의 경우 폐흡충(폐디스토마)의 제1중간숙주는 쇠우렁이이다.

05
감염병 유행의 3대요인으로 옳은 것은? [20 울산보건연구사]

① 개인행태, 환경, 보건의료체계
② 인적 특성, 시간적 특성, 지리적 특성
③ 감염원, 감염경로, 감수성 있는 숙주
④ 신체적 요인, 정신적 요인, 사회적 요인

06
감염병의 생성 과정으로 옳은 것은? [22 경기의료기술(11월)]

① 병원체 – 병원체의 탈출 – 병원소 – 침입 – 전파 – 신숙주의 저항성
② 병원체 – 병원체의 탈출 – 침입 – 병원소 – 전파 – 신숙주의 저항성
③ 병원체 – 병원소 – 전파 – 병원체의 탈출 – 침입 – 신숙주의 저항성
④ 병원체 – 병원소 – 병원체의 탈출 – 전파 – 침입 – 신숙주의 저항성

01

다음 중 소에 의한 인수공통감염병으로 옳지 않은 것은?   [16 강원]

① 결핵

② 파상열

③ 페스트

④ 살모넬라증

02

다음 중 바이러스가 아닌 세균에 의해 전파되는 감염병은?   [16 부산]

① 콜레라

② 유행성이하선염

③ A형간염

④ 신증후군출혈열

03

다음 중 세균이 원인이 되는 감염병이 아닌 것은?   [16 인천]

① 장티푸스

② 파라티푸스

③ 발진티푸스

④ 결핵

04

다음 중 기생충이 병원체인 감염병으로 바르게 연결된 것은?   [17 부산]

① 결핵, 말라리아

② 말레이사상충, 폐흡충

③ 아메바성이질, 광견병

④ 쯔쯔가무시증, 십이지장충

05

다음 중 병원체의 종류와 감염병의 연결이 옳은 것은?   [17 인천]

① 세균 – 장티푸스, 결핵, 말라리아

② 바이러스 – A형간염, 일본뇌염, 신종인플루엔자

③ 리케치아 – 발진열, 쯔쯔가무시증, 공수병

④ 원생동물 – 아메바성이질, 회충, 십이지장충

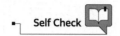

06

병원체의 종류가 나머지와 다른 질병은?　　　　　　　　　　　　[17 경북]

① 홍역　　　　　　　　　　　　② 풍진
③ 디프테리아　　　　　　　　　④ 유행성이하선염

07

다음 중 병원체가 바이러스인 감염병은?　　　　　　　　　　　[17 부산의료기술]

① 결핵　　　　　　　　　　　　② 백일해
③ 공수병　　　　　　　　　　　④ 말라리아

08

다음 중 회복기보균자에 의해 질병이 전파되는 감염병은 무엇인가?

　　　　　　　　　　　　　　　　　　　　　　　　　　　　[17 부산의료기술]

① 장티푸스　　　　　　　　　　② 폴리오
③ b형간염　　　　　　　　　　④ 유행성이하선염

09

다음 중 인수공통감염병에 해당하지 않는 것은?　　　　　　[17 광주, 울산]

① 광견병　　　　　　　　　　　② 황열
③ 큐열　　　　　　　　　　　　④ 결핵

10

병원체에 따른 감염병의 종류에 대한 연결이 옳지 않은 것은?　　[18 충북]

① 세균 – 콜레라, 장티푸스
② 바이러스 – 결핵, 홍역
③ 리케치아 – 쯔쯔가무시증, 발진열
④ 기생충 – 회충, 광절열두조충

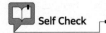

11

원인병원체가 바이러스가 아닌 감염성 질환은?　　　　　　　　[18 서울(10월)]

① 백일해(Pertussis)

② 풍진(Rubella)

③ 중증급성호흡기증후군(SARS)

④ 중증열성혈소판감소증후군(SFTS)

12

다음 중 병원소와 인수공통감염으로 짝지어진 것 중 옳지 않은 것은?

[19 경기의료기술]

① 소 – 결핵, 탄저　　　　　　② 돼지 – 발진열, 일본뇌염

③ 양 – 탄저, 큐열　　　　　　④ 개 – 광견병, 톡소플라즈마증

13

다음 인수공통감염병 중에서 원인균이 바이러스에 감염병은?　[19 경남]

① 공수병　　　　　　　　　② 결핵

③ 장출혈성대장균감염증　　　④ 탄저병

14

병원체의 종류와 그에 따른 감염병을 짝지은 것 중 가장 옳지 않은 것은?

[19 서울 고졸]

① 세균성 감염병 – 광견병

② 세균성 감염병 – 탄저

③ 세균성 감염병 – 브루셀라증

④ 바이러스성 감염병 – 홍역

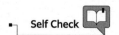

15

다음 중 보균자(Carrier)에 대한 설명으로 옳지 않은 것은?

[19 인천의료기술(10월)]

① 임상적으로 자각적 · 타각적 증상이 있다.

② 일반적으로 보균자 수가 환자 수보다 많다.

③ 자유로이 활동하기 때문에 질병 전파기회가 많아 감염병 관리상 중요한 대상이 된다.

④ 건강보균자는 감염에 의한 증상이 전혀 없고 건강자과 다름 없지만 병원체를 보유하는 보균자로 폴리오, B형간염, 디프테리아 등이 해당된다.

16

여과성 병원체로서 전자현미경으로만 볼 수 있는 병원체에 의해 감염되는 질병에 해당하는 것은?

[19 충북보건연구사]

① 아메바성이질   ② 발진열

③ 폴리오   ④ 장티푸스

17

각 분류에 따른 질병으로 올바르게 짝지어진 것은?

[19 부산보건연구사]

① 세균 − 일본뇌염, 장티푸스

② 기생충 − 트리코모나스, 선모충

③ 바이러스 − 말라리아, 홍역

④ 리케차 − 에이즈, 발진티푸스

18

다음 중 감염병의 병원소와 병원체의 연결이 옳은 것은?

[20 경기의료기술]

① 사람 −광견병   ② 흙 −브루셀라

③ 물 −B형간염   ④ 렙토스피라 −동물

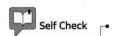

19

다음 중 주로 동물에서 사람으로 전염되는 감염병으로 바르게 연결된 것은?

[20 부산]

| ㄱ. 탄저 | ㄴ. 렙토스피라증 |
| ㄷ. 말라리아 | ㄹ. 레지오넬라증 |

① ㄱ, ㄴ   ② ㄱ, ㄴ, ㄷ

③ ㄴ, ㄷ, ㄹ   ④ ㄱ, ㄴ, ㄷ, ㄹ

20

다음 중 사람을 병원소로 하는 질병이 아닌 것은?   [20 부산]

① 세균성이질   ② 발진열

③ 홍역   ④ 장티푸스

21

감염병의 병원체에 대한 설명으로 옳은 것은?   [20 충북]

① 바이러스는 항생제에 약한 특성이 있으며 홍역, 폴리오, 일본뇌염등의 원인이 된다.

② 세균은 단세포로 된 미생물로 배양이 가능하며 말라리아, 수면병 등을 일으킨다.

③ 리케치아는 바이러스처럼 숙주 내에서 증식하며 쯔쯔가무시증, 발진열 등을 일으킨다.

④ 세균은 회충, 요충 등 육안으로 관찰이 가능한 것을 말한다.

22

다음 중 병원체가 세균인 질병으로만 이루어진 것은?   [20 전남의료기술(7월)]

① 회충, 구충, 편충

② 풍진, 홍역, 수두

③ 장티푸스, 결핵, 콜레라

④ 쯔쯔가무시, 발진티푸스, 발진열

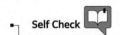

23
〈보기〉의 특성을 가지고 있는 병원체가 일으키는 감염병은? [20 서울(고졸)]

> **보기**
> • 병원체 중 가장 작아 전자현미경으로만 볼 수 있다.
> • 살아있는 세포 내에서 번식하므로 세포 내 병원체라고도 한다.
> • 항생물질과 설파제에 저항한다.

① 칸디다증   ② 발진티푸스
③ 디프테리아   ④ 인플루엔자

24
다음 중 병원소(reservoir)에 대한 설명으로 옳은 것은? [20 광주보건연구사]

① 병원체가 생존할 수 있는 존재이며 증식은 할 수 없다.
② 병원소는 사람, 동물, 곤충 등 생명이 있는 존재로 물이나 흙 같은 무생물은 병원소에 해당하지 않는다.
③ 임상증상이 없는 보균자는 전염원으로 작용하지 않기 때문에 역학적으로 중요하지 않다.
④ 인수공통감염병은 동물이 병원소에 해당하며 인류에게 새로운 신종감염병의 발생에 중요한 역할을 한다는 점에서 높은 관심을 가져야 한다.

25
다음 질병 중 원인균의 종류가 바이러스에 해당하는 것은?

[21 경기의료기술(2월)]

① 홍역   ② 콜레라
③ 장티푸스   ④ 디프테리아

26
감염에 의한 임상증상이 전혀 없고, 건강자와 다름없지만 병원체를 보유하는 보균자로서 감염병 관리에 중요한 대상이 되는 보균자는? [21 강원]

① 회복기 보균자   ② 잠복기 보균자
③ 건강 보균자   ④ 잠재기 보균자

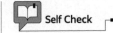

27

다음 중 병원소 및 매개체와 원인 병원체의 연결이 옳은 것은? [21 경기]

① 브루셀라증－소, 말－렙토스피라균
② 쯔쯔가무시증－벼룩－리켓챠
③ 말라리아－모기－원충류
④ 장티푸스－바퀴벌레－살모넬라균

28

다음 감염병 중 박테리아가 원인인 질병은 무엇인가? [21 경북]

① 디프테리아   ② 발진티푸스
③ 일본뇌염   ④ 쯔쯔가무시증

29

인수공통감염병의 동물병원소 연결이 옳지 않은 것은? [21 대전]

① 소－결핵, 탄저, 파상열
② 돼지－탄저, 파상열
③ 쥐－발진열, 살모넬라증
④ 양－유행성출혈열, 쯔쯔가무시증

30

다음 중 건강보균자에 해당하는 설명은? [21 충북]

① 병원체는 있고 임상증상이 없는 사람
② 병원체는 없고 증상이 있는 사람
③ 증상이 모두 발생한 뒤 균이 발견되는 사람
④ 증상 발생 전 균이 발견 되는 사람

31

동물 병원소와 그들이 매개하는 질환을 옳게 짝지은 것은? [21 서울 고졸]

① 원숭이－발진열   ② 쥐－황열
③ 돼지－페스트   ④ 소－결핵

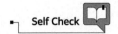

32
다음 중 인수공통감염병의 병원소와 질병 연결이 옳지 않은 것은?

[21 울산의료기술]

① 소 – 결핵, 탄저, 파상열, 살모넬라
② 돼지 – 살모넬라, 파상열
③ 양 – 탄저, 파상열
④ 고양이 – 발진열, 양충병

33
다음 중 병원체가 바이러스인 질병으로 바르게 연결된 것은? [21 인천의료기술]

① 홍역, 폴리오, 광견병
② 장티푸스, 세균성이질, 콜레라
③ 쯔쯔가무시증, 큐열, 발진열
④ 두창, 풍진, 성홍열

34
다음 중 감염병과 병원체 종류의 연결이 옳지 않은 것은? [21 경기경력경쟁]

① 세균 – A형간염
② 바이러스 – AIDS
③ 리케치아 – 쯔쯔가무시증
④ 원충 – 말라리아

35
다음 중 병원체가 바이러스에 해당하는 질병은? [21 광주보건연구사]

① 수두, 두창, 백일해
② 홍역, 일본뇌염, 유행성이하선염
③ 장티푸스, 콜레라, 세균성이질
④ 쯔쯔가무시증, 발진티푸스, 발진열

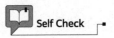

36
리케차에 의한 인수공통감염병으로 옳은 것은? [22 지방직]

① 탄저   ② 렙토스피라증
③ 큐열   ④ 브루셀라증

37
다음 중 리케치아가 원인균인 질병으로 옳은 것은? [22 충북의료기술]

① 쯔쯔가무시병, 발진티푸스
② 렙토스피라증, 레지오넬라증
③ 황열, 뎅기열
④ 신증후군출혈열, 브루셀라증

38
다음 중 세균성 호흡기계 감염병으로 옳은 것은? [22 대구보건연구사]

| ㄱ. 홍역 | ㄴ. 결핵 |
| ㄷ. 풍진 | ㄹ. 백일해 |

① ㄱ, ㄷ   ② ㄴ, ㄹ
③ ㄱ, ㄴ, ㄷ   ④ ㄱ, ㄷ, ㄹ

39
병원체의 종류와 해당되는 감염병을 연결한 것으로 옳은 것은?

[22 세종보건연구사]

① 세균 – 야토병, 성홍열, 연성하감
② 바이러스 – A형간염, 치쿤구냐야열, 클라미디아
③ 리케차 – 쯔쯔가무시증, 일본뇌염, Q열
④ 원생동물 – 말라리아, 아메바성이질, 장티푸스

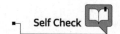 Self Check

40

바이러스가 원인인 감염병이 아닌 것은?   [23 경기의료기술]

① 소아마비   ② 일본뇌염
③ AIDS   ④ 결핵

41

다음 중 병원소에 해당하지 않는 것은?   [23 경북의료기술]

① 토양   ② 환자
③ 보균자   ④ 개달물

42

폴리오, 파라티푸스 같은 감염병의 병원체가 병원소로부터 탈출하는 경로는?   [23 대전의료기술]

① 호흡기계 탈출   ② 소화기계 탈출
③ 기계적 탈출   ④ 비뇨생식계 탈출

43

인수공통감염병의 동물 병원소 연결이 옳지 않은 것은?   [23 충남의료기술]

① 돼지 - 페스트   ② 개 - 톡소플라즈마증
③ 소 - 탄저   ④ 돼지 - 렙토스피라증

44

〈보기〉 중 인수공통감염병에 해당하는 것을 모두 고른 것은?

[24 전북의료기술]

보기	
ㄱ. 브루셀라	ㄴ. 홍역
ㄷ. 탄저	ㄹ. 결핵

① ㄱ, ㄴ, ㄷ   ② ㄱ, ㄷ, ㄹ
③ ㄴ, ㄷ, ㄹ   ④ ㄱ, ㄴ, ㄷ, ㄹ

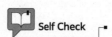
Self Check

01
다음 중 생물학적 전파방식이 경란형인 감염병은? [16 경북의료기술]

① 쯔쯔가무시증   ② 발진열
③ 발진티푸스   ④ 말라리아

02
다음 중 발육증식형 전파가 이루어지는 감염병은? [16 경기]

① 말라리아, 수면병   ② 발진열, 재귀열
③ 페스트, 발진티푸스   ④ 말라리아, 일본뇌염

03
쥐가 매개하여 전파가 이루어지는 감염병에 해당하지 않는 것은?
[16 충북보건연구사]

| 가. 발진티푸스 | 나. 유행성출혈열 |
| 다. 렙토스피라 | 라. 사상충증 |

① 가, 나   ② 나, 다
③ 다, 라   ④ 가, 라

04
다음 감염병 중 모기를 매개체로 한 감염병으로 옳지 않은 것은? [17 서울]

① 뎅기열   ② 황열
③ 웨스트나일열   ④ 발진열

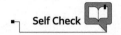

05

절지동물에 의한 전파 중 생물학적 전파양식과 이에 해당하는 질병들의
연결이 바르지 않은 것은?   [17 서울]

① 증식형 – 발진티푸스, 쯔쯔가무시병
② 발육형 – 로아사상충증, 말레이사상충증
③ 발육증식형 – 수면병, 말라리아
④ 경란형 – 록키산 홍반열, 재귀열

06

감염병의 생물학적 전파경로가 바르게 연결된 것은?   [17 울산]

① 발육증식형 – 말라리아   ② 증식형 – 사상충증
③ 배설형 – 수면병   ④ 발육형 – 재귀열

07

다음 중 곤충매개감염병으로 바르게 짝지어지지 않은 것은?

[17 경기의료기술 경력]

① 페스트, 발진열   ② 일본뇌염, 뎅기열
③ 록키산홍반열, 재귀열   ④ 질트리코모나스, 말라리아

08

모기를 매개체로 하는 질병이 아닌 것은?   [17 경기(12월)]

① 뎅기열   ② 사상충증
③ 발진열   ④ 일본뇌염

09

다음 중 이가 옮기는 질병으로 올바른 것은?   [17 충북(12월)]

① 페스트   ② 발진열
③ 발진티푸스   ④ 쯔쯔가무시증

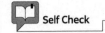

10

다음 중 사람과 사람 사이에서 개달물로 전파되는 감염병은? [18 경북]

① 트라코마   ② 일본뇌염

③ 쯔쯔가무시증   ④ 홍역

11

감염병의 전파경로 가운데 직접전파에 해당하는 것은?

① 오염식수에 의한 콜레라 전파

② 모기에 의한 말라리아 전파

③ 비말(Droplet)에 의한 인플루엔자 전파

④ 비말핵(Droplet Nuclei)에 의한 결핵 전파

12

다음 중 질병의 매개생물 연결이 옳은 것은? [18 강원]

① 진드기 – 렙토스피라증

② 바퀴 – 폴리오

③ 벼룩 – 살모넬라증

④ 이 – 페스트

13

질병과 매개체의 연결이 가장 옳은 것은? [18 서울(6월)]

① 발진티푸스 – 벼룩

② 신증후군출혈열 – 소, 양, 산양, 말

③ 쯔쯔가무시병 – 파리

④ 지카바이러스 감염증 – 모기

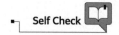

14

다음 중 질병의 전파과정이 직접 전파인 것은?

[19 제주]

① 진드기에 물려서 감염
② 음식 섭취하여 감염
③ 오염된 물 마셔서 감염
④ 인플루엔자의 비말감염

15

호흡기, 소화기계, 점막피부 경로로 감염되는 감염병의 연결이 옳은 것은?

[19 인천]

① 호흡기 – 홍역, 소화기 – A형간염, 점막피부 – 임질
② 호흡기 – 콜레라, 소화기 – 장출혈성 대장균 감염증, 점막피부 – 일본뇌염
③ 호흡기 – 디프테리아, 소화기 – B형간염, 점막피부 – 소아마비
④ 호흡기 – 에이즈, 소화기 – 폴리오, 점막피부 – 홍역

16

간접전파에 대한 내용으로 옳지 않은 것은?

[19 대전보건연구사]

① 병원체는 기생하는 인체부위에 따라 전파방식이 달라진다.
② 보편적으로 소화기계 감염병에 해당한다.
③ 매개체를 통하지 않는 전파방법이다.
④ 개달물은 간접전파에 해당한다.

17

다음 중 모기가 매개하는 감염병은?

[20 대전]

① 페스트
③ 지카바이러스
② 중증급성호흡기증후군
④ 발진열

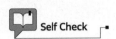

18
감염병의 생물학적 전파 유형과 질병, 매개체의 연결이 옳은 것은?

[20 제주]

① 증식형 – 모기 – 사상충증
② 발육형 – 이 – 발진티푸스
③ 배설형 – 체체파리 – 수면병
④ 발육증식형 – 모기 – 말라리아

19
다음 중 해충박멸을 통해 예방할 수 있는 질병에 해당하지 않는 것은?

[20 울산의료기술(10월)]

① 브루셀라증   ② 쯔쯔가무시증
③ 발진티푸스   ④ 말라리아

20
두창과 감염경로가 같은 감염병은?   [20 인천의료기술(10월)]

① 인플루엔자   ② 소아마비
③ 장티푸스   ④ 광견병

21
비말 전파 감염병으로만 묶인 것으로 가장 옳은 것은?   [20 서울(고졸)]

① 풍진, 결핵, 홍역, 소아마비, 인플루엔자
② 풍진, 결핵, 홍역, 수두, 파상풍
③ 풍진, 결핵, 홍역, 수두, 콜레라
④ 풍진, 결핵, 홍역, 감기, 발진열

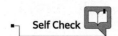

22

세수 후 수건을 사용하고 다른 사람이 그 수건을 다시 사용하였을 때 옮겨질 수 있는 질병은? [20 경기의료기술(11월)]

① 세균성이질
② 트라코마
③ 콜레라
④ 성홍열

23

다음 중 개달물에 해당하는 것은? [20 충북보건연구사]

① 의복, 침구류
② 물, 모기
③ 식품, 주사기
④ 토양, 비말

24

감염병의 생물학적 전파유형 중 병원체가 매개곤충 내에서 증식한 후 장관을 거쳐 배설물로 배출되어 전파되는 질병에 해당하는 것은? [21 광주·전남·전북]

① 발진열
② 재귀열
③ 말라리아
④ 사상충증

25

COVID-19처럼 비말로 감염되는 질병의 전파경로 옳은 것은? [21 대구보건연구사]

① 직접전파 – 직접접촉
② 직접전파 – 간접접촉
③ 간접전파 – 직접접촉
④ 간접전파 – 생물학적 전파

26

다음 중 질병 매개체와 감염병의 연결이 옳지 않은 것은? [21 충북보건연구사]

① 쥐 – 살모넬라증, 라싸열, 렙토스피라증
② 쥐벼룩 – 페스트, 발진열
③ 이 – 쯔쯔가무시, 발진티푸스
④ 진드기 – 재귀열, 중증열성혈소판감소증후군

27
감염병의 간접전파 매개체로 옳지 않은 것은?

[22 지방직]

① 개달물   ② 식품
③ 비말   ④ 공기

28
감염병의 생물학적 전파양식 중 증식형에 해당하는 질병은?

[22 울산의료기술(10월)]

① 말라리아   ② 발진열
③ 쯔쯔가무시증   ④ 사상충증

29
감염병의 생물학적 전파유형 중 사상충증의 전파 유형에 해당하는 것은?

[23 경북의료기술]

① 발육형   ② 증식형
③ 경란형   ④ 발육증식형

30
감염병의 매개체와 질병 연결로 옳은 것은?

[24 강원의료기술]

① 바퀴 – 장티푸스   ② 파리 – 일본뇌염
③ 이 – 발진열   ④ 진드기 – 간흡충

01

감염병 중 생백신으로 예방접종하는 것은? [15 경북]

① 장티푸스   ② 탄저
③ 콜레라   ④ 백일해

02

면역형성 유형이 사균백신에 의한 능동면역으로 짝지어진 것은? [16 경기]

가. 장티푸스	나. 콜레라
다. 백일해	라. 홍역

① 가, 나, 다   ② 가, 다
③ 나, 라   ④ 가, 나, 다, 라

03

다음 중 감마글로불린(γ-globulin) 또는 항독소(Antitoxin) 등의 인공제제를 주입하여 생긴 면역은? [16 서울]

① 인공피동면역(Artificial Passive Immunity)
② 인공능동면역(Artificial Active Immunity)
③ 자연피동면역(Natural Passive Immunity)
④ 자연능동면역(Natural Active Immunity)

04

감염병 발생을 예방하기 위해 예방접종을 맞았다. 이를 통해 얻을 수 있는 면역력의 유형은 무엇인가? [16 부산]

① 인공능동면역   ② 인공수동면역
③ 자연능동면역   ④ 자연수동면역

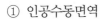

05
다음 중 태아가 모체로부터 받는 면역의 유형은 무엇인가?　[16 충북]

① 인공수동면역　　　　　② 인공능동면역
③ 자연능동면역　　　　　④ 자연수동면역

06
숙주의 면역에 대한 내용으로 옳지 않은 것은?　[16 충북보건연구사]

① 모유수유 – 자연수동면역
② B형간염 면역글로불린 – 인공능동면역
③ 홍역감염 후 형성된 면역 – 자연능동면역
④ 파상풍 항독소 접종 – 인공수동면역

07
다음 중 신생아가 모유 수유를 통해서 얻을 수 있는 면역의 형태로 옳은 것은?　[17 서울]

① 자연능동면역　　　　　② 인공능동면역
③ 자연수동면역　　　　　④ 인공수동면역

08
다음 중 후천적으로 생성되는 면역기전이 다른 하나는?　[17 경남]

① 사균백신　　　　　② 항독소
③ 모유수유　　　　　④ 감마글로불린

09
다음 중 병원체가 만들어내는 외독소를 약화시켜서 주입하여 면역력을 형성하는 방법으로 옳은 것은?　[17 부산의료기술]

① 디프테리아 항독소　　　② 세균의 순화독소
③ B형간염 면역글로불린　　④ 홍역 백신

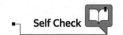

10

다음 중 인공수동면역에 해당하는 것은? [17 충북]

① 생백신　　　　　　　　② 사백신
③ 항독소　　　　　　　　④ 톡소이드

11

감마글로불린을 인체에 투입하여 형성되는 면역은? [17 충남]

① 자연능동면역　　　　　② 인공능동면역
③ 자연수동면역　　　　　④ 인공수동면역

12

다음 중 면역의 종류가 나머지와 다른 하나는? [17 대구]

① 항독소　　　　　　　　② 모유수유
③ 사균백신　　　　　　　④ 순화독소

13

항원주입 후 항체를 생성해 내는 면역력 획득 방법은? [17 울산의료기술]

① 인공능동면역　　　　　② 자연능동면역
③ 인공수동면역　　　　　④ 자연수동면역

14

인공능동면역으로 예방접종을 맞은 사람의 항체 역가를 높이기 위해 예방주사를 추가로 접종함으로써 얻을 수 있는 효과는 무엇인가? [17 경북의료기술]

① 면역력이 전과 같다.
② 면역력이 전보다 상승한다.
③ 면역력이 상승 후 감소한다.
④ 면역력이 오래 유지된다.

15

다음 중 순화독소를 이용하여 예방접종하는 감염병은?　　　　　[17 광주]

① 디프테리아　　　　　　　② 백일해

③ 탄저　　　　　　　　　　④ 결핵

16

국가예방접종사업 대상으로 순화독소를 이용한 백신으로 예방접종하는 질병은?　　　　　[17 인천]

① 백일해　　　　　　　　　② 파상풍

③ 폴리오(salk)　　　　　　④ 풍진

17

인공능동면역에 대한 설명으로 옳은 것은?　　　　　[18 경기의료기술]

① 모유수유나 모체에서 태아로 태반을 통한 항체 획득

② 사람이나 동물에서 추출한 면역 혈청

③ 병원성 미생물을 약독화 한 생균 현탁액

④ γ-globulin이나 anti-toxin

18

다음 중 능동면역에 해당하는 것은?　　　　　[18 경기]

① 비특이적 면역이다.

② 선천면역이다.

③ 면역혈청 주사로 생긴다.

④ 생백신 접종으로 생긴다.

19

독성을 약화시킨 생균으로 예방접종이 시행되며 백신이 효과적이어서 면역력이 평생 지속되는 감염병은?　　　　　[18 경북]

① 황열　　　　　　　　　　② 장티푸스

③ 디프테리아　　　　　　　④ 콜레라

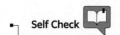
Self Check

20

회복기 혈청이나 면역혈청 등을 이용하여 형성하는 면역은 어떤 면역에 해당하는가? [18 충남의료기술, 보건진료]

① 자연능동면역   ② 자연수동면역
③ 인공능동면역   ④ 인공수동면역

21

De Rudder의 감수성지수가 높은 감염병부터 순서대로 바르게 나열한 것은? [18 전남, 전북]

① 홍역 – 백일해 – 성홍열 – 디프테리아 – 소아마비
② 두창 – 폴리오 – 백일해 – 디프테리아 – 성홍열
③ 두창 – 성홍열 – 디프테리아 – 벡일해 – 폴리오
④ 홍역 – 디프테리아 – 백일해 – 소아마비 – 성홍열

22

모유수유를 한 영아가 모유수유를 하지 않은 영아에 비해 감염균에 대한 면역력이 높았다. 이에 해당하는 면역(immunity)의 종류는? [18 서울(6월)]

① 자연능동면역   ② 자연수동면역
③ 인공능동면역   ④ 인공수동면역

23

〈보기〉에서 설명하는 면역의 종류로 가장 옳은 것은? [18 서울(10월)]

> **보기**
>
> 각종 질환에 이환된 후 형성되는 면역으로서 그 면역의 지속기간은 질환의 종류에 따라 다르다. 즉, 영구면역이 되는 경우도 있고 지속기간이 짧은 경우도 있다.

① 자연능동면역   ② 인공능동면역
③ 자연수동면역   ④ 인공수동면역

24

병원체에 이미 노출된 응급상황에서 투여하는 면역혈청은 어떤 면역에 해당하는가? [18 충남]

① 인공능동면역   ② 인공수동면역

③ 자연능동면역   ④ 자연수동면역

25

다음 중 예방접종으로 순화독소가 사용되는 것은? [19 경북의료기술]

① 디프테리아   ② 홍역

③ 일본뇌염   ④ 백일해

26

결핵균에 일찍부터 노출되었던 유럽인들에 비해 비교적 최근에 노출된 아프리카인들은 동일한 생활환경에서도 결핵에 대한 감수성과 치명률이 높다. 이러한 현상과 관련된 특성은 무엇인가? [19 경기의료기술]

① 선천면역   ② 후천면역

③ 능동면역   ④ 수동면역

27

다음 중 생균을 이용하여 인공능동면역을 수행하는 감염병으로 옳은 것을 모두 고르면? [19 전북의료기술]

| ㉠ 두창 | ㉡ 홍역 |
| ㉢ 폴리오(sabin) | ㉣ 일본뇌염 |

① ㉠, ㉡   ② ㉡, ㉢

③ ㉠, ㉡, ㉢   ④ ㉠, ㉡, ㉢, ㉣

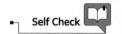

28
인공수동면역에 대한 설명으로 옳은 것은? [19 전북의료기술]

① 질병을 앓고 얻은 면역
② 백신접종으로 얻은 면역
③ 모체의 모유를 통해 얻은 면역
④ B형감염 면역글로불린을 이용한 면역

29
⟨보기⟩에서 설명하는 것은? [19 서울]

> **보기**
>
> 인위적으로 항원을 체내에 투입하여 항체가 생성되도록 하는 방법으로 생균백신, 사균백신, 순화독소 등을 사용하는 예방접종으로 얻어지는 면역을 말한다.

① 수동면역(passive immunity)
② 선천면역(natural immunity)
③ 자연능동면역(natural active immunity)
④ 인공능동면역(artificial active immunity)

30
감염병에 대한 후천면역 중 항독소, 감마글로불린을 투여하여 일시적 면역효과를 획득하는 것은? [19 인천]

① 인공수동면역   ② 인공능동면역
③ 자연수동면역   ④ 자연능동면역

31
감염병의 종류에 따른 감수성지수는 어떤 감염병을 기반으로 나타낸 것인가? [19 경기의료기술(11월)]

① 급성 호흡기감염병   ② 소화기감염병
③ 만성 호흡기감염병   ④ 기생충감염병

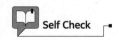

32

병원체로부터 자신을 방어하기 위한 방어체계 중 후천면역의 종류에 대한 연결이 옳은 것은?　　　　　　　　　　　　　　[19 충북보건연구사]

> ㉠ 홍역을 앓고 나서 생긴 면역
> ㉡ 모체로부터 받아서 생긴 면역
> ㉢ 홍역 예방접종을 받고 나서 생긴 면역
> ㉣ B형간염 면역글로불린을 투여하고 나서 생긴 면역

① ㉠ – 자연능동면역, ㉡ – 자연수동면역, ㉢ – 인공능동면역, ㉣ – 인공수동면역
② ㉠ – 인공능동면역, ㉡ – 인공수동면역, ㉢ – 자연능동면역, ㉣ – 자연수동면역
③ ㉠ – 자연수동면역, ㉡ – 자연능동면역, ㉢ – 인공수동면역, ㉣ – 인공능동면역
④ ㉠ – 인공수동면역, ㉡ – 인공능동면역, ㉢ – 자연수동면역, ㉣ – 자연능동면역

33

병원체로부터 자신을 방어하기 위한 방어체계 중 모체로부터 태반을 통하거나 수유에 의해 획득되는 면역은?　　　　　　　[20 경기의료기술]

① 인공능동면역　　　　　　　② 자연능동면역
③ 인공수동면역　　　　　　　④ 자연수동면역

34

다음 중 생균백신을 사용한 인공능동면역에 해당하는 것은?　[20 경기]

> ㉠ 장티푸스　　　　　　　㉡ 홍역
> ㉢ 일본뇌염　　　　　　　㉣ 수두

① ㉠, ㉡, ㉢　　　　　　　② ㉠, ㉢
③ ㉡, ㉣　　　　　　　　　④ ㉠, ㉡, ㉢, ㉣

35

질병에 대한 후천적 면역 중 면역글로불린 주사는 어떤 면역에 해당하는가?　　　　　　　　　　　　　　　　　[20 광주·전남·전북]

① 자연능동면역　　　　　　　② 인공능동면역
③ 자연수동면역　　　　　　　④ 인공수동면역

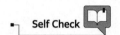

36

숙주 내에 침입한 병원체의 저항력, 즉 면역에 관한 설명으로 옳지 않은 것은? [20 대구]

① 타인이 생성한 항체를 전달받아 형성된 면역을 수동면역이라고 한다.

② 항원에 노출된 적이 없어도 모유수유를 통해 항원에 대한 면역력을 가질 수 있다.

③ 수동면역은 효과가 즉각적이고 영구면역을 획득할 수 있다.

④ 파상풍 항독소를 투여하는 것은 인공수동면역에 해당한다.

37

예방접종 대상이면서 생균백신으로 인공능동면역인 것은? [20 대구]

① 콜레라   ② 홍역

③ 장티푸스   ④ A형간염

38

병원체로부터 자신을 방어하기 위한 방어체계인 면역 중 모체로부터 태반을 통하여 전달되는 면역은? [20 대전]

① 자연능동면역   ② 인공능동면역

③ 자연수동면역   ④ 인공수동면역

39

다음 중 인공능동면역에 해당하는 것은? [20 제주]

① 파상풍 항독소   ② 풍진 예방접종

③ B형간염 면역글로불린   ④ 홍역 감염 면역

40

다음 중 생균백신, 사균백신 등을 사용하여 획득하는 면역은? [20 충남]

① 자연능동면역   ② 자연수동면역

③ 인공능동면역   ④ 인공수동면역

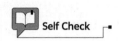

41

COVID‑19의 예방백신을 개발하여 전국민에게 접종하게 되는 경우 어떠한 면역 유형에 해당하는가? [20 충북]

① 자연수동면역   ② 자연능동면역

③ 인공수동면역   ④ 인공능동면역

42

면역혈청, 면역글로불린에 해당하는 면역은? [20 전남의료기술(7월)]

① 인공수동면역   ② 인공능동면역

③ 자연수동면역   ④ 자연능동면역

43

임신 상태에서 모체로부터 태반을 통하거나 모유수유에 의해 획득되는 면역의 종류는? [20 울산의료기술(10월)]

① 자연능동면역   ② 자연수동면역

③ 인공능동면역   ④ 인공수동면역

44

이물질에 대항할 선천면역이 없을 때에는 인공상 적응을 시켜서 후천상 면역력이 형성되게 한다. 후천면역에 대한 설명으로 가장 옳은 것은? [20 서울(고졸)]

① 자연수동면역은 회복기 혈청, 면역 혈청, 감마 글로불린 등의 항체를 사람 또는 동물에게서 얻어 주사하는 것이다.

② 자연능동면역은 감염병에 감염되어 생기는 면역으로 실제 임상 증상을 나타내며 앓는 때뿐만 아니라 불현성감염일 때에도 생긴다.

③ 인공수동면역은 태아가 모체의 태반을 통해 항체를 받거나 생후에 모유에서 항체를 얻는 방법으로 생후 차차 없어진다.

④ 인공능동면역은 이미 형성된 면역원을 체내에 주입하여 얻는 면역으로 비교적 짧은 기간 동안 유지된다.

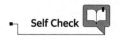

45

다음 중 불현성 감염 후 영구면역이 형성되는 감염병은? [20 전북보건연구사]

① 폴리오
② 임질
③ 매독
④ 말라리아

46

면역은 병원체로부터 자신을 방어하기 위한 각종 방어 체계로 선천면역과 후천면역으로 나눌 수 있다. 다음 중 후천면역에 대한 설명으로 옳은 것은?

[20 광주보건연구사]

① 파상풍은 생균백신 접종으로 항체가 형성되는 인공능동면역이다.
② 홍역에 감염된 후 자연적으로 형성되는 면역은 자연수동면역이다.
③ 백신이나 순화독소를 접종하고 형성되는 면역은 인공수동면역이다.
④ 인공수동면역은 인공능동면역에 비해 지속시간이 짧다.

47

사균백신처럼 균을 불활성화해서 예방접종(인공능동면역)이 가능한 질병으로 짝지어진 것은 무엇인가? [20 충북보건연구사]

① 결핵 / 백일해
② A형간염 / 백일해
③ 수두 / 일본뇌염
④ 두창 / 인플루엔자

48

후천면역 중에서 생균백신으로 예방접종을 받은 뒤 형성되는 면역에 해당하는 것은? [21 경기의료기술(2월)]

① 자연능동면역
② 자연수동면역
③ 인공능동면역
④ 인공수동면역

49
인공능동면역으로 사균백신에 해당하는 것은?　[21 대구의료기술(4월)]

① B형간염　　　　　　　　② MMR
③ 수두　　　　　　　　　　④ BCG

Self Check

50
세계적으로 코로나19가 유행하고 있는 상황에서 코로나19 예방접종을 맞은 경우 획득되는 면역의 유형은 무엇인가?　[21 제주의료기술(5월)]

① 자연능동면역　　　　　　② 자연수동면역
③ 인공능동면역　　　　　　④ 인공수동면역

51
병에 걸렸다 회복된 사람의 혈청을 이용한 면역은?　[21 강원]

① 인공능동면역　　　　　　② 인공수동면역
③ 자연능동면역　　　　　　④ 자연수동면역

52
코로나19 백신 접종 후 형성되는 면역의 종류는?　[21 부산]

① 자연수동면역　　　　　　② 인공능동면역
③ 인공수동면역　　　　　　④ 자연능동면역

53
인위적으로 항체를 주사하여 얻는 면역은?　[21 서울]

① 자연능동면역　　　　　　② 자연수동면역
③ 인공능동면역　　　　　　④ 인공수동면역

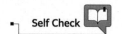

54

후천면역 중 자연수동면역에 해당하는 것은?　　　　　　　　　　[21 충북]

① 질병에 이환된 후 형성되는 면역
② 예방접종으로 형성되는 면역
③ 모체로부터 태반이나 수유를 통해 받는 항체
④ 면역혈청, 감마글로불린, 항독소 등의 접종을 통한 면역

55

후천면역 중 항독소를 통해 획득하는 면역은?　　　　　[21 전남경력경쟁(7월)]

① 자연능동면역　　　　　　　　② 자연수동면역
③ 인공능동면역　　　　　　　　④ 인공수동면역

56

면역 획득 방법 중 인공 능동 면역에 해당하는 것은?　　　[21 서울 고졸]

① 모유를 통한 항체 전달　　　　② 톡소이드 접종
③ 감마글로불린 접종　　　　　　④ 홍역 감염 후 형성된 면역

57

태아가 모체로부터 태반이나 모유수유를 통해 얻는 면역에 해당하는 것은?

　　　　　　　　　　　　　　　　　　　　　　　　　　　[21 복지부]

① 자연수동면역　　　　　　　　② 자연능동면역
③ 인공수동면역　　　　　　　　④ 인공능동면역
⑤ 선천면역

58

최근 우리나라는 코로나-19 예방을 위한 예방접종을 시행하였다. 이와
관련된 면역은 무엇인가?　　　　　　　　　　　　[21 충북보건연구사]

① 자연수동면역　　　　　　　　② 인공수동면역
③ 자연능동면역　　　　　　　　④ 인공능동면역

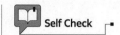
Self Check

59

다음 〈보기〉 중 자연능동면역 질병에 대한 내용으로 옳은 것은?

[21 전북보건연구사]

보기

ㄱ. 현성 감염 후 영구면역 – 일본뇌염, 폴리오
ㄴ. 불현성 감염 후 영구면역 – 홍역, 두창
ㄷ. 감염 후 약한 면역 – 디프테리아, 세균성이질
ㄹ. 감염면역만 형성 – 콜레라, 장티푸스

① ㄱ   ② ㄴ
③ ㄷ   ④ ㄹ

60

백신으로 예방 가능한 질병은?

[21 전북보건연구사]

① 장티푸스   ② 파라티푸스
③ 세균성이질   ④ 장출혈성대장균

61

〈보기〉의 두 가지 예시에 해당하는 면역의 종류는 무엇인가?

[21 인천보건연구사]

보기

과거 질병에 걸린 적이 있는 모체의 출생아가 태반을 통한 항체의 이동으로
인해 생기는 면역은 (A)이다.
질병이환 후 회복하여 얻은 면역은 (B)이다.

	(A)	(B)
①	자연능동면역	인공능동면역
②	자연능동면역	자연수동면역
③	자연수동면역	자연능동면역
④	자연수동면역	인공능동면역

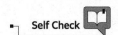

62

다음 중 루더의 감수성지수가 높은 감염병부터 순서대로 바르게 나열한 것은?   [21 경남보건연구사]

① 홍역 – 백일해 – 성홍열 – 디프테리아 – 소아마비
② 두창 – 디프테리아 – 성홍열 – 폴리오 – 백일해
② 홍역 – 성홍열 – 디프테리아 – 백일해 – 소아마비
③ 두창 – 폴리오 – 백일해 – 디프테리아 – 성홍열

63

다음 중 후천적으로 형성되는 면역에 대한 설명으로 옳지 않은 것은?   [21 대전보건연구사]

① 자연능동면역은 질환에 이환된 후에 발생 된 면역이다.
② 자연수동면역은 태반 및 수유를 통해 얻어지는 면역이다.
③ 인공수동면역은 항체와 순화독소를 통해 얻어지는 면역이다.
④ 인공능동면역은 생백신, 사백신을 통해 얻어지는 면역이다.

64

다음 중 후천면역에 대한 설명으로 옳지 않은 것은?   [21 대구보건연구사]

① 홍역에 감염 후 형성되는 면역은 자연능동면역이다.
② 인공수동면역이 인공능동면역보다 면역의 유지기간이 길다.
③ 인공수동면역이 인공능동면역보다 빠르게 작용한다.
④ 태반을 통한 면역획득은 자연수동면역이다.

65

후천면역 중 인공수동면역에 해당하는 것은?   [22 경기의료기술]

① 항독소   ② 생균백신
③ 순화독소   ④ 사균백신

66

태아가 모체로부터 태반이나 모유수유를 통해 획득하는 면역은?

[22 경북의료기술]

① 인공능동면역   ② 자연수동면역

③ 자연능동면역   ④ 인공수동면역

67

후천적으로 형성되는 면역 중 태반을 통하여 태아에게 전달되거나 모유수유를 통해 전달되는 것은 어떤 면역에 해당하는가?   [22 대전의료기술]

① 자연능동면역   ② 인공능동면역

③ 자연수동면역   ④ 인공수동면역

68

다음 중 면역과 감수성에 대한 설명으로 옳지 않은 것은?   [22 충남의료기술]

① 인공수동면역은 모체로부터 태반과 모유로 전달되는 면역이다.

② 인공능동면역은 예방접종으로 얻는 면역이다.

③ 면역이란 병원체로부터 자신을 방어하기 위한 각종 방어체계이다.

④ 감수성이란 병원체가 숙주에 침입했을 때 감염을 막을 수 없는 상태이다.

69

후천면역 중 생백신이나 순화독소를 이용하여 획득하는 면역의 종류는 무엇인가?   [22 충북의료기술]

① 자연능동면역   ② 자연수동면역

③ 인공능동면역   ④ 인공수동면역

70

다음 중 감염병에 더 잘 걸릴 수 있는 경우는?   [22 충북의료기술]

① 병원체의 높은 독력   ② 숙주의 높은 감수성

③ 숙주의 높은 면역력   ④ 병원체의 낮은 감염력

Self Check

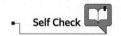

71

모체가 태반이나 모유수유를 통해 전달하는 면역의 종류는 무엇인가?

[22 인천의료기술(10월)]

① 자연능동면역   ② 자연수동면역
③ 인공능동면역   ④ 인공수동면역

72

생백신으로 예방할 수 있는 질병은?   [22 서울시 고졸 보건직(10월)]

① 디프테리아   ② 홍역
③ 파상풍   ④ B형 간염

73

후천면역 중 임신상태에서 모체로부터 태반을 통하거나 모유수유에 의해 획득되는 면역은 무엇인가?   [22 경남보건연구사]

① 자연수동면역   ② 자연능동면역
③ 인공수동면역   ④ 인공능동면역

74

질병에 대한 면역은 선천면역과 후천면역이 있다. 다음 중 후천면역에 대한 설명으로 옳은 것은?   [22 인천보건연구사]

① 질병에 이환된 후 자연적으로 형성되는 면역은 자연수동면역이다.
② 면역글로불린을 주입하여 항체가 바로 작용하는 면역은 인공능동면역이다.
③ 순화독소를 이용하여 항체가 생성되도록 하는 것은 인공능동면역이다.
④ 모체로부터 태아에게 태반을 통해 전달되는 면역은 자연능동면역이다.

75

다음 중 백신에 대한 설명으로 옳은 것은?　　　[22 대전보건연구사]

① 순화독소는 독소의 면역원성에 영향을 주지 않으면서 독성을 파괴한 것으로 디프테리아와 파상풍이 해당된다.
② 생백신은 살아있는 미생물의 독성을 없애거나 아주 미약하게 한 것으로 콜레라, 장티푸스, 세균성이질이 해당된다.
③ 사백신은 미생물을 약품으로 죽인 백신으로 MMR이 해당된다.
④ 사백신은 일반적으로 1회 접종으로 면역이 형성되며 생백신에 비해 면역 지속기간이 길다.

76

장티푸스 유행지역을 여행하기 전에 장티푸스 항원 주사를 맞고 여행을 갔다. 이에 해당하는 면역의 유형은 무엇인가?　　　[23 충남의료기술]

① 인공능동면역　　　　　　② 인공수동면역
③ 자연수동면역　　　　　　④ 자연능동면역

77

태반이나 모유 수유를 통하여 모체로부터 항체를 받아 얻어지는 면역은?

[23 보건직]

① 자연능동면역　　　　　　② 인공능동면역
③ 자연수동면역　　　　　　④ 인공수동면역

78

COVID19 예방을 위해 항원을 주입하여 항체를 형성하는 면역에 해당하는 후천면역은 무엇인가?　　　[23 강원의료기술]

① 인공능동면역　　　　　　② 자연능동면역
③ 인공수동면역　　　　　　④ 자연수동면역

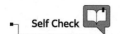
79

〈보기〉의 내용에 해당하는 면역으로 옳은 것은?   [23 울산의료기술]

> **보기**
>
> • 태아가 태반을 통해 얻는 면역
> • 면역혈청, 면역글로불린 접종을 통해 얻는 면역

① 집단면역   ② 수동면역
③ 능동면역   ④ 인공면역

80

홍역이나 B간염 바이러스의 면역글로불린의 접종을 통해 형성되는 면역의 종류는 무엇인가?   [23 인천의료기술]

① 인공능동면역   ② 자연수동면역
③ 인공수동면역   ④ 자연능동면역

81

감염병의 역학적 특성 중 감수성과 면역에 대한 설명으로 옳은 것은?

[23 경기보건연구사]

> ㉠ 홍역, 성홍열, 디프테리아 순으로 감수성지수가 낮아진다.
> ㉡ 수두와 콜레라는 한번 질병에 이환되면 다시는 그 질병에 걸리지 않는다.
> ㉢ 일본뇌염과 폴리오는 사균백신으로 예방접종한다.
> ㉣ 회복기 혈청, 면역글로불린은 능동면역에 해당한다.

① ㉠, ㉢   ② ㉡, ㉣
③ ㉠, ㉡, ㉢   ④ ㉠, ㉡, ㉢, ㉣

82

A형간염 면역력이 없는 사람이 A형간염이 유행하는 아프리카 지역으로 출장을 가기 전에 면역글로불린(gamma globulin) 주사를 접종하는 것에 해당하는 후천면역의 종류는 무엇인가?   [23 인천보건연구사]

① 인공능동면역   ② 인공수동면역
③ 자연능동면역   ④ 자연수동면역

83

감염병에 대한 후천적 면역 중 자연수동면역에 대한 설명으로 옳은 것은?

[24 경기의료기술]

① 학교에서 홍역이 유행하여 홍역에 걸리고 난 뒤 항체를 획득한 초등학생
② 독감 유행기간에 예방접종을 통해 항체를 획득한 70대 독거노인
③ B형간염 환자의 체액에 노출되어 면역글로불린을 주사한 간호사
④ 코로나19에 감염된 엄마로부터 항체를 획득한 신생아

84

후천면역 중 코로나19 예방접종을 통해 획득하는 면역의 종류는 무엇인가?

[24 강원의료기술]

① 인공능동면역　　　　　　② 인공수동면역
③ 자연능동면역　　　　　　④ 자연수동면역

85

다음 중 감수성 지수가 높은 감염병에서 낮은 감염병 순서로 바르게 나열된 것은?

[24 인천의료기술]

① 성홍열 > 두창 > 홍역 > 폴리오
② 두창 > 백일해 > 폴리오 > 성홍열
③ 홍역 > 백일해 > 디프테리아 > 폴리오
④ 홍역 > 폴리오 > 백일해 > 디프테리아

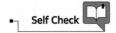

제3절 감염병 관리

(정답 p.149)

01
DPT와 MMR로 예방가능한 감염병에 해당하지 않는 것은? [15 경남]

① 파상풍   ② 백일해
③ 볼거리   ④ 발진열

02
출생 후 6개월 이내 예방접종을 하지 않는 것은? [16 경기]

① B형간염   ② BCG
③ 디프테리아   ④ 일본뇌염

03
다음 중 필수예방접종 대상 감염병에 해당하는 것은? [16 경북의료기술]

가. 페스트	나. 콜레라
다. B형간염	라. 유행성이하선염

① 가, 나   ② 가, 나, 다
③ 다, 라   ④ 가, 라

04
다음 중 감염병 관리방법 중 특성이 다른 하나는? [16 부산]

① 환경위생   ② 건강증진
③ 예방접종   ④ 건강검진

05
감염병의 관리 방법으로 전파 방지를 위해 가장 적절한 방법은?

[17 서울의료기술(9월)]

① 병원소 격리　　　　　② 건강증진
③ 예방접종　　　　　　④ 병원소 제거

06
다음 중 필수예방접종 대상 감염병에 해당하지 않는 것은?　　[17 경남]

① 홍역　　　　　　　② 수두
③ 일본뇌염　　　　　④ C형간염

07
산모를 대상으로 2, 4, 6개월에 접종할 것을 교육해야 하는 감염병은?

[17 충북]

① b형 헤모필루스인플루엔자　　② 결핵
③ 홍역　　　　　　　　　　　④ 유행성이하선염

08
다음 중 국가 필수예방접종대상 감염병이 아닌 것은?　　[17 전남]

① 디프테리아　　　　② 파상풍
③ 풍진　　　　　　　④ C형간염

09
다음 중 필수예방접종 대상 감염병이 아닌 것은?　　[17 충북]

① 홍역　　　　　　② 성홍열
③ 결핵　　　　　　④ b형헤모필루스인플루엔자

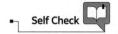

10

필수예방접종 대상 감염병으로 바르게 짝지어진 것은? [17 울산]

| 가. 결핵 | 나. 수두 |
| 다. A형간염 | 라. 폐렴구균 |

① 가, 나, 다   ② 가, 다, 라
③ 나, 다, 라   ④ 가, 나, 다, 라

11

다음 중 필수예방접종 항목으로 맞게 짝지어진 것은? [17 강원의료기술(9월)]

① 파상풍, 풍진, 결핵
② 폴리오, 인플루엔자, 탄저
③ 유행성이하선염, 일본뇌염, 말라리아
④ 폐렴구균, 백일해, 성홍열

12

표준예방접종 일정에서 생후 1년 이후 접종해야 하는 예방접종은 무엇인가? [17 경기의료기술 경력]

① DPT   ② BCG
③ b형헤모필루스 인플루엔자   ④ MMR

13

30명의 단체여행객이 해외여행을 하고 돌아오는 길에 1명이 하루 전부터 설사증상을 보인다고 신고하였고 공항검역소에서 콜레라 환자로 확인되었다. 환자 1명과 나머지 29명에 대한 각각의 조치로 옳은 것은? [18 경기의료기술]

① 환자 – 증세가 없어질 때까지 격리치료, 29명 – 평균잠복기 동안 건강격리
② 환자 – 증세가 없어질 때까지 격리치료, 29명 – 알아두고 지속적인 감시
③ 환자 – 증세와 균 배출이 없어질 때까지 격리치료, 29명 – 최대잠복기 동안 건강격리
④ 환자 – 증세와 균 배출이 없어질 때까지 격리치료, 29명 – 환자와 동일하게 치료

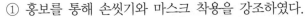

14
감염병 관리방법 중 전파과정의 차단에 대한 설명으로 가장 옳은 것은?

[18 서울(6월)]

① 홍보를 통해 손씻기와 마스크 착용을 강조하였다.
② 조류 인플루엔자 감염 오리를 모두 살처분하였다.
③ 노인인구에서 신종인플루엔자 예방접종을 무료로 실시하였다.
④ 결핵환자 조기발견을 위한 감시체계를 강화하였다.

15
감염병 관리 방법 중 감수성을 가진 숙주 관리에 가장 효과적인 방법은?

[19 경기의료기술]

① 환경관리(환자주변 소독)　　② 환자 격리
③ 면역증진을 위한 예방접종　　④ 환자 치료

16
다음 중 국가 필수예방접종의 책임자는 누구인가?　　　[19 경기]

① 보건복지부장관　　② 시·도지사
③ 시장·군수·구청장　　④ 질병관리청장

17
다음 중 출생 후 6개월 이내에 접종을 시행하는 예방접종이 아닌 것은?

[19 경기]

① 결핵　　② 일본뇌염
③ 폴리오　　④ 디프테리아

18
영유아 보건관리에서 생후 2년 이내에 예방접종이 완료되는 질병이 아닌 것은?

[19 인천]

① B형간염　　② 결핵
③ 폐렴구균　　④ 디프테리아

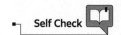

19

임신부에게는 접종이 금지되며 임신부의 가족 내 감수성이 있는 사람은 접종을 해야 하는 질병은 무엇인가?

[19 강원보건연구사]

① 장티푸스　　　　　　　　② 파라티푸스
③ 인플루엔자　　　　　　　④ 풍진

20

한 지역사회에서 인플루엔자 예방접종사업을 시행하였다. 접종군은 10,000명이었고, 그 중 100명이 인플루엔자에 감염되었다. 그리고 비접종군 10,000명 중에서는 500명이 감염되었다. 예방접종효과는 얼마인가?

[19 경남보건연구사]

① 20% 감소　　　　　　　② 30% 감소
③ 45% 감소　　　　　　　④ 80% 감소

21

2012년 이후 중동지역에서 주로 발생하는 신종 인수공통감염병인 중동호흡기증후군(MERS)이 우리나라로 유입되어 유행하게 된 상태에서 전파를 차단하기 위한 가장 확실한 방법은?

[20 경기의료기술]

① 병원소 제거　　　　　　② 조기진단
③ 집중치료　　　　　　　④ 예방접종

22

예방접종 중 DTaP를 통해 예방할 수 있는 감염병에 해당하지 않는 것은?

[20 경기]

① 풍진　　　　　　　　　② 디프테리아
③ 파상풍　　　　　　　　④ 백일해

23

「감염병의 예방 및 관리에 관한 법률」에 따라 감염병을 예방하기 위하여 필요시 검역위원을 임명할 수 있는 자는?   [20 경기]

① 시장·군수   ② 구청장
③ 시·도지사   ④ 보건복지부장관

24

질병관리청장이 국내로 들어와서 유행할 우려가 있는 감염병 유행지역에서 입국한 사람에게 실시할 수 있는 건강격리의 기간은?   [20 경북]

① 7일   ② 최대잠복기
③ 10일   ④ 2주

25

코로나의 자가 격리 기간을 14일로 정한 근거가 되는 것으로 옳은 것은?
                                                          [20 대구]

① 최소잠복기   ② 최대잠복기
③ 질병잠재기   ④ 질병이환기

26

감염병이 걸린 사람과 접촉한 사람의 격리에 해당하는 것은?   [20 충남]

① 역격리   ② 건강격리
③ 보호격리   ④ 질병격리

27

다음 중 생후 4주 이내에 접종해야 하는 예방접종은?   [20 충남]

① BCG   ② DTaP
③ MMR   ④ HPV

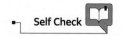

28

다음 중 필수예방접종대상 감염병으로 짝지어진 것 중 옳지 않은 것은?

[20 충북]

① 인플루엔자, 일본뇌염
② B형간염, A형간염
③ 쯔쯔가무시증, 신증후군출혈열
④ 폐렴구균, 수두

29

「감염병의 예방 및 관리에 관한 법률」상 특별자치도지사 또는 시장·군수·구청장이 보건소를 통하여 실시하여야 하는 필수예방접종 질병에 해당하지 않는 것은?

[20 서울(고졸)]

① A형간염
② 인플루엔자
③ 장출혈성 대장균
④ 사람유두종바이러스 감염증

30

우리나라의 필수예방접종대상 감염병을 옳게 나열한 것은? [20 충북보건연구사]

① 디프테리아, 백일해, 파상풍(DTaP) / 수두(VAR) / b형헤모필루스인플루엔자(Hib) / 폴리오(IPV)
② 홍역, 유행성이하선염, 풍진(MMR) / 폴리오(IPV) / 수두(VAR) / 결핵(경피접종)
③ 디프레리아, 백일해, 파상풍(Tdap) / 일본뇌염/에이즈
④ 수두(VAR) / 폴리오(IPV) / b형헤모필루스인자(Hib) / 성홍열

31

코로나19 확진판정을 받은 환자의 동선을 추적하여 환자와 접촉한 사람들 40명에 대해 검사를 진행하고 14일 동안 자가격리를 하는 것은 감염병의 관리단계 중 어디에 해당하는가?

[20 광주보건연구사]

① 병원체 관리
② 병원소 관리
③ 전파과정 관리
④ 숙주관리

32
다음 중 「감염병예방법」에 따른 필수예방접종에 해당하는 것은?

[21 대구의료기술(4월)]

① 결핵, 인플루엔자, 후천성면역결핍증
② 수두, B형간염, 일본뇌염
③ 백일해, 성홍열, 홍역
④ 풍진, 발진열, 발진티푸스

33
다음 중 검역대상 감염병의 검역기간으로 옳지 않은 것은?

[21 경북의료기술(4월)]

① 콜레라-5일   ② 장티푸스-5일
③ MERS-14일   ④ 페스트-6일

34
「검역법」에 따른 검역대상감염병에 해당하는 것은?   [21 경기]

① 결핵   ② 말라리아
③ 에이즈   ④ 콜레라

35
다음 중 우리나라의 필수예방접종 대상 감염병에 해당하지 않는 것은?

[21 경남]

① 디프테리아   ② 파상풍
③ 사람유두종바이러스감염증   ④ 쯔쯔가무시증

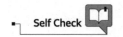

36

다음 중 「감염병예방법」에 따른 필수예방접종 대상 감염병으로 옳지 않은 것은?

[21 광주·전남·전북]

① 디프테리아, 백일해, 파상풍　　② 홍역, 유행성이하선염, 풍진
③ 결핵, 일본뇌염, 폐렴구균　　④ A형간염, B형간염, C형간염

37

다음 중 「감염병예방법」에 따라 시장·군수·구청장이 보건소를 통하여 실시하여야 하는 필수예방접종 대상 감염병에 해당하지 않는 것은?

[21 대전]

① 디프테리아　　　　　　　　② 폴리오
③ 결핵　　　　　　　　　　　④ 수족구병

38

DPT혼합백신으로 예방접종이 이루어지는 감염병으로 옳은 것은?　[21 충남]

① 홍역, 유행성이하선염, 풍진
② 백일해, 성홍열, b형헤모필루스인플루엔자
③ 파상풍, 일본뇌염, 말라리아
④ 백일해, 파상풍, 디프테리아

39

다음 중 검역에 관한 설명으로 옳지 않은 것은?　[21 충북]

① 외국에서 발생하여 국내로 들어올 우려가 있거나 우리나라에서 발생하여 외국으로 번질 우려가 있어 검역조치가 필요하다고 인정하는 감염병으로 해외에서 유입되는 질병을 막을 수 있는 최선의 방법이다.
② 외국에서 국내로 들어오는 사람, 동식물, 음식물 등을 대상으로 시행한다.
③ 검역감염병 환자등의 격리 기간은 감염력이 없어질 때까지로 한다.
④ 검역감염병은 보건복지부장관이 긴급 검역조치가 필요하다고 인정하여 고시하는 감염병만 해당된다.

40

다음 중 필수예방접종 대상 감염병에 해당하지 않는 것은? [21 경기7급]

① 결핵　　　　　　　　　　② 풍진

③ 대상포진　　　　　　　　④ b형헤모필루스인플루엔자

41

다음 중 6일간 검역을 실시하는 감염병은? [21 경기7급]

㉠ 황열	㉡ 중증 급성호흡기 증후군
㉢ 페스트	㉣ 동물인플루엔자인체감염증

① ㉠, ㉡　　　　　　　　② ㉠, ㉢

③ ㉡, ㉢　　　　　　　　④ ㉡, ㉣

42

「보건복지백서(2019)」의 예방접종 관리사업 내용 중 〈보기〉에서 설명하는 사업은? [21 서울보건연구사/7급]

> **보기**
>
> • 주요 감염 경로는 임신 28주에서 생후 1주까지의 감염, 오염된 혈액이나 체액에 의한 피부 및 점막을 통한 감염 등이 있다.
> • 우리나라 어린이의 해당 사업 예방접종의 완전접종률은 95% 이상을 유지하고 있으며 관리가 성공적으로 이루어지고 있다.
> • 이 결과는 WHO 해당 사업 관리 기준(5세 아동 표면항원 양성률 1% 미만)을 뛰어넘는 성과로, 2008년 서태평양 지역 국가 중 최초로 세계보건기구 서태평양지역 사무처(WPRO)에서 해당 사업 관리 성과 인증을 받았다.

① 만 12세 이하 어린이 국가예방접종 지원사업 추진

② 인플루엔자 국가예방접종 지원사업

③ 어르신 폐렴구균 예방접종사업

④ B형간염 주산기감염 예방사업

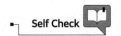

43

다음 중 DTaP백신으로 예방할 수 없는 질병은?　　　　　[21 인천의료기술]

① 홍역　　　　　　　　　　② 백일해

③ 디프테리아　　　　　　　　④ 파상풍

44

〈보기〉 중 검역감염병에 해당하는 것은?　　　　　[21 경기경력경쟁]

보기	
㉠ 콜레라	㉡ B형간염
㉢ 신종인플루엔자	㉣ 일본뇌염

① ㉠, ㉡　　　　　　　　　② ㉠, ㉢

③ ㉡, ㉢　　　　　　　　　④ ㉡, ㉣

45

감염병 생성 과정단계에 대한 개입을 통하여 감염병이 발생하지 못하도록 관리하여야 한다. 손씻기, 물 끓여 먹기 등은 감염병의 생성 과정 중 어느 단계를 차단시키는 것인가?　　　　　[21 울산보건연구사]

① 전파과정　　　　　　　　② 숙주로의 침입

③ 병원체의 탈출　　　　　　④ 병원체 및 병원소 관리

46

5개월 된 영아가 현재까지 접종하지 않은 예방접종은?　　　　　[22 경북의료기술]

① 결핵

② B형간염

③ 디프테리아, 파상풍, 백일해

④ 홍역, 유행성이하선염, 풍진

47

「감염병의 예방 및 관리에 관한 법률」상 명시된 필수예방접종 대상 감염병으로만 짝지어지지 않은 것은?　　　　　　　　　　[22 지방직]

① 일본뇌염, 폐렴구균, 성홍열
② 인플루엔자, A형간염, 백일해
③ 홍역, 풍진, 결핵
④ 디프테리아, 폴리오, 파상풍

48

「검역법」에 따른 검역대상감염병에 해당하는 것은?　　[22 강원의료기술(10월)]

① 장티푸스　　　　　　　② 세균성이질
③ 인플루엔자　　　　　　④ 콜레라

49

감염병 전파를 차단하는 방법에서 소독, 매개곤충관리, 상하수도관리, 식품위생관리 등을 철저히 함으로써 감염을 차단하는 가장 옳은 방법은?

[22 서울시 고졸 보건직(10월)]

① 감염력 감소　　　　　　② 환경위생관리
③ 병원소의 제기　　　　　④ 감염원의 관리

50

다음 중 풍진 예방접종 시 신고하여야 하는 예방접종 후 이상반응이 나타날 때까지의 시간으로 옳지 않은 것은?　　　　　[22 충북보건연구사]

① 아나필락시스 – 48시간 이내
② 뇌염 – 21일 이내
③ 관절염 – 42일 이내
④ 국소 이상반응 – 7일 이내

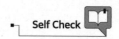

51

제2급 감염병 중 필수예방접종 대상 감염병에 해당하지 않는 것은?

[22 충북보건연구사]

① 결핵   ② 유행성이하선염
③ A형간염   ④ E형간염

52

다음 중 검역대상 감염병의 검역기간이 옳지 않은 것은? [22 강원보건연구사]

① 콜레라 - 5일
② 페스트, 황열 - 6일
③ SARS - 10일
④ 동물인플루엔자 인체감염증 - 8일

53

다음 중 임신 중인 여성에게 접종 가능한 예방접종은 무엇인가?

[22 경남보건연구사]

① 수두   ② 두창
③ 파상풍   ④ MMR

54

필수예방접종 감염병 중 생후 1개월에 2차접종을 해야 하는 감염병은?

[22 대전보건연구사]

① 홍역   ② 결핵
③ B형간염   ④ 디프테리아

55

2020년 코로나-19 유행 당시 코호트 격리와 자가격리를 실시하였다. 이러한 활동에 해당하는 감염병 관리 원칙은 무엇인가? [22 대전보건연구사]

① 숙주 관리   ② 병원소 관리
③ 전파과정 관리   ④ 병원체 관리

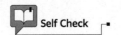

56

필수예방접종인 DTaP에 해당하지 않는 감염병은?　　　　[23 전북경력경쟁]

① 홍역　　　　　　　　　② 디프테리아
③ 파상풍　　　　　　　　④ 백일해

57

표준예방접종 일정표상 출생직후(0개월), 출생 후 1개월, 출생 후 6개월에
접종해야 하는 예방접종으로 바르게 연결된 것은?　　　[23 대전의료기술]

① 결핵, B형간염
② DTaP, b형헤모필루스인플루엔자
③ MMR, 수두
④ 폴리오, 폐렴구균

58

다음 중 영유아기에 접종해야 하는 필수예방접종으로 옳지 않은 것은?

[23 전남의료기술]

① 백일해, 파상풍
② B형간염, 일본뇌염
③ 수두, 수막구균성수막염
④ b형헤모필루스 인플루엔자, 폐렴구균

59

「검역법령」상 검역감염병 접촉자에 대한 최대 격리기간으로 옳지 않은
것은?　　　　　　　　　　　　　　　　　　　　[23 보건직]

① 황열: 6일
② 동물인플루엔자 인체감염증: 10일
③ 에볼라바이러스병: 14일
④ 콜레라: 5일

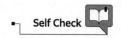

60

다음 중 「감염병 예방법」에 따른 필수예방접종 대상 감염병에 해당하는 것은?

[23 강원의료기술]

① 콜레라 ② 유행성이하선염
③ 말라리아 ④ 코로나19바이러스 감염증

61

다음 중 필수예방접종 대상 감염병으로 옳은 것은? [23 울산의료기술]

① B형간염, C형간염 ② A형간염, 공수병
③ 신증후군출혈열, 말라리아 ④ 장티푸스, 백일해, 파상풍

62

감염병 관리대책으로 적절한 것은? [23 인천보건연구사]

> ㄱ. 감염병에 대한 검역은 사람만을 대상으로 시행한다.
> ㄴ. 감염병의 증상을 보이는 사람과 감염병환자와 접촉한 사람은 모두 격리 수용한다.
> ㄷ. 감염병 환자에 대한 치료와 소독은 병원체의 전파력을 감소시킨다.
> ㄹ. 감염병 유행지역에서 국내로 들어오는 사람은 격리할 수 있다.

① ㄱ, ㄴ ② ㄴ, ㄷ
③ ㄱ, ㄹ ④ ㄷ, ㄹ

63

다음 중 시장·군수·구청장이 보건소장을 통하여 실시해야하는 필수예방접종대상 감염병에 해당하지 않는 것은?

[24 대구의료기술]

① 디프테리아 ② 폴리오
③ C형간염 ④ 결핵

64

표준예방접종일정표에 따라 생후 6개월에 3차 예방접종이 진행되는 감염병으로 가장 옳은 것은?

[24 서울의료기술]

① 수두, 디프테리아
② 폐렴구균감염증, b형헤모필루스인플루엔자
③ A형간염, B형간염
④ 일본뇌염, 로타바이러스 감염증

65

「검역법」상 '검역감염병'에 해당하는 것은?

[24 보건직]

① 콜레라
② 후천성면역결핍증(AIDS)
③ 말라리아
④ 결핵

66

「검역법」상 검역감염병의 격리기간으로 옳은 것은?

[24 인천의료기술]

> ㄱ. 콜레라 – 5일
> ㄴ. 황열 – 6일
> ㄷ. 중증급성호흡기증후군(SARS) – 10일
> ㄹ. 중동호흡기증후군(MERS) – 10일
> ㅁ. 에볼라바이러스병 – 14일

① ㄱ, ㄴ, ㄷ
② ㄱ, ㄹ, ㅁ
③ ㄴ, ㄷ, ㄹ
④ ㄷ, ㄹ, ㅁ

제 4 절 　법정감염병 [변형]　　　　　　　　　　(정답 p.157)

01

발생을 계속 감시할 필요가 있어 발생 또는 유행 시 24시간 이내에 신고
하여야 하는 감염병은?　　　　　　　　　　　　　　　　　[15 경북]

① 디프테리아　　　　　　　　② 파라티푸스
③ 두창　　　　　　　　　　　④ 발진티푸스

02

다음 중 「감염병 예방 및 관리에 관한 법률」에 의한 법정감염병과 그 신
고주기가 옳지 않게 연결된 것은?　　　　　　　　　　[15 서울보건연구사]

① 인플루엔자 − 지체 없이
② 수막구균감염증 − 24시간 이내
③ 폐흡충증 − 7일 이내
④ 반코마이신내성장알균(VRE) 감염증 − 7일 이내

03

법정감염병 분류 중 제2급 감염병에 해당하지 않는 것은?　　[16 강원]

① 콜레라　　　　　　　　　　② 장티푸스
③ 파라티푸스　　　　　　　　④ 일본뇌염

04

법정감염병 중 제3급 감염병에 해당하는 것은?　　　　　　[16 경기]

가. 말라리아	나. 큐열
다. 발진티푸스	라. 성홍열

① 가, 나, 다　　　　　　　　② 가, 다
③ 나, 라　　　　　　　　　　④ 가, 나, 다, 라

05

다음 법정감염병 중 제1급, 제2급, 제3급, 제4급 법정감염병이 순서대로 바르게 나열된 것은? [16 부산, 대전, 광주]

① 탄저 – 결핵 – 페스트 – 중증급성호흡기증후군
② 디프테리아 – 홍역 – B형간염 – 인플루엔자
③ A형간염 – 성홍열 – 쯔쯔가무시증 – 중동호흡기증후군
④ 신종인플루엔자 – 풍진 – 발진티푸스 – 후천성면역결핍증

06

다음 중 제1급 감염병에 해당하지 않는 감염병은? [16 경북의료기술]

① 인플루엔자
② 신종인플루엔자
③ 동물인플루엔자인체감염증
④ 디프테리아

07

법정감염병 중 제2급 감염병이 바르게 연결된 것은? [16 경북의료기술]

① 콜레라, 장티푸스, 파라티푸스
② 디프테리아, 파상풍, 백일해
③ 말라리아, 결핵, 한센병
④ 페스트, 황열, 뎅기열

08

다음 중 질병관리청장이 고시하는 기생충감염병에 해당하지 않는 것은? [16 충북보건연구사]

① 회충증
② 편충증
③ 장흡충증
④ 무구조충증

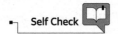

09
법정감염병에 관한 사항으로 가장 옳은 것은?　[17 서울]

① 군의관은 소속 의무부대장에게 보고하며, 소속 의무부대장은 국방부에 신고한다.
② 의사, 한의사는 소속 의료기관장에게 보고하며, 의료기관의 장은 관할 보건소장에게 신고한다.
③ 지체 없이 신고해야 하는 감염병은 제1급부터 제3급까지의 감염병이다.
④ 제4급 감염병의 종류에는 임질, 수족구병, 큐열 등이 있으며, 7일 이내에 신고해야 한다.

10
법정감염병 중 제3급 감염병에 해당하지 않는 것은?　[17 강원]

① 말라리아
② 일본뇌염
③ 결핵
④ C형간염

11
다음 중 제1급 감염병에 대한 설명으로 옳은 것은?　[17 강원]

① 전파가능성을 고려하여 발생 또는 유행시 24시간 이내에 신고하여야 한다.
② 발생을 계속 감시할 필요가 있어 발생 또는 유행 시 24시간 이내에 신고하여야 한다.
③ 유행여부를 조사하기 위하여 표본감시활동이 필요한 감염병이다.
④ 치명률이 높거나 집단 발생의 우려가 커서 발생 또는 유행 즉시 신고하여야 한다.

12
전파가능성을 고려하여 발생 또는 유행 시 24시간 이내에 신고하여야 하고, 격리가 필요한 감염병에 해당하는 것은?　[17 경기]

① 페스트, 말라리아
② B형간염, C형간염
③ 결핵, 발진티푸스
④ 장티푸스, 파라티푸스

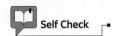

13

다음 중 법정감염병을 1급-2급-3급 순서대로 바르게 나열한 것은?

[17 부산의료기술]

① 페스트 – 디프테리아 – 백일해
② 탄저 – 결핵 – 한센병
③ 두창 – 폴리오 – 파상풍
④ 보툴리눔독소증 – 큐열 – 뎅기열

14

법정감염병의 분류에서 질병관리청장이 고시하는 감염병이 아닌 것은?

[17 세종, 충남]

① 생물테러감염병
② 인수공통감염병
③ 제4급 감염병
④ 세계보건기구 감시대상 감염병

15

세계보건기구 감시대상 감염병으로 질병관리청장이 고시한 감염병이 아닌 것은?

[17 전북]

① 두창   ② 결핵
③ 폴리오   ④ 콜레라

16

생물테러감염병 또는 치명률이 높거나 집단 발생의 우려가 커서 발생 또는 유행 즉시 신고하여야 하고, 음압격리와 같은 높은 수준의 격리가 필요한 감염병에 해당하지 않는 것은?

[17 충북]

① 야토병, 두창
② 마버그열, 페스트
③ 발진열, 뎅기열
④ 라싸열, 중동호흡기증후군(MERS)

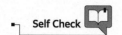
Self Check

17

법정감염병의 정의로 옳은 것은?
[17 경기(12월)]

① 제1급 감염병 – 격리가 필요한 감염병이다.
② 제2급 감염병 – 음압격리와 같은 높은 수준의 격리가 필요한 감염병이다.
③ 제3급 감염병 – 치명률이 높은 감염병이다.
④ 제4급 감염병 – 유행여부를 조사하기 위하여 표본감시 활동이 필요한 감염병이다.

18

「감염병 예방 및 관리에 관한 법률」에 의해 즉시 신고해야 하는 감염병에 해당하는 것은?
[17 대구]

① 쯔쯔가무시증
② 신증후군출혈열
③ 렙토스피라증
④ 신종감염병증후군

19

의사나 한의사가 발견 즉시 보건소장에게 신고해야 하는 감염병에 해당하지 않는 것은?
[17 경남(변형)]

① 에볼라바이러스병
② 마버그열
③ 페스트
④ 급성호흡기감염증

20

법정감염병의 신고에 대한 내용으로 옳은 것은?
[17 충북]

① 의사나 치과의사가 제2급 감염병 환자를 진단하였을 때는 소속 의료기관의 장에게 보고하고, 의료기관의 장은 즉시 관할 보건소장에게 신고하여야 한다.
② 의료기관에 소속되지 않은 의사는 제1급 감염병으로 사망자발생 시 관할 보건소장에게 지체 없이 신고한다.
③ 군의관이 제4급 감염병 환자를 진단하면 관할 보건소장에게 지체 없이 신고하여야 한다.
④ 한의사는 감염병 환자 신고의무가 없다.

21

「감염병의 예방 및 관리에 관한 법률」에 따른 제3급 감염병에 해당하는
것은?   [18 경북]

① 뎅기열   ② 탄저
③ 성홍열   ④ 한센병

22

다음 중 발생을 계속 감시할 필요가 있어 발생 또는 유행 시 24시간 이내
에 신고하여야 하는 감염병은?   [18 경북의료기술]

① 제1급 감염병   ② 제2급 감염병
③ 제3급 감염병   ④ 제4급 감염병

23

다음 중 발생을 계속 감시할 필요가 있어 발생 또는 유행 시 24시간 이내
에 신고하여야 하는 감염병으로 바르게 연결된 것은?   [18 경기]

① B형 헤모필루스인플루엔자, 탄저, 페스트
② A형간염, 신증후군출혈열, 신종인플루엔자
③ 말라리아, 일본뇌염, 지카바이러스감염증
④ 레지오넬라증, 야토병, 중동호흡기증후군

24

법정감염병 중 제4급 감염병에 대한 설명으로 옳은 것은?   [18 강원]

① 치명률이 높은 감염병이다.
② 격리가 필요한 감염병이다.
③ 발생을 감시할 필요가 있는 감염병이다.
④ 표본감시활동이 필요한 감염병이다.

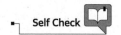

25

다음 중 「감염병의 예방 및 관리에 관한 법률」에 따른 기생충감염병에 해당하지 않는 것은?

[19 경기의료기술]

① 회충증　　　　　　　　　② 편충증
③ 요충증　　　　　　　　　④ 촌충증

26

다음 중 제1급 감염병부터 제4급 감염병까지 순서대로 바르게 나열한 것은?

[19 대전]

① 세균성이질 – 홍역 – 결핵 – 말라리아
② 두창 – 결핵 – 파상풍 – 임질
③ 신종인플루엔자 – B형간염 – 일본뇌염 – 성홍열
④ 디프테리아 – 백일해 – 장티푸스 – 인플루엔자

27

법정감염병의 신고에 대한 설명으로 옳은 것은?

[19 인천]

① 제1급, 제2급, 제3급 감염병은 7일 이내에 신고한다.
② 제4급 감염병은 즉시 신고한다.
③ 의사, 치과의사, 한의사, 의료기관의 장은 감염병환자등을 진단한 경우 신고하여야 한다.
④ 감염병환자등의 신고는 시·도지사에게 한다.

28

「감염병의 예방 및 관리에 관한 법률」에 따라 고시된 인수공통감염병에 해당하는 것은?

[19 경기의료기술(11월)]

① 황열　　　　　　　　　　② 톡소플라즈마증
③ 장티푸스　　　　　　　　④ 결핵

29

다음 중 「감염병의 예방 및 관리에 관한 법률」에 따른 역학조사의 정의로 옳은 것은?   [19 경기의료기술(11월)]

① 병원체에 감염되어 증상을 나타내는 사람을 대상으로 설문조사를 하는 활동이다.

② 감염병 예방접종 후 이상반응자를 제외한 감염병의 원인을 밝히기 위하여 체계적으로 자료를 수집하고 분석하는 활동이다.

③ 감염병의 발생 규모를 파악하고 감염원을 추적하는 등의 활동과 예방접종 후 이상반응 사례를 조사하여 원인을 규명하기 위한 활동이다.

④ 감염병이 발생한 경우에만 실시하고, 감염병 여부가 불분명한 경우에는 실시할 수 없다.

30

다음 중 질병관리청장이 강제처분을 할 수 있는 감염병에 해당하지 않는 것은?   [19 충북보건연구사]

① 수두   ② 디프테리아

③ 홍역   ④ 결핵

31

전파가능성을 고려하여 발생 또는 유행 시 24시간 이내에 신고하여야 하는 감염병은?   [19 충남보건연구사]

① 제1급 감염병   ② 제2급 감염병

③ 제3급 감염병   ④ 제4급 감염병

32

WHO가 국제공중보건의 비상사태에 대비하기 위하여 감시대상으로 정한 질환으로 질병관리청장이 고시하는 감염병에 해당하지 않는 것은?   [19 경남보건연구사]

① 말라리아   ② 두창

③ 폐렴형 페스트   ④ 신종인플루엔자

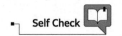
Self Check

33

감염병 의사환자의 정의로 옳은 것은?
[19 대전보건연구사]

① 증상을 나타내고, 검사를 통하여 확인된 사람

② 의심되나 환자로 확인되기 전 단계에 있는 사람

③ 병원체에 노출되었으나 증상이 아직 없고 발생이 의심되는 사람

④ 감염병 환자를 진료한 의사가 같은 증상을 나타내는 경우

34

「감염병의 예방 및 관리에 관한 법률」에 따른 역학조사에 대한 내용으로 옳지 않은 것은? [19 대전보건연구사]

① 시장·군수·구청장은 관할 지역에서 감염병이 발생하여 유행할 우려가 있는 경우 역학조사를 실시하여야 한다.

② 질병관리청장은 예방접종 후 이상반응에 관한 조사가 긴급히 필요한 경우 역학조사를 실시하여야 한다.

③ 시·도지사의 역학조사가 불충분하였거나 불가능하다고 판단되는 경우 질병관리청장은 역학조사를 실시하여야 한다.

④ 관할 지역에 예방접종률이 낮은 경우 시·도지사가 원인규명을 위한 역학조사를 실시하여야 한다.

35

세계보건기구 감시대상 감염병으로 옳은 것은? [19 부산보건연구사]

① 콜레라, 폴리오   ② 홍역, 신종인플루엔자

③ 장티푸스, 바이러스출혈열   ④ 황열, 페스트

36

한센병, 결핵, 성홍열에 대해 공통된 설명으로 옳은 것은?

[19 전북보건연구사]

① 전파가능성을 고려해야한다.

② 발병하면 즉시 신고해야 한다.

③ 발생을 계속 감시 할 필요가 있다.

④ 음압격리와 같은 높은 수준의 격리가 필요하다.

제1장 감염성 질환 관리

37

다음 중 「감염병의 예방 및 관리에 관한 법률」에 따라 질병관리청장이 고시한 세계보건기구 감시대상 감염병에 해당하지 않는 것은? [20 경기의료기술]

① 두창
② 중동호흡기증후군(MERS)
③ 폐렴형 페스트
④ 신종인플루엔자

38

법정감염병 중 전파가능성을 고려하여 24시간 이내에 신고해야 하고 격리가 필요한 감염병은? [20 경북의료기술]

① 제1급 감염병
② 제2급 감염병
③ 제3급 감염병
④ 제4급 감염병

39

발견 즉시 신고하여야 하고, 음압격리와 같은 높은 수준의 격리가 필요한 감염병에 해당하는 것은? [20 경북]

| ㄱ. 신종인플루엔자 | ㄴ. 신종감염병증후군 |
| ㄷ. 동물인플루엔자 인체감염증 | ㄹ. b형헤모필루스 인플루엔자 |

① ㄱ, ㄴ, ㄷ
② ㄴ, ㄷ, ㄹ
③ ㄱ, ㄷ, ㄹ
④ ㄱ, ㄴ, ㄷ, ㄹ

40

다음 중 질병관리청장이 지정하는 인수공통감염병이며 제3급 감염병에 해당하는 것은? [20 경북]

① 렙토스피라증
② 브루셀라
③ 탄저
④ 페스트

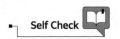

41

전파가능성을 고려하여 발생 또는 유행 시 24시간 이내에 신고하여야 하고 격리가 필요한 감염병은?   [20 대구]

① 디프테리아   ② 백일해
③ 일본뇌염   ④ 중증급성호흡기 증후군

42

다음 중 법정감염병에 대한 설명으로 옳은 것은?   [20 충북]

① 제1급 감염병이란 생물테러감염병 또는 치명률이 높거나 집단 발생의 우려가 커서 발생 또는 유행 즉시 신고를 하여야 하는 감염병을 말하며, 결핵, 수두, 홍역 등이 있다.
② 제2급 감염병이란 전파가능성을 고려하여 발생 또는 유행 시 24시간 이내에 신고하여야 하는 감염병을 말하며, 두창, 페스트, 탄저 등이 있다.
③ 제3급 감염병이란 발생을 계속 감시할 필요가 있어 발생 또는 유행 시 24시간 이내에 신고하여야 하는 감염병을 말하며, B형간염, 말라리아 등이 있다.
④ 제4급 감염병이란 제1급 감염병부터 제3급 감염병까지의 감염병 외에 유행 여부를 조사하기 위하여 표본감시 활동이 필요한 감염병을 말하며, 파상풍, 공수병 등이 있다.

43

「감염병의 예방 및 관리에 관한 법률」상 제3급 감염병에 대한 설명으로 가장 옳은 것은?   [20 서울(고졸)]

① 전파가능성을 고려하여 발생 또는 유행 시 24시간이내에 신고하여야 하는 감염병
② 발생을 계속 감시할 필요가 있어 발생 또는 유행 시 24시간 이내에 신고하여야 하는 감염병
③ 생물테러감염병 또는 치명률이 높거나 집단 발생의 우려가 큰 감염병
④ 유행 여부를 조사하기 위하여 표본감시 활동이 필요한 감염병

44
다음 중 법정감염병에 대한 설명으로 옳지 않은 것은? [20 경기의료기술(11월)]

① 제4급 감염병은 표본감시가 필요하다.
② 제3급 감염병은 24시간 이내 신고하여야 한다.
③ 제1급 감염병은 음압격리가 필요하다.
④ 제2급 감염병은 26종이다.

45
심각도, 전파력, 격리수준을 고려한 급(級)별 분류 중 발생 또는 유행 24시간 이내에 신고해야 하며, 격리가 필요한 감염병에 해당하는 급은?

[20 경기보건연구사]

① 제1급   ② 제2급
③ 제3급   ④ 제4급

46
「감염병의 예방 및 관리에 관한 법률」에 따른 관리의 내용으로 옳은 것은?

[20 경북보건연구사]

① 보건복지부장관은 감염병 발생의 우려가 있으면 역학조사를 하여야 한다.
② 감염병 신고를 받은 보건소장은 그 내용을 질병관리청장에게 보고하여야 한다.
③ 질병관리청장은 감염병이 유행하면 유행에 대한 실태조사를 하여야 한다.
④ 보건소장은 감염병환자 등의 명부를 작성하고 이를 3년간 보관하여야 한다.

47
감염병 환자가 발생했을 때 즉시 신고가 필요하며 환자에 대해서는 음압격리와 같은 높은 수준의 격리를 필요로 하는 감염병에 해당하는 것은?

[20 대전보건연구사]

① 세균성 이질   ② 유행성이하선염
③ 성홍열   ④ 중증급성호흡기증후군

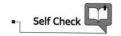

48

질병에 대한 임상적인 증상은 없으나 감염병병원체를 보유하고 있는 사람에 해당하는 용어는?　　　　　　　　　　　　　　　[20 대전보건연구사]

① 감염병환자　　　　　　　　　② 감염병의사환자
③ 병원체보유자　　　　　　　　④ 감염병의심자

49

제1급 감염병에 대한 설명으로 가장 옳지 않은 것은?　　　[20 서울보건연구사]

① 생물테러감염병 또는 치명률이 높거나 집단발생의 우려가 큰 감염병이다.
② 발생 또는 유행 즉시 신고하여야 한다.
③ 음압격리와 같은 높은 수준의 격리가 필요하다.
④ 세계보건기구가 국제공중보건의 비상사태에 대비하기 위하여 감시대상으로 정한 질환으로 질병관리청장이 고시하는 감염병이다.

50

다음 중 전파가능성을 고려하여 발생 또는 유행시 24시간 이내에 신고하여야 하고, 격리가 필요한 감염병은?　　　　　　　[21 경북의료기술(4월)]

① 성홍열　　　　　　　　　　　② 두창
③ 파상풍　　　　　　　　　　　④ 뎅기열

51

〈보기〉의 설명에 해당하는 감염병은 무엇인가?　　　　　[21 전북의료기술(5월)]

> 보기
>
> 발생을 계속 감시할 필요가 있어 발생 또는 유행 시 24시간 이내에 신고하여야 하는 감염병으로 황열, 뎅기열, 규열 등이 해당된다.

① 제1급 감염병　　　　　　　　② 제2급 감염병
③ 제3급 감염병　　　　　　　　④ 제4급 감염병

52

전파가능성을 고려하여 발생 또는 유행 시 24시간 이내 신고하고 격리가
필요한 질병으로 연결된 것은?
[21 강원]

① 장출혈성대장균감염증, 콜레라
② 동물인플루엔자 인체감염증, 디프테리아
③ A형간염, B형간염
④ 급성호흡기감염증, 결핵

53

「감염병의 예방 및 관리에 관한 법률」에 따라 질병관리청장이 고시하는
인수공통감염병에 해당하지 않는 것은?
[21 강원]

① 장출혈성대장균감염증   ② 큐열
③ 크로이츠벨트 야콥병   ④ 브루셀라증

54

「감염병의 예방 및 관리에 관한 법률」에 따라 전파가능성을 고려하여 발생
또는 유행 시 24시간 이내에 신고하여야 하고, 격리가 필요한 감염병은?
[21 경기]

① 제1급 감염병   ② 제2급 감염병
③ 제3급 감염병   ④ 제4급 감염병

55

「감염병의 예방 및 관리에 관한 법률」에 따른 법정감염병 집단발생의 우
려가 커서 발생 또는 유행 즉시 신고하여야 하고, 음압격리와 같은 높은
수준의 격리가 필요한 감염병을 의미하는 것은?
[21 경남]

① 제1급 감염병   ② 제2급 감염병
③ 제3급 감염병   ④ 제4급 감염병

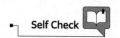

56

법정감염병 중 환자 발견 시 24시간 이내 신고해야 하며 격리가 필요한 감염병으로 바르게 연결된 것은?　[21 경북]

① 야토병, 홍역, 결핵　　　　　② 한센병, 백일해, 성홍열
③ 두창, 유행성이하선염, 풍진　④ 탄저, 콜레라, 장티푸스

57

전파가능성을 고려하여 발생 또는 유행 시 24시간 이내에 신고하여야 하고, 격리가 필요한 감염병으로 바르게 짝지어진 것은?　[21 광주·전남·전북]

ㄱ. 말라리아	ㄴ. 홍역
ㄷ. 수두	ㄹ. 일본뇌염
ㅁ. 파상풍	ㅂ. 한센병
ㅅ. 성홍열	ㅇ. 레지오넬라증

① ㄱ, ㄴ, ㄷ, ㄹ　　　　② ㄴ, ㄷ, ㄹ, ㅁ
③ ㄴ, ㄷ, ㅂ, ㅅ　　　　④ ㄱ, ㄷ, ㅅ, ㅁ

58

생물테러감염병 또는 치명률이 높거나 집단 발생의 우려가 커서 발생 또는 유행 즉시 신고하여야 하는 제1급 감염병에 해당하는 것은?　[21 부산]

① 콜레라　　　　　② 장티푸스
③ 파라티푸스　　　④ 디프테리아

59

다음 중 법정감염병의 정의로 옳지 않은 것은?　[21 충남]

① 제1급 감염병은 집단발생의 우려가 커서 발생 또는 유행 즉시 신고하여야 한다.
② 제2급 감염병은 음압격리와 같은 높은 수준의 격리가 필요한 감염병이다.
③ 제3급 감염병은 발생을 감시할 필요가 있어 발생 또는 유행 시 24시간 이내에 신고하여야 한다.
④ 제4급 감염병은 유행여부를 조사하기 위하여 표본감시 활동이 필요한 감염병이다.

60

전파가능성을 고려하여 발생 또는 유행 시 24시간 이내 신고해야 하며 격리를 시행하는 감염병으로 옳은 것은?　[21 충북]

① A형 간염
② B형 간염
③ 중증호흡기증후군(SARS)
④ 매독

Self Check

61

다음 중 전파가능성을 고려하여 발생 또는 유행 시 24시간 이내에 신고하고 격리가 필요한 감염병은?　[21 전남경력경쟁(7월)]

① E형간염
② MERS
③ 인플루엔자
④ 파상풍

62

〈보기〉의 설명에 공통으로 해당하는 감염병은?　[21 서울보건연구사/7급]

> **보기**
>
> • 생물테러감염병 또는 치명률이 높거나 집단 발생 우려가 커서 발생 또는 유행 즉시 신고하고 음압격리가 필요한 감염병이다.
> • 세계보건기구가 국제공중보건의 비상사태에 대비하기 위하여 감시대상으로 정한 질환이다.

① 에볼라바이러스병, 콜레라
② 탄저, 황열
③ 두창, 신종인플루엔자
④ 마버그열, 폴리오

63

치명률이 높거나 집단 발생의 우려가 커서 발생 또는 유행 즉시 신고하여야 하고, 음압격리와 같은 높은 수준의 격리가 필요한 법정 감염병은?　[21 서울 고졸]

① 제1급 감염병
② 제2급 감염병
③ 제3급 감염병
④ 제4급 감염병

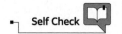

64

「감염병의 예방 및 관리에 관한 법률」상 〈보기〉의 내용에 해당하는 감염병을 옳게 짝지은 것은?

[21 서울 고졸]

> **보기**
>
> (가) 전파가능성을 고려하여 발생 또는 유행 시 24시간 이내에 신고하여야 하고, 격리가 필요한 감염병
> (나) 동물과 사람 간에 서로 전파되는 병원체에 의하여 발생되는 감염병 중 질병관리청장이 고시하는 감염병

	(가)	(나)
①	수두, 홍역	일본뇌염, 장출혈성대장균감염증
②	디프테리아, 신종인플루엔자	황열, 콜레라
③	결핵, 장티푸스	인플루엔자, 매독
④	C형간염, 파상풍	브루셀라증, 공수병

65

생물테러감염병 또는 치명률이 높거나 집단 발생의 우려가 커서 음압격리와 같은 높은 수준의 격리가 필요하며 유행하는 즉시 신고해야 하는 법정감염병은?

[21 인천의료기술]

① 성홍열　　　　　　　　② 백일해
③ 레지오넬라증　　　　　④ 중동호흡기증후군

66

의사가 쯔쯔가무시증 환자를 진단하였을 경우 언제까지 신고해야 하는가?

[21 세종보건연구사]

① 즉시　　　　　　　　　② 24시간 이내
③ 7일 이내　　　　　　　④ 유행으로 확인되면 신고

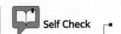

67

「감염병의 예방 및 관리에 관한 법률」에 따른 국민의 권리에 해당하지 않는 것은? [21 세종보건연구사]

① 국민은 감염병 발생 상황, 감염병 예방 및 관리 등에 관한 정보와 대응방법을 알 권리
② 역학조사를 거부할 권리
③ 감염병으로 인한 격리 및 치료 등을 받은 경우 이로 인한 피해를 보상받을 권리
④ 감염병에 대한 진단 및 치료를 받을 권리

68

「감염병의 예방 및 관리에 관한 법률」상 법정감염병의 정의 내용으로 옳은 것은? [21 대구보건연구사]

① 제1급 감염병은 24시간 이내에 신고하여야 한다.
② 제2급 감염병은 24시간 이내 신고하여야 하고, 격리가 필요한 감염병이다.
③ 제3급 감염병은 감시가 필요한 표본감시 활동이 필요한 감염병이다.
④ 제4급 감염병은 인플루엔자 등이 포함되며 24시간 이내에 신고하여야 한다.

69

다음 중 「감염병 예방법」에서 규정하고 있는 인수공통감염병에 해당하지 않는 것은? [21 울산보건연구사]

① 브루셀라증
② 중증열성혈소판감소증후군(SFTS)
③ 큐열
④ 야토병

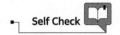

70

전파가능성을 고려하여 발생 또는 유행시 24시간 내 신고, 격리를 하여야 하는 감염병에 해당하는 것은?   [21 전북보건연구사]

> ㄱ. 디프테리아, 발진열
> ㄴ. 홍역, 유행성이하선염
> ㄷ. 중증열성혈소판감소증후군, 한센병
> ㄹ. 결핵, 폐렴구균

① ㄱ, ㄴ   ② ㄱ, ㄷ
③ ㄴ, ㄷ   ④ ㄴ, ㄹ

71

법정감염병 중 발생을 계속 감시할 필요가 있어 발생 또는 유행 시 24시간 이내에 신고해야하는 감염병은?   [21 인천보건연구사]

① A형간염   ② B형간염
③ 수족구병   ④ 인플루엔자

72

전파가능성을 고려하여 발생 또는 유행 시 24시간 이내에 신고하여야 하고, 격리가 필요한 감염병은?   [21 경남보건연구사]

① A형간염, B형간염, C형간염
② 폴리오, 일본뇌염, 파상풍
③ 결핵, 수두, 한센병
④ 두창, 페스트, 탄저

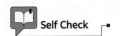

73

전파가능성 고려하여 발생 또는 유행 시 24시간 이내 신고하여야 하는 감
염병으로 묶인 것은?　　　　　　　　　　　　　　　[21 대전보건연구사]

① 두창, 디프테리아

② 콜레라, 장티푸스

③ B형간염, C형간염

④ 일본뇌염, 말라리아

74

「감염병의 예방 및 관리에 관한 법률」상 감염병의 신고규정에 대한 설명
으로 가장 옳지 않은 것은?　　　　　　　　　　　　[22 서울시(2월)]

① 제2급 감염병 및 제3급 감염병의 경우에는 24시간 이내에 신고하여야 한다.

② 감염병 발생 보고를 받은 의료기관의 장은 보건복지부장관 또는 관할 보
건소장에게 신고하여야 한다.

③ 감염병 발생 보고를 받은 소속 부대장은 관할 보건소장에게 신고하여야
한다.

④ 의료기관에 소속되지 아니한 의사는 감염병 발생 사실을 관할 보건소장
에게 신고하여야 한다.

75

다음 중 「감염병의 예방 및 관리에 관한 법률」에 따라 질병관리청장이 고
시하는 인수공통감염병에 해당하지 않는 것은?　　　　[22 경기의료기술]

① 장출혈성대장균감염증

② 크로이츠펠트 야콥병

③ 중증급성호흡기증후군(SARS)

④ 동물인플루엔자 인체감염증

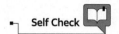

76

「감염병의 예방 및 관리에 관한 법률」에 따라 예방접종의 효과를 조사하는 사람은 누구인가?

[22 부산의료기술]

① 보건소장
② 시장·군수·구청장
③ 질병관리청장
④ 보건복지부장관

77

「감염병의 예방 및 관리에 관한 법률」상 제1급 법정감염병에 해당하는 것은?

[22 지방직]

① 인플루엔자
② 유행성이하선염
③ 신종감염병증후군
④ 비브리오패혈증

78

법정 감염병 중 전파가능성을 고려하여 발생 또는 유행시 24시간 이내에 신고하여야 하고, 격리가 필요한 감염병에 해당하지 않는 것은?

[22 충남의료기술]

① 파상풍   ② 콜레라
③ 장티푸스   ④ 세균성이질

79

다음 중 「감염병의 예방 및 관리에 관한 법률」상 제1급 감염병에 해당하는 것은?

[22 충북의료기술]

① 페스트, 야토병, 보툴리눔독소증
② 결핵, 한센병, 성홍열
③ 매독, 인플루엔자, 임질
④ 황열, 큐열, 뎅기열

80

다음 중 「감염병의 예방 및 관리에 관한 법률」에 따른 감염병의 종류가 바르게 짝지어진 것은? [22 전남경력경쟁]

① 제1급 감염병 – 탄저
② 제2급 감염병 – 두창
③ 제3급 감염병 – 한센병
④ 제4급 감염병 – 신종인플루엔자

Self Check

81

법정감염병 중 제3급 감염병에 해당하는 것은? [22 강원의료기술(10월)]

① 한센병
② B형간염
③ 유행성이하선염
④ 디프테리아

82

법정감염병 중 24시간 이내 신고해야 하며 격리가 필요한 감염병은? [22 경기의료기술(11월)]

① 폴리오
② 중증급성호흡기증후군
③ 매독
④ B형간염

83

생물테러감염병 또는 치명률이 높거나 집단 발생의 우려가 커서 발생 또는 유행 즉시 신고하여야 하고, 음압격리와 같은 높은 수준의 격리가 필요한 감염병에 해당하지 않는 것은? [22 강원보건연구사]

① 두창
② 탄저
③ 풍진
④ 디프테리아

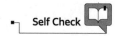
Self Check

84

「감염병의 예방 및 관리에 관한 법률」에 따른 법정감염병을 1급부터 4급까지 순서대로 바르게 나열한 것은? [22 대전보건연구사]

① 풍진 – 폴리오 – 리프트밸리열 – 라임병

② 디프테리아 – E형간염 – 성홍열 – 야토병

③ 탄저 – 풍진 – 라싸열 – 홍역

④ 탄저 – 홍역 – 유비저 – 장관감염증

85

「감염병의 예방 및 관리에 관한 법률」에 따른 법정감염병 중 전파가능성을 고려하여 발생 또는 유행 시 24시간 이내에 신고하여야 하고 격리가 필요한 감염병은? [22 서울보건연구사]

① A형간염   ② B형간염

③ C형간염   ④ 유비저

86

「감염병의 예방 및 관리에 관한 법률」에 따른 법정감염병을 1급, 2급, 3급 순으로 바르게 나열한 것은? [23 경북의료기술]

① 디프테리아 – 라임병 – 장티푸스

② 야토병 – 장티푸스 – 일본뇌염

③ 폐렴구균 – 세균성이질 – A형간염

④ 렙토스피라증 – 콜레라 – 인플루엔자

87

발생 즉시 음압격리를 해야 하는 감염병으로 옳은 것은? [23 경북의료기술]

① 신종인플루엔자   ② 홍역

③ 파상풍   ④ 유행성이하선염

88

다음 중 질병관리청장이 고시하는 생물테러감염병에 해당하지 않는 감염
병은?   [23 전북경력경쟁]

① 디프테리아   ② 페스트
③ 보툴리눔독소증   ④ 두창

89

다음 중 「감염병의 예방 및 관리에 관한 법률」에서 규정하는 생물테러감
염병에 해당하는 것은?   [23 부산의료기술]

① COVID19   ② 엠폭스
③ 야토병   ④ 동물인플루엔자 인체감염증

90

생물테러감염병 또는 치명률이 높거나 집단 발생의 우려가 커서 발생 또
는 유행 즉시 신고하여야 하는 감염병에 해당하는 것은?   [23 대전의료기술]

① 수막구균감염증   ② 뎅기열
③ 성홍열   ④ 신종인플루엔자

91

전파가능성을 고려하여 발생 또는 유행시 24시간 이내에 신고하여야 하
고, 격리가 필요한 감염병은?   [23 충남의료기술]

① 제1급 감염병   ② 제2급 감염병
③ 제3급 감염병   ④ 제4급 감염병

92

다음 중 「감염병의 예방 및 관리에 관한 법률」상 제1급 감염병으로 바르
게 연결된 것은?   [23 충남의료기술]

① 야토병, 라싸열   ② 디프테리아, 장티푸스
③ 디프테리아, 풍진   ④ 두창, 홍역

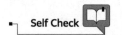

93

다음 중 질병관리청장이 고시하는 생물테러감염병에 해당하지 않는 것은?

[23 전남의료기술]

① 탄저   ② 페스트
③ 야토병   ④ 폴리오

94

발생을 계속 감시할 필요가 있어 발생 또는 유행 시 24시간 이내에 신고하여야 하는 감염병으로 옳은 것은?

[24 경기의료기술]

① 탄저, 페스트, 말라리아
② 탄저, 파라티푸스, 두창
③ 콜레라, 장티푸스, 야토병
④ 파상풍, 말라리아, 공수병

95

「감염병의 예방 및 관리에 관한 법률」에 따른 법정감염병이 1급부터 4급까지 순서대로 바르게 나열된 것은?

[24 대구의료기술]

① 마버그열 – 두창 – 야토병 – 디프테리아
② 야토병 – 렙토스피라증 – 성홍열 – 인플루엔자
③ 백일해 – 뎅기열 – 발진티푸스 – 파상풍
④ 신종감염병증후군 – A형간염 – 황열 – 사람유두종바이러스

96

감염병 중 발생을 계속 감시할 필요가 있어 발생 또는 유행 시 24시간 이내에 신고하여야 하는 감염병은?

[24 충남의료기술]

① 제1급 감염병   ② 제2급 감염병
③ 제3급 감염병   ④ 제4급 감염병

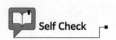

97
다음 중 제1급 감염병으로 옳은 것은?   [24 충남의료기술]

① 결핵, 수두, 홍역
② 두창, 신종인플루엔자, 수두
③ 페스트, 탄저, 인플루엔자
④ 야토병, 라싸열, 디프테리아

98
다음 중 감염병병원체 확인기관으로 옳지 않은 것은?   [24 충남의료기술]

① 보건환경연구원
② 진단검사의학과 전문의가 비상근하는 의료기관
③ 질병대응센터
④ 진단검사의학과가 개설된 의과대학

99
「감염병의 예방 및 관리에 관한 법률」상 감염병병원체 확인기관이 아닌
것은?   [24 보건직]

① 보건소   ② 보건지소
③ 보건환경연구원   ④ 질병관리청

100
「감염병의 예방 및 관리에 관한 법률」에 따른 법정감염병 중 제2급 감염
병과 제3급 감염병을 순서대로 바르게 나열한 것은?   [24 강원의료기술]

① 두창, 디프테리아   ② A형간염, 발진열
③ 홍역, 성홍열   ④ B형간염, 한센병

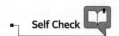

101

「감염병의 예방 및 관리에 관한 법률」상 제2급 감염병에 해당하는 것을 모두 고른 것은? [24 인천의료기술]

ㄱ. 유행성이하선염
ㄴ. 신종인플루엔자
ㄷ. 장출혈성대장균감염증
ㄹ. 말라리아

① ㄱ, ㄴ   ② ㄱ, ㄷ
③ ㄴ, ㄷ   ④ ㄴ, ㄹ

제5절 공중보건감시 (정답 p.169)

01

국가전염병 위기경보의 수준별 판단기준에 대한 설명으로 옳지 않은 것은?

[16 서울보건연구사]

① 관심(Blue) − 해외에 신종전염병이 발생
② 주의(Yellow) − 해외 신종전염병의 국내유입 후 제한적 전파
③ 경계(Orange) − 국내 원인불명 감염병의 지역사회 전파
④ 심각(Red) − 국내 원인불명 감염병의 전국적 확산 징후

02

해외에서 국내로 유입된 새로운 전염병에 대해 계획을 세우고 대안을 점검해야 하는 단계는? [17 전북]

① 관심   ② 주의
③ 경계   ④ 심각

03

감염병의 위기경보 수준을 판단하기 위한 기준이 다음과 같은 경우에 해당하는 단계는?　　　　　[18 복지부]

- 해외 신종감염병의 국내 유입
- 국내 원인불명 감염병의 제한적 전파

① 관심(Blue)　　　　　　② 주의(Yellow)
③ 경계(Orange)　　　　　④ 심각(Red)
⑤ 경보(Black)

04

다음의 설명에 해당하는 것은?　　　　　[19 강원보건연구사]

- 질병관리의 계획과 수행, 평가를 위해 역학 정보를 체계적으로 수집하고 분석하여 사용하는 것을 의미한다.
- 보건 자료를 지속적이고 체계적으로 수집하고 분석/해석하여 필요한 곳에 적시에 배포하여 이 정보를 질병의 예방과 관리를 위한 공중보건사업과 각종 보건 프로그램의 계획과 수행, 조사 연구를 위해 사용하도록 하는 것이다.

① 감시(Survelliance)　　　② 조사(Survey)
③ 통계(Statics)　　　　　④ 트래킹(Tracking)

05

질병에 대한 수동감시체계에 비해 능동감시체계가 갖는 특성으로 옳은 것은?　　　　　[21 대구보건연구사]

① 자료의 완전성이 높다.
② 상시운영이 가능하다.
③ 적은 비용으로 할 수 있다.
④ 행정적으로 간편하다.

06

감염병 감시는 감염병 발생과 관련된 자료 및 매개체에 대한 자료를 체계적이고 지속적으로 수집, 분석 및 해석하고 그 결과를 제대에 필요한 사람에게 배포하여 감염병 예방 및 관리에 사용하도록 하는 일체의 과정이다. 감염병 감시체계는 능동감시체계와 수동감시체계로 구분할 수 있다. 다음 중 **능동감시체계**의 설명으로 옳은 것은?　　　　　　　　[22 인천보건연구사]

① 상시적으로 운영할 수 있다.
② 자료의 완전성이 높다.
③ 풍토병에 이용가능하다.
④ 시간과 비용을 절약할 수 있다.

07

다음에 해당하는 감염병의 위기경보 단계는?　　　　　　　　[23 보건직]

> • 국내 유입된 해외 신종감염병의 제한적 전파
> • 국내 원인불명·재출현 감염병의 지역사회 전파

① 관심　　　　　　　　　　② 주의
③ 경계　　　　　　　　　　④ 심각

| 제 6 절 | 소화기계 감염병 | (정답 p.170) |

01

제2급 감염병으로서 토사물에 의하여 쉽게 전파되고 감염 시 심한 설사에 의한 탈수증상을 나타내며 혼수상태에 빠지거나 사망에 이르는 감염병은?　　　　　　　　[15 경남]

① 페스트　　　　　　　　　② 장티푸스
③ 이질　　　　　　　　　　④ 콜레라

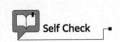

02

심한 설사로 탈수상태와 위 경련 등 전신증상을 보이고, 동남아시아에서 많이 발병하여 전파되는 제2급 감염병이자 검역감염병인 질병은? [15 서울]

① 콜레라　　　　　　　　　② 장티푸스
③ 파라티푸스　　　　　　　④ 장출혈성 대장균감염증

03

병원체가 숙주의 분변을 통해 탈출하여 새로운 숙주로 침입하는 감염병은 무엇인가? [15 서울보건연구사]

① A형간염　　　　　　　　② 결핵
③ 황열　　　　　　　　　　④ 임질

04

다음에서 설명하는 감염병은 무엇인가? [17 경북]

- 제2급 감염병이면서 검역감염병이다.
- 심한 경우 쌀뜨물 같은 설사와 함께 구토로 탈수에 빠질 수 있다.
- 고전형과 엘 토르(El Tor)형이 있으며, 엘 토르형은 불현성 감염이 많고 치명률이 1% 미만이다.

① 세균성 이질　　　　　　② 콜레라
③ 장티푸스　　　　　　　④ 장출혈성대장균감염증

05

다음에서 설명하는 수인성 감염질환으로 가장 옳은 것은? [17 서울]

- 적은 수의 세균으로 감염이 가능하여 음식 내 증식 과정 없이 집단 발병이 가능하다.
- 최근 HACCP(위해요소 중점 관리기준) 도입 등 급식위생 개선으로 감소하고 있다.

① 콜레라　　　　　　　　② 장티푸스
③ 세균성이질　　　　　　④ 장출혈성대장균감염증

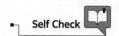

06

세균성이질에 대한 설명으로 옳지 않은 것은? [18 경북]

① 위생상태가 나쁘고 인구가 밀집한 지역에서 발생한다.

② 사람이 병원소이다.

③ 모든 사람에게 감수성이 있으며, 특이 어린이나 노령 인구층의 감수성이 높다.

④ 예방접종의 효과가 크기 때문에 예방접종을 권장하고 있다.

07

다음에서 설명하는 질병은 무엇인가? [18 경기의료기술]

> 1990년대 이전까지는 대부분 소아기에 무증상 또는 경미한 자연감염을 통해 항체를 획득한 후 성인이 되었으므로 성인에서 중증환자는 거의 없었으나 현대에 와서 2000년 이후 20~30대는 소아기에 자연감염을 경험하지 않아 최근 유행의 주 연령층이 되었다.

① A형간염   ② 파라티푸스

③ 세균성이질   ④ 장출혈성대장균감염증

08

다음 중 세균성 이질에 대한 설명으로 옳은 것은? [18 부산]

① 제1급 감염병이다.

② 다량의 균이 있을 때 감염된다.

③ 예방접종으로 예방가능하다.

④ 중증의 증상이 나타나기도 하고 현성감염자로부터 많이 전파된다.

09

감염병 중 회복기 보균자가 주요 문제가 되며 환경위생 개선을 통해 관리할 수 있는 감염병으로 옳은 것은? [18 부산]

① 결핵, B형간염   ② 매독, 후천성면역결핍증

③ 콜레라, 장티푸스   ④ 홍역, 디프테리아

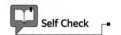

10

다음에서 설명하는 감염병은 무엇인가? [20 인천보건연구사]

- 소화기계 감염병으로 분변–구강경로를 통해 전파된다.
- 제2급 감염병으로 관리하고 있다.
- 검역 감염병이다.

① 세균성이질   ② 디프테리아
③ 콜레라   ④ 장티푸스

11

미국에서 Merry라는 여성에 의해 알려진 질병으로 손을 씻지 않고 요리를 하는 경우 음식의 오염으로 질병이 전파될 수 있다. 감염 시 지속적인 고열, 두통, 쇠약감등의 증상이 있으며 설사보다 변비가 우세한 감염병은 무엇인가? [21 대구의료기술(4월)]

① 세균성 이질   ② 콜레라
③ 장티푸스   ④ 대장균감염증

12

분변–구강경로로, 사람에서 사람으로 전파되거나 분변에 오염된 물이나 음식물을 섭취함으로써 간접적으로 전파되는 유행성간염은 무엇인가? [21 광주·전남·전북]

① B형간염   ② A형간염
③ C형간염   ④ E형간염

13

다음 중 감염병에 대한 설명이 옳지 않은 것은? [21 충북보건연구사]

① 디프테리아 선별검사는 Schick test이다.
② 백일해는 급성 호흡기 감염증으로 Whooping cough가 임상적 특징으로 나타나며 병원체는 Bordetella pertussis로 그람음성균이다.
③ 장출혈성대장균은 소고기, 해산물 등을 섭취했을 때 감염되고, 대부분 가벼운 증상으로 지나가나 용혈성요독증후군으로 사망하기도 한다.
④ DTaP는 디프테리아, 파상풍, 백일해의 혼합백신이며 디프테리아와 파상풍은 순화독소이고 백일해는 사균이다.

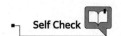

14

노로바이러스에 대한 설명으로 옳지 않은 것은? [21 전북보건연구사]

① 예방백신이 없다.
② 소량의 바이러스로 감염되나 사람 간 전파는 없다.
③ 환자의 분변이나 구토물에 오염된 음식물에 의해 전파된다.
④ 겨울철에 잘 발생한다.

15

노로바이러스감염증에 대한 설명 중 옳지 않은 것은? [21 부산보건연구사]

① 저온에서도 저항성이 강하여 겨울철에도 감염된다.
② 평균잠복기가 3~6시간이다.
③ 오염된 식수 및 어패류 등의 생식을 통하여 감염된다.
④ 사람 간 전파도 가능하다.

16

세균성이질에 대한 설명으로 옳지 않은 것은? [22 충남의료기술]

① 고열, 심한 복통, 구토, 경련, 뒤무직이 발생하고 고열과 설사가 특징이다.
② 음식 내 증식과정 없이 적은 수의 균으로도 감염이 가능하다
③ 위생 상태가 나쁘고 인구가 밀집한 지역에서 발생하며 주로 여름철에 많이 유행한다.
④ 백신으로 예방 가능하다.

17

〈보기 1〉에 해당하는 감염병의 종류를 〈보기 2〉에서 모두 고른 것은?

[22 서울시 고졸 보건직(10월)]

> **보기 1**
>
> • 대개 경구로 전파되는 감염병이다
> • 사망률은 대제로 낮고 2차 감염은 흔하지 않다.
> • 소화기 계통의 증상이 주로 발생한다.
> • 계절의 영향은 받지 않으나 온도가 높을수록 병원체 활동이 활발하다.

> **보기 2**
>
> ㄱ. 장티푸스   ㄴ. A형 간염
> ㄷ. 콜레라   ㄹ. 렙토스피라증

① ㄱ, ㄴ   ② ㄱ, ㄴ, ㄷ
③ ㄱ, ㄷ, ㄹ   ④ ㄴ, ㄷ, ㄹ

18

다음 중 소화기계 감염병으로 분변을 통해 감염되는 것은? [23 강원의료기술]

① 장티푸스, A형간염   ② 파라티푸스, 발진티푸스
③ A형간염, B형간염   ④ 폴리오, 유행성이하선염

19

〈보기〉의 감염병 중 식음료 관리가 효과적인 예방법이 되는 것은?

[23 인천의료기술]

> **보기**
>
> ㄱ. 장티푸스   ㄴ. 세균성이질
> ㄷ. 인플루엔자   ㄹ. A형간염

① ㄱ   ② ㄱ, ㄴ, ㄷ
③ ㄱ, ㄴ, ㄹ   ④ ㄴ, ㄷ, ㄹ

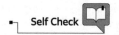

제7절 호흡기계 감염병 (정답 p.172)

01
풍진에 대한 설명으로 옳지 않은 것은? [15 경북]

① 병원체가 Rubella Virus이다.
② 비말 핵 감염된다.
③ 유행성이하선염과 감염특성이 유사하다.
④ 잠복기가 7일 이내로 짧고, 열이 있어도 격리할 필요가 없다.

02
중증급성호흡기증후군(SARS)에 대한 설명으로 옳지 않은 것은? [16 경남]

① 제1급 감염병이자 검역대상감염병이다.
② 원인균은 SARS-CoV이다.
③ 감염자와의 접촉 시 비말에 의해 감염된다.
④ 감염위험지역 방문 시 반드시 예방접종 해야 한다.

03
디프테리아에 대한 설명으로 옳은 것은? [17 충남]

① 카타르기, 경해기, 회복기로 진행된다.
② Schick test를 통해 감수성을 확인할 수 있다.
③ 병원체는 바이러스이다.
④ 예방접종이 없으므로 감염되지 않도록 관리하는 것이 중요하다.

04
다음 중 풍진에 대한 설명으로 옳지 않은 것은? [17 부산의료기술]

① RNA바이러스다.
② 비말이나 공기를 통해 감염된다.
③ 잠복기는 2~3일로 이 시기에 발열과 출혈의 증상이 나타난다.
④ 임신 초기 감염 시 태아에 문제가 될 가능성이 있다.

05

임신 초기 산모가 감염되면 태아 성장에 문제가 있을 수 있는 감염병은?

[17 울산]

① 디프테리아   ② 풍진
③ 성홍열   ④ 백일해

Self Check

06

2015년 우리나라에서 MERS의 확산 이유로 가장 가까운 것은?

[18 충남의료기술, 보건진료]

① 개인관리 소홀   ② 병원감염
③ 부적절한 진료   ④ 전문지식인의 부족

07

다음 중 디프테리아 진단을 위한 검사방법은 무엇인가?   [18 전남, 전북]

① Dick test   ② Schick test
③ Widal test   ④ PPD test

08

임신부가 임신 초기에 감염되면 태아에게 심각한 기형을 초래할 수 있는 감염병은?

[18 전북의료기술]

① 풍진   ② 백일해
③ 디프테리아   ④ 파라티푸스

09

2015년 우리나라에 중동호흡기증후군(MERS)이 확산의 주요 원인이 되었던 것은?

[18 충남]

① 개인위생의 소홀   ② 병원내 감염
③ 예방접종의 미시행   ④ 치료시설의 부족

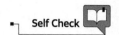
Self Check

10

다음의 감염병 진단방법 중 성홍열 진단방법은 무엇인가? [19 경북의료기술]

① dick test

② schick test

③ widal test

④ lepromin test

11

〈보기〉에서 설명하는 호흡기계 감염병은? [19 서울 고졸]

> 보기
>
> • 급성 바이러스성 질환
> • 구진성 발진, 림프절염 등을 동반
> • 감염 예방을 위해 생후 12~15개월, 만 4~6세에 예방백신 접종 실시
> • 임신 초기의 임신부가 감염될 경우 태아에게 심장기형, 난청, 소두증 등 선천성 기형 발생 가능

① 성홍열

② 백일해

③ 디프테리아

④ 풍진

12

급성감염병에 대한 설명으로 옳은 것은? [19 경북보건연구사]

① 콜레라는 고열(40℃)의 발생이 특징이다.

② 홍역은 급성 열과 전신 발진이 있다

③ 신증후군출혈열은 해외유입감염이다.

④ 일본뇌염은 원인균은 원충류에 해당한다.

13

홍역에 대한 설명으로 옳지 않은 것은? [19 경남보건연구사]

① 1~2세에 많이 걸린다.

② 호흡기계 감염병으로 비말을 통해 감염된다.

③ 열과 특징적인 발진이 일어난다.

④ 매년 환자가 발생하기 때문에 홍역 퇴치를 위한 전략은 없다.

14

예방법이 밝혀져 있는 감염병에 대한 설명 중 옳은 것은? [19 대구보건연구사]

① 유행성이하선염의 합병증으로는 고환염이나 난소염이 있다.
② 제1형 당뇨병은 췌장 베타세포의 파괴로 인해 발생한다.
③ 에이즈 환자는 HIV에 감염된 사람이다.
④ 레지오넬라는 황색포도상구균으로 인해 발생한다.

15

유아 집단에서 홍역에 대한 감수성이 높을 때 대책 방법으로 가장 효과적인 것은? [19 전북보건연구사]

① 4~6세는 예방접종을 추가로 진행하여 면역을 증강시킨다.
② 전파의 차단을 위해 격리한다.
③ 올바른 손 씻기 등의 보건교육을 진행한다.
④ 유아의 마스크 착용을 권고 한다.

16

다음 중 풍진에 대한 설명으로 옳지 않은 것은? [20 제주의료기술]

① 임신초기에 감염시 감마글로불린을 투여하여 치료한다.
② 비말핵으로 전파된다.
③ 원인균은 Rubella virus이다.
④ 대부분 현성감염으로 나타나며 고환염, 부고환염이 주요 합병증이다.

17

감염병 중 마스크로 차단할 수 있는 질병에 해당하지 않는 것은? [20 경기의료기술(11월)]

① 풍진   ② 홍역
③ 수두   ④ 발진티푸스

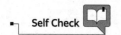

18

감염병과 감염병의 병원체에 관한 설명으로 옳지 않은 것은?

[20 충북보건연구사]

① 레지오넬라 감염증은 에어컨과 같은 냉방기 냉각탑수에 있는 대장균이 원인으로서 레지오넬라증을 일으키게 된다.

② 식중독을 유발시키는 바이러스 중 노로바이러스와 유아 소화기질환 바이러스로 흔한 로타바이러스의 주요증상은 설사질환이며 종종 2차 감염을 일으키기도 한다.

③ 브루셀라증은 염소, 양, 낙타, 돼지, 소, 개 등에 균이 존재하여 주로 가축 부산물을 다루는 축산업자, 도축장 종사자, 수의사, 실험실 근무자에서 발생하는 직업병이다.

④ 말라리아의 병원체는 기생충에 해당하는 원충류이며 모기에 의해 매개되는 급성열성감염증이다.

19

다음 중 호흡기계를 통해 감염되는 감염병으로 병원체가 바이러스인 질병으로 옳은 것은? [20 대구보건연구사]

① 페스트, 폴리오

② 홍역, 인플루엔자

③ 결핵, 세균성이질

④ 발진티푸스, 파라티푸스

20

발열, 결막염, 발진 등의 증상이 있으며, 심하면 폐렴으로 사망할 수도 있고, 유행의 주기성을 가지고 있는 감염병은? [20 전북보건연구사]

① 홍역

② 백일해

③ 코로나-19

④ 유행선이하선염

21

〈보기〉에서 설명하는 호흡기 감염병은?

[21 서울보건연구사/7급]

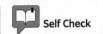
Self Check

> **보기**
>
> • 급성 발열성 감염증으로 제2급 감염병
> • 병원체: Streptococcus pyogenes
> • 병원소: 환자, 보균자
> • 전파: 비말에 의한 직접 전파, 손이나 물건을 통한 간접 전파
> • 증상: 전신 발진, 발열, 구토 등
> • 치료: 항생제 투여
> • 예방관리: 환경위생 및 개인위생 관리

① 풍진   ② 홍역
③ 유행성 이하선염   ④ 성홍열

22

호흡기계 감염병을 옳게 짝지은 것은?

[21 서울 고졸]

① 디프테리아, 홍역   ② 쯔쯔가무시, 백일해
③ A형간염, 성홍열   ④ 장티푸스, 풍진

23

대상포진을 앓은 50대 간병인이 증상이 호전된 후 다시 감염병 환자를 돌보는 업무를 담당하였다. 간병업무는 주로 목욕 및 화장실, 식사 등을 돕는 일이다. 이때 50대 간병인이 걸리기 쉬운 감염병은 무엇인가?

[21 광주보건연구사]

① 에이즈   ② 수두
③ 말라리아   ④ A형간염

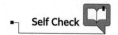

24

〈보기〉의 설명에 해당하는 감염병은 무엇인가?   [22 경남보건연구사]

> **보기**
>
> • 레지오넬라균에 감염되어 발생하며 잠복기는 2~3일이다.
> • 폐렴형과 독감형 중 독감형으로 40도 이상의 고열 및 오한이 특징이다.

① 만성호흡기감염증   ② 폰티악병
③ 사르코이드증   ④ 치쿤구니아열

25

다음 중 호흡기계 감염병으로 옳은 것은?   [23 울산의료기술]

① 결핵, 일본뇌염
② 백일해, 장티푸스
③ 인플루엔자, 말라리아
④ 디프테리아, 홍역

26

레지오넬라균 감염으로 인하여 발병하는 질병은 폐렴형과 비폐렴형으로 나타난다. 기저질환이 없는 사람에게 빈발하며 40도 이상의 고열을 동반하는 질병은 무엇인가?   [23 부산보건연구사]

① 폰티악증   ② 만성폐쇄성폐질환
③ 폐렴구균증   ④ 유비저병

27

제2급 감염병으로 임산부 감염시 태아에게 영향을 주고 홍역과 비슷한 발진이 생기며 홍역보다 가벼운 전신증상과 함께 림프절 비대를 유발하는 질병은 무엇인가?   [24 전북의료기술]

① 디프테리아   ② 풍진
③ 유행성이하선염   ④ 백일해

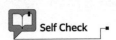

제8절 | 절지동물 매개 감염병

(정답 p.175)

01

일본뇌염을 전파하는 모기는? [16 경북의료기술]

① Aedes Aegypti
② Anopheles Sinensis
③ Culex Tritaeniorhynchus
④ Aedes Togoi

02

일본뇌염에 대한 설명으로 옳은 것은? [17 경기의료기술 경력]

가. 말라리아와 병원체가 같다.
나. 돼지가 병원소이다.
다. 작은빨간집모기가 매개한다.
라. 환경의 영향을 받는다.

① 가, 나, 다
② 나, 다, 라
③ 가, 나, 라
④ 가, 나, 다, 라

03

다음 중 일본뇌염에 대한 설명으로 옳지 않은 것은? [17 울산의료기술]

① 중국얼룩모기가 매개한다.
② Japanese Encephalitis B virus가 병원체이다.
③ 대부분 불현성감염이다.
④ 사람 간 전파는 없으므로 격리는 필요없다.

04

지카바이러스감염증에 대한 설명으로 옳지 않은 것은? [17 울산]

① 최대잠복기 1주일이다.
② 이집트 숲모기(Aedes Aegypti)가 매개한다.
③ 산모에서 태아로 수직감염된다.
④ 수혈, 성접촉, 감염된 체액 접촉 등에 의해 전파된다.

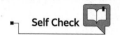

05

모기에 의해 전파되는 바이러스 감염 질환으로 주로 동북아시아와 동남아시아에서 발생하는 질병으로 우리나라 제주도에서 많이 발견되는 모기에 의해 매개되는 감염병은 무엇인가?　　　　　　　　　　　[19 충북보건연구사]

① 황열　　　　　　　　　　　② 지카바이러스감염증
③ 말라리아　　　　　　　　　　④ 일본뇌염

06

감염병과 원인균의 연결이 옳지 않은 것은?　　　　　　　[20 울산보건연구사]

① 말라리아 – 프란시셀라 툴라렌시스(Francisella tularensis)
② 파상풍 – 클로스트리디움 테타니(Clostridium tetani)
③ 탄저 – 바실루스 안트락시스(Bacillus Anthracis)
④ 큐열 – 콕시엘라 부르네티(Coxiella burnetii)

07

제3급 감염병 중 털진드기가 매개하며 임상적으로 고열, 오한 등의 증상이 있다가 전신 피부에 홍반이 생기는 질병은?　　　　[21 광주보건연구사]

① 발진티푸스　　　　　　　　　② 쯔쯔가무시증
③ 발진열　　　　　　　　　　　④ 렙토스피라증

08

털진드기에 물린 뒤 물린 자리에 피부궤양이 발생하며 고열, 오한, 두통, 피부발진 등이 나타나는 질병은 무엇인가?　　　　　[21 부산보건연구사]

① 성홍열　　　　　　　　　　　② 신증후군출혈열
③ 쯔쯔가무시증　　　　　　　　④ 렙토스피라증

09

〈보기〉의 내용에 해당하는 감염병은?
[22 경기의료기술]

> **보기**
>
> • 털진드기 유충에 의해 매개한다.
> • 인수공통감염병이다.
> • 진단 시 24시간 이내 신고하여야 한다.

① 발진티푸스   ② 세균성이질
③ 쯔쯔가무시   ④ 신증후군출혈열

10

들쥐에 기생하는 털진드기를 통해 감염되며, 잠복기가 10일 정도인 감염병은?
[22 경북의료기술]

① 페스트   ② 말라리아
③ 쯔쯔가무시증   ④ 유행성출혈열

11

동물 매개 감염병에 대한 설명으로 가장 옳지 않은 것은?
[22 서울시 고졸 보건직(10월)]

① 말라리아의 임상 증상은 오한, 고열 등이 있다.
② 일본뇌염은 주로 모기에 의해 감염되며 뇌에 염증을 일으킬 수 있다.
③ 발진티푸스는 사마귀에 매개되어 안구진탕, 시야 호림 등의 증상이 발생한다.
④ 페스트는 쥐벼룩에 의해 전파되며, 패혈증 등이 발생한다.

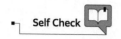

12

〈보기〉의 특성을 보이는 감염병으로 가장 옳은 것은?　　　[22 서울보건연구사]

> **보기**
>
> • 병원소: 들쥐 및 털진드기
> • 전파: 감염된 들쥐에서 털진드기가 매개하여 병원체를 사람에게 전파
> • 잠복기: 약 10일

① 페스트　　　　　　　　　　② 말라리아
③ 쯔쯔가무시증　　　　　　　　④ 렙토스피라증

13

〈보기〉의 설명에 해당하는 감염병은 무엇인가?　　　[22 인천보건연구사]

> **보기**
>
> • 모기가 매개하는 감염병이다.
> • 「감염병예방법」에 따른 제3급 감염병이다.
> • 필수예방접종 대상으로 생후 12개월 이후 예방접종을 실시한다.

① 일본뇌염　　　　　　　　　　② 말라리아
③ 뎅기열　　　　　　　　　　　④ 성홍열

14

〈보기〉의 설명에 해당하는 감염병은 무엇인가?　　　[23 강원의료기술]

> **보기**
>
> • 사람 간 전파는 이루어지지 않기 때문에 격리는 필요 없다.
> • 병원소는 돼지이고 모기가 매개하는 질병이다.
> • 고열, 두통, 현기증 등의 증상이 있다.

① 콜레라　　　　　　　　　　　② 일본뇌염
③ 백일해　　　　　　　　　　　④ 장티푸스

15

최근 새롭게 보고된 진드기매개 질병인 인수공통감염병으로 감염 시 고열과 오심, 구토, 설사등의 증상과 중증으로 진행시 의식저하, 다발성 장기부전등 심각한 증상을 일으키는 감염병은 무엇인가? [24 충남의료기술]

① 야토병
② 장출혈성대장균감염증
③ 중증열성혈소판감소증후군
④ 중증급성호흡기증후군

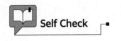

제 9 절 인수공통 감염병   (정답 p.177)

01

쥐가 매개하는 가을철 유행병이 아닌 것은? [19 전북보건연구사]

① 렙토스피라증
② 쯔쯔가무시증
③ 유행성출혈열
④ 장티푸스

02

인수공통감염병에 대한 설명으로 옳지 않은 것은? [20 전북보건연구사]

① 인수공통감염병의 병원체는 리케치아다.
② 공수병, 발진열, 살모넬라 등이 해당된다.
③ 소가 병원소인 질병으로는 탄저, 살모넬라, 브루셀라증이 있다.
④ 사람과 척추동물 간에 공통으로 발생하는 감염질환을 말한다.

03

1975년도 가을에 괴질로 유행하였으며 원인을 찾지 못하다가 1984년 가을에 원인이 밝혀진 질환으로 L. interrogans와 L. biflexa에 의해 발생한다. 인플루엔자와 유사한 폐렴 증상이 나타나며 도시와 농촌, 농부, 사탕수수밭 종사자 등 다양한 국가와 다양한 직업군에서 발생하는 감염병은 무엇인가? [20 대구보건연구사]

① 렙토스피라
② 브루셀라
③ 신증후군출혈열
④ 큐열

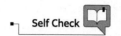

04
〈보기〉의 내용에 해당하는 감염병은? [20 서울보건연구사]

> **보기**
>
> • 우리나라 제3급 감염병이다.
> • 병원체는 한탄 바이러스이다.
> • 병원소는 등줄쥐 및 집쥐이다.
> • 바이러스 고위험군에 해당하는 사람은 백신접종 권고대상이다.

① 중증열성혈소판감소증후군 ② 쯔쯔가무시병
③ 신증후군출혈열 ④ 브루셀라병

05
다음 중 인수공통감염병에 해당하는 것은? [21 대구보건연구사]

① 장티푸스 ② 브루셀라증
③ 홍역 ④ 유행성이하선염

06
법정감염병 중 제3급 감염병으로 분류되어 있는 브루셀라증에 대한 설명으로 가장 옳지 않은 것은? [22 서울시(2월)]

① 주요 병원소는 소, 돼지, 개, 염소 등 가축이다.
② '파상열'이라고도 하며, 인수공통감염병이다.
③ 야외에서 풀밭에 눕는 일을 삼가고 2~3년마다 백신접종을 하는 것이 좋다.
④ 감염경로는 주로 오염된 음식이며, 브루셀라균으로 오염된 먼지에 의해서도 감염이 가능하다.

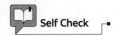
Self Check

07
〈보기〉에서 동물병원소와 감염병을 옳게 짝지은 것은?

[22 서울시 고졸 보건직(10월)]

보기

ㄱ. 돼지 – 일본뇌염   ㄴ. 말 – 라이(Reye)증후군
ㄷ. 양 – 레지오넬라증   ㄹ. 소 – 브루셀라증

① ㄱ, ㄴ   ② ㄱ, ㄹ
③ ㄴ, ㄷ   ④ ㄴ, ㄹ

08
〈보기〉의 설명에 해당하는 감염병은 무엇인가?

[22 경남보건연구사]

보기

• 들쥐의 배설물로 배출된 병원체가 사람의 상처에 감염되어 발생하는 질환
이다.
• 고열과 함께 두통과 오한, 눈의 충혈 등 감기증상이 있다.
• 가을철 수확기 농부에게 감염되기 쉽다.

① 쯔쯔가무시증   ② 렙토스피라증
③ 신증후군출혈열   ④ 레지오넬라증

09
원숭이두창 바이러스(Monkeypox virus) 감염에 의한 급성 발열 발진성
질환인 엠폭스(MPOX)의 전파경로는 무엇인가?

[23 대구보건연구사]

① 직접접촉 전파   ② 비말핵의 공기전파
③ 식품매개 전파   ④ 절지동물매개 전파

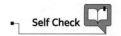

10

9~11월 추수기에 주로 농부에게서 발병하며, 들쥐의 배설물을 매개로 감염되는 급성 발열성 질환으로 가장 옳은 것은?　　　　[24 서울의료기술]

① 말라리아　　　　　　　　② 일본뇌염
③ 쯔쯔가무시증　　　　　　　④ 렙토스피라증

11

신증후군출혈열에 대한 설명으로 옳지 않은 것은?　　　　[24 보건직]

① 등줄쥐가 매개체이다.
② 10~12월에 가장 많이 발생한다.
③ 병원체가 리케차이다.
④ 임상양상 중 이뇨기가 있다.

제 10 절　만성 감염병　　　　　　　　　(정답 p.179)

01

후천성면역결핍증 또는 그것과 관련된 요인에 대한 설명으로 옳은 것은?

[15 서울]

① 한국에서는 성 접촉에 의한 감염자보다 혈액을 통한 감염자 수가 많다.
② 합병증보다는 감염 그 자체가 주 사망원인이다.
③ 차별을 막기 위해 익명검사(Anonymous Testing)를 활용할 수 없다.
④ 항HIV제제 병합요법은 HIV의 전파력을 억제시킬 수 있다.

02

B형간염에 대한 설명 중 옳지 않은 것은?　　　　[16 부산]

① 간경변, 간암, 간경화를 일으킨다.
② 같은 음식을 먹고 생활하는 데 전혀 문제가 되지 않는다.
③ 혈액, 수혈을 통해 감염되고 수직감염되지 않는다.
④ 자연적으로 감염되었을 시 자연항체가 생성된다.

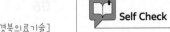

03

다음 중 감염병을 진단하는 방법이 옳지 않은 것은? [16 경북의료기술]

① 장티푸스 – Dick Test
② 디프테리아 – Schick Test
③ 에이즈 – ELISA Test
④ 결핵 – PPD Test

04

우리나라는 아직도 연간 결핵감염률이 높은 후진국형 모습에서 벗어나지 못하고 있다. 폐결핵의 특성에 대한 설명으로 가장 옳지 않은 것은?

[17 서울]

① 결핵균은 환자가 기침할 때 호흡기 비말과 함께 나오며, 비말의 수분 성분이 마르면 공기매개전파의 가능성은 거의 없다.
② 환자관리를 위해서 객담도말양성은 결핵전파의 중요한 지표이지만, 민감도가 50% 미만으로 낮은 단점이 있다.
③ 대부분의 2차 전파는 치료 전에 이루어지며, 일단 약물 치료를 시작하면 급격히 감염력이 떨어진다.
④ 결핵균에 감염이 되면 약 10%는 발병하고 90%는 잠재감염으로 남게 되며, 폐결핵이 발병해도 초기에는 비특이적 증상으로 조기발견이 어렵다.

05

결핵에 대한 설명으로 옳은 것은? [17 부산의료기술]

① BCG 예방접종은 4주 이후에 한다.
② 급성 감염병이고 인수공통감염병이다.
③ 성인의 PPD 검사결과가 음성이면 BCG접종한다.
④ 결핵의 인체 감염은 비말감염, 비말핵에 의한 공기감염, 비진감염 등으로 이루어진다.

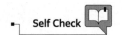 Self Check

06

소아를 대상으로 집단 결핵검사를 진행할 때 순서로 옳은 것은?

[17 서울의료기술(9월)]

① X-ray 간접촬영 → X-ray 직접촬영 → 객담검사
② 투베르쿨린검사 → X-ray 직접촬영 → 객담검사
③ X-ray 간접촬영 → X-ray 직접촬영 → 투베르쿨린검사
④ 객담검사 → X-ray 간접촬영 → 투베르쿨린검사

07

한센병의 전파예방 관리에 대한 설명으로 옳은 것은?   [17 경기(12월)]

① 감염자의 피부와 직접 접촉한 경우에만 감염된다.
② 적절한 항나치료를 받은 환자는 전염력이 없다.
③ 나균은 감염력이 강하므로 환자가 발견되면 지역주민들 전체를 대상으로 예방조치를 취해야 한다.
④ 태반을 통해 감염되지 않으므로 환자로부터 태어난 영아는 관리하지 않아도 된다.

08

B형간염에 대한 설명으로 옳지 않은 것은?   [17 인천]

① 제3급 법정감염병이며 바이러스에 의한 질환이다.
② 감염자 중에는 환자뿐만 아니라 건강보균자, 만성보균자도 있어 관리에 문제가 되고 있다.
③ 우리나라에서 주산기감염이 주로 문제가 되기 때문에 수직감염예방사업을 실시하고 있다.
④ 신생아 감염 시 10% 정도에서 만성으로 진행한다.

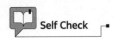

09
감염병과 진단방법의 연결이 옳지 않은 것은? [18 경북]

① 장티푸스 – Widal test
② 한센병 – Lepromin test
③ 성홍열 – Dick test
④ 유행성이하선염 – Schick test

10
다음 중 에이즈(AIDS)에 대한 설명으로 옳지 않은 것은? [18 충북]

① 혈액을 수혈할 때 혈액에 의해 감염된다.
② Lepromin test로 진단한다.
③ 식욕저하, 피로, 근육통, 구토 등의 증상이 나타난다.
④ 병원체는 HIV이다.

11
어린이의 폐결핵 집단검진 순서로 가장 옳은 것은? [18 서울(6월)]

① X-ray 간접촬영 → X-ray 직접촬영 → 객담검사
② X-ray 간접촬영 → 객담검사 → X-ray 직접촬영
③ 투베르쿨린 검사 → X-ray 간접촬영 → X-ray 직접촬영
④ 투베르쿨린 검사 → X-ray 직접촬영 → 객담검사

12
B형간염에 대한 설명으로 올바르지 않은 것은? [19 전북의료기술]

① 간염, 간경변, 간세포암을 유발한다.
② 수혈로는 감염되지만 수직감염은 일어나지 않는다.
③ 감염자와 함께 식사를 해도 문제 되지 않는다.
④ 자연항체가 생기기도 한다.

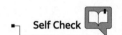 Self Check

13

간염(hepatitis)에 대한 설명으로 가장 옳지 않은 것은? [19 서울시 7급]

① A형은 분변-경구 감염이 주된 감염경로이다.

② B형은 주로 유행성 간염을 일으키고 대부분 쉽게 회복된다.

③ C형은 대부분 무증상으로 건강검진 등에서 우연히 확인되는 경우가 많다.

④ B형은 수혈이나 오염된 주사기 및 모체로부터 수직감염이 잘 이루어진다.

14

다음 중 만성감염병에 대한 설명으로 옳지 않은 것은? [19 경북보건연구사]

① 매독은 수직감염된다.

② B형간염은 면역이 형성되지 않기 때문에 재감염된다.

③ 한센병은 lepromin test로 진단한다.

④ 결핵은 모든 장기에서 질병발생이 가능하다.

15

에이즈에 대한 설명으로 옳지 않은 것은? [19 충북보건연구사]

① 웨스턴블롯(Western Blot)법으로 진단한다.

② 선별검사는 ELISA, P.A법 등을 이용한다.

③ 에이즈는 수직감염이 되지 않아서 산전관리가 필요하지 않다.

④ 에이즈를 완치하는 약은 없다.

16

다음 중 결핵에 대한 설명으로 옳지 않은 것은? [20 인천의료기술(10월)]

① 열, 빛에 강하다.

② 원인균은 Mycobacterium tuberculosis이다

③ 최종검사는 객담검사이다.

④ 비말을 통해 감염된다

17
결핵에 관한 설명으로 옳은 것은? [20 경북보건연구사]

① 결핵의 원인균은 항산성의 그람음성간균이다.
② 환자가 기침하거나 말할 때 객담, 비말과 함께 나와 전파된다.
③ 원인균은 Chlamydia trachomatis이다.
④ 활동성 결핵환자와 접촉할 경우 비말에 의한 직접전파가 이루어지는 반면 간접전파는 이루어지지 않는다.

18
다음 중 만성 감염병에 대한 설명으로 옳지 않은 것은? [21 경기경력경쟁]

① 결핵은 1개월 이내에 BCG예방접종을 시행한다.
② 한센병은 나병이라고도 하며 제2급 감염병에 해당한다.
③ AIDS는 공기나 물을 통해서는 감염되지 않는다.
④ C형간염은 예방접종이 중요한 예방대책이며 감염시 임상증상은 2개월 정도 지속된다.

19
결핵에 대한 설명으로 옳은 것은? [21 경기보건연구사]

① 젊은 연령층에서 발생률이 높다.
② 전체적으로 남자보다 여자의 발생률이 높다.
③ 감염되면 10%는 발병하고, 90%는 잠재감염으로 남는다.
④ 우리나라의 결핵발생률은 OECD 평균과 비슷하다.

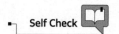

20
〈보기〉의 설명에 해당하는 질병의 원인균은 무엇인가?　[21 인천보건연구사]

> **보기**
> • 신체의 모든 장기에 감염된다.
> • 호흡기 감염으로 폐결핵의 원인이 된다.
> • 피로, 권태감, 체중감소, 미열의 증상이 나타난다.
> • 감염되면 10%는 발병하고 나머지는 잠재감염으로 남는다.

① Mycobacterium leprae
② Hepatitis B virus
③ Mycobacterium Tuberculosis
④ Human Immunodeficiency Virus

21
다음 중 한센병에 대한 내용으로 옳지 않은 것은?　[21 경남보건연구사]

① 병원체는 바이러스이다.
② 피부와 피하신경을 침범하는 만성 감염 질환이다.
③ Lepromin Test로 감별한다.
④ 전세계 인구의 95%는 나병에 자연 저항을 갖고 있기 때문에 병원체가 피부 또는 호흡기를 통하여 체내로 들어오더라도 쉽게 병에 걸리지는 않는다.

22
한센병에 대한 설명 중 옳지 않은 것은?　[21 부산보건연구사]

① 병원체는 Mycoplasma이다.
② 피부반응검사로 확인한다.
③ 피부신경증상이 있다.
④ 상처를 통해 감염될 수 있다.

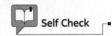

23

다음 중 결핵에 대한 설명으로 옳지 않은 것은? [22 충북보건연구사]

① 주요 병원소는 사람과 소이다.
② 생후 4주 이내 BCG 예방접종을 시행한다.
③ 진단은 투베르쿨린 검사를 시행한다.
④ 병원체는 바이러스다.

24

다음 중 결핵에 대한 설명으로 옳지 않은 것은? [24 경북의료기술]

① 제2급 감염병이다.
② 표본감시활동 대상 감염병이다.
③ 환자 발견 시 24시간 이내에 신고를 해야 한다.
④ 출생 4주 이내에 BCG예방접종을 해야 한다.

제11절 **성 접촉 매개 감염병** (정답 p.183)

01

성매개 감염병에 관련하여 옳지 않은 것은? [19 광주보건연구사]

① 임질은 매독보다 잠복기가 짧으며 불임을 유발할 수 있다.
② 성기단순포진은 감염시 증상이 거의 나타나지 않는 경우가 흔하다.
③ 매독, 임질은 감염 면역만 나타난다.
④ 클라미디아 감염증의 잠복기는 1~3일이며 임상적 특징은 매독과 거의 유사하다.

02

클라미디아감염증의 원인 병원체로 옳은 것은? [19 대구보건연구사]

① 루벨라바이러스 ② 보렐리아균
③ 트라코마티스균 ④ 발진티푸스리케차

| 제12절 | 신종 및 재출현 감염병 | (정답 p.183) |

01

세계적으로 신종감염병 발생 시 발생국가는 다음 중 어떤 국제기구에 보고하여야 하는가? [20 충남]

① 국제연합인구기금(UNFPA)

② 세계보건기구(WHO)

③ 세계노동기구(ILO)

④ 국제연합환경계획(UNEP)

02

1980년 세계보건기구(WHO)가 지구상에서 박멸을 선언한 감염병은 무엇인가? [21 경기7급]

① 천연두   ② 콜레라

③ 페스트   ④ 디프테리아

03

다음 중 감염병에 대한 설명으로 옳지 않은 것은? [22 경기의료기술(11월)]

① 대부분 신종감염병은 RNA 바이러스로 인한 것이다.

② 예방접종을 받은 사람이 병원체가 있는 지역에서 생활할 경우 백신효과가 더 좋아질 수 있다.

③ 집단면역이 충분히 높으면 감수성자가 일상적 접촉에서 전염성을 가진 환자와 접촉하게 될 확률이 낮으므로 유행이 발생하지 않는다.

④ 백신개발과 치료제의 개발로 종식이 가능하다.

04

감염병 중 해외에서 유입된 후 우리나라에 토착화된 감염병에 해당하는 것은? [22 경남보건연구사]

① 콜레라   ② 뎅기열

③ AIDS   ④ 열대성 말라리아

05

다음 해외유입 감염병 중 국내에 토착화 된 감염병은? [23 부산보건연구사]

① AIDS

② 콜레라

③ 뎅기열

④ 열대열 말라리아

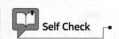

06

다음 중 세계보건기구에서 팬데믹(Pandemic)을 선포했던 감염병에 해당하지 않는 것은? [23 부산보건연구사]

① 1968년 홍콩독감

② 2009년 신종인플루엔자

③ 2015년 메르스(MERS)

④ 2020년 COVID-19

만성질환 관리

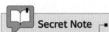
Secret Note

1. 만성질환의 이해

(1) 만성질환의 역학적 특성
① 직접적인 원인이 존재하지 않는다.
② 원인이 다인적이다.
③ 잠재기간이 길다.
④ 질병발생시점이 불분명하다.
⑤ 증상이 호전과 악화 과정을 반복하면서 결과적으로 나쁜 방향으로 진행한다.
⑥ 발병 후 완치되기 어려우며 진행경과가 오래 걸리면서 단계적으로 기능저하나 장애가 심화되는 경우가 많다.
⑦ 연령이 증가하면 유병률도 증가한다.
⑧ 만성 대사성 퇴행성 질환이 대부분이다.
⑨ 집단발생형태가 아닌 개인적·산발적인 질병이다.
⑩ 여러 가지 질환이 동시에 이환된다.

(2) 만성질환 주요통계

2023년 5대 사망통계	악성 신생물 > 심장질환 > 폐렴 > 뇌혈관 질환 > 고의적 자해

2. 만성질환의 종류

(1) 암
① 세포들이 정상적인 조절기능의 통제를 벗어나서 비정상적으로 증식하면서 다른 조직으로 침범하는 질환
② 우리나라에서 호발하는 암종 대상으로 국가암검진사업 수행

암종	검진대상	검진주기
위암	40세 이상 남녀	2년 주기
간암	40세 이상 남녀 중 전 간암발생 고위험군 해당자	6개월 주기
대장암	50세 이상 남녀	1년 주기
유방암	40세 이상 여성	2년 주기
자궁경부암	20세 이상 여성	2년 주기
폐암	54세 이상 74세 이하의 남녀 중 폐암 발생 고위험군	2년 주기

(2) 고혈압
① 성인혈압의 분류

구분	수축기 혈압(mmHg)	이완기 혈압(mmHg)
정상	120 미만	80 미만
고혈압 전 단계	120~139	80~89
제1기 고혈압	140~159	90~99
제2기 고혈압	160 이상	100 이상

② 1차성 고혈압(본태성 고혈압): 원인이 불명확하며 대부분이 본태성 고혈압으로 85~90% 차지

③ 2차성 고혈압(속발성 고혈압): 원인이 알려져 있고 그 증상의 하나로 고혈압이 나타나는 것으로 동맥경화증, 심혈관 질환 및 신성, 내분비성 원인으로 인한 증후성 고혈압

(3) 당뇨병

① 정상기준: 공복혈당 100mg/dL 미만, 포도당부하 후 2시간 혈장혈당 140mg/dL 미만

② 진단기준: 당화혈색소 ≥ 6.5% 이하 or 공복혈장혈당 ≥ 126mg/dL or 포도당부하검사 후 2시간 ≥ 200mg/dL

구분	인슐린 의존형 당뇨병(IDDM)	인슐린 비의존형 당뇨병(NIDDM)
발병 연령	20대 이전 발병	40대 이후 발병
발병 양상	급격한 양상	완만한 양상
체격	정상적 / 쇠약	비만
증상	다뇨, 다식, 다음	다뇨, 다식, 다음, 피로
치료	인슐린 투여	체중감량, 운동, 경구용 혈당강하제 사용

(4) 심혈관 질환

밝혀진 위험요인은 고혈압, 흡연, 고콜레스테롤혈증, 비만, 당뇨병, 운동부족, 음주, 가족력 및 개인 성격 등이며, 한국인의 심혈관 질환의 주요 위험요인은 고혈압, 흡연, 고콜레스테롤혈증이다.

(5) 대사증후군

① 대사증후군(ATPⅢ) 기준, 진단항목 5개 중 3개 또는 그 이상을 나타내는 경우 대사증후군으로 정의한다.

진단항목	진단수치
허리둘레	• 남자≥90cm • 여자≥85cm
중성지방	≥150mg/dL 또는 약물치료
고밀도지단백 콜레스테롤	• 남자<40mg/dL • 여자<50mg/dL 또는 약물치료
고혈압	수축기/이완기≥130/85mmHg 또는 약물치료
고혈당	공복혈당≥100mg/dL 또는 약물치료

② 위험요인: 허리둘레, 비만, 음주, 흡연, 간 기능 이상, 저밀도콜레스테롤, 폐경, 식습관 등

3. 집단검진

(1) 집단검진의 목적

질병의 조기진단, 보건교육, 질병의 자연사와 발생기전의 규명, 질병의 역학적인 연구

(2) 집단검진의 조건(Wilson & Jungner)

① 선별해 내려는 상태는 중요한 건강문제여야 함

② 질병의 자연사가 잘 알려져 있어야 함

③ 질병을 조기에 발견할 초기단계가 있어야 함

④ 증상이 발생하기 전에 치료하는 것이 후기에 치료하는 것보다 효과적이어야 함

⑤ 적절한 검사방법이 있어야 함

⑥ 검사방법은 수용가능해야 함

⑦ 검사반복기간이 결정되어 있어야 함
⑧ 선별검사로 인한 부가적인 의료부담을 위한 적절한 의료서비스가 준비되어 있어야 함
⑨ 신체적 · 정신적 위험이 이득보다 작아야 함
⑩ 비용의 부담이 이득 대비 적절해야 함

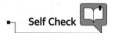 Self Check

제1절 만성질환의 이해

(정답 p.184)

01

다음 중 만성질환의 특징으로 올바르게 기술한 것을 모두 고르면? [15 서울]

> 가. 만성질환은 일반적으로 다양한 위험요인이 복잡하게 작용하여 발생한다.
> 나. 제2형 당뇨병은 성인형 당뇨병으로 불리며, 주로 인슐린 저항성이 생겨
>   발생한다.
> 다. 본태성 고혈압 환자보다 속발성 고혈압 환자가 더 많다.
> 라. 2010년 기준 우리나라 10대 사망 원인 1위는 암이다.

① 가, 다   ② 가, 나, 다
③ 가, 나, 라   ④ 가, 나, 다, 라

02

다음은 무엇에 대한 설명인가? [15 경남]

> 가. 질병발생 원인규명이 대체로 명확하지 않다.
> 나. 호전과 악화가 반복되며 점차 심해진다.
> 다. 일단 발병하면 오랜 기간 경과한다.

① 급성 감염병   ② 만성 퇴행성 질환
③ 만성 감염성 질환   ④ 아급성 감염 질환

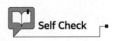

03
만성질환의 역학적 특성에 대한 설명으로 옳은 것은? [15 서울보건연구사]

① 대부분 발생시점을 정확하게 알 수 있다.
② 1차 예방보다 2차 예방이 더 효과적인 관리방법이다.
③ 대부분 직접적인 발생원인이 밝혀져 있어 1차 예방이 가능하다.
④ 2차와 3차 예방은 오히려 만성질환의 유병률을 증가시킬 수도 있다.

04
만성질환의 역학적 특징이 아닌 것은? [16 충남]

① 잠재기간이 길다.
② 연령의 증가와 더불어 질병발생이 증가한다.
③ 생활수준향상과 함께 증가하며 현대인의 주요 사망원인이다.
④ 원인 및 발생시기가 분명하다.

05
사망원인의 양상에 대한 설명으로 옳지 않은 것은? [16 부산]

① 암이 1위이다.
② 뇌혈관 질환이 증가하는 추세이다.
③ 자살이 중요 원인에 들어간다.
④ 감염성 질환보다 생활습관문제가 많다.

06
만성질환의 특징으로 옳지 않은 것은? [17 인천]

① 질병의 이환기간이 3개월 이상 지속된다.
② 원인이 명확하지 않으며 기능장애가 동반된다.
③ 연령이 증가할수록 유병률이 증가한다.
④ 호전과 악화를 반복하다가 치료된다.

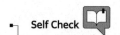
Self Check

07

만성질환에 관한 설명으로 옳지 않은 것은?   [17 경기의료기술(10월)]

① 대표적인 만성질환으로 심혈관질환, 고혈압, 당뇨 등이 있다.

② 만성질병의 경과와 치료기간은 사회경제적 요인에 의해 많은 영향을 받는다.

③ 질병의 진행에 있어서 잠재기간이 길다.

④ 흡연 등 직접적인 원인을 제거하고 조기진단을 하면 질병을 완치할 수 있다.

08

만성 퇴행성 질환에 대한 설명으로 옳지 않은 것은?   [18 경기]

① 원인이 명확하지 않으며 기능장애를 동반한다.

② 발생률이 높고 유병률이 낮다.

③ 호전과 악화를 반복하며 점점 나빠진다.

④ 연령이 증가할수록 만성질환 발생이 증가한다.

09

만성질환에 관한 설명으로 옳지 않은 것은?   [18 충북]

① 직접적인 원인이 존재하지 않는다.

② 여러 가지 원인에 의해 발생한다.

③ 호전과 악화를 반복하다 차츰 회복된다.

④ 연령이 증가할수록 유병률이 증가한다.

10

WHO에서 밝힌 만성질환의 특징으로 옳지 않은 것은?   [18 전남의료기술]

① 주로 고소득 국가에 영향을 준다.

② 대체로 남녀에게 비슷하게 영향을 준다.

③ 가난한 사람이 부유한 사람보다 만성질환 사망위험이 높다.

④ 만성질환에 대한 중재는 비용대비 효과적으로 실행할 수 있다.

11
만성질환의 역학적 특성으로 가장 옳지 않은 것은? [19 서울]

① 악화와 호전을 반복하며 결과적으로 나쁜 방향으로 진행한다.
② 원인이 대체로 명확하지 않고, 다요인 질병이다.
③ 완치가 어려우며 단계적으로 기능이 저하된다.
④ 위험요인에 노출되면, 빠른 시일 내에 발병한다.

12
다음 중 만성질환에 대한 설명으로 옳지 않은 것은? [19 경기의료기술(11월)]

① 발생원이 불명확하고 여러 가지 위험요인이 복합적으로 작용하여 발생한다.
② 모든 만성질환은 비감염성 질환이므로 감염에 의해 발생하지 않는다.
③ 만성질환은 대체로 남녀에게 비슷하게 영향을 준다.
④ 호전과 악화를 반복하면서 병리적 변화는 커지고 생리적 상태로의 복귀 가능성은 낮아진다.

13
우리나라 영아 사망률 원인으로 가장 높은 비율을 차지하는 요인은?

[19 충남보건연구사]

① 선천성 기형   ② 패혈증
③ 영양결핍   ④ 사고

14
다음 중 만성질환에 대한 설명으로 가장 옳지 않은 것은? [20 충북]

① 질병 발생 시점이 불분명하다.
② 여러가지 요인이 복합적으로 작용한다.
③ 발병 후 완치되기 어렵다.
④ 진행이 빠르다.

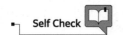

15

우리나라의 사망원인 통계상 10년 동안 감소추세인 사망원인은?

[20 경북보건연구사]

① 폐렴　　　　　　　　　　　　② 심장질환
③ 뇌혈관질환　　　　　　　　　④ 암

16

WHO에서는 주요 만성질환의 위험요인의 유병 정도를 파악하여 만성질환 예방과 관리를 위한 정책개발에 활용할 수 있도록 국가 단위의 감시활동을 권장하고 있으며 한 예로, WHO STEPS 사업이 있다. 이에 대한 설명으로 옳지 않은 것은?
[20 대전보건연구사]

① 암, 고혈압, 뇌혈관, 에이즈가 사업대상이다.
② 생활습관 관련 위험요인으로 흡연, 음주, 나쁜 식이습관, 신체활동 부족을 조사한다.
③ 생체요인에 의한 위험요인으로는 비만과 과체중, 혈압상승, 혈당상승, 이상지질에 대해 조사한다.
④ 각국에서는 나라의 상황에 맞추어 감시체계를 수행하며 정기적인 유병조사자료를 이용하여 위험요인의 추세를 지속적으로 관찰할 수 있고, 관련 정책을 세우는 주요 근거를 마련하게 된다.

17

만성질환에 관련된 위험요인 중 중간단계 위험요인에 해당하는 것은?
[21 세종보건연구사]

① 고혈압　　　　　　　　　　　② 당뇨병
③ 흡연　　　　　　　　　　　　④ 나이

18

다음 중 만성질환의 증가 요인으로 보기 어려운 것은?　[21 충북보건연구사]

① 정신적 스트레스 완화　　　　② 인구 고령화
③ 진단기술의 발전　　　　　　④ 식사 및 생활습관의 변화

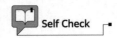

19
다음 중 만성질환의 특징으로 옳지 않은 것은?

[22 경기의료기술(11월)]

ㄱ. 잠재기간이 길다
ㄴ. 뚜렷한 병인이 있다
ㄷ. 질병발생 시점이 불분명하다.
ㄹ. 연령과 반비례하여 유병률이 증가한다.

① ㄱ, ㄷ   ② ㄴ, ㄹ
③ ㄱ, ㄴ, ㄷ   ④ ㄱ, ㄴ, ㄷ, ㄹ

20
다음 중 만성질환에 대한 설명으로 옳지 않은 것은?

[22 대전보건연구사]

① 주로 저소득국가에서 발생한다.
② 가난한 사람이 발생위험이 높다.
③ 만성질환은 개인의 책임이다.
④ 만성질환은 1차 예방이 중요하다.

21
우리나라 질병 및 사망원인의 추이에 대한 설명으로 옳은 것은?

[23 경기보건연구사]

① 지난 20년간 남녀의 기대수명 격차는 증가하였다.
② 지난 20년간 연령표준화 사망률은 변화없이 비슷하다.
③ 지난 20년간 당뇨병은 사망원인 10위안에 포함되어오고 있다.
④ 지난 20년간 뇌혈관질환 사망률은 심장질환 사망률보다 높았다.

제2절 | 만성질환 종류

(정답 p.187)

01

국가암검진사업에 의한 자궁경부암 무료검진대상은?　[16 울산보건연구사]

① 10세 이상 여성　　　　　② 20세 이상 여성
③ 초경을 시작한 여성　　　④ 30세 이상 여성

02

발암물질 분류기준 중 인체발암물질을 의미하는 것은?　[16 충북보건연구사]

① Group 1　　　　　② Group 2A
③ Group 2B　　　　④ Group 3

03

다음 중 정상혈압판정의 기준은?　[16 인천의료기술]

① 100/60 미만　　　② 120/80 미만
③ 130/85 미만　　　④ 140/90 미만

04

국가암검진사업의 암 검진 주기가 옳지 않은 것은?　[17 충북]

① 간암 – 1년　　　② 위암 – 2년
③ 대장암 – 1년　　④ 유방암 – 2년

05

국가암검진사업의 암 종류별 대상 연령대가 다른 암은?　[17 전북]

① 위암　　　　② 간암
③ 대장암　　　④ 유방암

06

암검진의 주기가 나머지 하나와 다른 것은? [17 대구]

① 유방암   ② 대장암
③ 위암   ④ 자궁경부암

Self Check

07

암검진 대상 암의 종류와 검진 주기 및 연령의 연결이 옳은 것은? [17 경북]

① 위암 – 1년, 40세 이상 남녀
② 간암 – 1년, 40세 이상 남녀
③ 대장암 – 1년, 50세 이상 남녀
④ 자궁경부암 – 2년, 30세 이상 여성

08

서울특별시는 대사증후군 오락(5樂) 프로젝트를 통해 건강생활 실천과 질병을 예방하고자 하는 사업을 추진 중이다. 다음 중 대사증후군의 진단 기준으로 옳지 않은 것은? [17 서울]

① 허리둘레   ② 지방간
③ 고혈당   ④ 중성지방

09

대사증후군의 진단항목(ATP Ⅲ)에 포함되지 않는 것은? [17 경기(12월)]

① 체중   ② 고혈당
③ 허리둘레   ④ 중성지방

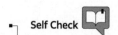

10

「암관리법」에 의해 시행되는 암검진의 주기와 대상이 되는 연령의 연결이 옳은 것은?

[18 부산]

① 폐암 – 2년 – 50세 이상
② 대장암 – 2년 – 50세 이상
③ 유방암 – 2년 – 40세 이상
④ 자궁경부암 – 1년 – 20세 이상

11

우리나라 대사성증후군의 진단 기준 항목으로 가장 옳은 것은? [18 서울(6월)]

① 허리둘레: 남자 ≥ 90cm, 여자 ≥ 85cm
② 중성지방: ≥ 100mg/dl
③ 혈압: 수축기/이완기 ≥ 120/80mmHg
④ 혈당: 공복혈당 ≥ 90mg/dl

12

당뇨병(Diabetes mellitus)의 분류별 병인에 대한 설명으로 가장 옳지 않은 것은?

[18 서울(6월)]

① 1형 당뇨병: 원인이 분명하지 않고 체질적, 가계적 유전과 깊은 관계가 있다.
② 2형 당뇨병: 중년기에 주로 발생하며 활동인구의 인력 손실을 가져오는 병으로 다량의 음주습관이 원인이다.
③ 소아형 당뇨병: 인슐린 양의 감소로 생기며, 갑작스러운 다뇨·다식·다갈증의 증상과 함께 비만아에게 많다.
④ 성인형 당뇨병: 인슐린 본래의 기능장애에서 비롯되며, 중년기 이후(45세가 가장 절정기)에 많이 발생한다.

13

다음 중 대사증후군의 진단기준에 해당하지 않는 것은? [18 대전]

① 중성지방   ② 고혈압
③ 고혈당   ④ 단백뇨

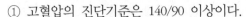

14

만성질환인 고혈압에 대한 설명으로 옳지 않은 것은? [19 세종]

① 고혈압의 진단기준은 140/90 이상이다.
② 고혈압의 대부분은 속발성 고혈압이다.
③ 연령과 성은 고혈압과 관련이 있다.
④ 고혈압의 1차 예방을 위해서는 생활습관의 개선이 필요하다.

15

대사증후군은 대사이상 징후들이 복합적으로 발생하는 상태로 만성질환으로의 진행되는 중간단계를 관리를 통해 악화를 방지하여 만성질환을 예방할 수 있다. 이렇게 관리되어야 할 중간요소에 해당하지 않는 것은? [19 경남]

① 당뇨병   ② 고혈압
③ 고혈당   ④ 허리둘레

16

손상(injury)을 발생시키는 역학적 인자 3가지에 해당하지 않는 것은? [19 서울]

① 인적 요인   ② 장애 요인
③ 환경적 요인   ④ 매개체 요인

17

뇌혈관질환에 대한 기여위험도가 가장 큰 요인은 무엇인가? [19 경기보건연구사]

① 흡연   ② 고지혈증
③ 고혈압   ④ 당뇨병

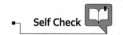

18

다음 중 대사증후군의 진단기준으로 옳은 것은? [19 울산보건연구사]

① 체중 ② 총콜레스테롤
③ 맥박수 ④ 허리둘레

19

다음의 다섯 명은 대사증후군 검진을 받았고, 그 결과가 표에 제시되었다. 다음 중 검진 결과 대사증후군이 예상되는 사람은 누구인가?

[19 강원보건연구사]

	허리둘레	중성지방	HDL	고혈압	공복혈당
가 (남자)	100cm	약물치료	50mg/dL	120/80mmHg	98mg/dL
나 (여자)	86cm	140mg/dL	60mg/dL	140/90mmHg	120mg/dL
다 (남자)	90cm	145mg/dL	40mg/dL	140/90mmHg	98mg/dL
라 (여자)	80cm	150mg/dL	50mg/dL	130/85mmHg	90mg/dL
마 (남자)	95cm	148mg/dL	42mg/dL	135/85mmHg	96mg/dL
바 (남자)	86cm	160mg/dL	40mg/dL	130/85mmHg	110mg/dL

① 가, 다 ② 나, 바
③ 다, 라 ④ 라, 마

20

국가암검진사업의 암의 종류와 연령기준에 대한 설명으로 틀린 것은?

[19 경남보건연구사]

① 위암 − 40세 ② 간암 − 40세 고위험군
③ 대장암 − 40세 ④ 유방암 − 40세

21

대표적 만성질환인 당뇨병의 국내 유병률은 전반적으로 증가하는 양상을 보이고 있으며 40여년에 걸쳐 약 6배 증가되었다. 다음 중 당뇨에 대한 설명으로 옳지 않은 것은?   [19 경남보건연구사]

① 소변의 양이 적어진다.
② 급격하게 살이 빠진다.
③ 성인당뇨는 인슐린 비의존형이다.
④ 체력의 저하, 탈력감, 피로, 무기력, 식후의 나른함, 졸음 등을 느낀다.

22

대사증후군의 진단기준으로 옳은 것을 고르면?   [19 경남보건연구사]

ㄱ. 고혈압	ㄴ. 총콜레스테롤
ㄷ. 허리둘레	ㄹ. 고밀도콜레스테롤

① ㄱ, ㄴ, ㄷ   ② ㄴ, ㄷ, ㄹ
③ ㄱ, ㄷ, ㄹ   ④ ㄱ, ㄴ, ㄷ, ㄹ

23

국제암연구소(IARC)의 분류상 인체발암추정물질로 정의되는 등급은 무엇인가?   [20 대구보건연구사]

① Group1   ② Group2A
③ Group2B   ④ Group3

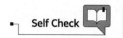

24

당뇨병은 췌장에서 분비되는 인슐린 부족이나 세포에서의 인슐린 저항으로 탄수화물, 지방, 단백질 대사에 이상이 발생하는 만성적이고 지속적으로 진행하는 질병이다. 다음 중 혈당과 관련된 기준으로 옳은 것은?

[20 경기의료기술(11월)]

① 공복시 혈당 100~125mg/dL이면 공복혈당장애이다.
② 공복시 혈당 139mg/dL 이상은 당뇨병 진단기준이다.
③ 당 부하 후 2시간 혈장혈당 190mg/dL 이상은 당뇨병 진단기준이다.
④ 당 부하 후 2시간 혈장혈당 140~199mg/dL이면 정상이다.

25

국가 암건강검진 시기와 주기가 알맞은 것은?

[20 충북보건연구사]

① 위암 40세 이상의 남·여 1년주기
② 간암 40세 이상의 남·여 중 간암 발생 고위험군 2년주기
③ 유방암 30세 이상의 여성 2년주기
④ 폐암 54세 이상 74세 이하의 남·여 중 폐암 발생 고위험군 2년주기

26

당뇨병에 대한 설명으로 옳지 않은 것은?

[20 충북보건연구사]

① 제1형 당뇨는 췌장에서 인슐린을 만들지 못하기 때문에 발생하며, 증상이 갑자기 나타나고 소아나 청소년에서 발생하게 된다.
② 제2형 당뇨는 인슐린 분비가 되지만 인슐린 저항성이 생겨서 인슐린이 제 기능을 하지 못하는 데서 발생하게 된다.
③ 제1형 당뇨는 흔히 소아당뇨라고도 불리며 인슐린비의존형(Non Insulin dependent) 당뇨라고도 불린다.
④ 제2형 당뇨는 흔히 40~50세 중년나이에서 발생하며 주로 비만, 불량한 생활습관으로 인해 발생하게 된다.

27
우리나라의 암검진 연령 및 주기, 검사항목의 연결이 옳은 것은?

[20 광주보건연구사]

① 위암 – 50세 이상 남녀, 2년, 위내시경
② 유방암 – 40세 이상 여성, 2년 유방촬영술
③ 자궁경부암 – 30세 이상 여성, 2년, 자궁경부세포검사
④ 폐암 – 55세 이상 74세 이하 남녀 중 폐암 발생 고위험군, 2년, 저선량 흉부 CT 검사

28
만성질환에 대한 설명으로 옳은 것은? [20 울산보건연구사]

① 흡연은 관상동맥질환을 촉진한다.
② 30~50대 고혈압 유병률은 여자가 높은 반면 60대 이후에는 남자의 유병률이 더 높다.
③ 제1형 당뇨병은 인슐린비의존형으로 인슐린에 대한 저항성이 원인이다.
④ 본태성 고혈압은 원인이 뚜렷하게 밝혀지지 않은 고혈압으로 고혈압 환자의 10~20%가 이에 해당된다.

29
다음 중 심혈관 질환에 대한 설명으로 옳은 것은? [20 전북보건연구사]

① 허혈성심장질환 연령표준화사망률 2000년대 중반 이후부터 증가하기 시작하였다.
② 혈압이 낮을수록 심혈관질환의 위험이 증가한다.
③ 뇌혈관질환 연령표준화사망률은 2000년대 중반 이후부터 증가하기 시작하였다.
④ 심혈관질환의 주요 위험요인은 흡연, 고지혈증, 고혈압이다

Self Check

3
질병 관리

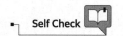

30

한국에서의 심뇌혈관 질환에 관한 설명으로 옳은 것은? [20 대전보건연구사]

① 우리나라의 뇌졸중 사망률은 OECD 전체 평균보다 낮다.
② 우리나라의 허혈성심질환 연령표준화사망률은 2000년대 중반 이후 감소하기 시작하였다.
③ 우리나라의 뇌혈관질환 연령표준화사망률은 매우 빠르게 증가하고 있다.
④ 우리나라의 허혈성심장질환 사망률은 OECD 평균보다 높다.

31

만성질환은 어원상으로 이환기간이 긴 질환을 말하며, 대표적으로 암과 심혈관질환, 당뇨, 천식 등 다수의 질환들이 포함된다. 다음 중 대표적인 만성질환인 당뇨병에 대한 설명으로 옳은 것은? [20 세종보건연구사]

① 제1형 당뇨병의 90% 이상이 40세 이후에 발병한다.
② 당뇨병의 합병증으로 망막증, 신증, 신경병증이 나타난다.
③ 당뇨가 진행될수록 체중이 증가하고 소변이 감소한다.
④ 우리나라에서는 인슐린의존형인 제1형 당뇨가 대부분이다.

32

대사증후군의 진단 기준은 ATPⅢ 기준을 적용한다. 〈보기〉 중 진단기준 항목에서 빠진 것은 무엇인가? [21 경기의료기술(2월)]

> **보기**
>
> 고혈압, 고혈당, 고밀도 콜레스테롤, 중성지방

① 체중   ② GOT
③ 허리둘레   ④ 크레아티닌

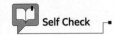

33
다음 중 대사증후군의 진단기준으로 옳은 것은?　　　[21 경북의료기술(4월)]

① 허리둘레: ≥남자 85cm
② 중성지방: ≥150mg/dL
③ 고혈압: 수축기 혈압 ≥120mmHg
④ 고혈당: 식후혈당 ≥ 100mg/dL

34
다음 중 당뇨병에 대한 설명으로 옳은 것은?　　　[21 대구]

① 제1형 당뇨병은 인슐린 저항성과 상대적인 인슐린 부족이 특징이다.
② 제2형 당뇨병은 주로 40세 이상 성인에서 발병한다.
③ 임신성 당뇨병 진단기준은 제2형 당뇨병의 진단기준과 같다.
④ 제2형 당뇨병은 인슐린치료가 필수적이다.

35
다음 중 당뇨병에 대한 설명으로 옳지 않은 것은?　　　[21 부산]

① 인슐린 부족이나 저항으로 인해 발생한다.
② 소변으로 당분이 빠져나가면서 많은 양의 물을 함께 끌고 나가 다뇨 증상이 일어난다.
③ 인슐린 비의존성 당뇨인 제1형 당뇨는 소아에게 많이 발생한다.
④ 공복시 혈당 126mg/dL 이상이면 당뇨로 판정한다.

36
동맥경화증 3대요인으로 옳은 것은?　　　[21 충남]

① 흡연, 고콜레스테롤혈증, 고혈압
② 고콜레스테롤혈증, 고혈압, 음주
③ 흡연, 고혈압, 음주
④ 흡연, 고콜레스테롤혈증, 음주

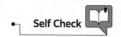

37

염좌 발생 시 응급처치에 대한 설명으로 가장 옳지 않은 것은? [21 서울 고졸]

① 염좌 부위를 높여 준다.

② 염좌 발생 후 12시간 동안은 얼음찜질을 해준다.

③ 염좌 부위에 마사지를 실시하여 혈액 순환을 돕는다.

④ 체중을 지탱하지 않도록 하고 안정을 취하도록 한다.

38

심장의 관상동맥이 혈전에 의해 막혀서 심장의 전체 또는 일부분에 산소와 영양공급이 줄어들 어서 심장 근육의 조직이나 세포가 죽는 질환은 무엇인가? [21 울산보건연구사]

① 심근경색증　　　　　　　② 협심증

③ 부정맥　　　　　　　　　④ 심근증

39

우리나라 암 사망 중에서 2005~2018년까지 사망률이 계속해서 감소추세인 것은? [21 광주보건연구사]

① 위암　　　　　　　　　　② 전립선암

③ 췌장암　　　　　　　　　④ 대장암

40

국가 암검진사업에 따른 간암의 건강검진에서 검진대상이 되는 고위험군에 해당하지 않는 경우는? [21 경남보건연구사]

① 간경변 환자

② A형바이러스로 인한 급성간염

③ B형바이러스로 인한 만성감염

④ C형바이러스로 인한 만성감염

41

국제암연구소(IARC)의 분류에 따라 Group 1 발암물질에 해당하는 것은?

[21 대전보건연구사]

① 휴대폰전자파　　　　　　② 수은
③ 톨루엔　　　　　　　　　④ 간접흡연

42

당뇨병에 대한 설명으로 옳은 것은?　　　　[21 대전보건연구사]

① 1형 당뇨는 유전적인 영향을 가장 많이 받는다.
② 식사 후 2시간 혈당이 200mg/dL 이상인 경우 당뇨이다.
③ 2형 당뇨병의 합병증으로 저혈당뇌증, 케톤산증 등이다.
④ 1형 당뇨는 인슐린 저항성이 원인이다.

43

다음 중 간암의 고위험군으로 옳지 않은 것은?　　[21 부산보건연구사]

① A형간염에 의한 간질환자
② B형간염에 의한 간질환자
③ C형간염에 의한 간질환자
④ 간견병증에 의한 간질환자

44

암의 종류에 따른 건강검진 대상과 검진주기로 옳은 것은? [22 전북의료기술]

① 폐암 – 50세 이상의 남녀 – 1년 주기
② 대장암 – 50세 이상의 남녀 – 1년 주기
③ 간암 – 40세 이상의 남녀 – 1년 주기
④ 자궁경부암 – 30세 이상의 여성 – 2년 주기

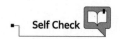

45

다음 중 암 예방을 위한 10대 생활수칙으로 옳지 않은 것은?

[22 충남의료기술]

① 성매개감염병에 걸리지 않도록 안전한 성생활 하기
② 인수공통감염병 걸리지 않도록 관리하기
③ 주 5회 이상, 하루 30분 이상, 땀이 날 정도로 운동하기
④ B형간염, 자궁경부암 예방접종 받기

46

다음 중 동맥경화증에 대한 설명으로 옳은 것은?

[22 충남의료기술]

① 동맥경화는 뇌졸중, 심혈관질환의 원인이 된다.
② 과로와 스트레스 자극을 줄이고 단백질과 탄수화물을 충분히 섭취한다.
③ 동맥경화는 혈관외벽에 지질이 쌓이는 것이다.
④ 약물치료로 혈액순환을 개선하여 혈관이 막히는 것을 예방하며 이미 좁아진 혈관병변 자체도 제거할 수 있다.

47

다음 중 1형 당뇨병에 해당하는 것은?

[22 충북의료기술]

① 당뇨병의 대부분은 1형 당뇨병이다.
② 인슐린 저항성이 특징이다.
③ 인슐린치료가 이루어지지 않을 경우 케톤산증으로 사망할 수 있다.
④ 대부분 40세 이후 발병한다.

48

간경변증이 있는 45세 남자의 간암 검사주기로 옳은 것은? [22 전남경력경쟁]

① 6개월   ② 1년
③ 2년   ④ 3년

49
당뇨병에 대한 설명으로 옳지 않은 것은? [22 강원의료기술(10월)]

① 제1형당뇨는 14세 이전에 발생한다.
② 제2형당뇨는 인슐린 저항성이 특징이다.
③ 제1형당뇨는 치료하지 않으면 케톤산증으로 사망할 수 있다.
④ 제2형당뇨는 반드시 인슐린 치료를 해야 한다.

50
다음 중 남성의 대사증후군 진단기준에 포함되는 것을 모두 고른 것은? [22 대구보건연구사]

ㄱ. 허리둘레 82cm	ㄴ. 공복혈당 110mg/dL
ㄷ. 고혈압 135/85mmHg	ㄹ. HDL 30mg/dL
ㅁ. 중성지방 140mg/dL	

① ㄱ, ㄴ, ㄷ
② ㄴ, ㄷ, ㄹ
③ ㄷ, ㄹ, ㅁ
④ ㄱ, ㄴ, ㄷ, ㄹ, ㅁ

51
다음 중 양성종양과 악성종양에 대한 설명으로 옳은 것은? [22 충북보건연구사]

① 악성종양은 서서히 성장한다.
② 양성종양은 신체 여러 부위에 확산될 수 있다
③ 양성종양은 전이된다.
④ 악성종양은 주변 조직을 침투하여 증식할 수 있다.

52
40대 B형간염 보균자가 받아야 하는 건강검진의 종류 및 주기로 옳은 것은?

[22 충북보건연구사]

① 위암 − 2년 주기
② 간암 − 6개월 주기
③ 대장암 − 1년 주기
④ 폐암 − 6개월 주기

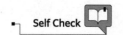

53

다음 중 암 발생인자와 예방을 위한 방법의 연결이 옳지 않은 것은?

[22 강원보건연구사]

① 간암 – 아플라톡신 – B형간염 예방접종
② 대장암 – 가공육섭취 – 신체활동
③ 갑상선암 – 방사성요오드 – 비만예방
④ 폐암 – 간접흡연 – HPV 예방접종

54

50세 남성을 대상으로 검사했을 때 대사증후군의 기준에 해당하는 검사 결과로 옳은 것은?

[22 경남보건연구사]

| ㄱ. 혈압 130/80mmHg | ㄴ. 허리둘레 95cm |
| ㄷ. 중성지방 150mg/dL | ㄹ. 공복혈당 110mg/dL |

① ㄱ, ㄴ, ㄷ   ② ㄴ, ㄷ, ㄹ
③ ㄱ, ㄷ, ㄹ   ④ ㄱ, ㄴ, ㄷ, ㄹ

55

다음 중 대사증후군의 진단기준에 해당하지 않는 경우는? [23 부산의료기술]

① 허리둘레 – 남자 100cm
② 중성지방 – 160mg/dL
③ 고밀도지단백콜레스테롤 – 여자 50mg/dL
④ 공복혈당 – 110mg/dL

56

다음 중 대사증후군 진단기준에 해당하는 경우는? [23 충남의료기술]

① 허리둘레 – 여자 90cm
② 중성지방 – 100mg/dL
③ 고밀도콜레스테롤 – 남자 60mg/dL
④ 공복혈당 – 90mg/dL

57

<보기>의 설명에 해당하는 당뇨병의 유형으로 옳은 것은? [23 인천보건연구사]

Self Check

> **보기**
>
> • 췌장에서 분비되는 인슐린 상대적 부족이나 세포의 인슐린 저항성이 원인이다.
> • 당뇨병의 90% 이상이 해당된다.

① 1형 당뇨병 ② 2형 당뇨병
③ 내당능장애 ④ 공복혈당장애

58

다음 중 우리나라 국민건강영양조사에서 적용하고 있는 대사증후군의 진단기준으로 옳은 것은? [23 인천보건연구사]

① 체질량지수(Body Mass Index) 25 이상
② 중성지방 100mg/dL 이상
③ 허리둘레 남성 90cm 이상
④ 공복혈당 160mg/dL 이상

59

다음 중 만성질환에 대한 설명으로 옳은 것은? [24 경기의료기술]

① 당뇨병의 대부분은 인슐린 의존형 당뇨병이다.
② 악성종양은 주위 조직으로 침윤 및 전이된다.
③ 고혈압은 대부분 속발성 고혈압 또는 2차성 고혈압이다.
④ 동맥경화를 예방하기 위해 포화지방이 많이 함유된 음식을 섭취해야 한다.

60

국가 암검진사업의 대상과 검진주기로 옳지 않은 것은? [24 대구의료기술]

① 대장암 - 50세 이상 남녀 - 1년 주기
② 간암 - 40세 이상 남녀 고위험군 - 6개월 주기
③ 위암 - 40세 이상 남녀 - 1년 주기
④ 유방암 - 40세 이상 여성 - 2년 주기

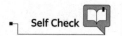

61

다음 중 국가 암검진 대상 암에 해당하지 않는 것은?　　　[24 강원의료기술]

① 위암　　　　　　　　　② 자궁경부암
③ 췌장암　　　　　　　　④ 폐암

제3절　만성질환의 관리　　　　　　　　　(정답 p.196)

01

집단검진에서 사용되는 선별검사항목에 들어갈 수 있는 질병특성이 아닌 것은?　　　[15 경남]

① 질병존재를 확인할 수 있는 타당도와 신뢰도 높은 검사방법이 있어야 한다.
② 초기에 발견되었을 때 효과적인 치료방법이 있어야 한다.
③ 많은 사람이 걸리지 않는 희귀질환이어야 한다.
④ 검사단가가 싸야 한다.

02

지역사회를 대상으로 집단검진을 시행할 때 고려할 사항으로 옳지 않은 것은?　　　[16 서울보건연구사]

① 질병의 자연사가 잘 알려져 있지 않은 질병이어야 한다.
② 질병을 조기에 발견할 초기단계가 있어야 한다.
③ 적절한 검사방법이 있어야 한다.
④ 검사반복기간이 결정되어 있어야 한다.

03

지역사회를 대상으로 하는 집단검진에서 생길 수 있는 편견(bias)에 해당하지 않는 것은?　　　[17 울산]

① 회상 바이어스(recall bias)
② 조기발견 바이어스(lead time bias)
③ 기간차이 바이어스(length bias)
④ 과진단 바이어스(overdiagnosis bias)

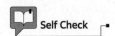
Self Check

04

만성질환은 발생률 감소, 유병률 감소, 장애 감소 등 모든 단계에 걸치는 포괄적인 예방이 중요하다. 다음 영양과 관련된 만성질환의 예방 사례 중 이차 예방에 해당하는 것은?

[17 서울]

① 심혈관질환 가족력이 있는 사람들의 콜레스테롤 선별검사
② 신장병 환자의 합병증 예방을 위한 영양 의학적 치료
③ 지역 성인교육센터의 영양 강좌
④ 직장 점심식사에서 저지방식 제공

05

집단검진의 목적이 아닌 것은?

① 질병의 역학적인 연구　　② 질병의 조기진단
③ 질병의 종류 확인　　　　④ 보건교육적 효과

06

임상경과가 빠른 질병보다 임상경과가 느린 질병이 건강검진에서 잘 발견되어 건강검진의 효과로 예후가 더 좋은 것처럼 판단되는 바이어스는?

[18 전남의료기술]

① 버크슨 바이어스(Berkson's bias)
② 기간차이 바이어스(Length bias)
③ 조기발견 바이어스(Lead time bias)
④ 과진단 바이어스(Overdiagnosis bias)

07

지역사회 주민들을 대상으로 집단검진을 시행하고자 할 때 적절한 조건으로 보기 어려운 것은?

[20 제주의료기술]

① 비용이 저렴해야 한다.
② 지역사회에 유병률이 높은 질병이어야 한다.
③ 조기에 발견하기 어려운 질병이어야 한다.
④ 질병발견 후 적절한 의료서비스가 준비되어 있어야 한다.

3 질병 관리

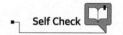

08

현재 우리나라는 고령사회이다. 앞으로 노인증가추세와 사망률을 고려해 봤을때 진행해야 할 사업으로 가장 적합한 것은? [20 경북보건연구사]

① 예방접종사업
② 만성질환 관리사업
③ 장애 재활사업
④ 정신건강사업

09

다음과 같은 만성질환의 예방활동과 관련된 설명으로 옳은 것은? [20 광주보건연구사]

- 당뇨병환자에 대한 자가관리 심층교육
- 관상동맥환자의 심장재활
- 심혈관질환 환자의 신체기능 재활

① 건강증진을 위한 활동이다.
② 만성질환의 발생률을 감소시킬 수 있다.
③ 만성질환의 유병률을 증가시킬 수 있다.
④ 위험평가 활동이다.

10

만성질환의 2차예방으로 옳은 것은? [20 울산보건연구사]

① 당뇨병환자에 대한 자가관리 심층교육
② 심장질환 가족력이 있는 사람들의 심전도 검사
③ 신장병 환자의 영양의학적 치료
④ 관상동맥 수술환자의 심장 재활

11

다음 중 만성질환의 예방에 대한 설명으로 옳지 않은 것은?

[21 광주·전남·전북]

① 1차 예방에 성공하면 만성질환의 발생률을 줄인다.
② 2차 예방이 가장 근본적인 예방대책이다.
③ 2차 예방의 성공은 질병으로 인한 사망률을 줄인다.
④ 3차 예방은 성공은 질병의 유병률을 증가시킨다.

12

우리나라에서 사망과 질병양상 등이 변화하는 역학적 변천 상황에 대한
설명으로 옳지 않은 것은?

[21 광주·전남·전북]

① 1940~1950년대 범유행 감축의 시대
② 1970년대 만성퇴행성질환의 시대
③ 1990년대 중반부터 지연된 퇴행성 질환의 시대와 신종감염병 시대가 공존
④ 역학적 변천이 빠르게 진행된 가속형국가에 속한다.

13

집단검진의 열정으로 인하여 정상인데 위양성으로 판단되어 질병이 있는
군으로 잘못 분류되는 경우 집단검진이 더 유효한 것으로 결과를 오도할
수 있음을 의미하는 바이어스는 무엇인가?

[21 경기7급]

① 조기발견 바이어스(lead time bias)
② 기간차이 바이어스(length bias)
③ 선택 바이어스(self-selection bias)
④ 과진단 바이어스(overdiagnosis bias)

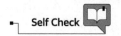

14

무증상시기에 집단검진을 시행하여 질병을 조기진단하는 시점과 증상이 나타나 질병을 진단하게 되는 시점사이의 기간 차이로 인해 발생하는 집단검진 효과 평가의 바이어스는 무엇인가? [22 울산의료기술(10월)]

① 조기발견 바이어스(lead time bias)

② 기간차이 바이어스(length bias)

③ 선택 바이어스(self-selection bias)

④ 과다진단 바이어스(overdiagnosis bias)

15

보건소에서 치매예방사업으로 조기선별검사를 받은 치매환자가 병원에서 치매로 진단받은 환자보다 5년 늦게 중증치매로 진단받았다. 이 결과로 치매예방사업의 효과를 평가할 때 발생할 수 있는 바이어스는 무엇인가?

[22 대전보건연구사]

① 과다진단 바이어스

② 버크슨 바이어스

③ 기간차이 바이어스

④ 조기발견 바이어스

16

A군에서 지역보건사업으로 당뇨병 관리사업을 진행하고자 한다. 다음 중 이차 예방에 해당하는 사업은? [23 경기의료기술]

① 공복혈당 검사

② 걷기 실천율 증진

③ 금연교육

④ 당뇨환자 식단관리

17

2021년 개정된 한국인을 위한 식생활 지침에 해당하는 것은?

[23 전북경력경쟁]

① 술을 금주하자.
② 물을 적게 마시자.
③ 점심식사를 꼭 하자.
④ 음식을 먹을 땐 각자 덜어 먹기를 실천하자

18

만성질환의 1 · 2 · 3차 예방활동에 대한 설명으로 옳지 않은 것은?

[23 전남의료기술]

① 만성질환의 1차 예방에 성공하면 질병의 발생률과 유병률이 감소한다.
② 2차, 3차 예방에 성공하면 사망률은 감소하고 유병률은 증가한다.
③ 심혈관질환 가족력이 있는 사람들의 콜레스테롤 선별검사는 2차 예방이다.
④ 신장병환자의 영양의학적 치료는 2차 예방이다.

19

질병관리청 만성질환 예방관리사업에 해당하지 않는 것은? [23 강원의료기술]

① 아토피천식 예방관리사업
② 만성콩팥병 예방관리사업
③ 류마티스열 예방관리사업
④ 심뇌혈관질환 예방관리사업

기생충 질환

Secret Note ┌• 기생충 질환 관리

감염경로	기생충 종류	제1중간숙주	제2중간숙주
채소류를 통한 감염	회충 십이지장충(구충) 동양모양선충 요충 편충		
육류를 통한 감염	무구조충(민촌충)	소	
	유구조충(갈고리촌충)	돼지	
	선모충	돼지	
	톡소포자충	고양이, 쥐 등	돼지
어패류 및 게를 통한 감염	간흡충	왜우렁이	담수어(잉어, 붕어)
	폐흡충	다슬기	민물 게, 가재
	광절열두조충	물벼룩	담수어(연어, 송어, 농어 등)
	요코가와흡충	다슬기	담수어(은어)
	유극악구충	물벼룩	담수어(가물치, 메기, 뱀장어 등)
	아니사키스	갑각류	바다생선(오징어, 대구, 청어, 고등어)

제1절 기생충 (정답 p.198)

01

민물고기를 섭취하여 감염될 수 있는 기생충 감염증은 무엇인가? [16 경기]

① 간흡충, 광절열두조충
② 광절열두조충, 갈고리촌충
③ 갈고리촌충, 민촌충
④ 유극악구충, 아니사키스

02

기생충 감염의 중간숙주가 잘못 연결된 것은? [16 경기]

① 간흡충 – 잉어
② 폐흡충 – 가재
③ 요코가와흡충 – 은어
④ 아니사키스 – 가물치

03

다음 중 기생충과 숙주의 구성이 바르지 않은 것은? [16 대전]

① 요코가와흡충 – 은어
② 폐흡충 – 송어
③ 유구조충 – 돼지
④ 무구조충 – 소

04

기생충의 감염경로 연결이 옳은 것은? [16 인천]

① 유구조충 – 돼지
② 선모충 – 소
③ 톡소포자충 – 담수어
④ 민촌충 – 돼지

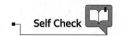 Self Check

05

다음 중 기생충의 분류와 이에 해당하는 기생충들의 연결이 바르지 않은
것은?   [17 서울]

① 흡충류 – 요코가와 흡충, 만손주혈충
② 선충류 – 고래회충, 트리코모나스
③ 조충류 – 광절열두조충, 왜소조충
④ 원충류 – 말라리아 원충, 리슈마니아

06

기생충의 서식장소의 연결이 옳지 않은 것은?   [17 대구]

① 간디스토마 – 담관   ② 편충 – 공장
③ 말레이사상충 – 임파선   ④ 폐흡충 – 폐

07

오징어나 고등어 섭취 후 감염될 수 있는 기생충은 무엇인가?   [17 전남]

① 간흡충   ② 유극악구충
③ 아니사키스   ④ 광절열두조충

08

다음 중 기생충 감염 경로가 될 수 있는 중간숙주의 연결이 옳지 않은
것은?   [17 충남]

① 소고기 – 유구조충   ② 가재, 게 – 폐흡충
③ 담수어 – 간흡충   ④ 바다생선 – 아니사키스

09

다음 중 기생충과 중간숙주의 연결이 옳은 것은?   [18 충남의료기술, 보건진료]

① 광절열두조충 – 청어   ② 아니사키스 – 대구, 명태
③ 무구조충 – 돼지   ④ 간흡충 – 게, 가재

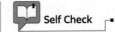

10
기생충의 생물행태학적 분류로 옳게 연결된 것은? [18 경기]

① 원충류 – 사상충, 이질아메바
② 선충류 – 요충, 편충
③ 흡충류 – 간흡충, 십이지장충
④ 조충류 – 유구조충, 구충

11
다음 중 소고기에 의해 매개되는 기생충 감염병은 무엇인가? [18 전남, 전북]

① 유구조충   ② 무구조충
③ 선모충   ④ 광절열두조충

12
돼지고기를 통해 사람에게 감염될 수 있는 기생충 감염증은? [18 강원]

① 유구조충   ② 무구조충
③ 광절열두조충   ④ 요코가와흡충

13
다음 중 기생충의 중간숙주 연결이 옳은 것은? [19 경북의료기술]

① 무구조충 – 붕어, 잉어   ② 폐디스토마 – 소고기
③ 회충, 요충, 편충 – 채소   ④ 아니사키스 – 송어, 농어

14
다음 중 민물고기에 의해 감염되는 기생충 감염증은? [19 경기]

① 아니사키스   ② 광절열두조충
③ 선모충   ④ 십이지장충

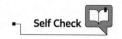

15

기생충 생태학적 분류 연결이 옳지 않은 것은?　　　　　　　[19 경남]

① 선충류 − 회충, 편충
② 조충류 − 관절열두조충, 무구조충
③ 원충류 − 동양모양선충, 말레이사상충
④ 흡충류 − 간흡충, 주혈흡충

16

다음 중 오징어, 고등어 등이 중간숙주가 되는 기생충은?　　　　[19 제주]

① 요코가와흡충　　　　　　② 아니사키스
③ 광절열두조충　　　　　　④ 무구조충

17

다음 중 담수어에 의해 매개되는 기생충 질환이 아닌 것은?　　　[19 부산]

① 간흡충　　　　　　　　　② 아니사키스
③ 요코가와흡충　　　　　　④ 광절열두조충

18

민물고기 생식을 통해 감염되는 기생충은?　　　　　　　[19 서울 고졸]

① 회충　　　　　　　　　　② 요충
③ 간흡충　　　　　　　　　④ 무구조충

19

기생충의 분류로 옳지 않은 것은?　　　　　　　[19 충북보건연구사]

① 요충 − 선충류　　　　　② 말레이사상충 − 흡충류
③ 이질아메바 − 근족충류　④ 말라리아원충 − 포자충류

20

기생충 감염의 중간숙주 연결이 옳은 것은? [20 대전]

① 아니사키스 - 청어, 고등어
② 광절열두조충 - 게, 갑각류
③ 유구조충 - 소
④ 폐흡충충 - 왜우렁이

21

오징어, 대구 등이 중간숙주가 되는 기생충 감염증은? [20 인천의료기술(10월)]

① 아니사키스   ② 요코가와흡충
③ 무구조충   ④ 폐흡충

22

기생충의 종류 중 선충류에 해당하는 것은? [20 경북보건연구사]

① 요충   ② 폐흡충
③ 간흡충   ④ 광절열두조충

23

기생충 질환에 대한 설명으로 옳은 것은? [20 세종보건연구사]

① 간디스토마의 중간숙주는 담수어, 가재이다.
② 광절열두조충은 주로 바다생선에 의해 감염된다.
③ 무구조충의 감염은 쇠고기를 익혀먹으면 예방할 수 있다.
④ 아니사키스는 담수어를 생식하는 사람들에게서 주로 발생한다.

Self Check

3
질병 관리

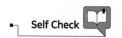

24

다음 중 바다생선을 먹고 감염될 수 있는 기생충은? [21 경기의료기술(2월)]

① 폐흡충

② 아니사키스

③ 간흡충

④ 요꼬가와흡충

25

기생충 감염병과 제2중간숙주의 연결이 옳지 않은 것은? [21 전북의료기술(5월)]

① 간흡충 – 잉어, 붕어

② 폐흡충 – 게, 가재

③ 광절열두조충 – 은어, 숭어

④ 아나사키스 – 바다생선

26

다음 중 원충류에 대한 설명으로 옳지 않은 것은? [21 제주의료기술(5월)]

① 후생동물에 속한다.

② 이질아메바의 증상은 급성 이질, 간, 폐 등의 합병증이다.

③ 말라리아원충은 모기의 몸 안에서 유성생식을 한다.

④ 람불편모충, 질트리코모나스 등은 원충류 중 편모충류에 해당한다.

27

기생충 질환에 대한 설명으로 옳지 않은 것은? [21 충북]

① 유구조충은 돼지를 통해 감염된다.

② 요코가와흡충 제1숙주는 다슬기 제2숙주는 게, 가재이다

③ 유극악구충 제1숙주는 물벼룩 제2숙주는 가물치이다

④ 요충은 어린이들에게 잘 발생된다.

28

다음 중 날것의 돼지고기 섭취 후 감염될 수 있는 기생충은 무엇인가?

[21 복지부]

① 무구조충   ② 십이지장충
③ 회충   ④ 유구조충
⑤ 편충

Self Check

29

기생충의 종류 중 선충류에 해당하지 않는 것은?   [21 충북보건연구사]

① 무구조충   ② 회충
③ 요충   ④ 편충

30

다음 중 어패류에 의해 매개되는 기생충에 해당하는 것은? [21 전남보건연구사]

① 무구조충   ② 요충
③ 간흡충   ④ 선모충

31

매개물에 의한 기생충 분류와 그 예시를 잘못 짝지은 것은? [22 서울시(2월)]

① 토양매개성 기생충 – 회충, 편충, 십이지장충
② 어패류매개성 기생충 – 간흡충, 폐흡충, 요꼬가와흡충
③ 모기매개성 기생충 – 말라리아원충
④ 물·채소매개성 기생충 – 유구조충, 선모충

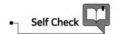

32

다음 중 원충류에 해당하지 않는 기생충은? [22 대구보건연구사]

① 이질아메바 ② 말라리아원충
③ 회충 ④ 람불편모충

33

다음 중 기생충과 제2중간숙주의 연결이 옳지 않은 것은? [22 인천보건연구사]

① 간흡충 – 왜우렁이, 다슬기
② 폐흡충 – 민물 게, 가재
③ 요코가와흡충 – 은어, 황어
④ 아니사키스 – 오징어, 낙지

34

방어회나 오징어회를 먹은 후 심한 복통과 오한, 구토 증상이 나타났을 경우 감염된 기생충으로 옳은 것은? [24 서울의료기술]

① 선모충 ② 무구조충
③ 아니사키스 ④ 요코가와흡충

| 제 2 절 | 기생충 질환 | (정답 p.201) |

01

다음의 설명에 공통적으로 해당하는 기생충 질환은? [15 서울보건연구사]

> • 병원소는 감염된 사람, 돼지, 개, 고양이다.
> • 중간숙주에는 왜우렁, 잉어, 참붕어, 피라미, 모래무지 등이 있다.
> • 감염증상은 간장비대, 비장비대, 복수, 소화장애, 황달 등이 있다.
> • 예방대책으로는 민물고기의 생식을 금하는 것이다.

① 구충증 ② 간흡충증
③ 폐흡충증 ④ 광절열두조충증

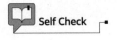
Self Check

02

강에서 가재와 게를 섭취하고 감염되어 기침, 객혈, 흉통 등의 증상을 일으킬 수 있는 기생충감염병은?　　　　　　　　　　　　　[20 경북의료기술]

① 간흡충　　　　　　　　　　② 폐흡충
③ 요코가와흡충　　　　　　　④ 광절열두조충

03

다음 중 간흡충증에 대한 설명으로 옳은 것은?　　　　　　[20 경북]

① 산이나 계곡인근 주민에게 많이 유행한다.
② 성충은 간이나 담관에 기생한다.
③ 제1중간숙주는 잉어, 붕어 등이다.
④ 제2중간숙주는 민물 게, 가재이다

04

민물고기를 생식하는 지역 주민에게 많이 유행하며 제1중간숙주가 왜우렁이인 기생충감염증은 무엇인가?　　　　　　　[20 광주·전남·전북]

① 폐흡충　　　　　　　　　　② 간흡충
③ 사상충증　　　　　　　　　④ 유구낭미충증

05

성인보다 아동에게 더 많이 걸리고 직장 내에서 기생하는 기생충은?
　　　　　　　　　　　　　　　　　　　　[20 인천의료기술(10월)]

① 요충　　　　　　　　　　　② 회충
③ 선모충　　　　　　　　　　④ 간흡충

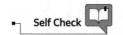

06

다음이 설명하는 기생충 질환으로 알맞은 것은? [20 경기의료기술(11월)]

> A는 돼지고기를 먹고 두통, 불쾌감, 격심함 복통, 설사, 구토 등의 증상을
> 느끼고, 병원에서 기생충 질환에 걸렸다고 진단을 받았다.

① 무구조충   ② 유구조충
③ 광절열두조충   ④ 아니사키스

07

기생충의 감염경로에 대한 설명으로 옳지 않은 것은? [20 울산보건연구사]

① 회충은 오염된 채소를 통해 충란상태로 감염된다.
② 요충은 항문 밖으로 기어 나와 성충상태로 감염된다.
③ 십이지장충은 피부로 침입하여 유충상태로 감염된다.
④ 간흡충은 잉어, 붕어 등 민물고기를 생식할 경우 유충상태로 감염된다.

08

다음 중 폐흡충증에 대한 설명으로 옳은 것은? [20 대구보건연구사]

① 우리나라의 산간지역에서 주로 발생한다.
② 예방을 위해 소고기를 익혀먹어야 한다.
③ 제1중간숙주는 가재, 게와 같은 갑각류이다.
④ Clonorchis sinensis가 원인균이다.

09

집단생활을 하는 사람들 사이에 집단으로 감염되기 쉬우며 성충이 항문주위에 산란하여 항문주변 소양증이 있으며 스카치테이프법으로 검사하는 기생충감염증은 무엇인가? [21 전남경력경쟁(7월)]

① 요충   ② 회충
③ 십이지장충   ④ 편충

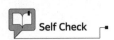

10

다음 중 기생충질환에 대한 설명으로 옳지 않은 것은? [21 경기보건연구사]

① 유구조충은 돼지고기를 통해 감염되며 항문주변의 소양증이 특징적인 증상으로 나타난다.
② 무구조충은 소고기를 먹는 나라에서 발견되며 소장 상부에 기생한다.
③ 간흡충은 왜우렁이, 민물고기가 중간숙주이며 성충은 담관에 기생한다.
④ 폐흡충은 우리나라의 산간 지역에 많이 분포하며 기침, 객혈, 흉통 등의 증상이 특징이다.

11

광절열두조충에 대한 설명으로 옳지 않은 것은? [22 전북의료기술]

① 제1중간숙주는 물벼룩이다.
② 경구감염이 특징이다.
③ 담수어를 통해 감염된다.
④ 선충류에 속하며 긴촌충이다.

12

〈보기〉의 내용에 해당하는 기생충은 무엇인가? [22 부산의료기술]

> **보기**
>
> • 다슬기, 민물게, 가재가 중간숙주이다.
> • 기침, 객혈, 흉통, 위장장애 등이 증상으로 나타난다.

① 요코가와흡충   ② 간흡충
③ 주혈흡충   ④ 폐흡충

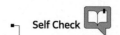

13

〈보기〉의 설명에 해당하는 기생충은 무엇인가?

[23 대전의료기술]

> **보기**
>
> 다슬기와 민물고기인 은어, 잉어, 붕어가 중간숙주로 우리나라 보성강, 섬진강 유역 등 민물고기를 생식하는 지역에서 감염이 발생하고 있다.

① 요코가와흡충   ② 광절열두조충
③ 폐흡충   ④ 동양모양선충

14

다음 중 기생충의 감염경로에 따른 예방방법으로 옳지 않은 것은?

[23 인천의료기술]

① 무구조충 – 소고기 생식하지 않기
② 폐흡충 – 민물 게, 가재 생식하지 않기
③ 회충 – 민물고기 생식하지 않기
④ 구충 – 분변을 위생적으로 처리하기

15

〈보기〉의 설명에 해당하는 기생충감염증은 무엇인가?

[23 대구보건연구사]

> **보기**
>
> 감염자의 분변으로 배출된 알은 물에서 미성숙 유충을 배출하고, 이는 달팽이에 침투하여 증식하고 수영이 가능한 형태로 성숙된다.
> 사람들의 피부에 닿으면 피부를 파고 들어 혈류를 통해 간으로 이동하여 성체로 성장한다.

① 사상충증   ② 요충
③ 주혈흡충   ④ 유구조충

16

함께 생활하는 가족들에서 집단감염되기 쉬우며 스카치테이프법으로 진단할 수 있는 기생충감염 질환은 무엇인가?　　　　　[24 전북의료기술]

① 회충　　　　　　　　　② 편충
③ 구충　　　　　　　　　④ 요충

Self Check

17

〈보기〉의 내용에 해당하는 기생충질환은 무엇인가?　　　[24 대구의료기술]

> **보기**
>
> • 갈고리촌충이라고도 불린다.
> • 두통, 불쾌감, 설사, 식용감퇴 등의 증상을 일으키고 인체의 근육, 피하조직, 뇌, 신장등에 낭충이 기생하여 인체낭충증을 일으킨다.
> • 충란에 오염된 풀을 돼지가 먹으면서 감염되고 돼지고기를 생식하는 사람에게 감염된다.

① 유구조충　　　　　　　② 무구조충
③ 요충　　　　　　　　　④ 광절열두조충

18

분변과 함께 배출된 충란에 오염된 풀이나 사료를 통해 소가 감염되고 감염된 쇠고기를 생식하면 감염되는 기생충으로 감염 시 불쾌감, 상복부 통증, 소화불량 등을 유발하는 것은?　　　　　[24 충남의료기술]

① 무구촌충　　　　　　　② 유구촌충
③ 요충　　　　　　　　　④ 구충

19

기생충 질환에 대한 설명으로 옳지 않은 것은?　　　[24 인천의료기술]

① 광절열두조충의 중간숙주는 대구, 청어이다.
② 간흡충의 중간숙주는 참붕어, 잉어이다.
③ 항문 주위에 산란을 하고 집단감염을 일으키는 기생충은 요충이다.
④ 무구조충의 감염 예방대책으로는 쇠고기 생식 금지가 있다.

PART

4

환경보건

〈최근 10개년 영역별 평균출제빈도〉

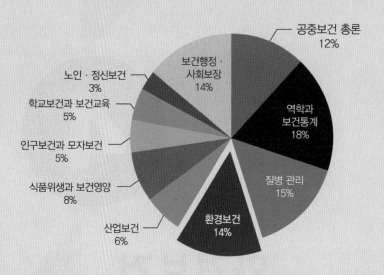

〈최근 10개년 서울시(지방직) 영역별 출제빈도분석(2015~2024)〉

구분	2015	2016	2017	2018	2019	2020	2021	2022	2023	2024	합계
공중보건 총론	1	2	3	1	2	3	4	3	2	2	23
역학과 보건통계	3	3	3	2	4	4	5	3	3	5	35
질병 관리	5	1	3	6	3	0	1	4	3	3	29
환경보건	3	2	3	2	3	2	3	4	4	2	28
산업보건	1	2	2	0	1	2	1	1	1	2	13
식품위생과 보건영양	2	1	2	2	2	3	1	0	1	2	16
인구보건과 모자보건	3	2	0	1	0	2	2	1	0	0	11
학교보건과 보건교육	1	3	1	1	1	2	0	1	1	0	11
노인 · 정신보건	0	0	1	0	1	0	1	1	1	1	6
보건행정 · 사회보장	1	4	2	5	3	2	2	2	4	3	28
합계	20	20	20	20	20	20	20	20	20	20	200

제1장 환경위생

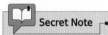 Secret Note

1. 대기환경

(1) 기후

① 기후의 3대 요소: 기온, 기습, 기류
② 4대 온열요인(온열요소): 기온, 기습, 기류, 복사열

(2) 온열요소의 종합작용

① 쾌감대: 여름철 18~26℃(64~79℉), 겨울철 15.6~23.3℃(60~74℉)
② 감각온도(EF, Effective Temperature, 체감온도, 실효온도): 기온, 기습, 기류의 요소를 종합한 체감온도
　㉠ 포화습도(습도 100%), 무풍(0.1m/sec) 상태에서 동일한 온감을 주는 기온
　㉡ 쾌감 감각온도: 여름철 64~79℉(18~26℃), 겨울철 60~74℉(15.6~23.3℃)
　㉢ 최적 감각온도: 여름철 71℉(21.7℃), 겨울철 66℉(18.9℃)
③ 불쾌지수(DI, Discomfort Index): 날씨에 따라 인간이 느끼는 불쾌감 정도를 기온과 습도를 조합하여 나타낸 수치
　㉠ DI = (건구온도℃ + 습구온도℃) × 0.72 + 40.6
　　　 = (건구온도℉ + 습구온도℉) × 0.4 + 15
　㉡ 불쾌지수와 불쾌감의 관계(동양인과 서양인이 다름)
　　• DI ≥ 80: 대부분의 사람이 불쾌감을 느끼는 상태
　　• DI ≥ 85: 대부분의 사람이 참을 수 없는 상태
④ 카타 냉각력: 기온, 기습, 기류의 3인자가 종합하여 인체의 열을 뺏는 힘을 그 공기의 냉각력
⑤ 습구흑구온도지수(WBGT, Wet Bulb Globe Temperature Index): 태양복사열의 영향을 받는 옥외환경을 평가하기 위해 고안된 것으로 감각온도 대신 사용한다. 고열작업장을 평가하는 지표로 이용한다.

> 측정요소: 습구온도, 흑구온도, 건구온도(기류를 고려하지 않음)

(3) 체온조절과 지적온도

① 체온조절
　㉠ 체열의 생산: 골격근 > 간 > 신장 > 심장 > 호흡
　㉡ 체열의 방산: 피부복사전도 > 피부증발 > 체표면 증발 > 호흡 > 분뇨
② 지적온도(Optimum Temperature, 최적온도): 체온조절에 있어서 가장 적절한 온도를 지적온도라 함
　㉠ 주관적 지적온도(쾌적 감각온도): 감각적으로 가장 쾌적하게 느끼는 온도
　㉡ 생산적 지적온도(최고 생산온도): 생산능률을 가장 많이 올릴 수 있는 온도
　㉢ 생리적 지적온도(기능 지적온도): 최소의 에너지 소모로 최대의 생리적 기능을 발휘할 수 있는 온도

2. 공기의 성분

(1) 산소(O₂): 대기 중 일반적으로 21%임

14%	호흡수 증가, 맥박증가, 중노동 곤란
10%	호흡곤란
7% 이하	정신착란, 감각둔화, 질식, 혼수

(2) 이산화탄소(CO_2): 무색, 무취, 비독성 가스로, 대기의 0.03% 정도 차지

3% 이상	불쾌감, 호흡촉진
7% 이상	호흡곤란
10% 이상	의식상실, 사망

* 실내공기오염 지표 서한량: 실내공기 중 이산화탄소의 허용농도 0.1%(1,000ppm)

(3) 일산화탄소(CO): 물체가 불완전 연소할 때 많이 발생하며, 주로 석탄, 디젤, 휘발유 등의 불완전 연소로 인해 발생하는 무색, 무미, 무취, 맹독성 가스

10% 미만	무증상
10~20%	임상증상이 나타나기 시작함(두통, 판단력 저하)
50%	구토증
60%	혼수
70%	사망

3. 상수

(1) 상수처리: 취수 → 도수 → 정수 → 송수 → 배수 → 급수

(2) 물의 정수처리: 폭기 → 응집 → 침전 → 여과 → 소독

① 여과: 자갈, 모래 등의 층을 통과시켜 물속의 부유물질, 미생물 등을 제거 · 감소시키는 정수방법이다.

구분	완속사 여과법	급속사 여과법
침전법	보통침전법	약품침전법
생물막 제거법	사면대치	역류세척
여과속도	3m(6~7m)/day	120m/day
1회 사용일수	20~60일(1~2개월)	12시간~2일(1일)
탁도 · 색도가 높을 때	불리하다	좋다
이끼류가 발생하기 쉬운 장소	불리하다	좋다
수면이 동결되기 쉬운 장소	불리하다	좋다
면적	광대한 면적 필요	좁은 면적도 가능
건설비	많이 든다	적게 든다
유지비	적게 든다	많이 든다
세균제거율	98~99%	95~98%

② 소독: 일반적으로 침전지와 여과지를 거치는 동안 원수 중에 세균이 95~99% 제거되지만 소독은 해야 한다. 소독방법에는 열 처리법, 자외선 소독법, 오존소독법 등이 있지만 상수소독에는 염소소독을 주로 하게 된다.

제1절 **환경위생의 개념** (정답 p.205)

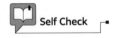
Self Check

01
건강위해성 평가 과정에서 노출 평가 시 고려해야할 사항으로 관련이 적은 것은?

[17 경기의료기술 경력]

① 노출강도
② 대상자의 건강상태
③ 노출빈도
④ 감염경로

02

다음 지문에 해당하는 환경보건의 원칙은? [18 대구]

> 환경유해인자와 수용체의 피해 사이에 과학적 상관성이 명확히 증명되지 아니하는 경우에도 그 환경유해인자의 무해성(無害性)이 최종적으로 증명될 때까지 경제적·기술적으로 가능한 범위에서 수용체에 미칠 영향을 예방하기 위한 적절한 조치와 시책을 마련하여야 한다.

① 사전주의 원칙   ② 수용체 지향 접근 원칙
③ 환경보건 정의의 실현   ④ 참여 및 알권리 보장

03

건강위해성 평가에서 특정화학물질과 질병의 인과성을 확인하는 정성적인 평가 단계는? [19 울산보건연구사]

① 위험성 확인   ② 양-반응 평가
③ 노출 평가   ④ 위해도 결정

04

위해성 평가를 위한 순서로 옳은 것은? [19 대구보건연구사]

① 노출 평가 - 유해성 확인 - 위해도 결정
② 유해성 확인 - 위해도 결정 - 노출 평가
③ 유해성 확인 - 노출 평가 - 위해도 결정
④ 위해도 결정 - 노출 평가 - 유해성 확인

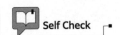

05
건강영향 위해성 평가에 대한 설명으로 옳지 않은 것은? [20 충북보건연구사]

① 위험성 확인이란 인체대상으로 한 자료, 동물대상자료 등 이용할 수 있는 모든 자료를 이용하여 해당물질의 독성여부를 확인하는 과정이다.

② 노출 평가란 다양한 매체와 다양한 경로를 통해 위험성이 확인된 유해물질에 과연 얼마나 노출되는가를 결정하는 단계이다.

③ 용량−반응 평가란 오염물질의 단위 노출 또는 체내 용량과 특정 인체 반응과의 상관관계를 정량화하는 과정이다.

④ 발암성 물질의 경우 독성위험값이 1을 초과할 때 유해영향(독성)이 발생한다고 본다.

06
어떤 독성 물질이나 위험 상황에 노출되어 나타날 수 있는 개인 혹은 인구 집단의 건강 피해 확률을 추정하는 과학적인 과정인 건강위해성 평가를 시행할 때 가장 먼저 조사해야 하는 것은? [21 충남]

① 위험물질의 유해성 확인

② 사람이 어느 정도 노출되는지 확인

③ 용량에 대한 인체 반응과의 상관관계를 확인하기 위해 실험동물 연구 자료를 확인

④ 특정 노출수준에서의 초과 위해도 평가

07
다음 중 위해성 평가에 대한 설명으로 옳은 것은? [21 경기보건연구사]

① 어떤 독성물질이나 위험 상황에 노출되어 나타날 수 있는 건강 피해 확률을 추정하는 과정이다.

② 환경오염 발생지역 주민의 건강상태를 직접적으로 확인하는 과정이다.

③ 오염수준을 얼마나 깨끗하게 해야 하는지에 대한 판단 과정이다.

④ 환경노출이 인구집단의 질병과 건강상태에 미치는 영향을 연구하는 과정이다.

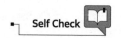

08

「보건의료기본법」에 따라 국민의 건강을 보호·증진하기 위하여 기후보건영향평가를 실시하는 자는?   [21 세종보건연구사]

① 보건복지부장관   ② 환경부장관
③ 질병관리청장   ④ 대통령

09

다음 중 건강위해성 평가의 내용에 해당하지 않는 것은?   [21 충남보건연구사]

① 유해성 확인   ② 용량-반응 평가
③ 노출 평가   ④ 위해요소 제거

10

건강위해성평가의 과정 중 노출 평가에 적용되는 일일평균 노출량 기준으로 옳은 것은?   [22 대구보건연구사]

① 기대수명은 50년으로 적용한다.
② 흡수량을 모르는 것은 100%로 가정한다.
③ 한 지역에서 평균 거주 기간은 30년으로 한다.
④ 평균 체중은 30kg을 기준으로 한다.

제 2 절	기후	(정답 p.207)

01

새로운 환경조건에 세포 또는 기관이 그 기능을 적응시켜 기후에 순화하는 것은?   [16 서울보건연구사]

① 대상성 순응   ② 자극성 순응
③ 수동성 순응   ④ 열적 순응

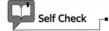

02
다음 중 복사열에 대한 설명으로 옳지 않은 것은?   [16 경기]

① 대류를 통해서 열이 전달되지 않고 직접 이동하는 것을 말한다.
② 태양광선 중 자외선은 복사열을 만들어낸다.
③ 복사열은 흑구온도계로 측정한다.
④ 복사열을 측정해서 적외선의 강도를 구할 수 있다.

03
기온에 대한 설명으로 옳은 것은?   [17 충북]

① 실외기온 측정 시 지상 1.5m에서 측정한다.
② 일교차는 하루 중 최저기온인 일출 2시간 전과 최고기온인 오후 2시경의
   온도 차이이다.
③ 대류권에서는 고도가 높아질수록 온도가 높아진다.
④ 실내의 기온은 4.5m 높이에서 측정한다.

04
포화습도에 대한 설명으로 옳은 것은?   [17 경기의료기술 경력]

① 일정 공기가 함유할 수 있는 수증기량이다.
② 현재 공기 중에 함유된 수증기량이다.
③ 기온이 높아지면 함유할 수 있는 수증기량이 감소한다.
④ 기온이 높아지면 함유된 수증기량이 증가한다.

05
실내에서 쾌적함을 느낄 수 있는 온도에 따른 습도의 연결이 옳은 것은?
                    [17 충북(12월)]

① 기온 15℃에서 습도 70~80%
② 기온 24℃에서 습도 60~80%
③ 기온 20℃에서 습도 40~60%
④ 기온 18℃에서 습도 20~30%

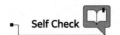

06

감각온도의 정의로 옳은 것은?   [17 강원]

① 날씨에 따라 인간이 느끼는 불쾌감 정도를 기온과 습도를 조합하여 나타 낸 수식이다.

② 기온, 기습, 기류의 3인자가 인체의 열을 뺏는 힘을 나타낸다.

③ 기온, 기습, 기류의 3인자가 종합하여 인체에 주는 온감을 의미한다.

④ 체온조절에 있어서 가장 적절한 온도를 의미한다.

07

감각온도 측정 시 기준이 되는 상태로 옳은 것은?   [17 강원의료기술]

① 포화습도(습도 100%), 무풍(0.1m/sec) 상태에서 측정한다.

② 상대습도 40~70%, 무풍(0.1m/sec) 상태에서 측정한다.

③ 포화습도(습도 100%), 불감기류(0.5m/sec) 상태에서 측정한다.

④ 상대습도 40~70%, 쾌적기류(1.0m/sec) 상태에서 측정한다.

08

감각온도의 주요 인자는 무엇인가?   [17 울산의료기술]

① 기온, 기습, 복사열   ② 기습, 기류, 기압

③ 기온, 기류, 복사열   ④ 기온, 기습, 기류

09

불쾌지수가 85 이상일 때 불쾌감의 정도는?   [17 경북]

① 약 10%의 사람들이 불쾌감을 느끼는 상태

② 약 50%의 사람들이 불쾌감을 느끼는 상태

③ 대부분의 사람들이 불쾌감을 느끼는 상태

④ 대부분의 사람들이 참을 수 없는 상태

10

다음 중 온열조건의 종합작용에 대한 설명으로 옳지 않은 것은? [17 서울]

① 감각온도는 기온, 기습, 기류 등 3인자가 종합하여 인체에 주는 온감을 말하며, 체감온도, 유효온도, 실효온도라고도 한다.
② 불쾌지수는 기후상태로 인간이 느끼는 불쾌감을 표시한 것인데, 이 지수는 기온과 습도의 조합으로 구성되어 있어 온습도지수라고 한다.
③ 카타(Kata) 온도계는 일반 풍속계로는 측정이 곤란한 불감기류와 같은 미풍을 카타 냉각력을 이용하여 측정하도록 고안된 것이다.
④ 습구흑구온도지수(WBGT)는 고온의 영향을 받는 실내 환경을 평가하는 데 사용하도록 고안된 것으로 감각온도 대신 사용한다.

11

온열지수와 주요 온열인자의 연결이 옳은 것은? [17 경기의료기술(10월)]

① 쾌감대 – 기온, 기습, 기류, 복사열
② 카타냉각력 – 기온, 기류
③ 불쾌지수 – 기온, 기습, 복사열
④ 감각온도 – 기온, 기습, 기류

12

덥고 추운 감각을 느끼고, 이에 따라 체온을 조절하게 만드는 4대 요인에 해당하지 않는 것은? [18 경기의료기술]

① 기습　　　　　　　　　② 기압
③ 기류　　　　　　　　　④ 복사열

13

공기 1㎥ 중에 포함된 수증기의 양을 의미하는 것은 무엇인가?

[18 전남, 전북]

① 포화습도　　　　　　　② 절대습도
③ 상대습도　　　　　　　④ 포차

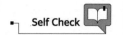

14
불쾌지수에 대한 설명으로 가장 옳은 것은?   [18 서울(10월)]

① 불쾌지수가 70이면 약 50%의 사람이 불쾌감을 느낀다.
② 불쾌지수가 82이면 거의 모든 사람이 불쾌감을 느낀다.
③ 지수 산출을 위해 건구, 습구, 흑구 온도계 모두 필요하다.
④ 우리나라 고용노동부에서 적용하고 있는 고온작업에 대한 노출기준이다.

15
새로운 환경조건에 세포 또는 기관이 적응하는 현상은?   [18 복지부]

① 대상성 순응   ② 자극적 순응
③ 수동적 순응   ④ 능동적 순응
⑤ 기계적 순응

16
일반적으로 성인의 안정시 적당한 착의 상태에서 쾌적함을 느끼는 온도와 습도는?   [18 대구]

① 12℃, 10~20%   ② 15℃, 30~40%
③ 17℃, 60~65%   ④ 20℃, 70~75%

17
최소의 에너지 소모로 최대의 생리적 기능을 발휘할 수 있는 온도를 의미하는 것은?   [19 경기]

① 생리적 지적온도   ② 주관적 지적온도
③ 생산적 지적온도   ④ 쾌적 감각온도

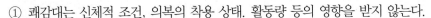

18

다음 중 온열지수에 대한 설명으로 옳지 않은 것은?　　　[19 호남권]

① 쾌감대는 신체적 조건, 의복의 착용 상태. 활동량 등의 영향을 받지 않는다.
② 감각온도는 포화습도, 무풍(0.1m/sec) 상태의 기온을 기준으로 한다.
③ 불쾌지수는 건구온도와 습구온도를 조합하여 나타내는 수치이다.
④ 카타냉각력은 인체의 열을 빼앗는 힘을 의미한다.

19

다음 중 기류에 대한 설명으로 옳은 것은?　　　[19 대구]

① 실내기류는 카타온도계로 측정한다.
② 단위는 mmHg이다.
③ 0.5m/sec는 무풍이다.
④ 기류는 신체의 발열작용을 촉진시킨다.

20

기습에 대한 설명으로 옳지 않은 것은?　　　[19 강원의료기술(10월)]

① 쾌적기습은 40~70%이다.
② 절대습도는 현재 공기 1m³ 중에 함유된 수증기량(g)을 말한다.
③ 포화습도는 기온의 변화와 관계없이 일정하다.
④ 상대습도는 절대습도와 포화습도의 비를 %로 나타낸 습도를 말한다.

21

다음 중 기후의 3요소에 해당하는 것은?　　　[19 인천의료기술(10월)]

① 기온, 기습, 복사열　　　　② 기온, 기습, 기압
③ 기온, 기습, 기류　　　　④ 기습, 기류, 복사열

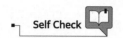

22

온열요소와 온도조건에 관한 종합지수인 온열지수에 대한 설명으로 옳은 것은?

[19 광주보건연구사]

① 여름철 쾌적 감각온도는 18~26℃이고, 겨울철 쾌적 감각온도는 13~20℃ 이다.

② 생리적 지적온도는 노동 생산 능률을 최고로 올릴 수 있는 온도이다.

③ 불쾌지수가 75이상이면 대부분의 사람들이 불쾌감을 느끼는 상태이다.

④ 감각온도는 기온, 기습, 기류 3인자가 종합하여 실제 인체에 주는 온감이다.

23

날씨에 따라 인간이 느끼는 불쾌감 정도를 나타내는 불쾌지수의 주요 인 자는 무엇인가?

[20 제주의료기술]

① 기온, 기류

② 기습, 기류

③ 기류, 복사열

④ 기온, 기습

24

기류에 대한 설명으로 옳지 않은 것은?

[20 대전]

① 카타온도계는 풍속이 작고 일정하지 않은 실내 기류 측정에 쓰인다.

② 카타온도계는 알코올이 100℉의 선에서 95℉선까지 강하한 시간(초)을 측정하는 방식이다.

③ 풍속 0.5m/sec 이하는 무풍상태이다.

④ 쾌적함을 느낄수 있는 적절한 실내기류는 0.2~0.3m/sec이다.

25

다음 중 기후에 대한 설명으로 옳지 않은 것은?

[20 부산]

① 대륙성기후는 일교차가 크고, 여름은 고온 저기압이 잘 형성되며, 겨울 에는 쾌청한 날이 많은 것이 특징이다.

② 해양성기후는 기온 변화가 적고 고습다우성이며 자외선량·오존량이 많 은 것이 특징이다.

③ 산악성기후는 풍량이 많으며, 자외선은 많고 오존량은 적은 것이 특징이다.

④ 산림성기후는 온화하고 온도차가 적으며, 습도는 비교적 높은 것이 특징 이다.

26

⟨보기 1⟩의 (가)에 대한 설명으로 옳은 것을 ⟨보기 2⟩에서 모두 고른 것은?

[20 서울(고졸)]

보기 1

기후요소 중 인간의 체온조절에 영향을 미치는 것을 온열요소라고 하며, 4
대 온열요소로 기온, 기습, (가   ), 복사열이 있다.

보기 2

ㄱ. 대류를 통해 열이 전달되지 않고 직접 이동하는 것을 말한다.
ㄴ. 낮에는 태양열을 흡수하여 대지의 과열을 방지한다.
ㄷ. 대기의 온도변화에 따라 생성된 기압차에 의한 바람을 의미한다.
ㄹ. 인체의 방열작용을 촉진시키고 자연환기의 원동력이 된다.

---

① ㄱ, ㄴ   ② ㄱ, ㄷ
③ ㄴ, ㄷ   ④ ㄷ, ㄹ

27

약한 개체가 자신에 대한 최적의 기능을 찾아 환경에 적응하는 현상은?

[20 울산보건연구사]

① 대상성 순응   ② 자극성 순응
③ 수동적 순응   ④ 생산적 순응

28

온열인자의 복합적인 작용에 의해 만들어지는 온열환경 조건을 객관적인
값으로 나타낸 온열지수 중 감각온도의 조건으로 옳은 것은?

[20 부산보건연구사]

① 쾌적습도(50~60%), 불감기류(0.5m/sec)

② 포화습도(50~60%), 정지기류(0.5m/sec)

③ 쾌적습도(100%), 불감기류(0m/sec)

④ 포화습도(100%), 정지기류(0m/sec)

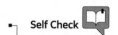
29

다음 중 인체의 체온조절 작용에 영향을 미치는 대표적인 온열지수로 바르게 연결된 것은?   [20 세종보건연구사]

① 기온, 기습, 기류, 복사열
② 기온, 기압, 기류, 복사열
③ 기온, 강우, 강설, 기습
④ 기온, 기류, 강설, 기압

30

다음 중 4대 온열인자에 해당하지 않는 것은?   [21 강원]

① 기온   ② 기습
③ 기압   ④ 복사열

31

안정시 체열의 생산량과 방산량이 가장 높은 신체기관은?   [21 강원]

① 심장/폐포   ② 골격근/피부복사전도
③ 간/호흡   ④ 호흡/분뇨

32

공기의 물리적 성상인 기습에 대한 설명으로 옳지 않은 것은?   [21 경남]

① 낮에는 태양의 복사열을 흡수하고 지표면의 과열을 막으며 밤에는 지열 복사를 차단하여 기후를 완화시키는 작용을 한다.
② 기온이 상승하면 공기 중에 포함될 수 있는 수증기의 양은 줄어든다.
③ 절대습도는 현재 공기 중에 함유되어 있는 수증기의 양이다.
④ 실내 습도가 너무 건조하면 호흡기계 질병, 너무 습하면 피부 질환이 발생하기 쉽다.

33
다음 중 온열인자에 대한 설명으로 옳은 것은? [21 부산]

① 온열인자는 인체의 체온에 영향을 미치는 내재적 요인이다.
② 실외 건구온도는 45cm 높이에서 측정한다.
③ 상대습도는 절대습도에 대한 포화습도의 비이다.
④ 건구 온도와 습구 온도의 차가 클수록 건조한 것이다.

34
인체의 체온유지에 중요한 온열요소의 종합작용에 대한 설명으로 가장 옳은 것은? [21 서울]

① 실외에서의 불쾌지수는 기온과 기습으로부터 산출한다.
② 계절별 최적 감각온도는 겨울이 여름보다 높은 편이다.
③ 쾌감대는 기온이 높은 경우 낮은 습도 영역에서 형성된다.
④ 기온과 습도가 낮고 기류가 커지면 체열 발산이 감소한다.

35
불감기류와 같은 미풍을 정확히 측정할 수 있으며 인체의 열을 뺏는 힘을 의미하는 온열지수는 무엇인가? [21 복지부]

① 카타냉각력   ② 불쾌지수
③ 습구흑구온도지수   ④ 감각온도
⑤ 지적온도

36
다음 중 인간의 체온조절에 영향을 미치는 인자로 옳은 것은?

[21 광주보건연구사]

① 기온, 기압, 기류, 복사열
② 기온, 기습, 기압, 기류
③ 기온, 기습, 기압, 복사열
④ 기온, 기습, 기류, 복사열

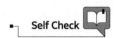

37

다음 중 불쾌지수에 대한 설명으로 옳지 않은 것은? [21 인천보건연구사]

① 70 이상이면 약 10%의 사람이 불쾌감을 느낀다.
② 80 이상이면 대부분의 사람이 불쾌감을 느끼다.
③ 기온과 습도로 나타낸 수치이다.
④ 카타온도계로 측정한다.

38

불쾌지수는 날씨에 따라 인간이 느끼는 불쾌감 정도를 기온과 습도를 조합하여 나타낸 수치이다. 불쾌지수 80에 대한 설명으로 옳은 것은?

[21 부산보건연구사]

① 10%의 사람들이 불쾌감을 느끼는 상태
② 50%의 사람들이 불쾌감을 느끼는 상태
③ 거의 모든 사람들이 불쾌감을 느끼는 상태
④ 참을 수 없는 상태

39

기온에 대한 설명으로 가장 옳지 않은 것은? [22 서울시(2월)]

① 일반적으로 기온이란 지상 1.5m 높이에서의 대기의 건구온도를 말한다.
② 인간이 의복에 의하여 체온을 조절할 수 있는 외기온도의 범위는 대략 10~26℃이다.
③ 성층권에서는 고도가 높을수록 온도가 하락한다.
④ 연교차는 저위도보다는 고위도에서 크다.

40

온열인자의 복합적 작용에 의한 온열지수에 대한 설명으로 옳은 것은?

[22 강원의료기술(10월)]

① 감각온도는 기온, 기습, 기압을 종합하여 나타내는 체감온도이다.
② 불쾌지수는 날씨에 따라 인간이 느끼는 불쾌감 정도를 기온과 기류를 조합하여 나타낸 수치이다.
③ 감각온도는 피복, 계절, 성별 등과 무관하다.
④ 불쾌지수가 80 이상이면 대부분의 사람이 불쾌감을 느끼는 상태이다.

41

〈보기〉의 특징을 가지고 있는 온열 요소에 대한 설명으로 가장 옳지 않은 것은?

[22 서울시 고졸 보건직(10월)]

> **보기**
>
> • 공기 중에 포함된 수분의 양을 의미한다.
> • 낮에는 태양열을 흡수하여 대지의 과열을 방지하고 밤에는 지열의 복사를 방지하여 기후조건을 완화시킨다.

① 하루 중 변화 곡선이 대체로 기온과 역관계를 보인다.
② 일반적으로 쾌적한 수치는 40~60%이다.
③ 수치가 너무 높으면 건강에 좋지 않다.
④ 흑구 온도계를 통해 측정할 수 있다.

42

사람이 덥고 추운 감각을 느끼고 이에 따라 체온조절을 하게 된다. 이러한 작용에 영향을 주는 공기의 물리적 성상인 온열인자에 해당하지 않는 것은?

[22 강원보건연구사]

① 기온
② 기습
③ 기류
④ 기압

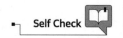

43

기압과 기온의 차에 의해 형성되는 공기의 흐름을 기류라 한다. 다음 중
실내 기류를 측정하는 기구에 해당하는 것은?   [22 강원보건연구사]

① 아스만통풍온습계   ② 흑구온도계
③ 카타온도계   ④ 풍차속도계

44

불쾌지수에 대한 설명으로 옳은 것은?   [23 경기의료기술]

① 겨울에 최고치를 보인다.
② 기온과 기습을 인자로 하여 느끼는 불쾌감이다.
③ 불감기류 상태에서 포화습도를 기준으로 인간이 느끼는 불쾌감 정도를 나
  타낸다.
④ 4가지 온열인자의 복합작용에 의해 느끼는 불쾌감이다.

45

온열조건에 대한 설명으로 옳지 않은 것은?   [23 인천의료기술]

① 절대습도는 공기 1m³에 함유된 수증기량 또는 수증기 장력이다.
② 복사열은 발열체가 주위에 있을 때 온도계에 나타나는 실제온도보다 더
  큰 온감으로 느껴진다.
③ 불쾌지수는 날씨에 따라 인간이 느끼는 불쾌감 정도를 나타내며 여름철
  실내의 무더위를 예보하는 데 주로 이용된다.
④ 습구온도는 온도, 습도, 기류의 종합작용에 의한 것으로 쾌적상태에서는
  건구온도보다 3℃ 정도가 높다.

46

온열인자에 대한 설명으로 옳은 것은?   [23 경기보건연구사]

① 온열인자는 기온, 기습, 실내, 복사열이다.
② 기온측정은 지표면에서 건구온도로 측정한다.
③ 피부온도와 외부온도가 같으면 복사전도가 일어나지 않는다.
④ 감각온도는 기온과 기습을 고려한 지수이다.

47

온열지수 중 감각온도의 구성요소에 해당하지 않는 것은? [24 경북의료기술]

① 기온
② 기습
③ 기류
④ 복사열

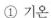

48

현재의 공기 1m³에 포화될 수 있는 수증기량과 그중에 함유되어 있는 수증기량과의 차이는? [24 서울의료기술]

① 절대습도
② 포화습도
③ 상대습도
④ 포차

49

불쾌지수 측정에 필요한 온열요소만을 모두 고르면? [24 보건직]

ㄱ. 기온	ㄴ. 기습
ㄷ. 기류	ㄹ. 복사열

① ㄱ, ㄴ
② ㄱ, ㄷ
③ ㄴ, ㄹ
④ ㄷ, ㄹ

제3절 태양광선 (정답 p.213)

01

자외선 중 건강 선이라고 불리는 Dorno선의 파장범위는? [15 경북]

① 200~240nm
② 200~290nm
③ 280~320nm
④ 320~400nm

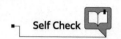
Self Check

02

태양광선 중 용접공 각막염의 원인이 되는 파장은?　　　　　　　[17 전북]

① 자외선　　　　　　　　　　② 적외선
③ 가시광선　　　　　　　　　④ 레이저광

03

적외선에 대한 설명으로 옳지 않은 것은?　　　　　　　　　　　[17 경기]

① 파장은 4,800~7,000Å으로 열선이라 한다.
② 두통과 현기증의 원인이 된다.
③ 일사병의 원인이다.
④ 혈액순환을 촉진시킨다.

04

태양광선 및 방사선의 종류와 그 특징을 연결한 것이 아닌 것은? [17 충남]

① 가시광선: 망막을 자극해서 명암과 색깔 구별
② 자외선: 성장·신진대사, 적혈구 생성촉진
③ 적외선: 파장 7800Å 이상, 열선
④ 전리방사선: 알파입자, 베타입자, 감마선, 중성자 중 투과력이 가장 강한
　　것은 알파입자이다.

05

태양광선의 작용에 관한 설명으로 옳은 것은?　　　　　[17 경기의료기술(10월)]

① 자외선은 열선으로서 온열작용과 온실효과를 유발한다.
② 자외선이 적외선보다 파장범위가 넓다.
③ 자외선은 인체 노출을 통해 구루병을 예방하는 효과가 있다.
④ 적외선의 인체노출로 비타민 D가 생성된다.

06
자외선의 인체에 대한 작용으로 옳지 않은 것은?　　　　　　　　[18 경기]

① Vit D 생성을 촉진하고 핵단백을 파괴하여 살균작용을 한다.
② 피부에 홍반을 일으키고 심하면 부종, 피부박리 등이 유발된다.
③ 눈을 자극하여 눈물, 통증 등을 동반한 각막염 및 결막염을 일으킨다.
④ 망막을 자극하여 색채식별을 가능하게 하며 과다 시 시력장애, 시야협착을 유발한다.

07
일광에 장시간 노출된 후 일사병 증상이 나타났다면 주로 영향을 미친 광선은?　　　　　　　　[18 서울(10월)]

① 자외선　　　　　　　　② 가시광선
③ 적외선　　　　　　　　④ X-선

08
다음 글에 해당하는 비전리방사선은 무엇인가?　　　　　　　　[18 복지부]

- 인간의 눈에 보이지 않는 광선으로, 열선으로도 불린다.
- 인체에 흡수되어 체온을 높이고 혈액순환을 촉진한다.
- 만성적으로 폭로될 경우에 초자공백내장, 대장공백내장을 일으킨다.

① 적외선　　　　　　　　② 자외선
③ 가시광선　　　　　　　④ 극저주파
⑤ 마이크로파

09
태양광선 중 자외선에 대한 설명으로 옳지 않은 것은?　　　　　　　　[19 부산]

① 가시광선, 적외선보다 파장이 짧다.
② 비타민D를 생성한다.
③ 두통, 백내장, 열사병을 일으킨다.
④ 2,800~3,200 파장은 Dorno's ray라고 부른다.

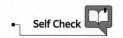
Self Check

10
자외선의 작용으로 가장 옳지 않은 것은?   [19 서울시 7급]

① 피부의 홍반 및 색소 침착을 일으킨다.
② 살균작용을 한다.
③ 안정피로의 원인이 되며 안구진탕증을 초래한다.
④ 결막염, 백내장을 일으키며 비타민 D의 형성작용을 한다.

11
태양광선 중 비타민 D 생성을 도와 구루병 예방의 작용을 하는 파장은?

[20 경기]

① 2,400~2,800 Å   ② 2,800~3,200 Å
③ 3,200~4,000 Å   ④ 7,000~14,000 Å

12
태양광선 중 자외선이 인체에 미치는 영향에 해당하지 않는 것은?

[20 경북]

① 안구진탕증   ② 백내장
③ 피부암   ④ 전기성 안염

13
태양광선 중 자외선에 대한 설명으로 옳은 것은?   [20 충북보건연구사]

① 800nm~1200nm사이의 파장을 일컫는다.
② 열선이라고도 하며 주요작용은 대기 중의 탄산가스에 흡수되어 온실효
과를 일으키게 된다.
③ 주로 초자공, 대장장이 직업에서 노출될 수 있는 파장이다.
④ 중자외선인 Dorno선은 생물학적 작용을 하여 생명선이라고도 부른다.

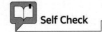
Self Check

14

태양광선 중 가시광선에 의한 영향으로 옳은 것은? [21 경기]

① 피부온도를 상승시킨다.

② 관절염 치료작용을 한다.

③ 체내에서 비타민 D를 생성시킨다.

④ 명암과 색채식별을 가능하게 한다.

15

태양광선 중 가시광선에 대한 설명으로 옳은 것은? [21 경북]

① 도르노선이라고 불린다.

② 망막에 빛을 반사시켜 색채를 구별하게 하는 파장이다.

③ 온실효과의 원인이 된다.

④ 열을 방출하는 파장이다.

16

태양광선 중 자외선의 생물학적 작용으로 옳지 않은 것은? [21 울산보건연구사]

① 구루병 예방　　　　　　② 관절염 치료

③ 일사병 발생　　　　　　④ 피부암 발생

17

태양광선 중 가시광선으로 인한 질병으로 옳은 것은? [21 광주보건연구사]

① 피부박리, 피부암

② 전기성안염, 결막염

③ 화상, 일사병

④ 인구진탕증, 안정피로

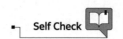

18

태양광선 중 적외선에 대한 설명으로 옳지 않은 것은?　[21 전남보건연구사]

① 열을 방출하는 파장이다.

② 파장은 7,000~30,000 Å 범위이다.

③ 만성노출 시 백내장을 유발할 수 있다.

④ 살균작용을 한다.

19

다음 중 태양광선에 대한 설명 중 옳은 것은?　[22 충남의료기술]

① 적외선은 혈압과 혈당 강하작용을 한다.

② 자외선은 국소혈관 확장 및 혈액순환을 촉진하며 열선이라고도 한다.

③ 적외선은 홍반, 화상, 두통, 열사병을 일으킨다.

④ 자외선은 초자공 백내장, 대장공 백내장의 원인이다.

20

다음 중 피부결핵 환자에게 치료효과가 있는 방사선은?　[22 강원보건연구사]

① 자외선　　　　　　　　　② 감마선

③ 적외선　　　　　　　　　④ 가시광선

21

다음은 태양광선에 대한 설명으로 옳은 것은?　[24 경기의료기술]

① 자외선, 가시광선, 적외선은 전리방사선이고 우주선, x-선, γ-선 등은 비전리방사선이다.

② 눈의 망막을 자극하여 명암과 색채를 구별하게 하는 파장은 200~600nm 이다.

③ 적외선은 열을 방출하는 가장 긴 파장으로 760nm이며 건강에 유익한 영향을 주는 도르노선(Dorno)이다.

④ 자외선은 모세혈관을 확장시켜 피부홍반을 유발한다. 또한 피부홍반과 함께 기저세포 자극으로 멜라닌 색소를 증가시켜 색소 침착을 유발한다.

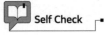
Self Check

22
가시광선의 작용으로 가장 옳은 것은?

[24 서울의료기술]

① 혈압 강하작용을 한다.
② 명암과 색채의 구별을 가능하게 한다.
③ 피부결핵이나 피부병을 치료한다.
④ 체온을 상승시켜 혈관확장을 일으킨다.

제4절 공기

(정답 p.216)

01
다음은 공기의 화학적 성분과 관련된 설명이다. 옳지 않은 것은?

[15 서울보건연구사]

① 이산화탄소는 무색·무취·비독성 가스이다.
② 산소중독증은 대기 중의 산소농도가 낮은 경우 발생한다.
③ 화석연료의 사용증가는 공기 중의 이산화탄소 농도를 증가시킨다.
④ 질소는 정상기압에서는 생리적인 작용을 하지 않으나 이상 고기압이나 급격한 기압 강하 시에는 인체에 영향을 준다.

02
다음 중 실내공기오염의 지표가 되는 공기의 구성성분은?

[16 대전]

① 산소(O_2)
② 질소(N_2)
③ 일산화탄소(CO)
④ 이산화탄소(CO_2)

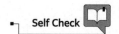

03

다음 중 공기의 자정작용에 해당하는 것은?   [16 충북보건연구사]

가. 희석작용	나. 살균작용
다. 식균작용	라. 산화작용
마. 여과작용	바. 응집작용

① 가, 나, 다   ② 가, 나, 라
③ 라, 마, 바   ④ 다, 마, 바

04

공기의 자정작용으로 옳은 것은?   [17 충남]

① O_3에 의한 세정작용   ② CO_2와 O_2의 교환작용
③ 자외선에 의한 산화작용   ④ 중력에 의한 여과작용

05

공기의 자정작용에 해당하지 않는 것은?   [17 대구]

① 공기의 희석작용   ② 강우, 강설에 의한 세정작용
③ 공기의 여과작용   ④ 산소, 오존 등에 의한 산화작용

06

일산화탄소에 대한 설명으로 옳지 않은 것은?   [17 울산]

① 일산화탄소는 공기보다 가볍다.
② 산소보다 헤모글로빈과의 친화성 200~300배 높다.
③ 무색, 무미, 무취, 비독성 가스이다.
④ 만성중독 시 기억력 감퇴, 파킨슨 병이 발생할 수 있다.

07

다음에서 설명하는 기체는 무엇인가? [17 울산의료기술]

- 물체가 불완전 연소할 때 많이 발생한다.
- 헤모글로빈과의 결합력은 산소와 헤모글로빈의 결합력보다 200~300배나 강하다.
- 대기오염 허용기준에서 1시간 25ppm 이하로 규정하고 있다.

① CO_2

② CO

③ SO_2

④ NO

08

실내공기오염의 지표가 되는 오염물질은 무엇인가? [17 경북]

① CO

② SO_2

③ O_3

④ CO_2

09

다음 중 이산화탄소(CO_2)에 대한 설명 옳은 것은? [19 경남]

① 대기의 공기 중에 0.3% 존재한다.
② 실내와 실외 공기의 오염 지표이다.
③ 무색 무취의 맹독성 가스이다.
④ 서한량은 0.1%이다.

10

공기의 성분이 건강에 미치는 영향으로 옳지 않은 것은? [19 부산]

① 이산화탄소는 7% 이상시 호흡곤란을 일으킨다.
② 산소 10% 이하시 호흡곤란을 일으킨다.
③ 일산화탄소는 공기보다 무거우며 산소보다 Hb친화도가 20~30배 높다.
④ 질소는 정상기압시 인체에 영향이 없다.

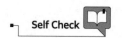

11

일산화탄소는 산소에 비해 헤모글로빈과의 친화력이 몇 배 정도 높은가?

[19 인천의료기술(10월)]

① 20~50배
② 50~100배
③ 100~200배
④ 200~300배

12

산소 부족으로 질식사 할 수 있는 농도로 옳은 것은?   [19 경남보건연구사]

① 7%
② 10%
③ 14%
④ 18%

13

대기오염에 대한 공기의 자정작용에 해당하지 않는 것은?   [20 경기의료기술]

① 자외선에 의한 살균작용
② 오존, 과산화수소 등에 의한 환원작용
③ 식물의 탄소 동화 작용에 의한 CO_2와 O_2 교환작용
④ 강우, 강설에 의한 분진이나 용해성가스의 세정작용

14

대기 중의 산소농도는 약 21%이다. 흡기 중의 산소 함유량이 몇% 이하일 때 호흡곤란이 나타나는가?   [20 부산보건연구사]

① 14% 이하
② 10% 이하
③ 7% 이하
④ 5% 이하

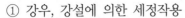

15
공기의 자정작용에 대한 설명으로 옳지 않은 것은? [20 세종보건연구사]

① 강우, 강설에 의한 세정작용
② 자외선에 의한 살균작용
③ 과산화수소에 의한 여과작용
④ 산소에 의한 산화작용

16
다음 중 실내 공기오염의 지표 및 범위로 옳은 것은? [21 강원]

① CO_2 0.01%
② CO 0.01%
③ CO_2 0.1%
④ CO 0.1%

17
다음 중 공기의 구성성분에 대한 설명으로 옳지 않은 것은? [21 충북]

① 일산화탄소는 무색, 무취, 무자극성 기체로 공기보다 약간 가볍다
② 산소가 10% 이하 시 호흡곤란이 발생한다.
③ 이산화탄소는 공기 중 0.03% 차지하며 실내공기 오염의 지표이다.
④ 질소는 3기압에서 마취작용을 일으키고, 10기압 이상 시 사망할 수 있다.

18
실내공기오염 지표로 쓰이며 무색, 무취, 비독성의 특성이 있는 가스는? [21 인천의료기술]

① SO_2
② NO_2
③ CO_2
④ CO

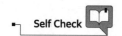

19

다음 중 이산화탄소에 대한 설명으로 옳은 것은?   [21 경남보건연구사]

① 대기 중 0.3% 존재한다.
② 지구에서 방출되는 장파에너지인 복사열을 흡수한다.
③ 식물 호흡과정과 불완전 연소시 생성된다.
④ 대기오염의 지표로 사용된다.

20

대기의 자정작용에 대한 설명으로 옳은 것은?   [21 대전보건연구사]

① 식균작용   ② 세정작용
③ 여과작용   ④ 응집작용

21

다음 중 실내공기오탁도의 지표로 사용되는 오염물질은?   [22 충남의료기술]

① 이산화탄소   ② 일산화탄소
③ 이산화질소   ④ 아황산가스

22

다음 중 무색, 무취의 비독성 가스로 실내공기오염의 지표에 해당하는 것은?

[23 강원의료기술]

① 질소   ② 이산화탄소
③ 일산화탄소   ④ 오존

23

다음 특징을 모두 가지는 공기의 조성 성분은? [24 보건직]

> • 공기의 78%를 차지한다.
> • 이상기압일 때 발생하는 잠함병의 원인이 된다.
> • 호흡할 때 단순히 기도를 출입할 뿐 생리적으로 불활성인 기체이다.

① 산소
② 질소
③ 이산화탄소
④ 일산화탄소

제5절 상수

(정답 p.218)

01

물의 정수처리과정 중 급속여과법에 대한 설명으로 맞는 것은? [15 경남]

> 가. 약품침전시킨 후 여과지로 보낸다.
> 나. 1829년 영국에서 최초로 만들어졌다.
> 다. 건설비는 적게 들고 운영관리비는 많이 든다.
> 라. 여과속도 3~6m/day이고 사면대치로 생물막을 제거한다.

① 가, 나, 다
② 가, 다
③ 나, 라
④ 가, 나, 다, 라

02

다음 내용으로 알 수 있는 것은? [15 서울]

> 어느 학자의 연구에 의하면 강물을 여과 없이 공급하는 것보다 여과하여 공급하는 것이 장티푸스와 같은 수인성 감염병 발생률을 감소시킬 뿐만 아니라 일반 사망률도 감소시킨다는 결과를 가져왔다.

① 밀스-라인케(Mills-Reincke) 현상
② 하인리히(Heinrich) 현상
③ 스노(Snow) 현상
④ 코흐(Koch) 현상

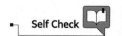

03

다음 중 먹는물 수질기준이 옳지 않은 것은?　　[15 경기의료기술]

① 수은 – 0.001mg/L를 넘지 않을 것
② 카드뮴 – 0.05mg/L를 넘지 않을 것
③ 납 – 0.01mg/L를 넘지 않을 것
④ 시안 – 0.01mg/L를 넘지 않을 것

04

우리나라의 먹는물 수질기준에 대한 설명으로 옳은 것은?　　[15 서울보건연구사]

① 총 대장균군은 1,000mL에서 검출되지 않아야 한다.
② 페놀은 0.005mg/L를 넘지 않아야 한다.
③ 색도는 2도를 넘지 않아야 한다.
④ 벤젠은 0.001mg/L를 넘지 않아야 한다.

05

다음 중 음용수 수질관리기준에 대한 설명으로 옳은 것은?　　[15 경남]

① 불소는 음용수에서 발견되지 않아야 한다.
② 대장균 자체에 병원성이 있으므로 발견되면 안 된다.
③ 암모니아성 질소가 검출되면 분변오염을 의심한다.
④ 물의 경도는 수소이온농도가 결정한다.

06

먹는물 수질검사항목 중 심미적 영향물질에 해당하는 것은?　　[16 부산]

① 유리잔류염소　　　　　② 총 트리할로메탄
③ 질산성 질소　　　　　④ 수소이온농도

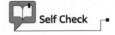
Self Check

07

먹는물 수질기준으로 옳지 않은 것은?   [16 서울보건연구사]

① 비소 0.01mg/L
② 셀레늄 0.01mg/L
③ 수은 0.01mg/L
④ 시안 0.01mg/L

08

Mills-Reincke 현상과 관련이 있는 것은?   [16 대전]

① 분뇨처리
② 하수처리
③ 배수처리
④ 상수처리

09

정수방법 중 여과법에 대한 설명으로 옳은 것은?   [16 서울]

① 완속여과의 여과속도는 3m/day이고, 급속여과의 여과속도는 120m/day 정도이다.
② 급속여과의 생물막 제거법은 사면교체이고, 완속여과의 생물막 제거법은 역류세척이다.
③ 원수의 탁도·색도가 높을 때는 완속여과가 효과적이다.
④ 완속여과에 비해 급속여과의 경상비가 적게 든다.

10

정수장 수질검사에서 매일 검사하는 항목은 몇 개인가?   [16 경기의료기술]

① 5개 항목
② 6개 항목
③ 7개 항목
④ 8개 항목

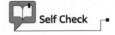

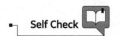

11

오염된 물의 자정작용을 일으키는 와류현상과 관련 있는 것은 무엇인가?

[17 경기의료기술 경력]

① 성층 현상
② 난류 현상
③ 브라운 작용
④ 와류 미생물에 의한 산화현상(산화지법)

12

다음 중 물의 염소소독 시에 발생하는 불연속점의 원인은?   [17 서울]

① 유기물   ② 클로라민(chloramine)
③ 암모니아   ④ 조류(aglae)

13

밀스-라인케(Mills-Reincke) 현상은 어느 단계에서의 물 처리와 관련된 현상인가?

[17 강원, 강원의료기술(9월)]

① 하수처리   ② 폐수처리
③ 오니처리   ④ 상수처리

14

Mills-Reincke 현상을 통해 중요성이 부각되는 것은?   [17 충북의료기술]

① 물의 여과급수   ② 물에 의한 발열
③ 중금속 중독   ④ 하수처리

15

먹는물 수질기준으로 옳지 않은 것은?   [17 광주]

① 수은 0.001mg/L   ② 암모니아성 질소 0.5mg/L
③ 벤젠 0.05mg/L   ④ 질산성 질소 10mg/L

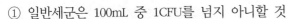

16

먹는물 수질기준으로 옳은 것은? [17 부산의료기술]

① 일반세균은 100mL 중 1CFU를 넘지 아니할 것

② 총대장균군은 100mL에서 검출되지 아니할 것

③ 살모넬라, 쉬겔라균은 500mL에서 검출되지 아니할 것

④ 여시니아균은 200mL에서 검출되지 아니할 것

17

정수장 수질검사에 관한 설명 중 옳은 것은? [17 충북(12월)]

① 매일 색도, 탁도, 냄새, 맛, pH, 잔류염소 6개 항목을 검사한다.

② 매주 1회 이상 5가지 항목을 검사한다.

③ 매월 1회 이상 3가지 항목을 검사한다.

④ 100만 명 이상의 인구의 도시에서는 5만 명당 1곳에서 검사를 시행한다.

18

다음에서 설명하는 먹는물 수질 검사항목으로 가장 옳은 것은? [17 서울]

> 값이 높을 경우 유기성 물질이 오염된 후 시간이 얼마 경과하지 않은 것을 의미하며, 분변의 오염을 의심할 수 있는 지표이다.

① 수소이온   ② 염소이온

③ 질산성 질소   ④ 암모니아성 질소

19

다음 중 염소소독의 특성으로 옳지 않은 것은? [18 경북의료기술]

① 잔류효과가 있다.

② 저렴하다.

③ 바이러스를 사멸시킨다.

④ 냄새가 난다.

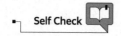

20

상수처리 방법에서 급속여과법에 대한 설명으로 옳은 것은?　　[18 경기]

① 역류세척　　　　　　　　　② 1차 사용일수 20~60일
③ 광대한 면적　　　　　　　　④ 많은 건설비

21

상수처리 과정에서 약품 침전 시 사용하는 응집제에 해당하는 것은?

[18 전남, 전북]

① 수소알루미늄　　　　　　　② 탄소알루미늄
③ 질소알루미늄　　　　　　　④ 황산알루미늄

22

염소소독의 장점으로 가장 옳지 않은 것은?　　[18 서울(6월)]

① 소독력이 강하다.
② 잔류효과가 약하다.
③ 조작이 간편하다.
④ 경제적이다.

23

염소소독에서 염소가 물 속의 휴민(humin)질, 풀브산, 아세톤 등 유기물과 반응하여 생성되는 소독부산물로서 동물실험 결과 암을 유발하는 독성물질로 확인된 물질은?

[18 제주]

① 오존　　　　　　　　　　　② 트리할로메탄
③ 질산성 질소　　　　　　　　④ 클로라민

24
수중에 많이 함유된 철, 망간을 제거하기 위한 방법으로 옳은 것은?

[18 전북의료기술]

① 석회소다법   ② 폭기법
③ 자비법   ④ 불소주입법

25
물속에 함유되어 많이 마실 경우 소아에게 메트헤모글로빈혈 등을 일으켜 청색아(blue baby) 질환을 일으킬 수 있는 오염물질은?   [18 복지부 7급]

① 불소   ② 암모니아
③ 암모니아성질소   ④ 질산성질소
⑤ 과망간산칼륨

26
수질검사에서 검출 시 분변에 의한 오염이 발생한지 얼마 되지 않았음을 나타내는 물질은?   [19 경북의료기술]

① 암모니아   ② 암모니아성 질소
③ 아질산성 질소   ④ 질산성 질소

27
유리잔류염소와 암모니아가 결합하여 만들어지는 물질은?   [19 경기의료기술]

① 클로라민   ② THM
③ 치아염소산 나트륨   ④ OCl

Self Check

4

환경보건

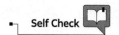

28

먹는물 수질기준으로 옳지 않은 것은?

[19 경기의료기술]

① 잔류염소 기준은 4mg/L를 넘지 아니할 것
② 비소는 0.1mg/L를 넘지 아니할 것
③ 대장균은 100mL 중 검출되지 아니하여야 하고, 연쇄상구균, 살모넬라, 쉬겔라는 250mL에서 검출되지 아니할 것
④ 일반세균 1mL 중 100CFU를 넘지 아니할 것

29

다음 중 염소소독의 단점으로 옳지 않은 것은?

[19 전북의료기술]

① 냄새가 난다.
② 잔류효과가 있다.
③ THM이 발생하여 발암성이 있다.
④ 부식성이 있다.

30

다음 중 상수처리과정에서 염소소독을 하는 이유로 옳지 않은 것은?

[19 경기]

① 냄새가 없고 독성이 없다.
② 조작이 간편하다.
③ 강한 잔류효과가 있다.
④ 가격이 저렴하여 경제적이다.

31

먹는물 수질검사에서 세균학적 지표로 대장균 검사를 시행하는 이유로 옳은 것은?

[19 경기]

① 수질오염의 원인균 중 가장 유해하기 때문이다.
② 대장균 오염이 발생하기 가장 쉽기 때문이다.
③ 대장균이 많으면 병원성 미생물이 존재할 가능성이 있기 때문이다.
④ 대장균이 많으면 공장폐수에 의한 물의 오염을 추측할 수 있기 때문이다.

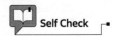

32

다음 중 먹는물 수질기준에 맞는 것을 모두 고른 것은? [19 호남권]

> ㄱ. 납은 0.01mg/L을 넘지 아니할 것
> ㄴ. 카드뮴은 0.01mg/L을 넘지 아니할 것
> ㄷ. 벤젠은 0.01mg/L를 넘지 아니할 것
> ㄹ. 총 대장균군은 100ml에서 검출되지 아니할 것
> ㅁ. 잔류염소는 4.0mg/L을 넘지 아니할 것
> ㅂ. 과망간산칼륨소비량은 100mg/L을 넘지 아니할 것
> ㅅ. 비소는 0.01mg/L을 넘지 아니할 것

① ㄱ, ㄴ, ㄹ, ㅁ, ㅂ
② ㄴ, ㄷ, ㄹ, ㅁ, ㅅ
③ ㄱ, ㄷ, ㄹ, ㅁ, ㅅ
④ ㄷ, ㄹ, ㅁ, ㅂ, ㅅ

33

물의 정수과정 중 소독과정에서 시행하는 염소소독의 장점이 아닌 것은?

[19 대전]

① 트리할로메탄을 생성하지 않는다.
② 가격이 저렴하다.
③ 잔류효과가 강하다.
④ 조작이 간편하다.

34

다음 중 먹는물 수질기준으로 미생물에 관한 기준에 해당하는 항목은?

[19 부산]

① 대장균, 분원성대장균
② 대장균, 병원성대장균
③ 일반세균, 분원성시겔라균
④ 일반세균, 병원성대장균

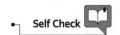

35

먹는물 수질기준에서 건강상 유해영향 무기물질에 관한 기준으로 옳은
것은?   [19 인천]

① 납은 0.001mg/L를 넘지 아니할 것
② 크롬은 0.5mg/L를 넘지 아니할 것
③ 수은은 0.01mg/L를 넘지 아니할 것
④ 질산성 질소는 10mg/L를 넘지 아니할 것

36

물의 염소소독에 대한 설명으로 가장 옳지 않은 것은?   [19 서울시 7급]

① 수중의 유기물질을 산화시키는 데 필요한 염소의 양을 염소요구량이라
한다.
② pH4 이하에서 유리잔류염소는 HOCl의 형태로 존재하며 이때 살균력이
강하다.
③ 순수한 물의 염소요구량은 물의 질량과 일치하며 물의 질량을 초과할 때
유리잔류염소를 생성한다.
④ 수중에 암모니아 물질이 함유되어 있는 경우 결합잔류염소가 거의 0(zero)
인 상태를 불연속점이라 한다.

37

수원(source of water)에 대한 설명으로 가장 옳은 것은?   [19 서울 고졸]

① 지표수는 화학적으로 가장 순수한 물로, 탁도가 낮으며 경도는 높다.
② 복류수는 하천, 저수지, 호수 따위의 바닥이나 변두리 자갈, 모래층 속을
흐르는 물을 말하며, 수원으로 가장 많이 사용되고 있다.
③ 해수는 식염이 함유되어 있고, 역삼투막 여과작용을 이용하여 음용수로
사용할 수 있다.
④ 지하수는 지하에 있는 모든 물을 말하며, 지표수와 달리 수온의 변화가
기온의 변화에 많은 영향을 받는다.

38
수질검사 항목 중 대장균지수(Coli index)란 무엇인가? [19 인천의료기술(10월)]

① 검수 100mL 중 대장균의 수
② 검수 100mL 중 대장균 수의 역수
③ 대장균을 검출할 수 있는 최소검수량
④ 대장균을 검출할 수 있는 최소검수량의 역수

Self Check

39
다음 중 소아에게 청색증(Blue baby)를 일으키는 물질은? [19 전북보건연구사]

① 납
② 카드뮴
③ 질산성 질소
④ 암모니아성 질소

40
먹는물 수질기준에 따른 정수장 수질검사 항목 중 매일 1회 이상 검사하는 항목에 해당하지 않는 것은? [19 울산보건연구사]

① 탁도
② 잔류염소
③ 수소이온농도
④ 암모니아성 질소

41
먹는물 수질 기준에 대한 설명으로 잘못된 것은? [19 강원보건연구사]

① 페놀은 0.005mg/L를 넘지 아니할 것
② 불소는 2.0mg/L를 넘지 아니할 것
③ 일반세균은 1mL 중 100CFU를 넘지 아니할 것
④ 총 대장균군은 100mL에서 검출되지 아니할 것

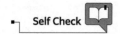

42

상수처리 과정에 사용되는 여과법 대한 설명 중 옳지 않은 것은?

[19 광주보건연구사]

① 급속여과법은 완속여과법에 비해 경상비가 많이 든다.
② 완속여과법은 급속여과법 보다 세균 제거율이 높다.
③ 수면이 동결되기 쉬운 장소에서는 급속사여과법 보다 완속여과법이 더 유리하다.
④ 급속여과법은 역류세척을 이용하여 생물막을 제거한다.

43

염소소독에 대한 설명으로 옳지 않은 것은?

[19 대구보건연구사]

① 유리잔류염소가 결합잔류염소보다 살균력이 우수하다.
② 염소요구량이란 불연속점까지의 주입 염소량이다.
③ 불연속점이 지나면 주입염소량에 비례하여 결합잔류염소가 증가한다.
④ 불연속점처리는 부활현상을 방지한다.

44

다음 중 먹는물의 수질검사 항목과 검사주기의 연결이 옳은 것은?

[20 경기의료기술]

① 대장균 – 매주 1회 이상 검사
② 잔류염소 – 매월 1회 이상 검사
③ 일반세균 – 매일 1회 이상 검사
④ 수소이온농도 – 매주 1회 이상 검사

45

상수의 소독방법인 염소소독에 대한 설명으로 옳지 않은 것은?

[20 제주의료기술]

① 잔류효과가 강하다.
② 조작이 간편하다.
③ 살균력이 약하다
④ 독성이 있다.

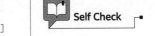

46
상수의 여과처리방법 중 급속여과법의 특징으로 옳은 것은? [20 제주의료기술]

ㄱ. 사면대치   ㄴ. 빠른 여과속도
ㄷ. 높은 세균제거율 ㄹ. 동절기에 유리

① ㄱ, ㄴ, ㄷ   ② ㄱ, ㄷ
③ ㄴ, ㄹ   ④ ㄱ, ㄴ, ㄷ, ㄹ

47
상수의 정수처리과정에서 적용되는 급속사여과법에 대한 설명으로 옳지 않은 것은? [20 광주·전남·전북]

① 예비처리시 약품침전이 필요하다
② 색도, 탁도가 높을 때 유리하다
③ 건설비는 완속여과법보다 많이 든다.
④ 유지비가 완속여과법보다 많이 든다.

48
다음 중 먹는물 수질기준으로 옳지 않은 것은? [20 광주·전남·전북]

① 색도는 5도를 넘지 아니할 것
② 일반세균은 1ml에 1000CFU를 넘지 아니할 것
③ 총 대장균군은 100ml에서 검출되지 아니할 것
④ 수소이온농도는 pH 5.8 이상 8.5 이하이어야 할 것

49
급속여과법에 대한 설명으로 옳은 것은? [20 대구]

① 역류세척을 통해 여과막을 관리한다.
② 보통침전법으로 영국형이라고도 한다.
③ 경상비용이 적게 소모된다.
④ 탁도와 색도가 높을 때 적용하긴 어렵다.

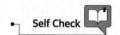

50
다음 중 먹는물 수질기준으로 옳지 않은 것은?

[20 대전]

① 일반세균은 1ml 중 500CFU를 넘지 아니할 것
② 분원성 연쇄상구균, 녹농균, 살모넬라 및 쉬겔라는 250ml에서 검출되지 아니할 것
③ 총 대장균군은 100ml에서 검출되지 아니할 것
④ 대장균, 분원성 대장균은 100ml에서 검출되지 아니할 것

51
다음 중 수돗물 수질기준에 해당하는 것은?

[20 부산]

① 총인
② 총질소
③ 알루미늄
④ 클로로필-a

52
다음 중 염소소독의 특징이 아닌 것은?

[20 부산]

① 소독력이 강하고 잔류효과가 있다.
② 냄새가 나고 금속관을 부식시킨다.
③ THM을 생성한다.
④ 세균과 바이러스를 사멸시킨다.

53
상수의 처리과정인 소독에 대한 설명으로 가장 옳은 것은?

[20 충남]

① 오존소독은 강한 잔류효과가 있다.
② 염소소독은 트리할로메탄이 생성되는 단점이 있다.
③ 오존소독은 살균력이 염소보다 약하다.
④ 염소소독은 맛과 냄새가 거의 없다.

54

다음 중 먹는물 수질기준에 대한 설명으로 옳지 않은 것은?   [20 충북]

① 색도는 5도를 넘지 않아야 한다.
② 잔류염소는 4.0mg/L를 넘지 않아야 한다.
③ 대장균군은 250ml에서 검출되지 않아야 한다.
④ 일반세균은 1ml 중 100CFU를 넘지 않아야 한다.

55

먹는물 수질기준 항목 중 소독제 및 소독부산물에 관한 기준에 해당하지 않는 것은?   [20 울산의료기술(10월)]

① 디클로로메탄
② 총트리할로메탄
③ 디클로로아세토니트릴
④ 브로모디클로로메탄

56

먹는물 수질기준으로 옳지 않은 것은?   [20 충북보건연구사]

① 색도는 1도를 넘지 않아야 한다.
② 일반세균은 1mL 중 100CFU를 넘지 않아야 한다.
③ 암모니아성질소는 0.5mg/L를 넘지 않아야 한다.
④ 탁도는 1NTU를 넘지 않아야 한다.

57

먹는물 수질기준 항목 중 소독제 및 소독부산물에 관한 기준 항목에 해당하지 않는 것은?   [20 경북보건연구사]

① 트리클로로에틸렌
② 총트리할로메탄
③ 잔류염소
④ 디브로모아세토나이트릴

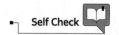

58

상수의 처리과정을 순서대로 바르게 나열한 것은?　　　　　　　　[20 대전보건연구사]

① 도수 – 취수 – 송수 – 정수 – 배수 – 급수
② 도수 – 송수 – 정수 – 취수 – 배수 – 급수
③ 취수 – 도수 – 정수 – 송수 – 배수 – 급수
④ 취수 – 정수 – 도수 – 송수 – 배수 – 급수

59

「먹는물 수질기준 및 검사 등에 관한 규칙」상 먹는물의 수질기준에 대한
설명으로 가장 옳은 것은?　　　　　　　　　　　　　　　[20 서울보건연구사]

① 녹농균은 300mL에서 검출되지 않아야 한다.
② 불소는 5mg/L를 넘지 않아야 한다.
③ 아황산환원혐기성포자형성균은 50mL에서 검출되지 않아야 한다.
④ 황산이온은 300mg/L를 넘지 않아야 한다.

60

먹는물 수질기준으로 옳지 않은 것은?　　　　　　　　　　[20 인천보건연구사]

① 수은은 0.001mg/L를 넘지 아니할 것
② 일반세균은 100ml 중 100CFU를 넘지 아니할 것
③ 페놀은 0.005mg/L를 넘지 아니할 것
④ 크롬은 0.05mg/L를 넘지 아니할 것

61

우리나라 정수장의 먹는물 수질기준 항목으로 해당하지 않는 것은?

[21 전북의료기술(5월)]

① 미생물에 관한 기준
② 소독제 및 소독부산물질 기준
③ 건강상 유해영향 무기물질 기준
④ 방사능에 관한 기준

62
먹는물 수질기준 중 심미적 영향물질로 바르게 연결된 것은? [21 강원]

① 일반세균, 대장균, 냄새
② 냄새와 맛, 암모니아성질소
③ 염소이온, 과망간산칼륨 소비량, 색도
④ 일반세균, 탁도, 수소이온농도

63
수질오염에 의한 현상 중 블루베이비의 원인이 되는 오염물질은 무엇인가?
[21 경기]

① 질산성질소   ② 메틸수은
③ 카드뮴   ④ 페놀

64
먹는물 수질기준으로 옳지 않은 것은? [21 경북]

① 수소이온농도는 pH 5.8 이상 pH 8.5 이하이어야 한다.
② 총 대장균군은 100ml 중에서 검출되지 아니하여야 한다.
③ 일반세균은 1ml 중 100CFU를 넘지 아니하여야 한다.
④ 색도는 10도를 넘지 아니하여야 한다.

65
정수장 수질검사 항목 중 매주 검사하는 것은? [21 광주·전남·전북]

① 색도   ② pH
③ 잔류염소   ④ 대장균

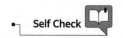

66

상수 처리를 위한 급속사여과법에 대한 설명으로 옳은 것은? [21 충북]

① 여과를 시행하기 전 약품에 의한 처리가 필요하다.
② 완속사여과법에 비해 건설비가 많이 든다.
③ 완속사여과법에 비해 유지비가 적게 든다.
④ 사면대치를 이용하여 생물막을 제거한다.

67

정수장 수질검사에 대한 내용으로 옳은 것은? [21 충북]

① 냄새, 맛, 색도, 탁도, 일반세균은 매일 1회 검사한다.
② 일반세균, 잔류염소, 질산성 질소, 대장균 등은 매주 1회 검사한다.
③ 수도꼭지는 5만명 이상 10만명 미만 지역에서는 7천명당 1곳 이외 1곳을 더한다.
④ 수도꼭지는 인구가 10만명 이상 50만명 미만 지역에는 8천명 당 1곳 이외 4곳을 더한다.

68

다음 중 물의 소독에 대한 설명으로 옳지 않은 것은? [21 전남경력경쟁(7월)]

① 깨끗한 물이어도 소독은 생략할 수 없다
② 오존소독은 잔류효과가 없다
③ 오존소독은 트리할로메탄이 생성되는 단점이 있다.
④ 오존소독은 관리가 어려우며 만들기 어렵다

69

물을 여과 급수함으로써 나타나는 밀즈-레인케(Mills-Reincke) 현상과 관련이 깊은 감염병을 〈보기〉에서 모두 고른 것은? [21 서울 고졸]

보기	
㉠ 디프테리아	㉡ 장티푸스
㉢ 세균성이질	㉣ 발진티푸스

① ㉠, ㉡
② ㉡, ㉢
③ ㉠, ㉡, ㉢
④ ㉡, ㉢, ㉣

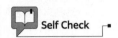

70

다음 중 급속사여과법의 특징으로 옳지 않은 것은? [21 울산의료기술]

① 약품침전법 ② 역류세척
③ 여과속도 3m/day ④ 세균제거율 95~98%

71

다음 중 먹는물 수질 기준으로 옳지 않은 것은? [21 인천의료기술]

① 일반세균은 1mL 중 100CFU를 넘지 아니할 것
② 총대장균군은 100mL를 넘지 아니할 것
③ 색도는 10도를 넘지 아니할 것
④ 수소이온농도는 PH 5.8 이상 PH 8.5 이하이어야 할 것

72

먹는물 수질 기준상 미생물에 관한 기준으로 옳은 것은? [21 울산보건연구사]

① 일반세균 100mL 중 100CFU를 넘지 않아야 한다.
② 총대장균군은 100mL에서 검출되지 않아야 한다.
③ 분원성연쇄상구균은 100mL에서 검출되지 않아야 한다.
④ 쉬겔라는 25mL에서 검출되지 않아야 한다.

73

여과법에 대한 비교이다. 옳지 않은 것은? [21 광주보건연구사]

	완속사여과법	급속사여과법
ㄱ. 침전법	보통침전법	약품침전법
ㄴ. 여과속도	3m/day	120m/day
ㄷ. 세균제거율	98~99%	95~98%
ㄹ. 건설비와 유지비	건설비가 적게 들고 유지비가 많이 든다.	건설비가 많이 들고 유지비가 적게 든다.

① ㄱ ② ㄴ
③ ㄷ ④ ㄹ

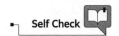

74

먹는물 수질검사 중 심미적 영향물질에 관한 기준으로 옳지 않는 것은?

[21 광주보건연구사]

① 탁도는 1NTU를 넘지 아니할 것
② 과망간산칼륨 소비량은 5mg/L를 넘지 아니할 것
③ 세제는 0.5mg/L를 넘지 아니할 것
④ 색도는 5도를 넘지 아니할 것

75

특수정수법으로 경수연화법에 해당하는 것은?

[21 전남보건연구사]

① 오존소독법
② 염소소독법
③ 오르도톨루딘법
④ 제올라이트법

76

수돗물 위생관리를 위한 수치로 옳은 것은?

[22 경기의료기술]

① 일반세균 – 1mL에 200CFU를 넘지 아니할 것
② 질산성질소 – 10mg/L를 넘지 아니할 것
③ 암모니아성질소 – 5mg/L를 넘지 아니할 것
④ 과망간산칼륨 소비량 – 20mg/L를 넘지 아니할 것

77

염소소독에 대한 설명으로 옳은 것을 바르게 나열한 것은? [22 전북의료기술]

> ㄱ. 일반적으로 클로라민이 차아염소산 보다 강한 살균력을 가진다.
> ㄴ. 불연속점 처리법은 불연속점 이상으로 염소량을 주입하는 것이다.
> ㄷ. 염소성분이 소실되면 아포형성균이 발아 증식하는 것을 부활현상이라 한다.
> ㄹ. 트리할로메탄은 염소소독으로 인해 발생하는 독성성분이다.
> ㅁ. 차아염소산은 pH 3~6에서 많다

① ㄱ, ㄷ, ㄹ
② ㄴ, ㄷ, ㄹ, ㅁ
③ ㄱ, ㄹ, ㅁ
④ ㄱ, ㄴ, ㄷ, ㄹ

78
다음 중 염소소독법에 대한 설명으로 옳지 않은 것은? [22 광주의료기술]

① 독성이 있다.

② 세균은 제거할 수 있지만 바이러스는 제거가 불가능하다.

③ 불연속점 이상으로 염소량을 주입하여 잔류염소가 검출되도록 하는 것을
불연속점 처리라고 한다.

④ 강력한 살균효과가 있지만 잔류효과가 없다.

79
먹는물 수질기준 중 심미적 영향물질 기준으로 옳지 않은 것은?

[22 대전의료기술]

① 동   ② 불소
③ 염소이온   ④ 망간

80
먹는물 수질기준으로 틀린 것은? [22 충남의료기술]

① 총 대장균군은 100mL에서 검출되지 않아야한다.

② 일반세균은 1mL 중 300CFU를 넘지 않아야한다.

③ 대장균·분원성 대장균군은 100mL에서 검출되지 않아야한다.

④ 분원성 연쇄상구균·녹농균·살모넬라·쉬겔라는 250mL에서 검출되지 않
아야한다.

81
다음 중 먹는물 수질기준으로 옳은 것은? [22 충북의료기술]

① 아황산환원혐기성포자형성균은 250mL에서 검출되지 아니할 것

② 총 대장균군은 100mL에서 검출되지 아니할 것

③ 일반세균은 10mL 중 100CFU를 넘지 아니할 것

④ 여시니아균은 50mL에서 검출되지 아니할 것

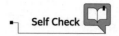

82

지표수의 자정작용 중 화학적 작용에 해당하는 것은? [22 전남경력경쟁]

① 침전　　　　　　　　　② 희석

③ 여과　　　　　　　　　④ 폭기

83

상수의 염소소독법에 대한 설명으로 옳은 것은? [22 강원의료기술(10월)]

① 살균력이 강하나 잔류효과가 없다.

② 맛과 냄새가 거의 없다.

③ 독성이 있다.

④ 가격이 비싸다.

84

상수의 특수정수법 망간제거법에 해당하지 않는 것은? [22 울산의료기술(10월)]

① 석회소다법　　　　　　② 망간제올라이트법

③ 이온교환법　　　　　　④ 과망간산칼륨법

85

먹는물 수질기준 항목 중 심미적 영향물질의 기준에 해당하지 않는 것은?

[22 인천의료기술(10월)]

① 동　　　　　　　　　② 염소이온

③ 불소　　　　　　　　④ 알루미늄

86

⟨보기⟩에서 설명하는 정수 처리 과정으로 옳게 짝지은 것은?

[22 서울시 고졸 보건직(10월)]

> **보기**
>
> (가) 응집 물질을 가라앉혀 찌꺼기는 버리고 맑은 물을 보내는 곳
> (나) 깨끗하게 걸러진 물을 염소 소독한 후 가정으로 보내기 전 저장하는 곳

	(가)	(나)
①	침전지	정수지
②	여과지	배수지
③	여과지	정수지
④	침전지	배수지

87

⟨보기⟩는 염소소독 시의 수중 반응이다. 빈칸에 들어갈 내용으로 옳은 것은?

[22 대전보건연구사]

> **보기**
>
> • $Cl_2 + H_2O \rightarrow$ (ㄱ) $+ HCl$
> • $HOCl \rightarrow OCl^- +$ (ㄴ)

① (ㄱ) $HOCl$ (ㄴ) H^+
② (ㄱ) H_2O_2 (ㄴ) O^+
③ (ㄱ) NCl_3 (ㄴ) H^+
④ (ㄱ) NH_2Cl (ㄴ) O^+

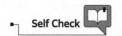

88

「먹는물 관리법령」상 먹는물의 수질기준으로 옳은 것을 〈보기〉에서 모두 고른 것은? [22 서울보건연구사]

> 보기
>
> ㄱ. 건강상 유해영향 무기물질은 불검출을 기준으로 한다.
> ㄴ. 심미적 영향물질에 관한 기준을 마련하고 있다.
> ㄷ. 방사능은 불검출을 기준으로 한다.
> ㄹ. 미생물에 관한 기준에는 총 대장균군을 포함한다.

① ㄱ, ㄴ   ② ㄴ, ㄷ
③ ㄴ, ㄹ   ④ ㄷ, ㄹ

89

「먹는물 수질기준 및 검사 등에 관한 규칙」상 먹는물 수질기준이 옳은 것은? [22 세종보건연구사]

① 일반세균은 10mL 중 100CFU를 넘지 아니할 것
② 살모넬라 및 쉬겔라는 50mL에서 검출되지 아니할 것
③ 암모니아성 질소는 10mg/L를 넘지 아니할 것
④ 총 대장균군은 100mL에서 검출되지 아니할 것

90

먹는물 수질 기준 중 심미적 영향물질에 해당하는 것은? [22 인천보건연구사]

① 납   ② 대장균
③ 아연   ④ 잔류염소

91

정수장의 상수처리에 대한 설명으로 옳지 않은 것은? [23 경기의료기술]

① 약품침전법을 시행하면 세균 수도 감소효과도 있다.
② 약품침전을 시행 후 주로 완속여과법으로 연결된다.
③ 상수처리에서 미생물 제거에 주로 사용되는 것은 염소소독법이다.
④ 상수처리는 침전, 여과, 소독의 과정을 거친다.

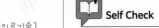

92

다음 중 먹는물 수질기준으로 옳은 것은?　　　　　[23 경북의료기술]

① 일반세균은 100mL 중 100CFU를 넘지 않아야 한다.
② 살모넬라는 250mL에서 검출되지 않아야 한다.
③ 크롬 0.005mg/L를 넘지 않아야 한다.
④ 여시니아균 3L에서 검출되지 않아야 한다.

93

상수의 여과처리 방법 중 급속사여과법에 대한 설명으로 옳은 것은?

[23 경북의료기술]

① 여과속도는 3~6m/day이다.
② 탁도나 색도가 높을 때 유리하다.
③ 건설비는 많이 들고 유지비는 적게 든다.
④ 사면대치로 생물막을 제거한다.

94

상수의 처리과정 중 완속사여과법에 대한 설명으로 옳지 않은 것은?

[23 부산의료기술]

① 세균제거율은 95~98%이다.
② 탁도와 색도가 높은 경우 급속사여과법이 더 유리하다.
③ 하루 3m/day 속도이다.
④ 생물막은 사면대치로 제거한다.

95

「먹는물 수질기준 및 검사 등에 관한 규칙」상 건강상 유해영향 무기물질
에 관한 기준으로 옳은 것은?　　　　　[23 보건직]

① 암모니아성 질소는 1.0mg/L를 넘지 아니할 것
② 납은 0.1mg/L를 넘지 아니할 것
③ 비소는 0.001mg/L를 넘지 아니할 것
④ 질산성 질소는 10mg/L를 넘지 아니할 것

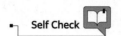

96

다음 중 먹는물 수질기준으로 옳지 않은 것은?   [23 강원의료기술]

① 일반세균은 1mL 중 100CFU를 넘지 아니할 것
② 대장균은 1L에서 검출되지 아니할 것
③ 색도는 5도를 넘지 아니할 것
④ 수소이온농도는 pH 5.8 이상 pH 8.5 이하여야 할 것

97

다음 중 염소소독 시 발생되는 소독 부산물질에 해당하지 않는 것은?

[23 경북보건연구사]

① 총트리할로메탄   ② 크로로포름
③ 다이옥신   ④ 디브로모아세토니트릴

98

다음 중 먹는물 수질기준으로 옳은 것은?   [23 경북보건연구사]

① 총 대장균군은 100mL에서 검출되지 않아야 한다.
② 불소는 3mg/L를 넘지 않아야 한다.
③ 암모니아성 질소는 5mg/L를 넘지 않아야 한다.
④ 페놀은 0.05mg/L를 넘지 않아야 한다.

99

상수처리에서 염소소독에 대해서 옳지 않은 것은?   [24 경북의료기술]

① 가격이 저렴하다.
② 살균력이 좋다.
③ 잔류효과가 있다.
④ 수도꼭지에 유리잔류염소가 0.2mg/L 이상 되도록 규정하고 있다.

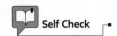

100

먹는물 수질기준 중 건강상 유해영향 무기물질의 기준으로 옳지 않은 것은?

[24 대구의료기술]

① 질산성질소는 10mg/L를 넘지 아니할 것
② 카드뮴 0.005mg/L를 넘지 아니할 것
③ 수은 0.01mg/L를 넘지 아니할 것
④ 납은 0.01mg/L를 넘지 아니할 것

101

상수처리 과정 중 급속사여과법에 대한 설명으로 옳은 것은?

[24 충남의료기술]

① 보통침전법을 적용한다.
② 생물막 제거를 위해 사면대치를 시행한다.
③ 1872년 미국에서 처음으로 시작되어서 미국식 여과법이라고도 한다.
④ 세균제거율은 98~99%이다.

| 제 6 절 | 수영장 및 공중목욕탕 | (정답 p.229) |

01

수영장의 수질기준으로 옳지 않은 것은?　[12 강원(2014년 개정내용 반영 변형문제)]

① 수소이온농도는 5.8부터 8.6까지 되도록 하여야 한다.
② 탁도는 1.5NTU 이하이어야 한다.
③ 과망간산칼륨 소비량은 12mg/L 이하이어야 한다.
④ 대장균군은 10밀리리터들이 시험대상 욕수 5개 중 양성이 1개 이하이어
　야 한다.

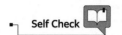

02

수질기준 중 공중목욕탕 원수의 기준으로 옳은 것은? [23 경북보건연구사]

① 색도는 1도 이하로 하여야 한다.

② 탁도는 1NTU 이하로 하여야 한다.

③ 과망간산칼륨 소비량 1.2mg/L 이하가 되어야 한다.

④ 수소이온농도는 8.5 이상 9.6 이하로 하여야 한다.

| 제7절 | 하수 | (정답 p.229) |

01

하수처리에 관한 설명으로 옳지 않은 것은? [15 경북]

① 혐기성 처리가 호기성 처리보다 오니 발생이 적다.

② 산화지법은 호기성 처리방법이다.

③ 하수 1차 처리는 부패조와 임호프탱크로 한다.

④ 예비처리 시 황산철, 염화철 등을 사용하는 침전법을 사용한다.

02

하수처리의 본 처리방법 중 호기성 처리가 아닌 것은? [16 경북의료기술]

① 살수여상법   ② 산화지법

③ 활성오니법   ④ 임호프탱크법

03

하수처리방법 중 생물학적 처리에 해당하는 것은? [16 충북보건연구사]

① 완속사 여과법   ② 소화법

③ 퇴비법   ④ 살수여상법

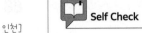

04
합류식 하수도에 관한 설명으로 옳지 않은 것은?   [17 인천]

① 수리 및 검사, 청소 등이 용이하다.
② 건설비가 적게 든다.
③ 환경보건측면에서 유리하다.
④ 비가 오면 범람 우려가 있다.

05
하수처리과정을 바르게 나열한 것은?   [17 강원, 강원의료기술(9월)]

① 예비처리 − 여과처리 − 소독처리
② 여과처리 − 본처리 − 소독처리
③ 여과처리 − 소독처리 − 오니처리
④ 예비처리 − 본처리 − 오니처리

06
하수처리에서 활성오니법 관련 작용은 무엇인가?   [17 경기]

① 산화작용   ② 부패작용
③ 침전작용   ④ 여과작용

07
하수처리 과정에서 살수여상법에 대한 설명으로 옳지 않은 것은? [17 대구]

① 폭기를 위한 동력이 필요하다.
② 수질, 수량 변동에 덜 민감하다.
③ 벌킹의 문제가 없다.
④ 악취와 해충 문제가 발생한다.

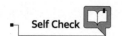 Self Check

08

살수여상법과 활성오니법에 대한 설명으로 옳지 않은 것은? 〔17 경남〕

① 살수여상법은 벌킹이 발생하지 않는다.

② 활성오니법은 폭기시설이 필요하다.

③ 살수여상법은 온도의 영향이 비교적 적다.

④ 활성오니법은 겨울철 동결문제가 있다.

09

하수처리과정 중 혐기성 처리에 해당하는 것은? 〔17 경북(12월)〕

① 임호프탱크법 ② 산화지법

③ 살수여상법 ④ 회전원판법

10

다음 중 하천의 생활환경 기준 항목 아닌 것은? 〔17 충북〕

① 수소이온농도(pH)

② 생물화학적 산소요구량(BOD)

③ 총유기탄소량(TOC)

④ 총질소(T-N)

11

다음 중 호소 생활환경 기준에 해당하지 않는 것은? 〔17 충남〕

① 카드뮴(Cd) ② 클로로필-a

③ 총인(T-P) ④ 수소이온농도(pH)

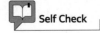

12
「환경정책기본법」에 의한 하천의 생활환경기준에 해당하지 않는 것은?

① BOD ② DO
③ SS ④ T−N

13
하수의 생물학적 처리방법 중 혐기성처리에 해당하는 것은? [18 강원]

① 활성오니법 ② 임호프탱크
③ 살수여상법 ④ 산화지법

14
다음 중 혐기성처리 방법은 무엇인가? [18 충북]

① 부패조 ② 활성오니법
③ 살수여상법 ④ 산화지법

15
다음 중 수질이 좋은 물이라고 볼 수 있는 경우는? [19 전북의료기술]

① PH 4.5인 물
② DO가 높고 BOD가 낮은 물
③ BOD가 높고 COD가 높은 물
④ BOD가 낮고 SS가 높은 물

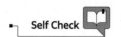

16

하천의 생활환경 기준 항목 중 기준치가 다음과 같은 항목은 무엇인가?

[19 경남, 부산]

매우좋음 Ⅰa	7.5
좋음 Ⅰb	5.0
약간좋음 Ⅱ	5.0
보통 Ⅲ	5.0
약간나쁨 Ⅳ	2.0
나쁨 Ⅴ	2.0
매우나쁨 Ⅵ	2.0

① pH   ② DO
③ 부유물질   ④ COD

17

하수의 처리 과정에서 혐기성 처리방법으로 옳은 것은?   [19 경남]

① 임호프탱크   ② 활성오니법
③ 살수여상법   ④ 회전원판법

18

하수의 처리방법 중 호기성 처리법에 해당하지 않는 것은?   [19 대전]

① 부패조   ② 활성오니법
③ 살수여상법   ④ 산화지법

19

생물학적인 하수처리 방법 중 조류와 세균의 공생관계로 이루어지는 처리 방법은 무엇인가?   [19 경북보건연구사]

① 활성오니법   ② 산화지법
③ 관계법   ④ 임호프법

20

하수처리과정에 대한 설명으로 옳지 않은 것은? [19 대전보건연구사]

① 호기성 처리는 혐기성 처리보다 비교적 유지비가 많이 든다.
② 활성오니법은 혐기성 균처리를 한다.
③ 산화지법은 물의 자정작용을 이용한 하수처리법이다.
④ 활성오니법은 운전관리가 어렵다.

21

활성슬러지법에서 활성슬러지 일부를 폭기조로 다시 보내는 목적으로 옳은 것은? [19 전북보건연구사]

① 응집과 침전을 촉진하기 위해서
② 폭기조의 미생물 농도를 맞추기 위해서
③ 분해되지 않은 무기고형물의 산화를 촉진하기 위해
④ 분해되지 않은 고분자 유기물질의 산화를 촉진하기 위해

22

하수의 처리과정은 본처리 – 생물학적 처리 – 오니처리의 단계를 거친다. 생물학적 처리 방법 중 혐기성 처리방법에 해당하는 것은? [20 대전]

① 활성오니법   ② 살수여상법
③ 임호프탱크   ④ 산화지법

23

다음 중 하수처리를 위한 방법에 해당하지 않는 것은? [20 제주]

① 활성오니법   ② 살수여상법
③ 급속사여과법   ④ 산화지법

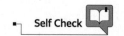

24

하천의 사람건강보호기준 중 디에틸헥실프탈레이트(DEHP)의 기준으로 옳은 것은?　　　　　　　　　　　　　　[20 울산의료기술(10월)]

① 0.04　　　　　　　　　　　② 0.08

③ 0.004　　　　　　　　　　 ④ 0.008

25

다음이 설명하는 하수 처리 방법으로 옳은 것은?　　　　[20 경기의료기술(11월)]

> • 상부에는 호기적 활동, 하부에는 혐기적 활동이 이루어지는 통성혐기성 처리방법이다.
> • 수량변동에 유리하다.

① 부패조　　　　　　　　　　② 임호프 탱크

③ 살수여상법　　　　　　　　 ④ 활성오니법

26

우리나라에서 가장 많이 사용하며, 도시에서 주로 사용하는 현대적인 하수처리법으로 옳은 것은?　　　　　　　　　　[21 전북의료기술(5월)]

① 활성오니법　　　　　　　　② 살수여상법

③ 임호프탱크법　　　　　　　 ④ 산화지법

27

「환경정책기본법」에 따른 해역의 생활환경 기준 항목에 해당하지 않는 것은?　　　　　　　　　　　　　　　　　　[21 경북]

① 인　　　　　　　　　　　　② 용매추출유분

③ 수소이온농도　　　　　　　 ④ 총대장균군

28
〈보기〉의 설명에 해당하는 하수처리 방법은 무엇인가?　　　　[21 대전]

> **보기**
> • 하수에 산소를 공급하여 호기성 균의 활동을 촉진시키는 처리방법이다.
> • 도시의 하수처리방법으로 이용되고 있다.
> • 처리면적이 적어도 가능하다.

① 살수여상법　　　　　　② 산화지법
③ 활성오니법　　　　　　④ 관개법

29
다음 중 호소의 생활환경기준 항목에 해당하는 것은?　　　　[21 부산]

① 색도　　　　　　　　　② 일반세균
③ 클로로필a　　　　　　　④ BOD

30
하수의 처리방법 중 호기성 처리에 대한 설명으로 옳은 것은? [21 경기7급]

① 부패조를 이용한다.
② 혐기성 처리보다 소요시간이 길다.
③ 혐기성 처리보다 슬러지발생량이 많다.
④ 혐기성 처리보다 유기물질 제거율이 낮다.

31
「환경정책기본법」에 따른 하천의 생활환경기준이 매우좋음 등급에 해당하는 기준으로 옳은 것은?　　　　[21 전남보건연구사]

① DO − 6.0mg/L 이상
② BOD − 1mg/L 이하
③ 총인 − 0.2mg/L 이하
④ 총대장균군 − 100마리/100mL 이하

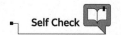

32

하수의 생물학적 처리방법인 호기성 처리가 아닌 것은? [22 경기의료기술]

① 오니처리법　　　　　　　　② 살수여상법

③ 산화지법　　　　　　　　　④ 활성슬러지법

33

하수처리방법 중 주로 산업폐수처리나 분뇨의 소화처리 후 탈리액의 처리에 이용되는 방법은 무엇인가? [22 부산의료기술]

① 산화지법　　　　　　　　　② 임호프탱크법

③ 활성오니법　　　　　　　　④ 살수여상법

34

호기성 균이 풍부한 오니를 하수에 첨가하고 충분한 산소를 공급하여 유기물을 산화시키는 하수처리방법은 무엇인가? [22 충북의료기술]

① 살수여상법　　　　　　　　② 산화지법

③ 활성오니법　　　　　　　　④ 부패조

35

다음에 해당하는 하수처리 방법은? [23 보건직]

> 1차 침전지를 거친 폐수를 미생물 막으로 덮인 자갈이나 쇄석, 기타 매개층 등 여재 위에 뿌려서 폐수가 여재 사이를 흘러내리며 미생물과 접촉하면서 오염물질이 분해 · 처리된다.

① 살수여상법　　　　　　　　② 활성오니법

③ 산화지법　　　　　　　　　④ 임호프조

36
다음 중 하천의 생활 환경 기준에 해당하는 것은? [23 대구보건연구사]

① 클로로필-a
② 총유기탄소량
③ 납
④ 일반세균

37
하수처리 과정에서 오니처리 방법으로 옳지 않은 것은? [24 경북의료기술]

① 폭기
② 건조법
③ 퇴비화
④ 혐기성처리법

| 제8절 | 폐기물 · 분뇨 | (정답 p.233) |

01
격리의료폐기물에 대한 설명으로 옳은 것은? [16 전남의료기술]

가. 7일간 보관한다.
나. 용기의 표시는 붉은색으로 한다.
다. 동물사체는 격리의료폐기물이다.
라. 75%가 차면 버려야 한다.

① 가, 나
② 나, 다
③ 다, 라
④ 가, 나, 다, 라

02
매립법에 비해 소각법이 갖는 장점으로 옳지 않은 것은? [16 부산]

① 소각 시 발생하는 메탄가스를 이용할 수 있다.
② 매립법보다 적은 부지를 요한다.
③ 남는 열은 난방에 이용할 수 있다.
④ 위생적인 방법이다.

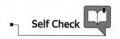

03

병원성 균을 포함하고 있는 의료폐기물을 위생적으로 처리하기에 적절한 폐기물 처리방법은 무엇인가? [17 울산]

① 소각법 ② 퇴비화

③ 단순매립법 ④ 위생매립법

04

소각로에 의한 소각처리 방법에 대한 설명으로 옳지 않은 것은? [17 경기]

① 발암성 물질과 다이옥신을 생성한다.

② 대기오염의 원인이다.

③ 소각로에 의한 소각은 가장 이상적이다.

④ 소각로의 경우 많은 면적이 필요하다.

05

폐기물 관리방법 중 재사용(reuse)에 해당하지 않는 것은? [18 전남의료기술]

① 공병보증금제도 ② 리필제품 사용 촉진

③ 알뜰시장 ④ 분리수거

06

폐기물부과금 부과 대상이 아닌 것은? [19 경기의료기술]

① 기저귀 ② 담배

③ 우유팩 ④ 껌

07

「폐기물처리법」 중 가장 위생적인 방법은? [19 울산보건연구사]

① 매립법 ② 소각법

③ 비료분화법 ④ 해양투기법

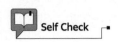

08

토양에 폐기물 매립 시 주로 발생하는 가스는 무엇인가? [19 경남·부산보건연구사]

① 이산화탄소, 메탄
② 이산화탄소, PFC
③ 일산화탄소, 메탄
④ 일산화탄소, PFC

09

자원순환제도 중 폐기물을 순환 이용할 수 있음에도 불구하고 소각 또는 매립의 방법으로 폐기물을 처분하는 처리의무자에게 부과하여 최대한 재활용을 유도하는 제도는? [20 울산보건연구사]

① 폐기물부담금제도
② 폐기물처분부담금제도
③ 재활용부담금제도
④ 생산자책임재활용제도

10

의료관련폐기물에 대한 설명으로 옳지 않은 것은? [20 충남]

① 환자의 혈액이 묻은 기저귀는 혈액오염폐기물로 본다.
② 채혈진단에 사용된 혈액이 담긴 검사튜브는 조직물류폐기물로 본다.
③ 격리병실에 들어가기 위해 입은 방호복은 격리의료폐기물로 본다.
④ 주사바늘, 파손된 유리재질의 시험기구는 손상성폐기물로 본다.

11

산업장폐기물 중 의료폐기물에 해당하는 것은? [22 울산의료기술(10월)]

① 폐합성 수지, 폐합성 고무
② 폐농약, 폐산
③ 폐백신, 생물화학폐기물
④ 폐유, 폐석면

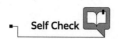 Self Check

12

병류, 초자류, 종이류 플라스틱류 등의 재활용성진개에 해당하는 것은?

[24 광주의료기술]

① 제1류   ② 제2류
③ 제3류   ④ 제4류

제 9 절   주택 및 의복위생   (정답 p.235)

01

의복의 보온력을 나타내는 단위로 1CLO가 의미하는 것은? [15 경기의료기술]

① 온도 21℃, 습도 30%, 기류 10cm/sec인 실내에서 가만히 앉아 있는 사람이 쾌적상태인 평균피부온도 33℃를 유지하는 데 필요한 기능
② 온도 21℃, 습도 30%, 기류 10cm/min인 실내에서 가만히 앉아 있는 사람이 쾌적상태인 평균피부온도 33℃를 유지하는 데 필요한 기능
③ 온도 21℃, 습도 50%, 기류 10cm/sec인 실내에서 가만히 앉아 있는 사람이 쾌적상태인 평균피부온도 33℃를 유지하는 데 필요한 기능
④ 온도 21℃, 습도 50%, 기류 10cm/min인 실내에서 가만히 앉아 있는 사람이 쾌적상태인 평균피부온도 33℃를 유지하는 데 필요한 기능

02

의복의 방한력 단위는 CLO이다. 1CLO가 의미하는 것은? [16 경기]

① 기온 21℃, 기습 40% 이하, 기류 5cm/sec에서 피부온도가 33℃로 유지될 때의 방한력을 말한다.
② 기온 21℃, 기습 50% 이하, 기류 10cm/sec에서 피부온도가 33℃로 유지될 때의 방한력을 말한다.
③ 기온 25℃, 기습 50% 이하, 기류 1cm/sec에서 피부온도가 33℃로 유지될 때의 방한력을 말한다.
④ 기온 25℃, 기습 60% 이하, 기류 50cm/sec에서 피부온도가 33℃로 유지될 때의 방한력을 말한다.

03

방한화의 방한력은 얼마인가?　　　　　　　　[17 경북]

① 1CLO　　　　　　　　② 2CLO
③ 2.5CLO　　　　　　　④ 4CLO

04

중력환기에 대한 설명 중 옳은 것은?　　　　[19 울산보건연구사]

① 음압으로 인한 압력차이로 발생한다.
② 실내공기가 실외공기보다 온도가 낮을 때 발생한다.
③ 중성대는 천장 가까이에 있을수록 환기량이 크다.
④ 유입공기가 위로 흐르고 유출공기가 아래로 흐른다.

05

주택의 자연조명에 대한 설명으로 옳지 않은 것은?　　[20 광주보건연구사]

① 창의 면적은 방바닥 면적의 1/7~1/5일 때 적당하다.
② 동일한 면적의 창이라도 가로로 긴 창이 세로로 긴 창보다 좋다.
③ 개각은 4~5℃가 좋고, 개각이 클수록 밝다.
④ 빛의 양이 적으면 흰색 벽지를 선택하는 것이 좋다.

06

거실 자연조명을 위한 창의 면적으로 적절한 것은?　　[21 전북의료기술(5월)]

① 거실면적의 1/5 미만　　　② 거실면적의 1/7~1/5
③ 거실면적의 1/10~1/20　　④ 거실면적의 1/20 이상

07

외부의 신선한 공기를 실내로 불어넣고 실내의 오염된 공기는 창문을 통
해 자연스럽게 배기되도록 하는 환기방법은 무엇인가?　　[24 전북의료기술]

① 송기식 환기　　　　　　② 배기식 환기
③ 공기조정법　　　　　　　④ 평형식 환기

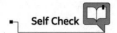

제10절 위생해충 관리

(정답 p.236)

01

다음 중 위생해충이 매개하는 질병의 연결이 옳지 않은 것은? [16 경기]

① 모기 – 사상충증, 말라리아
② 파리 – 장티푸스, 파라티푸스, 세균성 이질
③ 진드기 – 발진티푸스, 쯔쯔가무시증, 야토병
④ 쥐 – 페스트, 렙토스피라증, 발진열

02

일본뇌염을 전파하는 모기는? [16 경북의료기술]

① Aedes Aegypti
② Anopheles Sinensis
③ Culex Tritaeniorhynchus
④ Aedes Togoi

03

질병을 기계적으로 전파하며 불완전 변태하는 위생해충은? [17 울산]

① 파리
② 빈대
③ 바퀴
④ 모기

04

모기에 의한 매개질병의 연결이 옳지 않은 것은? [18 울산]

① 중국얼룩날개모기(Anopheles Sinensis) – 말라리아
② 작은빨간집모기(Culexn Tritaeniorhynchus) – 일본뇌염
③ 토고숲모기(Aedes Togoi) – 재귀열
④ 열대숲모기(Aedes Egypti) – 황열, 뎅기열

Self Check

05
다음 중 쥐에 의해 전파되는 질병이 아닌 것은? [18 경북의료기술]

① 세균성 이질
② 아메바성이질
③ 페스트
④ 천열

06
다음 중 쥐가 매개하는 질병이 아닌 것은? [19 대전]

① 유행성출혈열
② 살모넬라증
③ 페스트
④ 탄저

07
다음 중 모기가 전파하는 질병의 연결이 옳지 않은 것은? [19 경기]

① 일본뇌염 - 작은빨간집모기
② 황열 - 열대숲모기
③ 뎅기열 - 토고숲모기
④ 말라리아 - 중국얼룩날개모기

08
쥐가 매개하는 질병 중 원인 병원체가 리케치아인 것은? [19 경북의료기술]

① 쯔쯔가무시증
② 신증후군출혈열
③ 렙토스피라증
④ 살모넬라증

09
우리나라 전역에 분포하고 있으며 말라리아를 매개하는 모기는?

[19 서울시 7급]

① 작은빨간집모기
② 흰줄숲모기
③ 중국얼룩날개모기
④ 토고숲모기

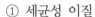

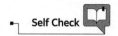

10

모기에 의해 매개되는 감염병 중 Aedes togoi에 의해 매개되는 질환은?

[19 충북보건연구사]

① 사상충증　　　　　　　　② 황열
③ 말라리아　　　　　　　　④ 일본뇌염

11

다음 중 질병을 매개하는 위생해충의 연결로 옳지 않은 것은?　　[21 강원]

① 모기 – 뎅기열, 사상충증
② 바퀴 – 살모넬라, 장티푸스
③ 이 – 발진티푸스, 재귀열
④ 진드기 – 유행성출혈열, 콜레라

12

다음 중 모기가 매개하는 질병의 연결이 옳지 않은 것은? [21 울산보건연구사]

① 작은빨간집모기 – 일본뇌염
② 중국얼룩날개모기 – 말라리아
③ 토고숲모기 – 뎅기열
④ 이집트숲모기 – 황열

13

다음 중 위생해충 물리적 방제 방법에 해당하는 것은?　　[23 울산의료기술]

① 유문등 이용, 기피제　　　② 발육억제제 이용, 불임제
③ 방사선처리, 트랩　　　　④ 불임웅충 방사, 천적

01

소독방법 중 75%에서 소독효과를 나타내는 소독약에 대한 설명으로 옳은 것은? [15 전남]

① 소독약의 살균력 측정지표로 사용된다.
② 의료용 기구소독에 주로 사용된다.
③ 눈, 비강, 점막 등에 사용한다.
④ 상처 외상 구내염 인후염에 이용한다.

02

물리적 소독법 중 초자기구, 고무, 의복, 거즈 및 약액 등을 완전멸균할 수 있는 소독법은 무엇인가? [16 경기의료기술]

① 건열멸균법
② 자비소독법
③ 고압증기멸균법
④ 저온소독법

03

초자기구, 의료, 고무제품, 자기류, 거즈 및 약액 등의 멸균에 주로 사용되는 소독법은? [17 경기(12월)]

① 자비소독법
② 고압증기멸균법
③ 유통증기멸균법
④ 저온살균법

04

소독약의 살균기전이 균체단백 응고작용에 해당하지 않는 것은? [17 대구]

① 석탄산
② 크레졸
③ 알코올
④ 과산화수소

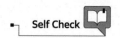

05

다음 소독법에 대한 설명으로 맞는 것은?   [18 경기의료기술]

> • 결핵균, 살모넬라균 등 포자를 형성하지 않은 세균의 제거에 이용
> • 아이스크림, 우유, 건조과실, 포도주 살균 처리 시 사용

① 고압증기멸균법   ② 초고온순간멸균
③ 자외선멸균법   ④ 저온소독법

06

화학적 소독제의 구비조건으로 옳지 않은 것은?   [18 경북의료기술]

① 석탄산 계수가 높을 것
② 물품의 부식성이 없을 것
③ 용해성이 낮을 것
④ 침투력이 강할 것

07

소독방법에 대한 설명으로 옳지 않은 것은?   [18 울산]

① 자비소독: 식칼, 도자기류, 주사기, 의류 등을 100℃의 끓는 물에서 15~
20분간 처리하는 방법으로 완전히 멸균되지는 않는다.
② 저온 소독법: 결핵균, 소 유산균, 살모넬라균 등 포자를 형성하는 세균의
멸균을 위해 사용되는 방법으로 우유는 63℃에서 30분간, ice cream 원
료는 80℃에서 30분간 소독한다.
③ 건열멸균법: 유리기구, 주사기, 주사바늘, 글리세린, 분말 금속류, 자기류
등 습열이 침투하기 어려운 제품들의 소독에 주로 사용된다.
④ 고압증기멸균법: 포자형성균 멸균에 제일 좋은 방법으로 주로 초자기구,
의류, 고무제품, 자기류, 거즈 및 약액 등의 멸균에 사용된다.

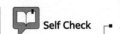

08

소독방법에 대한 설명으로 옳지 않은 것은? [18 전남, 전북]

① 자비소독: 식칼, 도자기류, 주사기, 의류 등을 100℃의 끓는 물에서 15~20분간 처리하는 방법으로 완전히 멸균되지는 않는다.

② 저온 소독법: 결핵균, 소 유산균, 살모넬라균 등 포자를 형성하지 않는 세균의 멸균을 위해 사용되는 방법으로 우유는 63℃에서 30분간, ice cream 원료는 80℃에서 30분간 소독한다.

③ 건열멸균법: 유리기구, 주사기, 주사바늘, 글리세린, 분말 금속류, 자기류 등 습열이 침투하기 어려운 제품들의 소독에 주로 사용되며 포자형성 멸균에 가장 좋은 방법이다.

④ 고압증기멸균법: 포자형성균 멸균에 제일 좋은 방법으로 주로 초자기구, 의류, 고무제품, 자기류, 거즈 및 약액 등의 멸균에 사용된다.

09

이학적(물리적) 소독법에 해당하는 것들로 옳게 짝지은 것은? [18 서울(10월)]

① 초음파살균법 – 오존살균법

② 화염멸균법 – 석탄산살균법

③ 방사선살균법 – 오존살균법

④ 화염멸균법 – 초음파살균법

10

소독에 관한 정의로 가장 옳은 것은? [18 전남특채]

① 병원성 미생물의 생활력을 파괴 또는 멸살시키나 아포까지 파괴시키지는 못한다.

② 모든 미생물의 영향형은 물론 포자까지도 멸살시키는 조작이다.

③ 미생물을 단시간 내에 멸살시키는 작용이다.

④ 병원성 미생물의 발육과 활동을 저지 또는 소멸시켜 식품 등의 부패나 발효를 방지하는 조작이다.

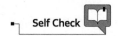

11

소독, 방부, 살균, 멸균 중 강도가 높은 순서로 바르게 나열된 것은?

[18 군무원]

① 소독 > 멸균 > 살균 > 방부
② 멸균 > 소독 > 살균 > 방부
③ 살균 > 멸균 > 소독 > 방부
④ 멸균 > 살균 > 소독 > 방부

12

살균에 대한 설명으로 옳지 않은 것은? [19 경기보건연구사]

① 초음파는 진동에 의한 살균력이 있다.
② 방사선은 미생물 세포 내 핵의 DNA나 RNA에 작용하여 단시간 내 살균 작용을 한다.
③ 저온살균법은 포자형성균까지 멸균한다.
④ 자외선 살균에 이용되는 주요 파장은 280nm이다.

13

소독의 방법 중 이학적 소독법에 대한 설명으로 옳지 않은 것은?

[19 충남보건연구사]

① 고압증기멸균법은 포자형성균에 대한 효과가 적다.
② 자외선멸균법에 사용되는 파장은 240nm~280nm이다.
③ 초음파는 8,800Hz의 음파에서 살균력이 있다.
④ 방사선멸균법은 일반적으로 50Co, 137Cs 등에서 발생하는 방사선을 이용한다.

14

가열소독법에 대한 설명으로 옳지 않은 것은? [19 충남보건연구사]

① 건열멸균법은 170℃에서 1~2시간 가열하는 방법이다.
② 저온살균법은 60℃에서 30분간 가열하여 처리한다.
③ 고압증기멸균법은 100℃에서 30분간 가열하여 처리한다.
④ 자비소독법은 식기류, 도자기류 등에 사용할 수 있다.

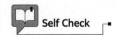

15
소독제에 대한 설명으로 옳지 않은 것은? [19 광주보건연구사]

① 약용비누는 과일소독에 사용가능하다.
② 역성비누의 작용기전은 균체 효소 불활성화이다.
③ 승홍은 금속 부식성이 강하지만 손소독에 가능하다.
④ 과산화수소는 구내염에 사용한다.

16
다음 중 멸균법에 대한 설명으로 옳은 것은? [19 인천보건연구사]

① 상압증기멸균법은 1회 시행으로 포자를 완전히 멸균하지 못한다.
② 자외선 멸균법은 도르노선(200~300Å)을 이용한다.
③ 건열법은 63℃에서 30분간 실시한다.
④ 끓는 물에서 소독하면 포자형성균까지 살균된다.

17
물에 잘 녹고 무색, 무취, 무미, 무해하여 환자 및 식품종사자의 손 소독이나 식품소독, 식기류 소독에 많이 사용되는 소독약은? [20 경기의료기술]

① 석탄수   ② 크레졸
③ 알코올   ④ 역성비누

18
물리적인 소독법 중 자비소독에 대한 설명으로 옳은 것은? [20 경북의료기술]

① 불꽃 속에 15~20초 노출시킨다.
② 100도씨 끓는 물에서 15~20분간 처리한다.
③ 포자 형성균의 멸균에 제일 좋은 방법이다.
④ 건열멸균법에 해당한다.

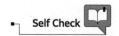

19
자극성이 적어서 구내염, 인두염, 화농성 상처에 주로 사용되는 소독약은?

[20 제주]

① 크레졸   ② 과산화수소
③ 석탄산   ④ 알코올

20
살균력이 강하고 자극성이나 독성이 낮아 식품이나 식기류의 소독에 주로 사용되는 소독약은?

[20 울산보건연구사]

① 역성비누   ② 과산화수소
③ 크레졸   ④ 석탄산

21
〈보기〉의 설명에 해당하는 화학적 소독약품은 무엇인가?

[21 경북]

> **보기**
>
> • 3~5% 수용액을 사용한다.
> • 저온에서 잘 용해되지 않는다.
> • 산성도가 높다.
> • 열탕수로 사용하는 것이 좋다.

① 석탄산   ② 크레졸
③ 과산화수소   ④ 생석회

22
화학적 소독약 중 피부에 자극성이 없으나 냄새가 강한 단점이 있으며 주로 손, 오물, 객담 등의 소독에 사용되는 것은?

[21 대전]

① 크레졸   ② 생석회
③ 역성비누   ④ 포르말린

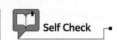

23
다음 중 자비소독에 대한 설명으로 옳은 것은? [21 대전]

① 100℃에서 10분 동안 가열한다.
② 100℃에서 20분 동안 가열한다.
③ 100℃에서 60분 동안 가열한다.
④ 100℃에서 120분 동안 가열한다.

24
화학적 소독약인 알코올에 대한 설명으로 옳은 것은? [21 부산]

① 알코올의 소독 기전은 산화작용이다.
② 에틸알코올은 독성이 강해서 메틸알코올을 소독약으로 사용한다.
③ 자극성이 적어서 상처와 구강의 소독에 사용한다.
④ 원액보다 70%로 희석한 것이 소독효과가 좋다.

25
소독방법에 대한 설명으로 옳은 것은? [21 충북]

① 질산은은 분변, 하수, 오물, 토사물 소독에 사용한다.
② 알코올은 상처, 눈, 비강 등의 점막에 사용한다.
③ 석탄산은 구내염, 인두염에 사용된다.
④ 손, 오물, 객담 소독에 크레졸을 사용한다.

26
소독약의 희석배수가 〈보기〉와 같을 때 석탄산 계수는 얼마인가? [21 복지부]

> **보기**
>
> 석탄산의 희석배수 40배와 동일한 소독효과를 내는 소독약의 희석배수는 10배이다.

① 0.25   ② 4
③ 40   ④ 400
⑤ 10

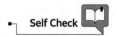

27

소독약에 대한 설명으로 옳지 않은 것은? [21 대구보건연구사]

① 석탄산은 고온에서 소독효과가 크며 산성도가 높다.
② 균체 단백응고작용을 하는 소독약으로는 석탄산, 알코올, 크레졸이 있다.
③ 머큐로크롬은 자극성은 없으나 살균효과가 뛰어나다.
④ 생석회는 수분이 있는 분변, 하수, 오물에 사용한다.

28

화학적 소독제의 살균기전이 바르게 짝지어진 것은? [21 울산보건연구사]

① 강산, 강알칼리, 열탕수 – 가수분해작용
② 승홍 – 균체의 효소 불활성화 작용
③ 석탄, 알코올, 크레졸 – 산화작용
④ 과산화수소, 산소, 오존 – 탈수 작용

29

화학적 소독약 중 알코올의 소독기전에 해당하는 것은? [22 울산의료기술(10월)]

① 산화작용
② 균체 단백응고 작용
③ 가수분해 작용
④ 삼투압 변화 작용

30

소독약의 살균력 측정 기준으로 사용되는 화학물질은? [23 경기의료기술]

① 크레졸(cresol)
② 석탄산(Phenol)
③ 헥사클로로펜(Hexachiorophene)
④ 염소(Chlorine)

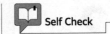

31

화학적 소독약의 살균기전 연결이 옳은 것은? [23 부산의료기술]

① 알코올 – 가수분해작용
② 과산화수소 – 산화작용
③ 오존 – 중금속염 형성
④ 과망간산칼륨 – 탈수작용

32

〈보기〉의 설명에 해당하는 화학적 소독약은 무엇인가? [23 경북보건연구사]

> **보기**
>
> • 살균기전: 균체 단백질의 응고 작용, 균체막의 삼투압 변화 작용, 균체의 효소계 침투 작용 등
> • 사용 농도: 3~5%
> • 특징: 피부점막에 강한 자극성, 금속부식성
> • 적용: 용기, 오물, 실험대, 배설물

① 과산화수소   ② 알코올
③ 석탄산   ④ 크레졸

제2장 환경보전

Secret Note

1. 환경오염

(1) 환경오염의 특성

산업의 발달로 인한 공장의 증가와 인구집중에 따르는 오염의 누적화, 다발화, 다양화(오염물과 소음 등), 광역화(도시에서 농촌까지 퍼져감), 월경화(2개국 이상에서 발생) 등의 특성이 나타나고 있다.

(2) 환경보전을 위한 국제협력

① 1971년 람사협약: 국제습지조약으로 물새의 서식지인 습지를 보호하기 위한 협약
② 1972년 스톡홀름회의: 인간환경선언 선포
③ 1972년 런던협약: 폐기물 등 기타물질의 방출에 의한 해양오염방지 협약
④ 1985년 비엔나협약: 오존층 보호를 위한 내용으로, 몬트리올 의정서에서 그 내용이 구체화
⑤ 1987년 몬트리올의정서: 오존층 파괴물질의 규제에 관한 국제협약(염화불화탄소 CFC, 할론 등)
⑥ 1989년 바젤협약: 유해폐기물의 국가 간 이동 및 처분 규제에 관한 협약
⑦ 1992년 리우회의
　㉠ 지구헌장으로서 '환경과 개발에 관한 리우선언'
　㉡ 환경보전 행동계획으로서 '아젠다 21'
　㉢ 지구온난화 방지를 위한 '기후변화협약'
　㉣ 종의 보전을 위한 '생물학적 다양성 보전조약'
　㉤ 삼림보전을 위한 원칙
　㉥ 환경보전을 위한 자금공급방책 및 기술이전 등
⑧ 1997년 교토의정서: 기후변화협약 제3차 당사국 총회에서 합의되었다. 선진국의 온실가스 배출량의 강제적 감축의무 규정, 교토 메커니즘 등이 주요내용이다.

> 감축대상가스: 이산화탄소(CO_2), 메탄(CH_4), 아산화질소(N_2O), 과불화탄소(PFC), 수소불화탄소(HFC), 육불화황(SF_6)

⑨ 2012년 도하기후변화협약(제18차 UN기후변화협약)에서 2020년까지 8년간 연장하는 데 합의하였다.
⑩ 2001년 스톡홀름협약: POPs(잔류성 유기오염물질) 규제협약
⑪ 2015년 파리협약: 기후변화협약. 온실가스를 줄이는 데 합의한 신기후체제

2. 대기오염물질

(1) 1차 오염물질

① 황산화물(SO_x, Sulfu Oxide: SO_2, SO_3, H_2SO_4): 석탄이나 석유 연소 시 산화되어 발생하는 황산화물질로 아황산가스(SO_2), 삼산화황(SO_3), 황산(H_2SO_4) 등이 있다.
② 질소산화물(NO_x, Nitrogen Oxide: NO, NO_2, N_2O): 석탄이나 석유 등 연료의 고온연소과정에서 생성되는데, 대도시에서는 자동차 배기가스가 주요 배출원이다.
③ 탄화수소(HC, Hydrocarbon): 연료의 연소과정, 공업공정 또는 자연적으로 발생하며 1차 오염물질로서 탄화수소는 대기 중의 NO와 광화학 반응을 일으켜 2차 오염물질을 만들게 된다.

④ 일산화탄소(CO): 무색·무취·무미의 가스로 화석연료가 불완전 연소할 때 발생한다.

⑤ 분진(Particles): $2.5 \mu g$ 이하의 미세분진(PM-2.5)에는 황산염, 질산염, 중금속 등의 성분이 상대적으로 높고 폐 깊숙이 침투하여 특히 해로운 것으로 알려져 있다.

(2) 2차 오염물질

오염원에서 배출된 1차 오염물질이 태양광선 중 고에너지를 가진 자외선에 의한 촉매반응으로 2차적으로 생긴 물질을 말하며 광화학적 산화물(Photo Chemical Oxidants)이라고도 한다.

예 오존(O_3), PAN, PPN 및 PBN, 알데히드, 스모그

3. 대기오염과 기상

(1) 기온역전: 대기오염이 가장 잘 발생하는 기상조건

항목	London형	LA형
발생 시의 온도	$-1 \sim 4$℃	$24 \sim 32$℃
발생 시의 습도	85% 이상	70% 이하
역전의 종류	복사성 역전	침강성 역전
풍속	무풍	5m 이하
스모그 최성시의 시계	100m 이하	$1.6 \sim 0.8$km 이하
발생하기 쉬운 달	12월, 1월	$8 \sim 9$월
주된 사용 연료	석탄과 석유계	석유계
주된 성분	SO_x, CO, 입자상 물질	O_3, NO_2, CO, 유기물
반응형	열적	광화학적, 열적
화학적 반응	환원	산화
최다 발생 시간	이른 아침	낮
인체에 대한 영향	기침, 가래, 호흡기계 질환	눈의 자극

(2) 지구온난화(Global Warming): 온실효과(Greenhouse Effect)

① 온실효과 기여물질: CO_2(55%) > CFC(17%), CH_4(15%) > N_2O(6%) 등

② 교토의정서 규정 6대 온실가스: CO_2, CH_4, N_2O, HFCs, PFCs, SF_6

(3) 오존층 파괴

대기 중에 배출된 프레온가스는 성층권에 도달하게 되고 이것이 자외선에 의해 분해되어 염소원자를 방출하는데, 이것이 오존의 산소원자와 결합함으로써 오존층을 파괴하고 있다.

(4) 엘니뇨와 라니냐 현상

① 엘니뇨(El Niño) 현상: 동풍이 약해지고(적도 무역풍의 약화) 동태평양의 바닷물 온도가 올라가면서 바닷물의 방향을 역전시키는 현상이다. 해수면의 온도가 평년보다 0.5℃ 이상 높게 6개월 이상 지속된다.

② 라니냐(La Niña) 현상: 동풍인 무역풍이 강해지면서 적도 부근의 동태평양 해수온도가 평소보다 낮아지는 현상이다. 해수면의 온도가 평년보다 0.5℃ 이상 낮아진다.

(5) 우리나라 대기환경기준(환경정책기본법 시행령 제2조 관련)

항목	기준	항목	기준
아황산가스 (SO₂)	연간 평균치 0.02ppm 이하 24시간 평균치 0.05ppm 이하 1시간 평균치 0.15ppm 이하	미세먼지 (PM-10)	연간 평균치 50μg/m³ 이하 24시간 평균치 100μg/m³ 이하
일산화탄소 (CO)	8시간 평균치 9ppm 이하 1시간 평균치 25ppm 이하	초미세먼지 (PM-2.5)	연간 평균치 15μg/m³ 이하 24시간 평균치 35μg/m³ 이하
이산화질소 (NO₂)	연간 평균치 0.03ppm 이하 24시간 평균치 0.06ppm 이하 1시간 평균치 0.10ppm 이하	오존 (O₃)	8시간 평균치 0.06ppm 이하 1시간 평균치 0.1ppm 이하
납(Pb)	연간 평균치 0.5μg/m³ 이하	벤젠	연간 평균치 5μg/m³ 이하

※ 비고
1. 1시간 평균치는 999천분위수(千分位數)의 값이 그 기준을 초과해서는 안 되고, 8시간 및 24시간 평균치는 99백분위수의 값이 그 기준을 초과해서는 안 된다.
2. 미세먼지(PM-10)는 입자의 크기가 10μm 이하인 먼지를 말한다.
3. 초미세먼지(PM-2.5)는 입자의 크기가 2.5μm 이하인 먼지를 말한다.

4. 수질오염

(1) **수질오염 측정지표**: BOD, COD, DO, pH, SS, 산도, 색도, 탁도, 경도, 세균 등

(2) **수질오염의 종류**
① **부영양화**: 수중생물의 영양분이 증가한다는 의미이다. 정체수역(저수지, 호수)에 질소(N), 인(P) 등의 영양염류(유기물질)가 다량 유입 시 미생물로 인한 유기물 분해로 인하여 수중에 영양물질이 많아지는 현상이다.
② **적조현상**: 식물성 플랑크톤의 이상 증식(급격하게 발생)으로 해수가 적색을 띠는 현상이다. 해역의 부영양화 현상이다.
③ **녹조현상(수화)**: 부영양화된 호소나 유속이 느린 하천에서 식물성 플랑크톤인 녹조류나 남조류가 크게 늘어나 물빛을 녹색으로 변화시키는 현상이다.

제1절 환경오염   (정답 p.241)

01

환경보전을 위한 국제협력회의에서 인간은 좋은 환경에서 쾌적한 생활을 영위할 권리가 있으며 현재와 미래에 있어서 공기, 물 등의 자연생태계를 포함하여 지구의 천연자원이 적절히 계획·관리되어야 한다는 내용을 원칙으로 채택된 선언은 무엇인가?   [15 경남]

① 인간환경선언   ② 교토의정서
③ 몬트리올의정서   ④ 발리로드맵

02

국가 간 유해폐기물 이동 및 처분 규제에 관한 협약은?   [15 경북]

① 바젤협약   ② 런던협약
③ 비엔나협약   ④ 로테르담협약

03

국제환경협약에 대한 내용 설명으로 옳은 것은?   [15 서울]

① 바젤협약은 유해폐기물의 수출입과 처리를 규제할 목적으로 맺은 협약이다.
② 기후변화방지협약은 오존층 파괴물질인 염화불화탄소의 생산과 사용 규제 목적의 협약이다.
③ 몬트리올의정서는 지구온난화를 일으키는 온실가스 배출량을 억제하기 위한 협약이다.
④ 람사협약은 폐기물의 해양투기로 인한 해양오염방지를 위한 국제협약이다.

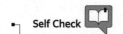

04

다음 중 환경오염 및 환경재난사건과 원인이 바르게 연결된 것은? [16 전북]

① 런던스모그 - 이산화질소에 의한 스모그
② 이타이이타이병 - 수은
③ 보팔 메틸 - 메틸이소시안
④ 도노라 사건 - 페놀

05

런던, 로스앤젤레스, 뮤즈계곡 및 도노라 지역에서 발생한 대기오염사건에서 공통적으로 존재했던 환경요소는?

① 기온역전층 현상
② 계곡 및 분지 지역의 상승기류
③ 자동차 배기가스 과다유출
④ 공장배출가스 과다유출

06

교토의정서에 대한 설명으로 옳지 않은 것은? [17 대구]

① 1997년에 채택되었다.
② 6가지 감축대상 온실가스를 규정하였다.
③ 2008년부터 2012년까지를 선진국의 1차 이행기간으로 정하였다.
④ 1차 감축의무 이행 당사국에 개발도상국이 포함되었다.

07

다음 중 몬트리올의정서에 규정된 오존층 파괴의 원인 물질로 옳은 것은?

[18 경북]

① 사염화탄소   ② 이산화탄소
③ 메탄   ④ 탄화수소

08

지구온난화의 주요원인 물질이지만 교토의정서에서 감축대상 온실가스로 규정한 기체가 아닌 것은? [18 전남]

① CO_2

② CFC

③ N_2O

④ CH_4

Self Check

09

세계적인 환경오염사건에 대한 설명으로 옳지 않은 것은? [18 강원]

① 가네미 사건 – PCB 오염

② 멕시코 포자리카 – MIC 유출

③ 러브커낼 사건 – 다이옥신 토양오염

④ LA스모그 – 광화학스모그

10

다음 중 인간의 활동이 기후 변화에 미치는 영향을 평가하고, 국제적인 대책을 마련하기 위해 설립된 국제협의체는 무엇인가? [18 부산]

① UNEP

② IPCC

③ IEA

④ UNFCCC

11

환경오염의 연결이 옳은 것은? [19 경북의료기술]

① 런던스모그 – 아황산가스

② LA스모그 – 탄화수소

③ 뮤즈계곡 사건 – PAN

④ 도노라 사건 – 질소산화물

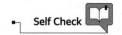

12

다음에서 설명하는 교토의정서의 매커니즘은 무엇인가?　　　[19 전북의료기술]

> 선진국인 A국가가 개발도상국인 B국가에서 온실가스 배출감축 프로젝트를
> 수행하여 공인된 감축분(CERs)의 형태로 배출권을 받았다.

① 공동이행제도　　　　　　　② 청정개발사업
③ 탄소배출권 거래 제도　　　　④ 배출권 포인트 제도

13

환경보전을 위한 국제 협약으로 유엔기후변화당사국 총회에서 온실가스를
줄이는 데 합의하여 지구 평균 기온 상승을 제한하기 위한 목표가 제시된
회의는 무엇인가?　　　[19 호남권]

① 런던협약　　　　　　　　　② 바젤협약
③ 몬트리올의정서　　　　　　④ 파리기후협약

14

2020년 이후 선진·개도국 모두 온실가스 감축에 동참하는 신기후체제
근간을 마련하여 기존 교토의정서를 대체하는 협정을 체결한 기후변화협
약 당사국 총회는?　　　[19 서울]

① 제19차 당사국 총회(폴란드 바르샤바)
② 제20차 당사국 총회(페루 리마)
③ 제21차 당사국 총회(프랑스 파리)
④ 제22차 당사국 총회(모로코 마라케시)

15

환경오염 사건의 원인물질 중 동일한 특정 물질에 의한 사건이 바르게 연
결된 것은?　　　[19 부산]

① 보팔, 포자리카, 러브커넬
② 도노라, 뮤즈계곡, 런던스모그
③ 미나마타, 욧가이, 뮤즈계곡
④ 세베소, LA스모그, 런던스모그

16

환경보건과 관련된 국제협약으로 우리나라가 1992년에 가입한 몬트리올 의정서의 내용으로 옳은 것은? 　　　　　　　　　　[19 경북보건연구사]

① 단 하나뿐인 지구를 보존하자는 공동 인식으로 인간환경선언을 선포한 환경협약이다.
② 오존층 파괴물질인 염화불화탄소의 사용을 규제한 협약이다.
③ 종의 보전을 위한 생물학적 다양성 보전조약이다.
④ 지구온난화 방지를 위한 기후변화협약이다.

17

오존층에 대한 국제회의로 옳은 것은? 　　　　　　　　　[19 경남보건연구사]

① 리우회의 　　　　　　　　② 교토의정서
③ 몬트리올의정서 　　　　　　④ 오타와회의

18

환경오염에 관한 역사에서 오염사건과 그 원인물질로 옳지 않은 것은? 　　　　　　　　　　　　　　　　　[19 대구보건연구사]

① 고이아니아 사건 - 세슘
② 아모코카디즈 사건 - 합성세제
③ 보팔 사건 - 메틸이소시안염
④ 러브커낼 사건 - PCB

19

환경 및 개발에 대한 국제연합회의와 가장 관련이 없는 것은? 　　　　　　　　　　　　　　　　　[19 충북보건연구사]

① 리우회의 　　　　　　　　② 교토의정서
③ 파리협약 　　　　　　　　④ 바젤협약

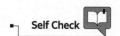

20

환경보건 관련 국제회의에 대한 설명으로 옳지 않은 것은? [20 대구]

① 스톡홀름회의에서 오직 하나뿐인 지구라는 슬로건을 채택했다.
② 리우선언에서 환경적으로 건전하고 지속가능한 개발을 실현하기 위한 행동원칙을 구성하였다.
③ 교토의정서에서 미세먼지에 대한 규제를 마련하였다.
④ 파리협정에서 온실가스를 줄이기 위한 협약이 이루어졌다.

21

유해폐기물 방출에 의한 해양오염 방지 협약은? [20 전남의료기술(7월)]

① 바젤협약   ② 비엔나협약
③ 런던협약   ④ 파리협약

22

다음 중 지구온난화 방지를 위한 국제협약에 해당하지 않는 것은?

[20 울산의료기술(10월)]

① 리우회의   ② 바젤협약
③ 교토의정서   ④ 파리협약

23

다음 중 대기오염에 해당하지 않는 것은? [20 경기보건연구사]

① 러브커낼 사건   ② 도노라 사건
③ LA스모그   ④ 런던스모그

24

교토의정서에서 각국의 온실가스 배출 감축 의무 이행에 유연성을 확보하고 온실가스 저감 비용을 최소화시키기 위해 도입한 매커니즘으로 온실가스 감축 의무가 있는 국가들에 배출할당량을 부여한 후 해당 국가들이 서로 배출권을 거래할 수 있도록 허용한 제도는? [20 경북보건연구사]

① 공동이행제도　　　　　　② 청정개발사업
③ 배출권 거래제도　　　　　④ 배출신고이행제도

25

온실가스 감축에 노력하자는 기후변화협약만으로는 지구온난화 방지가 불충분함을 인식하고 강제적으로 온실가스 감축의무 부담을 부여한 회의는? [20 세종보건연구사]

① 리우선언　　　　　　　　② 몬트리올의정서
③ 교토의정서　　　　　　　④ 파리협약

26

대기오염 사건 중 자동차 배기가스로 배출된 오염물질에 의해 발생한 것은? [21 경기의료기술(2월)]

① 1948년 도노라 사건　　　② 1952년 런던스모그
③ 1942년 LA스모그　　　　④ 1930년 뮤즈계곡 사건

27

역사적인 환경오염 사건 중 토양오염에 해당하는 것은? [21 경북의료기술(4월)]

① 러브커낼 사건　　　　　　② 보팔 사건
③ 포자리카 사건　　　　　　④ 도노라 사건

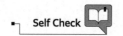 Self Check

28

다음 중 환경관련 국제협약에 대한 설명으로 옳은 것은? [21 부산]

① 람사협약은 폐기물 등 기타 물질의 방출에 의한 해양오염 방지협약이다.
② 바젤협약은 유해 폐기물의 국가 간 이동 및 처리에 관한 협약이다.
③ 몬트리올의정서는 기후변화협약이다.
④ 런던협약은 국제습지보호조약이다.

29

〈보기〉에서 설명하는 기후변화 대응을 위한 국제협약은? [21 서울보건연구사/7급]

> **보기**
>
> • 2020년부터 모든 국가가 참여하는 신기후체제의 근간이 된다.
> • 선진국에만 온실가스 감축 의무를 부과하던 기존 체제를 극복하였다.
> • 지구 평균기온 상승을 산업화 이전 대비 2℃보다 상당히 낮은 수준으로 목표를 설정하였다.
> • 모든 국가가 5년 주기 이행점검을 통해 점차 노력을 강화하도록 규정하고 있다.

① 교토의정서   ② 비엔나협약
③ 몬트리올의정서   ④ 파리협정

30

지구 평균 기온 상승을 산업화 이전 대비 2도보다 훨씬 낮은 수준으로 유지하고, 1.5도로 제한하기 위해 노력하기로 하면서 모든 국가가 자발적 온실가스 감축목표(NDC)를 제출하고, 이행하기로 합의한 국제협약은 무엇인가? [21 복지부]

① 교토의정서   ② 코펜하겐협정
③ 파리협정   ④ 비엔나협약
⑤ 몬트리올협약

31

〈보기〉의 설명에 해당하는 국제회의는 무엇인가?   [21 경기경력경쟁]

보기

온실 기체에 의해 벌어지는 지구온난화를 줄이기 위한 국제 협약으로 1992년 6월에 채택되었다.

① 기후변화협약   ② 몬트리올의정서
③ 런던협약   ④ 바젤협약

32

기후변화협약인 교토의정서와 파리협약을 비교했을 때 파리협약의 내용으로 옳은 것은?   [21 대구보건연구사]

① 선진국   ② 하향적
③ 징벌적   ④ 진전원칙

33

〈보기〉의 내용에 해당하는 협약은?   [21 강원보건연구사]

보기

이 협약은 병원성 폐기물을 포함한 유해폐기물의 국가 간 이동 시, 사전 통보 등의 조치를 취함으로써 유해폐기물의 불법 이동을 줄이기 위한 취지로 이루어졌다.

① 비엔나협약   ② 런던협약
③ 바젤협약   ④ 몬트리올의정서

34

다음 중 지구온난화 방지협약에 해당하는 것은?   [21 충남보건연구사]

① 파리협정   ② 비엔나협약
③ 몬트리올의정서   ④ 바젤협약

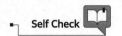

35
대기오염 사건 중 병인에 아황산가스가 포함되지 않은 것은?

[22 서울시(2월)]

① Meuse Valley(벨기에) 1930년 12월
② Donora(미국), 1948년 10월
③ Poza Rica(멕시코), 1950년 11월
④ London(영국), 1952년 12월

36
농약성분인 메틸이소시안염 가스가 유출되었던 환경오염사건은?

[22 경북의료기술]

① 보팔 사건   ② 도노라 사건
③ 가네미 사건   ④ LA형 스모그

37
다음 중 교토의정서에서 제시된 6대 온실가스에 해당하지 않는 것은?

[22 대전의료기술]

① 메탄(CH_4)   ② 아산화질소(N_2O)
③ 오존(O_3)   ④ 육불화황(SF_6)

38
환경관련 국제협약 중 기후변화협약으로 지구온난화의 원인이 되는 온실가스를 규정하고 선진국의 온실가스 배출량 강제적 감축 의무를 규정한 것은?

[22 충북의료기술]

① 바젤협약   ② 몬트리올의정서
③ 런던협약   ④ 교토의정서

39

농약제조의 원료로 사용되는 이소시안화메틸 가스의 노출이 원인이었던
환경오염 사건으로 가장 옳은 것은? [22 서울보건연구사]

① 보팔 사건   ② LA스모그

③ 도노라 사건   ④ 가네미유 사건

40

<보기>의 설명에 해당하는 환경오염 사건은 무엇인가? [23 경기보건연구사]

> **보기**
> • 주거용 난방 시설에서 배출되는 오염물질에 의해 발생하였다.
> • 기온역전현상이 있었다.

① LA스모그   ② 런던스모그

③ 보팔 사건   ④ 세베소 사건

41

지구온난화의 규제 및 방지를 위한 국가간 국제협약인 신기후체제가 채택
된 국제회의는? [23 대구보건연구사]

① 교토의정서   ② 발리로드맵

③ 도하기후변화협약   ④ 파리협정

42

환경관련 국제협약 중 잔류성 유기오염물질 규제에 관한 협약에 해당하는
것은? [23 부산보건연구사]

① 런던협약   ② 바젤협약

③ 스톡홀름협약   ④ 람사협약

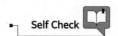
43

환경오염 사건에 대한 내용으로 옳지 않은 것은? [23 인천보건연구사]

① 뮤즈계곡 사건 – 계곡 공업지구에서 이산화황과 입사상 물질에 의한 오염사건
② 러브커낼 사건 – 유해화학물질을 폭포근처에 매립하여 발생한 토양오염사건
③ 도노라 사건 – 질소화합물에 오염된 음용수로 건강문제를 일으킨 수질오염사건
④ 보팔 사건 – 화학약품 공장에서 메틸이소시안염(MIC)이라는 독가스 유출로 인한 사건

44

다음 설명에 해당하는 환경오염사건은 무엇인가? [24 경기의료기술]

- 1952년 석탄연료 사용에 의한 대기오염과 복사성역전에 의해 발생한 스모그현상
- 인구집단에게 호흡기계 및 순환기계 질병을 일으키고 가축피해를 유발
- 1956년 대기청정법(clean air act)를 제정하게 된 계기

① 인도 보팔(Bhopal) 사건
② 미국 로스앤젤레스(Los Angeles) 사건
③ 멕시코 포자리카(Poza Rica) 사건
④ 영국 런던(London) 사건

45

1992년에 열린 환경관련 주요국제협약으로 "지구정상회의"라고도 하는 회의는 무엇인가? [24 경북의료기술]

① 바젤협약
② 리우회의
③ 스톡홀름회의
④ 교토의정서

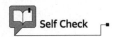

46

〈보기〉는 파리협정에 대한 설명이다. (　　) 안에 들어갈 내용으로 옳은
것은? [24 대구의료기술]

> **보기**
>
> 파리협정은 지구 평균 기온 상승을 산업화 이전 대비 (　　)도보다 훨씬 낮은
> 수준으로 유지하고, (　　)도로 제한하기 위해 노력하는 것을 목표로 한다.

① 2, 1.5　　　　　　　　② 1, 2
③ 2, 1　　　　　　　　　④ 1.5, 2

47

환경오염사건의 발생시기를 순서대로 바르게 나열한 것은? [24 충남의료기술]

ㄱ. 뮤즈계곡 사건	ㄴ. 도노라 사건
ㄷ. 런던스모그	ㄹ. 인도 보팔 사건

① ㄱ - ㄴ - ㄷ - ㄹ　　　　② ㄴ - ㄷ - ㄹ - ㄱ
③ ㄹ - ㄱ - ㄴ - ㄷ　　　　④ ㄷ - ㄱ - ㄴ - ㄹ

48

1997년 지구온난화 방지를 위한 협약으로 선진국에 대해 온실가스 배출량
감축을 강제적으로 부과한 환경관련 국제협약은 무엇인가? [24 강원의료기술]

① 바젤협약　　　　　　　② 교토의정서
③ 파리협약　　　　　　　④ 몬트리올의정서

49

다음 환경오염 사건들을 시기순으로 옳게 나열한 것은? [24 인천의료기술]

ㄱ. 뮤즈계곡 사건	ㄴ. 미국 도노라 사건
ㄷ. 인도 보팔 사건	ㄹ. 런던스모그 사건

① ㄱ, ㄴ, ㄹ, ㄷ　　　　　② ㄱ, ㄹ, ㄴ, ㄷ
③ ㄴ, ㄱ, ㄷ, ㄹ　　　　　④ ㄴ, ㄱ, ㄹ, ㄷ

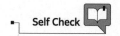
제2절   내분비계 교란물질

(정답 p.248)

01

내분비계 교란물질에 대한 설명으로 옳지 않은 것은?　[16 서울보건연구사]

① 면역체계 교란, 중추신경계 손상 등을 초래하는 유해물질로 대부분 산업 생산공정과 폐기물 저온소각과정에서 발생한다.

② 자연환경 내에서 분해되지 않고 먹이사슬을 통해 동식물의 체내에 축적된다.

③ 동물과 사람의 지방조직에 잘 축적되며 다른 정상호르몬보다 불안정한 특성을 가지고 있다.

④ 먹이사슬의 가장 상위단계인 동물과 사람에게서 높은 농도로 발견된다.

02

다음 중 환경호르몬이 아닌 것은?　[17 충북(12월)]

① DDT　　　　　　　　　　② 트리할로메탄

③ 비스페놀 A　　　　　　　④ 스틸렌 다이머

03

내분비계 교란물질과 이에 들어있는 물질이 올바르게 연결된 것은?

[19 전북의료기술]

① 컵라면용기 – 파라벤　　　② 합성세제 – 알킬페놀

③ 음료캔 – 파라벤　　　　　④ 폐건전지 – 비스페놀A

04

환경오염물질 중에서도 자연계에서 잘 분해되지 않고 먹이연쇄의 상위단계로 갈수록 농축되어 함량이 많아지는 생물농축 현상이 일어나는 물질에 해당하지 않는 것은?　[19 경기보건연구사]

① 유기인　　　　　　　　　② PCB

③ DDT　　　　　　　　　　④ 수은

05

내분비계 교란물질에 대한 설명으로 옳지 않은 것은? [19 대전보건연구사]

① 대표적으로 농약류, 유기중금속류, 다이옥신류 등이 있다.

② 인체에서 만들어지는 호르몬 보다는 불안정한 편이다.

③ 인체에 들어가서 내분비계의 정상적인 작용을 방해한다.

④ 지용성 물질로 체내에 축적된다.

06

내분기계 교란물질로 옳지 않은 것은? [19 충북보건연구사]

① PCB   ② 벤젠

③ 비스페놀A   ④ Hg

07

다이옥신에 대한 설명으로 가장 옳지 않은 것은? [22 서울시(2월)]

① 다이옥신은 주로 불소화합물의 연소과정에서 발생된다.

② 소각장이나 화학공장에서 배출된 다이옥신으로 주변의 목초지나 토양이 오염된다.

③ 오염된 목초나 곡물을 소, 돼지, 닭 등의 사료로 이용하면 다이옥신이 가축에 2차적으로 축적된다.

④ 오염된 하천이나 바다의 어류를 먹음으로써 다이옥신이 인체 내에 3차적으로 축적된다.

08

〈보기〉의 설명에 해당하는 것은? [22 부산의료기술]

> **보기**
>
> • 대표적인 내분비계 교란물질로 플라스틱 제조의 원료로 사용된다.
> • 에스트로겐과 유사한 작용을 한다.
> • 남성에게 무정자증을 유발하거나 여성에게 이상성징후를 나타낼 수 있다.

① 비스페놀 A   ② 알킬페놀

③ 파라벤   ④ DDT

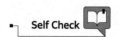
Self Check

09
내분비계 교란물질(환경호르몬)과 오염 경로의 연결이 옳지 않은 것은?

[22 지방직]

① 다이옥신 – 폐건전지
② 프탈레이트 – 플라스틱 가소제
③ DDT – 합성살충제
④ 비스페놀A – 합성수지 원료

10
우리 생활 주변의 화학물질들은 우리 생활을 편리하게 해주지만 우리의 건강을 위협할 수도 있다. 〈보기〉의 설명에 해당하는 생화학물질은 무엇인가?

[23 경기보건연구사]

> **보기**
>
> • 발수성을 가지고 있기 때문에 의류, 카펫, 가구, 신발, 조리기구 등에 널리 사용되고 있다.
> • 일회용 종이 식기의 코팅에 많이 사용되고 있다.

① 비스페놀-A   ② 프탈레이트
③ 과불화화합물   ④ 다환방향족탄화수소

제3절   대기오염   (정답 p.250)

01
다음 중 2차 오염물질에 해당하지 않는 것은?   [16 경기]

① 오존(O_3)   ② 알데히드(Aldehyde)
③ 아황산가스(SO_2)   ④ PAN

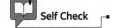
Self Check

02
대기오염의 정의로 옳지 않은 것은?　　　　　　　　[17 경기의료기술(10월)]

① 오염물질이 외부공기에 존재할 경우만을 말한다.
② 소음과 같이 감지할 수 없는 물질로 존재하는 것도 대기오염에 포함된다.
③ 사람뿐만 아니라 동식물과 재산상에 해를 줄 수 있는 것이어야 한다.
④ 오염물질의 발생원이 인위적이어야 한다.

03
다음 중 보통 광물질의 용융이나 산화 등의 화학반응에서 증발한 가스가 대기 중에서 응축하여 생기는 0.001~1㎛의 고체입자는?　　　[17 서울]

① 분진(dust)　　　　　　　　② 훈연(fume)
③ 매연(smoke)　　　　　　　④ 액적(mist)

04
다음은 대기오염물질의 물리적 성상에 대한 설명이다. 옳지 않은 것은?

[17 경기의료기술 경력]

① 분진(dust): 일반적으로 미세한 독립 상태의 액체 또는 고체상의 알맹이, 10㎛ 이상의 크기를 가지며 비교적 무거워서 침강하기 쉬운 것을 강하분진, 입자가 10㎛ 이하의 크기로 가벼워서 가라앉지 않고 장시간 공기 중에 부유하는 것을 부유분진이라 한다.
② 매연(smoke): 연료가 연소할 때 완전히 타지 않고 남는 고체물질로 매연은 1㎛ 이하 크기의 탄소입자, 검댕은 1㎛ 이상의 크기를 갖고 있는 유리탄소 및 타르 물질이 응결된 것이다.
③ 연무(mist): 가스나 증기의 응축에 의하여 생성된 대략 2~200㎛ 크기의 입자상 물질로 매연이나 가스상 물질보다 입자의 크기가 크다.
④ 흄(fume): 보통 광물질의 용해나 산화 등의 화학 반응에서 증발한 가스가 대기 중에서 응축하여 생기는 1~10㎛의 고체입자이다.

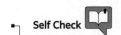

05

2차 대기오염물질 중 주로 눈에 자극을 주는 물질은?   [17 전북]

① 벤젠   ② SO_2
③ PAN   ④ PM-10

06

여름철 오후 교통량이 많은 곳의 주민이 기침, 호흡곤란, 눈의 자극을 호
소하였다. 의심되는 주요 대기오염물질은?   [17 전북]

① 오존(O_3)   ② 아황산가스(SO_2)
③ 이산화질소(NO_2)   ④ 일산화탄소(CO)

07

호흡기질환의 원인이 되며 대기오염의 지표로 사용되는 것은?

[18 충남의료기술, 보건진료]

① SO_2 ② NO_2
③ CO   ④ CO_2

08

휘발성 유기화합물(VOCs)에 대한 설명으로 옳지 않은 것은? [18 경기의료기술]

① 호흡기에 자극증상을 일으키며 두통 등 비특이적인 증상을 유발하기도
   한다.
② 유기용제를 다루는 과정이나 주유소에서 연료를 넣을 때 배출될 수 있다.
③ 나무나 풀 같은 식물에서도 배출된다.
④ 기온이 낮을 때 더욱 많이 배출된다.

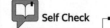

09
다음에서 설명하는 대기오염물질은 무엇인가?　[18 경기]

> • 화력발전소나 주거난방과정에서 배출된다.
> • 폐나 호흡기의 질환을 유발한다.
> • 부식성이 강한 미스트를 형성하며 산성비의 원인이 된다.

① 일산화탄소　　　　　② 질소산화물
③ 황산화물　　　　　　④ 오존

10
대기오염 중 자연오염이 아닌 것은?　[18 충북]

① 매연　　　　　　　　② 모래
③ 산불에서 발생하는 먼지　④ 화산폭발

11
호흡기에 직접적으로 미치는 영향이 적은 것은?　[18 충북]

① CO　　　　　　　　② 미세먼지
③ NO_2　　　　　　　④ SO_2

12
염화불화탄소와 염소원자에 대한 설명으로 옳지 않은 것은?　[18 부산]

① 염화불화탄소는 안정적으로 대기에 오랜 기간 존재한다.
② 염화불화탄소는 대류권에서 지구온난화현상을 유발한다.
③ 성층권에서 염화불화탄소는 자외선에 의해 분해되어 염소원자를 유리시켜 이것이 오존층을 파괴한다.
④ 염화불화탄소는 냉매제, 스프레이 등으로부터 나오는 2차 오염물질이다.

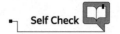
13

일산화탄소(CO)에 대한 설명으로 가장 옳은 것은?   [18 서울(6월)]

① CO가스는 물체의 연소 초기와 말기에 많이 발생한다.
② CO가스는 무색, 무미, 무취, 자극성 가스이다.
③ Hb과 결합력이 산소에 비해 250~300배 낮다.
④ 신경증상, 마비, 식욕감퇴 등의 후유증은 나타나지 않는다.

14

연료가 연소할 때 완전히 타지 않고 남는 1㎛ 이하 크기의 고체물질은 무엇인가?   [18 전북의료기술]

① 흄(fume)   ② 매연(smoke)
③ 검댕(soot)   ④ 연무(mist)

15

가스나 증기의 응축에 의하여 생성되는 입자상 물질로 비교적 입자의 크기가 큰 물질은?   [18 군무원]

① 훈연(Fume)   ② 매연(Smoke)
③ 검댕(Soot)   ④ 액적(Mist)

16

초미세먼지 150ppm 농도로 몇 시간 이상 지속될 때 주민들에게 실외활동금지 등을 요청하는가?   [19 경기의료기술]

① 1시간   ② 2시간
③ 3시간   ④ 4시간

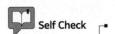

17

다음 중 오존(O_3)에 대한 설명으로 옳지 않은 것은?　[19 호남권]

① 눈, 코를 자극하고 폐의 부종을 유발한다.
② 농도가 높으면 농작물에 피해를 준다.
③ 오존 경보는 0.03ppm 이상 시 발령한다.
④ 산화작용에 의한 살균작용이 있다.

18

대기오염물질 중 1차 오염물질의 2차적 반응으로 생성된 물질에 해당하지 않는 것은?　[19 대구]

① Fume
② HCHO
③ 오존
④ 스모그

19

「대기환경보전법」에 따른 대기오염물질의 정의로 옳지 않은 것은? [19 인천]

① 훈연은 가스나 증기의 응축에 의하여 생성된 대략 $2 \sim 200\mu m$ 크기의 입자상 물질이다.
② 온실가스란 적외선 복사열을 흡수하거나 다시 방출하여 온실효과를 유발하는 대기 중의 가스상태 물질로서 이산화탄소, 메탄, 아산화질소, 수소불화탄소, 과불화탄소, 육불화황을 말한다.
③ 입자상물질은 물질이 파쇄·선별·퇴적·이적될 때, 그 밖에 기계적으로 처리되거나 연소·합성·분해될 때에 발생하는 고체상 또는 액체상의 미세한 물질이다.
④ 매연은 연료가 연소할 때 완전히 타지 않고 남는 고체물질로 매연은 $1\mu m$ 이하 크기의 탄소입자이다.

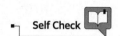

20

〈보기〉에 모두 해당하는 대기오염물질은?

[19 서울시 7급]

> **보기**
>
> • 코와 인후를 자극하고 호흡기에 영향을 미친다.
> • 화석연료의 연소과정에서 생산되는 1차 오염물질이며 가스상 물질이다.
> • 대기 중에서 탄화수소화합물과 공존하는 경우 광화학스모그를 형성한다.

① 오존(O_3)   ② 먼지(Dust)
③ 아황산가스(SO_2)   ④ 이산화질소(NO_2)

21

다음 대기오염물질 중 2차 오염물질에 해당하지 않는 것은?

[19 강원의료기술(10월)]

① 오존   ② 알데히드
③ 흄(fume)   ④ 스모그

22

「대기환경보전법 시행규칙」에 따라 다음에 해당하는 경보제의 기준으로 옳은 것은?

[19 강원의료기술(10월)]

> 가. 초미세먼지(PM-2.5) 주의보 발령기준(시간당 평균농도 $\mu g/m^3$)
> 나. 미세먼지(PM-10) 주의보 발령기준(시간당 평균농도 $\mu g/m^3$)

① 가 - 75, 나 - 150   ② 가 - 150, 나 - 75
③ 가 - 75, 나 - 300   ④ 가 - 150, 나 - 300

23

다음 중 미세먼지에 대한 설명으로 옳지 않은 것은?

[19 경기의료기술(11월)]

① 발생원으로는 연료의 연소, 흡연 등이 있다.
② 아주 작은 입자들은 혈류로 이동이 가능하다.
③ 아주 작은 입자들은 폐포에 도달할 가능성이 낮다.
④ 폐속으로 쉽게 흡입된다.

24

기상관측결과 대기오염물질의 농도가 〈보기〉와 같을 때 대기오염경보 단계는 무엇인가?

[19 경북보건연구사]

> **보기**
>
> • 미세먼지(PM−10) 350μg/m^3 이상 2시간 이상 지속
> • 초미세먼지(PM−2.5) 85μg/m^3 이상 2시간 이상 지속
> • 오존 0.7ppm 이상

① 미세먼지 − 주의보, 초미세먼지 − 주의보, 오존 − 중대경보
② 미세먼지 − 경보, 초미세먼지 − 경보, 오존 − 중대경보
③ 미세먼지 − 경보, 초미세먼지 − 주의보, 오존 − 경보
④ 미세먼지 − 경보, 초미세먼지 − 주의보, 오존 − 중대경보

25

대기오염경보 단계별 대기오염물질의 농도기준 중 PM−2.5 주의보 발령 기준은?

[19 충북보건연구사]

① 35μg/m^3 이하의 농도로 2시간 이상 지속인 때
② 35μg/m^3 이상의 농도로 2시간 이상 지속인 때
③ 75μg/m^3 이하의 농도로 2시간 이상 지속인 때
④ 75μg/m^3 이상의 농도로 2시간 이상 지속인 때

26

가스상 오염물질인 일산화탄소에 대한 설명으로 옳은 것은?

[19 충남보건연구사]

> ㄱ. 산소와의 결합력이 Hb보다 200배 가량 높다.
> ㄴ. 무색, 무미, 무취의 맹독성 가스이다.
> ㄷ. 만성중독시 기억력 감퇴, 지각이상 등의 건강장애를 유발한다.
> ㄹ. 실내 공기오염의 지표이다.

① ㄱ, ㄴ   ② ㄴ, ㄷ
③ ㄷ, ㄹ   ④ ㄱ, ㄹ

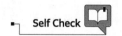

27

일산화탄소 중독이 일어났을 때 인체에서 일어나는 일로 가장 알맞은 것은?

[19 강원보건연구사]

① 카르복시헤모글로빈을 생성하여 헤모글로빈을 파괴한다.
② 혈액의 산소운반능력을 저하시켜 조직세포의 무산소증을 초래한다.
③ 호흡기의 질식으로 인해 폐포의 활동 중지시킨다.
④ 화학적 질식제로서 동맥혈의 공급을 차단한다.

28

다음의 설명 중 맞는 것을 고르시오

[19 경남보건연구사]

ㄱ. 분진은 크기가 클수록 폐포에 잘 흡착된다.
ㄴ. 잠함병은 질소와 관련이 있다.
ㄷ. NO는 CO보다 Hb과의 결합력이 수백 배 강하다.
ㄹ. 염화불화탄소(CFCs)는 오존층파괴물질이면서 지구온난화를 유발하는 물질이다.

① ㄱ, ㄴ, ㄷ   ② ㄴ, ㄷ, ㄹ
③ ㄱ, ㄷ, ㄹ   ④ ㄱ, ㄴ, ㄷ, ㄹ

29

겨울철 연탄 사용시 일산화탄소(CO)가 가장 많이 발생하는 시기는 언제인가?

[19 광주보건연구사]

① 온도가 가장 높을 때
② 연소하기 시작할 때와 끝날 때
③ 이산화탄소 분압이 높을 때
④ 이산화질소 분압이 낮을 때

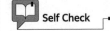

30
일산화탄소가 주로 발생하는 시기는?　　　　　　　　[20 광주보건연구사]

① 불이 타기 시작할 때와 타다 꺼질 때
② 불이 활활 타오를 때
③ 산소가 충분히 공급될 때
④ 물체가 완전연소될 때

31
입자상 물질 중 연료가 불완전 연소되어 남는 고체물질로 1㎛ 이하 크기
의 탄소입자는 무엇인가?　　　　　　　　　　　　[20 경북의료기술]

① 매연　　　　　　　　　　② 분진
③ 흄　　　　　　　　　　　④ 연무

32
대기오염물질 중 1차 오염물질에 해당하는 것은?　　　[20 제주의료기술]

① 황산화물　　　　　　　　② 오존
③ 광화학스모그　　　　　　④ PAN

33
다음 중 2차 대기오염물질에 해당하는 것은?　　　　　[20 대전]

① PAN, 오존, 알데히드
② 매연, 흄, 오존
③ 아황산가스, 일산화탄소, 탄화수소
④ 이산화질소, 알데히드, 일산화탄소

34
대기오염물질 중 2차 오염물질이 아닌 것은?　　　[20 전남의료기술(7월)]

① 오존　　　　　　　　　　② 아크롤레인
③ 스모그　　　　　　　　　④ 일산화탄소

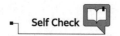

35

1차 오염물질이 광화학 반응을 일으켜 생긴 2차 오염물질로 옳은 것은?

[20 경기의료기술(11월)]

① 분진
② 탄화수소
③ 황산화물
④ 알데히드

36

대기 중으로 쉽게 증발되며, 대기 중에서 광화학반응을 일으켜 오존 등의 유해한 옥시던트(Oxidant)를 생성하는 대기오염물질은? [20 서울보건연구사]

① 이산화황
② 납
③ 미세먼지
④ 휘발성 유기화합물

37

유해가스 중에서 화석연료의 연소과정에서 발생되는 가스로 수용성이며, 눈 코 목 점막에 자극을 주고, 주로 상기도에 흡수되는 것은 무엇인가?

[20 인천보건연구사]

① 아황산가스
② 암모니아
③ 질소산화물
④ 오존

38

다음은 초미세먼지(PM − 2.5)의 비상저감조치 발령 기준이다. 빈칸에 들어갈 숫자로 올바른 것은? [20 인천보건연구사]

> • 당일 평균농도 (ㄱ)$\mu g/m^3$ 이상, 다음날 평균농도 (ㄴ)$\mu g/m^3$ 초과 예보일 때
> • 당일 주의보나 경보 발령, 다음날 평균농도 (ㄷ)$\mu g/m^3$ 초과 예보일 때
> • 다음날 평균농도 (ㄹ)$\mu g/m^3$ 초과 예보일 때

① 50, 50, 50, 75
② 25, 50, 50, 50
③ 10, 25, 50, 75
④ 10, 25, 50, 75

39

우리나라 대기오염 경보 단계 상 PM−2.5의 주의보 기준으로 옳은 것은?

[21 전북의료기술(5월)]

① $35\mu g/m^3$ 이상, 1시간 지속
② $75\mu g/m^3$ 이상, 2시간 지속
③ $150\mu g/m^3$ 이상, 1시간 지속
④ $150\mu g/m^3$ 이상, 2시간 지속

40

다음 설명 중 ㉠에 해당하는 값은?

[21 경기]

> 「미세먼지 저감 및 관리에 관한 특별법」에 의하면 당일(비상저감조치 시행일 전날) 초미세먼지 평균 농도가 1세제곱미터당 (㉠)마이크로그램을 초과하고, 다음 날(비상저감조치 시행일)의 초미세먼지 24시간 평균 농도가 1세제곱미터당 (㉠)마이크로그램을 초과할 것으로 예측되는 경우 시·도지사는 비상저감조치를 시행할 수 있다.

① 10   ② 25
③ 50   ④ 150

41

대기오염물질에 대한 설명으로 옳지 않은 것은?

[21 경남]

① 가스는 물질이 연소·합성·분해될 때에 발생하거나 물리적 성질로 인하여 발생하는 기체상 물질이다.
② 매연은 연소 시 발생하는 유리탄소가 응결하여 입자의 지름이 $1\mu m$ 이상이 되는 입자상 물질이다.
③ 휘발성 유기화합물은 탄화수소류 중 석유화학제품, 유기용제 등이다.
④ 입자상 물질은 물질이 기계적으로 처리되거나 연소·합성·분해될 때에 발생하는 고체상 또는 액체상의 미세한 물질이다.

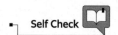

42

연료가 연소할 때 완전히 타지 않고 남는 고체물질로 1㎛ 이하 크기의 입자상 물질은 무엇인가?　[21 광주·전남·전북]

① 매연　　　　　　　　　　② 흄
③ 연무　　　　　　　　　　④ 분진

43

대기오염물질 중 입자상 물질에 대한 설명으로 옳지 않은 것은? [21 부산]

① 분진(dust)은 미세한 독립상태의 액체 또는 고체상의 알맹이로 10㎛ 이상의 크기는 강하분진, 10㎛ 이하의 크기는 부유분진이라 한다.
② 매연(smoke)은 1㎛ 이하 크기의 탄소입자다.
③ 미스트(mist)는 가스나 증기의 응축에 의하여 생성된 물질로 가스상 물질보다 입자의 크기가 작다
④ 흄(fume)은 광물질의 화학 반응에서 증발한 가스가 대기 중에서 응축하여 생기는 0.001~1㎛ 크기의 고체입자다.

44

오존(O_3)에 대한 설명으로 가장 옳은 것은?　[21 서울 고졸]

① 오존은 지표면에 오존층을 만들어 지구 보호막을 만든다.
② 오존층은 적외선을 흡수하여 지구 생명체를 보호한다.
③ 오존은 자동차, 사업장 등에서 직접 배출되는 오염물질은 아니다.
④ 오존 농도가 높을수록 실외 활동에 제약이 없다.

45

〈보기〉에서 아황산가스(SO_2)에 대한 설명으로 옳은 것을 모두 고른 것은?

[21 서울 고졸]

> **보기**
>
> ㉠ 공기보다 가볍다.
> ㉡ 대기 오염의 지표 중 하나이다.
> ㉢ 산성비를 내리게 하는 주요 원인이다.
> ㉣ 호흡기 질환으로 기관지염 및 폐렴 등을 일으킨다.

① ㉠, ㉡   ② ㉡, ㉢
③ ㉠, ㉡, ㉢   ④ ㉡, ㉢, ㉣

46

입자상 물질 중 연료가 연소할 때 완전히 타지 않고 남는 고체물질로 1㎛ 이하의 탄소입자는?

[21 복지부]

① 매연   ② 연무
③ 액적   ④ 박무
⑤ 훈연

47

다음 중 오존경보를 발령하는 기준은?

[22 경기의료기술]

① 0.12   ② 0.2
③ 0.3   ④ 0.5

Self Check

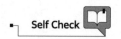

48
〈보기〉에서 설명하는 공기오염물질은 무엇인가? [22 경기의료기술]

> **보기**
>
> • 공장에서 석탄이나 석유 연소시 발생하며 폐, 호흡기 질환을 일으킨다.
> • 산성비의 원인이다.
> • 식물 성장에 방해가 된다.

① 오존   ② 아황산가스
③ 질소산화물   ④ 일산화탄소

49
연료의 고온연소 과정에서 생성되며 자동차 배기가스가 주요 배출원인 대기오염물질은 무엇인가? [22 대전의료기술]

① 황산화물   ② 유기화합물
③ 오존   ④ 질소산화물

50
자동차 배기가스가 주요 배출원인 대기오염 물질은 무엇인가?

[22 충남의료기술]

① 황산화물   ② 질소산화물
③ 이산화탄소   ④ 휘발성 유기화합물

51
다음 중 기체상 물질에 대한 설명으로 옳지 않은 것은?[22 강원의료기술(10월)]

① 아황산가스는 용해도가 낮기 때문에 하기도에서 많이 흡수되고 폐로도 침투된다.
② 아황산가스는 산성비의 원인이 된다.
③ 아산화질소는 지구온난화를 유발한다.
④ 이산화질수는 호흡기감염을 증가시킨다.

52
미세먼지에 대한 설명으로 가장 옳지 않은 것은? [22 서울시 고졸 보건직(10월)]

① 초미세먼지는 지름이 $10\mu m$보다 작은 미세먼지로 머리카락 지름의 약 1/20~1/30 작은 크기이다.
② 미세먼지가 높은 날에는 외출은 가급적 자제하고 외출 시 보건용 마스크 (식품의약품안전처 인증)를 착용한다.
③ 미세먼지는 지표면의 흙먼지와 화석연료의 연소과정 등에서 발생한다.
④ 미세먼지가 우리 몸속으로 들어와 염증반응이 발생하면 천식, 호흡기계·심혈관계 질환 등이 유발될 수 있다.

Self Check

53
DPSEEA모형의 단계 중 대기오염을 유발하는 가장 근본적인 동인(driving force)인 것은 무엇인가? [22 경남보건연구사]

① 인구집중   ② 대기오염물질 배출
③ 이차 오염물질 생성   ④ 노출

54
〈보기〉의 설명에 해당하는 대기환경기준은 무엇인가? [22 인천보건연구사]

보기

- 적갈색의 자극성 기체이다.
- 자동차 배기가스가 주요 배출원이다.
- 대기 중에서 광화학반응을 일으키는 물질로 2차 오염물질을 발생시키는 원인이 된다.

① 오존   ② 아황산가스
③ 이산화탄소   ④ 이산화질소

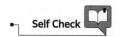

55

다음에 해당하는 오염물질은?

[23 보건직]

- 2차 오염물질로 산화력이 매우 강하다.
- 「대기환경보전법령」상 대기오염경보 대상이다.
- 질소산화물이 자외선과 광화학 반응을 일으키는 과정에서 생성된다.

① 오존
② 스모그
③ 라돈
④ 폼알데하이드

56

다음 대기오염물질 중 1차 오염물질에 해당하는 것은?

[23 전북경력경쟁]

① 흄
② 오존
③ 스모그
④ PAN

57

〈보기〉의 설명에 해당하는 물질은 무엇인가?

[23 전북경력경쟁]

> **보기**
>
> 석탄이나 석유연료의 불완전 연소 시 발생하며 무색 무미 무취 맹독성 가스인 이것은 혈중 헤모글로빈과의 강한 접합으로 인해 중독 시 건강장애를 유발한다.

① 질소산화물
② 황산화물
③ 일산화탄소
④ 오존

58

입자상 물질 중 미세먼지인 PM-10의 크기로 옳은 것은? [23 인천의료기술]

① 0.01 마이크로미터
② 0.1 마이크로미터
③ 1 마이크로미터
④ 10 마이크로미터

59

<보기>의 설명에 해당하는 대기오염물질은 무엇인가?   [24 경북의료기술]

> **보기**
>
> • 무색의 자극성 냄새가 나는 가스다.
> • 공장에서 연소 시 배출되며 물에 잘 녹는다.
> • 농작물에 피해를 주며 금속을 부식시킨다.

① 아황산가스   ② 이산화질소
③ 미세먼지   ④ 초미세먼지

60

<보기>의 설명에 해당하는 대기오염물질은 무엇인가?   [24 충남의료기술]

> **보기**
>
> • 산성비의 원인물질이다.
> • 적갈색의 자극성 물질이다.
> • 탄화수소와 결합하면 자외선의 촉매반응으로 오존을 생성하는 물질이다.

① 일산화탄소   ② 산소
③ 이황화탄소   ④ 이산화질소

제 4 절   실내공기 오염   (정답 p.260)

01

라돈은 우라늄의 붕괴과정에서 생성되는 방사능 물질이며 일반인의 자연방사선 피폭 기여도가 가장 높다. 라돈과 관련성이 높은 악성종양은?

[17 서울의료기술]

① 위암   ② 간암
③ 폐암   ④ 유방암

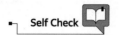

02

다음 중 군집독에 영향 주는 요인을 모두 고른 것은?　　　　　　　[17 충남]

가. 온도	나. 습도
다. 분진	라. 연소가스

① 가, 나, 다　　　　　　　　　② 가, 나, 라
③ 나, 다, 라　　　　　　　　　④ 가, 나, 다, 라

03

사무실에서 사용하는 오래된 복사기나 팩스 등의 사무용 기기에서 나오는
오염물질은 무엇인가?　　　　　　　[17 부산의료기술]

① 벤젠　　　　　　　　　② 다이옥신
③ 석면　　　　　　　　　④ 오존

04

「실내공기질 관리법」에 의한 실내공기질 유지기준에 해당하는 오염물질로
옳지 않은 것은?　　　　　　　[17 대구]

① 미세먼지(PM-10)　　　　　　② 석면
③ 포름알데히드　　　　　　　　④ 이산화탄소

05

새집증후군에 대한 설명으로 옳지 않은 것은?　　　　　　　[18 경기의료기술]

① 새로 지은 건물이나 보수공사 후에 더 많은 불쾌감을 느낀다.
② 포름알데히드나 중금속 등으로 인한 두통, 비중격천공 등이 유발된다.
③ 일시적으로 눈, 코, 목의 자극과 기침, 현기증, 가려움이 있을 수 있고 오
　 랜 기간 노출 시 호흡기 질환을 유발한다.
④ 시간이 지날수록 감소한다.

06

다음 설명에 해당하는 오염물질은? [18 복지부]

- 휘발성유기화합물의 일종으로 자극성 냄새를 갖는 가연성 무색 기체이다.
- 우레아 단열재, 실내가구의 칠, 접착제, 흡연, 생활용품, 접착제 등에 의해 발생한다.
- 국제암연구기구(IARC)에서 인체발암물질로 분류하고 있다.

① 벤젠   ② 라돈
③ 석면   ④ 포름알데히드
⑤ 납

07

다음 중 라돈에 대한 설명으로 옳지 않은 것은? [19 대전]

① 비활성 기체이다
② 무색, 무미, 무취의 성질을 가진다.
③ 알파선을 방출한다.
④ 공기보다 가볍다.

08

다음에서 설명하는 오염물질은 무엇인가? [19 경기의료기술(11월)]

- 새집증후군의 원인이다.
- 건물 신축 또는 보수공사 직후에 많이 나온다.
- 주증상은 현기증, 피부증상, 피로감, 집중력 저하, 호흡기 증상 등이다.

① 오존   ② 라돈
③ 일산화탄소   ④ 휘발성유기화합물

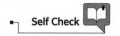

09

「실내공기질 관리법」에 따라 다중이용시설 내부의 쾌적한 공기 질을 유지하기 위한 기준에 해당하지 하지 않는 것은?

[19 충북보건연구사]

① 일산화탄소(CO) ② 라돈
③ 포름알데히드 ④ 총부유세균

10

「실내공기질 관리법」에 의한 실내공기질 유지 기준에 해당하지 않는 것은?

[19 충남보건연구사]

① PM-10 ② 포름알데히드
③ 총 부유세균 ④ 라돈

11

무색의 자극성 냄새가 나며 가구의 접착제, 건물의 단열재, 건축자재에 사용되고. 노출 시 눈, 코 및 호흡기 자극을 일으키는 오염물질은 무엇인가?

[20 경북]

① 석면 ② 라돈
③ 오존 ④ 포름알데히드

12

「실내공기질 관리법」에 대한 내용으로 옳지 않은 것은? [20 대구]

① 실내 주차장은 실내 오염 기준에 포함된다.
② 지하역사의 일산화탄소 농도는 25ppm 이하여야 한다.
③ PM-2.5은 실내 공기질 유지기준 물질에 포함된다.
④ 산후조리원 총부유세균은 800 이하여야 한다.

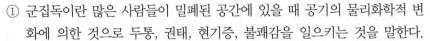

13

실내공기오염에 대한 설명으로 옳은 것은?　　　　　[20 충북]

① 군집독이란 많은 사람들이 밀폐된 공간에 있을 때 공기의 물리화학적 변화에 의한 것으로 두통, 권태, 현기증, 불쾌감을 일으키는 것을 말한다.

② 새집증후군은 건축자재나 벽지 등에서 나오는 유해물질로 인해 거주자들이 느끼는 건강문제로 주로 잔류성유기오염물질들이 원인이 된다.

③ PM-10은 실내공기질 유지기준에 해당하고 PM-2.5는 실내공기질 권고기준에 해당한다.

④ 군집독의 주요 원인물질은 포름알데히드이다.

14

실내공기질 유지기준 중 어린이집, 실내 어린이 놀이시설, 산후조리원의 총부유세균 기준은 얼마인가?　　　　　[20 인천의료기술(10월)]

① 800　　　　　　　　　　② 200

③ 50　　　　　　　　　　④ 100

15

실내공기오염물질과 건강장애의 연결이 옳은 것은?　　　　　[20 경북보건연구사]

① 포름알데히드 – 피부암　　② 석면 – 폐암

③ 오존 – 규폐증　　　　　④ 라돈 – 중피종

16

휘발성유기화합물의 일종으로 자극성 냄새를 갖는 가연성 무색 기체이며, 인화점이 낮아 폭발의 위험성을 가지며, 휘발성유기화합물과 함께 새집증후군의 원인물질로 알려져 있다. 국제암연구기구(IARC)에서 인체발암물질로 분류한 이 오염물질은 무엇인가?　　　　　[20 광주보건연구사]

① 라돈　　　　　　　　　② 톨루엔

③ 오존　　　　　　　　　④ 포름알데히드

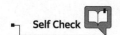

17

다음 중 실내공기질 유지기준에 해당하는 것은?   [20 전북보건연구사]

① 이산화탄소   ② 이산화질소
③ 라돈   ④ 휘발성유기화합물

18

실내공기오염 중 군집독의 원인 및 증상에 해당하지 않는 것은?

[21 경기의료기술(2월)]

① 오한   ② 고온
③ 고습   ④ 두통

19

다음 중 의료기관, 산후조리원, 노인요양시설 등의 실내공기질 유지기준
으로 옳지 않은 것은?   [21 제주의료기술(5월)]

① 폼알데하이드 $80\mu g/m^3$ 이하
② 미세먼지(PM-10) $80\mu g/m^3$ 이하
③ 미세먼지(PM-2.5) $35\mu g/m^3$ 이하
④ 이산화탄소 1,000ppm 이하

20

실내공기질 유지기준에 해당하는 것은?   [21 충남]

ㄱ. CO	ㄴ. PM10
ㄷ. CO_2	ㄹ. SO_2
ㅁ. NO_2	ㅂ. O_3

① ㄱ, ㄴ, ㄷ   ② ㄹ, ㅁ, ㅂ
③ ㄱ, ㄷ, ㅁ   ④ ㄴ, ㄹ, ㅂ

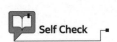
Self Check

21

다음 중 실내공기에 대한 설명으로 옳지 않은 것은? [21 전남경력경쟁(7월)]

① 이산화탄소의 서한량은 0.1%이다.

② 질소는 공기 중 78%를 차지한다.

③ 이산화탄소가 많으면 군집독의 문제가 생길 수 있다.

④ CO는 실내공기 오염을 나타내는 대표적인 지표이다

22

다음 중 「실내공기질 관리법」에 따른 실내공기질의 ㉠ 유지기준과 ㉡ 권고기준이 옳게 짝지어진 것은? [21 충북보건연구사]

① ㉠ 일산화탄소, ㉡ 총부유세균

② ㉠ 포름알데히드, ㉡ 미세먼지

③ ㉠ 이산화탄소, ㉡ 이산화질소

④ ㉠ 라돈, ㉡ 곰팡이

23

대기오염과 관련 없는 것은? [23 경기의료기술]

① 산성비   ② 군집독

③ 기온역전   ④ 열섬현상

24

새집증후군의 원인 물질인 휘발성유기화합물(VOCs)이 아닌 것은? [23 보건직]

① 일산화탄소(CO)   ② 벤젠(benzene)

③ 톨루엔(toluen)   ④ 스티렌(styrene)

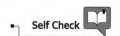

25

「실내공기질 관리법」에 따른 권고기준으로 옳지 않은 것은? [23 울산의료기술]

① 이산화질소
② 라돈
③ 총휘발성유기화합물
④ 총부유세균

26

다음 중 「실내공기질 관리법」에 의한 실내공기질 유지기준 오염물질 항목에 속하는 것으로만 묶인 것은? [23 부산보건연구사]

① 석면, 오존, 미세먼지(PM−10)
② 이산화질소(NO_2), 오존, 총부유세균
③ 미세먼지(PM−10), 일산화탄소(CO), 이산화탄소(CO_2)
④ 미세먼지(PM−2.5), 이산화탄소(CO_2), 이산화질소(NO_2)

제5절 | **대기오염과 기상** (정답 p.263)

01

대기오염의 원인인 기온역전에 대한 설명으로 옳은 것은? [15 경남]

① 찬 공기와 따뜻한 공기의 혼합
② 찬 공기 위에 따뜻한 공기 존재
③ 따뜻한 공기 위에 찬 공기
④ 위아래에 따뜻한 공기 둘 다 존재

02

동태평양 해수면의 온도가 평년보다 0.5도 이상 낮게 유지되는 현상은? [15 전남]

① 라니냐
② 엘니뇨
③ 열섬현상
④ 온난화

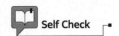

03

다음 온실가스 중 온난화지수가 가장 높은 것은? [15 서울]

① 이산화탄소(CO_2)　　　　② 메탄(CH_4)

③ 아산화질소(N_2O)　　　　④ 육불화황(SF_6)

04

지구온난화의 원인이 아닌 것은? [16 울산보건연구사]

① 석유를 사용한 이산화황(SO_2)

② 질소비료를 사용한 아산화질소(N_2O)

③ 냉장고 및 에어컨의 냉매제로 사용한 수소불화탄소(HFCs)

④ 반도체 제조공정에서 사용한 과불화탄소(PFCs)

05

대기오염물질 중 지구온난화에 가장 큰 영향 미치는 물질은 무엇인가?

[16 경기]

① 이산화탄소(CO_2)　　　　② 메탄(CH_4)

③ 오존(O_3)　　　　　　　④ 아황산가스(SO_2)

06

맑은 날 밤, 산허리의 면이 냉각되어 그곳에 접한 공기가 아랫방향으로 흘러서 산기슭의 평지에 고여 역전층이 형성되는 기온역전은?

[17 경기의료기술 경력]

① 복사성 역적　　　　　② 침강성 역전

③ 전선성 역전　　　　　④ 지형성 역전

07

다음 중 기온역전의 종류에 해당하지 않는 것은? [17 강원, 강원의료기술(9월)]

① 침강성 역전　　　　　② 복사성 역전

③ 전선성 역전　　　　　④ 온실성 역전

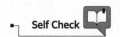

08

지표면이 야간에 냉각되어 지표 부근의 온도가 상층 대기보다 낮아져 형성되는 역전현상은? [17 경남]

① 복사성 역전　　　　　　　　② 침강성 역전
③ 전선성 역전　　　　　　　　④ 지형성 역전

09

기온역전이 나타나는 대기의 상태에 대한 설명으로 옳은 것은? [17 경북]

① 상부의 기온이 하부의 기온보다 높은 상태로 공기의 수평 확산이 이루어지지 않는 상태이다.
② 상부의 기온이 하부의 기온보다 높은 상태로 공기의 수직 확산이 이루어지지 않는 상태이다.
③ 상부의 기온이 하부의 기온보다 낮은 상태로 공기의 수평 확산이 이루어지지 않는 상태이다.
④ 상부의 기온이 하부의 기온보다 낮은 상태로 공기의 수직 확산이 이루어지지 않는 상태이다.

10

기온역전에 관한 설명으로 옳지 않은 것은? [17 경기(12월)]

① 지형성 역전은 해안 지대의 찬 해풍과 육지의 더운 공기 사이에서 발생한다.
② 침강성 역전은 저기압 중심에서 상층의 공기가 서서히 침강하며 발생한다.
③ 복사성 역전은 야간에 냉각된 지표 부근에저 주로 발생한다.
④ 전선성 역전은 온난전선과 한랭전선 사이에서 일어나는 역전현상이다.

Self Check

11

다음 중 현재 런던형 스모그와 로스앤젤레스형 스모그의 기온역전의 종류를 바르게 연결한 것은? [17 서울]

① 런던형 – 방사성(복사성) 역전, 로스앤젤레스형 – 전성성 역전
② 런던형 – 방사성(복사성) 역전, 로스앤젤레스형 – 침강성 역전
③ 런던형 – 침강성 역전, 로스앤젤레스형 – 방사성(복사성) 역전
④ 런던형 – 침강성 역전, 로스앤젤레스형 – 이류성 역전

12

런던스모그의 특징으로 옳지 않은 것은? [17 충북]

① 습도가 낮을 때, 7~8월에 빈발한다.
② 복사성 역전이다.
③ 주거용난방 시설에서 배출되는 아황산가스가 주요 오염물질이었다.
④ 밤과 새벽에 심하게 발생하였다.

13

강원도 A시의 공기오염으로 인해 주변의 도시보다 기온이 상승하고 도시 주위로부터 찬바람이 지표로 흐르는 현상은 무엇인가? [17 강원]

① 기온역전 현상   ② 열대야 현상
③ 열섬 현상   ④ 빌딩증후군

14

지구 온난화로 인한 현상으로 옳지 않은 것은? [17 경기의료기술 경력]

① 해면의 수위 상승   ② 생태계 파괴와 변화
③ 열대성 질환 증가   ④ 피부암 증가

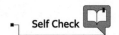

15
엘니뇨 현상에 대한 내용으로 옳지 않은 것은? [17 경남]

① 동풍의 약화가 원인이 된다.
② 해수면 온도가 평년보다 5℃ 이상 높게 6개월 이상 지속되는 현상이다.
③ 9월부터 다음 해 3월 사이에 발생한다.
④ 대기 순환의 변화로 다른 지역까지 정상적인 기후 조건이 파괴되고 이상 기후로 변한다.

16
해수면의 온도가 평년보다 0.5℃ 이상 낮게 지속되는 이상 현상은? [17 경북]

① 엘니뇨 현상   ② 라니냐 현상
③ 푄 현상   ④ 열섬 현상

17
런던스모그(London smog)에 대한 설명으로 가장 옳지 않은 것은?

[19 서울]

① 석유류의 연소물이 광화학 반응에 의해 생성된 산화형 스모그(oxidizing smog)이다.
② 주된 성분에는 아황산가스와 입자상 물질인 매연 등이 있다.
③ 기침, 가래와 같은 호흡기계 질환을 야기한다.
④ 가장 발생하기 쉬운 달은 12월과 1월이다.

18
환경오염 사건 중 광화학적 스모그와 관련한 상황들로 옳지 않은 것은?

[19 대구]

① LA스모그   ② 석탄연료 사용과 관련
③ 주로 낮에 발생   ④ 연무형 스모그

19

태평양 해수면의 온도가 0.5도 이상 오른 상태가 5~6개월 이상 지속되는 현상을 의미하는 것은?　　　　　　　　　　　　　　　[19 경기]

① 열대야　　　　　　　　　② 라니냐
③ 엘니뇨　　　　　　　　　④ 열섬

20

대기오염 사건 중 런던형 스모그 발생 시의 특징으로 옳지 않은 것은?
　　　　　　　　　　　　　　　　　　　　　　[19 충북보건연구사]

① 일반 가정 난방 시설 등에서 배출되는 아황산가스에 의하여 발생하였다.
② 호흡기계 질환을 유발하였다.
③ 낮 동안 증가한 자동차 배기가스가 원인이 되었다.
④ 겨울철에 발생하였다.

21

온실효과를 일으키는 것을 온실가스라고 한다. 온실효과 기여물질 중 지구온난화지수가 가장 큰 것은 무엇인가?　　　　　　　[19 강원보건연구사]

① 육불화항　　　　　　　　② 이산화탄소
③ 아산화질소　　　　　　　④ 수소불화탄소

22

다음 중 열섬 현상의 원인으로 옳지 않은 것은?　　[19 광주보건연구사]

① 도시는 농촌보다 콘크리트 벽이 보존하는 열이 많다
② 도시는 농촌보다 이산화탄소와 인공열이 많다.
③ 도시는 농촌보다 물 증발에 의한 열 소비가 많다
④ 도시는 농촌에 비해 바람 생성이 적다.

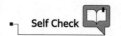
Self Check

23

런던형 스모그에 대한 설명으로 옳지 않은 것은?　　　　　[19 충남보건연구사]

① 스모그의 원인물질은 주로 상기도를 자극한다.
② 자동차 운행량이 많은 곳에서 주로 발생한다.
③ 도심에서 주로 발생한다.
④ 겨울철에 주로 발생한다.

24

기후변화(지구온난화)의 원인이 되는 온실가스 중 배출량이 가장 많은 물질은?　　　　　[20 서울]

① 일산화탄소(CO)　　　　　② 메탄가스(CH_4)
③ 질소(N_2)　　　　　　　　④ 이산화탄소(CO_2)

25

다음 중 지구온난화의 주요 원인이 되는 가스에 해당하지 않는 것은?　　　　　[20 제주]

① HC　　　　　　　　　② CO_2
③ CH_4　　　　　　　　④ N_2O

26

〈보기〉와 관련 있는 대기오염 현상은?　　　　　[20 서울(고졸)]

> **보기**
>
> • 뮤즈계곡 사건　　　　　　• 도노라 사건
> • 런던스모그 사건

① 열섬 현상　　　　　　　② 열대야 현상
③ 지구온난화 현상　　　　④ 기온역전 현상

27

다음에서 설명하는 현상은 무엇인가? [20 인천보건연구사]

> • 적도 무역풍이 강해지면서 적도 부근 태평양의 수온이 정상보다 낮게 나타나는 현상이다.
> • 서태평양 지역에서는 극심한 장마, 호우현상을 보인다.
> • 동태평양 지역에서는 가뭄을 유발한다.

① 엘니뇨   ② 라니냐
③ 기온역전   ④ 열섬현상

28

다음 중 기온역전 현상에 대한 설명으로 옳은 것은? [21 대구의료기술(4월)]

① 하층부의 기온이 상층부의 기온보다 높다.
② 복사성 역전, 침강성 역전, 이류성 역전 등이 있다.
③ 오염물질의 수직확산이 잘 일어난다.
④ 복사성 역전은 여름철에 주로 발생한다.

29

겨울철 차가운 밤공기에 지표면이 상층보다 기온이 낮아서 지표면 공기의 상승이 억제되는 기온현상은 무엇인가? [21 경북의료기술(4월)]

① 지형성 역전   ② 복사성 역전
③ 침강성 역전   ④ 전선성 역전

30

냉각된 지표부근의 대기온도가 낮아져서 형성되는 역전 현상은 무엇인가?

[21 경북]

① 침강성 역전   ② 전선성 역전
③ 지형성 역전   ④ 복사성 역전

Self Check

31

지표가 야간에 냉각되면 지표 부근의 대기 온도가 상층의 대기보다 낮아져서 형성되는 기온역전으로 날씨가 맑고 바람이 적으며 습도가 낮을 때, 야간에서 새벽사이에 주로 발생하며 밤이 긴 겨울철에 발생빈도가 높은 것은?　　　　　　　　　　　　　　　　　　　　　　　　[21 대전]

① 복사성 역전　　　　　　　　　② 침강성 역전
③ 전선성 역전　　　　　　　　　④ 지형성 역전

32

〈보기〉에서 설명하는 기온역전에 해당하는 것은?　　　[21 전남경력경쟁(7월)]

보기

• 야간에서 새벽사이에 주로 발생하며 밤이 긴 겨울철에 발생빈도가 높다.
• 지표로부터 100~120M 상공에서 주로 생성된다.

① 복사성 역전　　　　　　　　　② 전선성 역전
③ 침강성 역전　　　　　　　　　④ 지형성 역전

33

대기오염 물질 중 지구의 온실효과에 가장 기여도가 큰 물질은?
　　　　　　　　　　　　　　　　　　　　　　　[21 충남보건연구사]

① CO_2　　　　　　　　　　　② SO_2
③ O_3　　　　　　　　　　　④ CO

34

대표적인 대기오염 사건으로 뮤즈계곡, 도노라, 런던스모그 사건들과 관련된 기상현상인 이것은 무엇인가?　　　　　　　　　　　[22 전북의료기술]

① 지구온난화　　　　　　　　　② 기온역전
③ 엘니뇨　　　　　　　　　　　④ 오존층파괴

35

기온역전이 발생하는 상태에 대한 설명으로 옳은 것은? [22 광주의료기술]

① 찬공기가 아래에 있고 따뜻한 공기가 위에 있는 상태이다.
② 찬공기가 위에 있고 따뜻한 공기가 아래에 있는 상태이다.
③ 찬공기와 따뜻한 공기가 섞여있는 상태이다.
④ 상층부와 하층부의 기온차이가 없는 상태이다.

36

맑은 날 고기압 중심에서 상층의 공기가 침강하면서 하강하는 기류의 단열압축에 의해 온도가 상승하여 하층의 공기보다 온도가 높아지는 현상으로 지표 상층 부분에서 주로 발생되는 기온역전의 유형은 무엇인가?

[23 경북의료기술]

① 침강성 역전   ② 지형성 역전
③ 전선성 역전   ④ 복사성 역전

37

지구온난화의 원인이 되는 온실가스 중 온난화지수가 높은 물질부터 순서대로 나열한 것은? [23 충북보건연구사]

① 과불화탄소 – 아산화질소 – 수소불화탄소 – 메탄 – 이산화탄소 – 육불화황
② 이산화탄소 – 메탄 – 아산화질소 – 수소불화탄소 – 과불화탄소 – 육불화황
③ 육불화황 – 과불화탄소 – 수소불화탄소 – 아산화질소 – 메탄 – 이산화탄소
④ 메탄 – 아산화질소 – 수소불화탄소 – 육불화황 – 과불화탄소 – 이산화탄소

38

대기오염물질로 지구온난화의 원인이 되는 주요 온실효과 가스에 해당하지 않는 것은? [24 경기의료기술]

① 메탄   ② 염소
③ 이산화질소   ④ 염화불화탄소

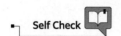

39

다음 중 지구 온난화를 증가시키는 요인에 해당하는 것은? [24 강원의료기술]

① 눈 위에 검댕　　　　　② 성층권의 오존층
③ 토지의 이용　　　　　④ 에어로졸

제 6 절　월경성 환경오염 　　　　　　　　　(정답 p.267)

01

다음 중 산성비에 관한 설명 중 틀린 것은? [12 서울]

① 대기 중의 산성 원인물질은 주로 황산, 질산이지만 인위적 오염물질이 적은 지역에서는 유기산류가 중요한 원인이다.
② 대기 중 암모니아, 알칼리 물질이 다량 함유 시 산성의 점도가 감소된다.
③ 일반적으로 pH 6.5 이하인 비를 산성비라 한다.
④ 산성비의 pH가 낮은 호수일수록 알루미늄 농도가 높고, 생물피해가 커지는 경향이 있다.
⑤ 산성비의 원인물질은 주로 선진국형에서 나타나는 오염물질로서 각종 자동차의 배기, 공장의 굴뚝 등에서 나오는 배기가스가 주원인이 된다.

02

산성비를 구성하는 물질로 이루어진 것은? [16 경기]

① 황산화물, 질소산화물　　　② 오존, 이산화탄소
③ 미세먼지, 이산화탄소　　　④ 납, 벤젠

03

오존층 파괴물질의 생산 및 사용을 규제한 협약은? [16 부산]

① 몬트리올의정서　　　　② 비엔나협약
③ 교토의정서　　　　　　④ 바젤협약

04

다음 중 오존층 파괴와 관련된 설명으로 옳지 않은 것은? [18 경기]

① 분무기나 냉매제 등의 프레온가스가 성층권에 도달하여 오존층을 파괴한다.
② 비엔나협약은 국제적 차원에서 오존층을 보호하기 위한 기본골격을 정하였다.
③ 교토의정서에서 오존층파괴 물질에 대한 생산 및 사용을 규제하였다.
④ 성층권 오존농도가 감소하면 피부암, 안질환의 발생률이 높아진다.

05

황사경보 발령 기준으로 옳은 것은? [18 울산]

① PM-2.5 농도가 $400\mu m/m^3$ 이상, 2시간 이상 지속 예상
② PM-10 농도가 $400\mu m/m^3$ 이상, 2시간 이상 지속 예상
③ PM-2.5 농도가 $800\mu m/m^3$ 이상, 2시간 이상 지속 예상
④ PM-10 농도가 $800\mu m/m^3$ 이상, 2시간 이상 지속 예상

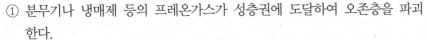

| 제7절 | 대기환경기준 | (정답 p.268) |

01

다음에 제시된 것은 어떤 물질의 대기환경기준이다. 이 물질은 무엇인가? [15 경기]

| • 8시간 평균치: 0.06ppm 이하 | • 1시간 평균치: 0.1ppm 이하 |

① O_3
② NO_2
③ CO
④ SO_2

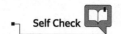
02

다음 중 「환경정책기본법」에서 규정한 대기환경기준 농도로 옳은 것은?

[15 서울보건연구사]

> 가. 아황산가스(SO_2) − 0.01ppm 이하 − 24시간 평균치
> 나. 일산화탄소(CO) − 25ppm 이하 − 1시간 평균치
> 다. 미세먼지(PM-10) − $10\mu g/m^3$ 이하 − 24시간 평균치
> 라. 오존(O_3) − 0.1ppm 이하 − 1시간 평균치

① 가, 나, 다　　　　　　　　　② 가, 다
③ 나, 라　　　　　　　　　　　④ 가, 나, 다, 라

03

다음 중 대기환경기준에 의한 아황산가스(SO_2)의 24시간 평균기준치는?

[16 충북]

① 0.01ppm 이하　　　　　　　② 0.05ppm 이하
③ 0.10ppm 이하　　　　　　　④ 0.15ppm 이하

04

우리나라 「환경정책기본법」에서 규정하고 있는 대기환경지표가 아닌 것은?

[16 강원, 대전]

① 오존　　　　　　　　　　　② 납
③ 미세먼지　　　　　　　　　④ CO_2

05

대기환경기준에 따른 아황산가스와 이산화질소의 연간농도로 옳은 것은?

[16 충북보건연구사]

① SO_2 − 0.02, NO_2 − 0.03　　　② SO_2 − 0.05, NO_2 − 0.06
③ SO_2 − 0.03, NO_2 − 0.02　　　④ SO_2 − 0.06, NO_2 − 0.05

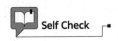

06

우리나라 대기환경기준에서의 링겔만 비탁도의 기준은?　[16 서울보건연구사]

① 1도　　　　　　　　② 2도
③ 3도　　　　　　　　④ 4도

07

우리나라 대기환경기준에 따른 링겔만 비탁표의 기준은?　[17 부산의료기술]

① 0도　　　　　　　　② 1도
③ 2도　　　　　　　　④ 3도

08

대기환경기준의 기준치로 옳은 것은?　[17 서울의료기술(9월)]

① 아황산가스(SO_2) − 24시간 평균치 − 0.05ppm
② 아황산가스(SO_2) − 8시간 평균치 − 0.15ppm
③ 일산화탄소(CO) − 24시간 평균치 − 9ppm
④ 오존(O_3) − 24시간 평균치 − 0.06ppm

09

대기오염의 배출 허용기준에 대한 설명으로 옳지 않은 것은?　[17 경기]

① 건강기준치는 인간의 건강에 미치는 영향을 고려해서 만든 것이다.
② 환경기준치는 정치, 경제, 사회를 위해 설정한 것으로 법적 구속력이 있다.
③ 배출허용기준은 환경기준치를 달성하기 위해 만든 것이다.
④ 배출허용기준은 법적 구속력이 있다.

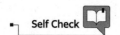

10

대기환경기준 수치가 1시간 기준이 다음과 같은 항목을 순서대로 바르게 나열한 것은?   [18 울산]

> (가) 0.1ppm 이하
> (나) 0.15ppm 이하
> (다) 25ppm 이하

① (가) 아황산가스, (나) 이산화질소, (다) 일산화탄소
② (가) 이산화질소, (나) 아황산가스, (다) 이산화탄소
③ (가) 아황산가스, (나) 오존, (다) 일산화탄소
④ (가) 이산화질소, (나) 아황산가스, (다) 일산화탄소

11

우리나라 대기환경기준에 포함되지 않는 물질은?   [19 서울]

① 아황산가스(SO_2)   ② 이산화질소(NO_2)
③ 이산화탄소(CO_2)   ④ 오존(O_3)

12

다음 중 「환경정책기본법」에 따른 대기환경기준 오염물질이 아닌 것은?   [19 호남권]

① CO_2 ② SO_2
③ PM-10   ④ PM-2.5

13

「환경정책기본법」에 따른 대기환경기준 중 미세먼지의 24시간 기준으로 옳은 것은?   [19 대구]

① PM-10: $50\mu g/m^3$ 이하, PM-2.5: $15\mu g/m^3$ 이하
② PM-10: $100\mu g/m^3$ 이하, PM-2.5: $35\mu g/m^3$ 이하
③ PM-10: $150\mu g/m^3$ 이하, PM-2.5: $50\mu g/m^3$ 이하
④ PM-10: $200\mu g/m^3$ 이하, PM-2.5: $100\mu g/m^3$ 이하

14
다음 중 우리나라의 대기환경기준에 해당하지 않는 것은?　　　[19 대전]

① 이산화질소　　　　　　　② 일산화탄소
③ 이산화탄소　　　　　　　④ 아황산가스

15
「환경정책기본법 시행령」상 대기환경 항목과 그 기준을 옳게 짝지은 것은?

[19 서울 고졸]

① 아황산가스(SO_2) − 1시간 평균치 0.15ppm 이하
② 일산화탄소(CO) − 1시간 평균치 30ppm 이하
③ 이산화질소(NO_2) − 1시간 평균치 0.5ppm 이하
④ 오존(O_3) − 1시간 평균치 0.5ppm 이하

16
대기환경기준으로 옳은 것은?　　　[19 광주보건연구사]

① 아황산가스의 연평균 수치는 0.05ppm 이하이다.
② 이산화질소의 연평균 수치는 0.06ppm 이하이다.
③ 오존의 1시간 평균 수치는 0.15ppm 이하이다.
④ 일산화탄소의 8시간 평균 수치는 9ppm 이하이다.

17
인체에 대한 유해성과 체감 오염도를 반영하여 만든 대기 오염도 표현방식인 대기환경오염지수(CAI, Comprehensive air-quality index)에 대한 설명으로 옳지 않은 것은?　　　[19 대구보건연구사]

① 오염지수는 총 5단계(매우나쁨, 나쁨, 보통, 좋음, 매우좋음)으로 구성된다.
② 0~500점으로 이루어져 있으며 점수가 클수록 오염이 심함을 뜻한다.
③ 지수에 포함되는 오염물질은 미세먼지, 오존, 일산화탄소, 이산화질소, 아황산가스이다.
④ '보통'은 환자군에게 만성노출 시 경미한 영향이 유발될 수 있는 수준을 의미한다.

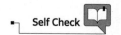
18

「환경정책기본법」에 따른 대기환경기준으로 옳은 것은?　　[20 제주의료기술]

① 아황산가스 - 연간 평균치 0.12ppm 이하

② 오존 - 1시간 평균치 0.001ppm 이하

③ PM2.5 - 연간 평균치 15μg/m^3 이하

④ 이산화질소 - 24시간 평균치 0.16ppm 이하

19

다음 중 대기오염에 대한 설명으로 옳지 않은 것은?　　[20 충북]

① 대기오염이 주로 기온역전 현상에 의해 일어난다.

② 링겔농도표에서 3도는 매연농도 30%에 해당한다.

③ 광화학스모그의 주요 원인물질은 O_3이다.

④ SO_2의 대기환경기준 연간 평균치는 0.02ppm 이하로 하고 있다.

20

「환경정책기본법」에 따른 대기환경기준에서 PM-10의 24시간 평균치 기준으로 옳은 것은?　　[20 전남의료기술(7월)]

① 50μg/m^3　　　　　　② 100μg/m^3

③ 15μg/m^3　　　　　　④ 35μg/m^3

21

「환경정책기본법 시행규칙」에 의한 대기환경기준에서 1시간 및 8시간 평균치만 설정되어 있는 대기오염물질은?　　[21 서울]

① 오존, 아황산가스

② 오존, 일산화탄소

③ 일산화탄소, 아황산가스

④ 아황산가스, 초미세먼지(PM-2.5)

22

다음 중 「환경정책기본법」에 따른 대기환경기준에 해당하는 것은?

[21 충남]

ㄱ. CO_2	ㄴ. CO
ㄷ. SO_2	ㄹ. NO_3
ㅁ. Pb	ㅂ. O_3

① ㄱ, ㄴ, ㄷ, ㄹ　　　　　② ㄴ, ㄷ, ㅁ, ㅂ
③ ㄷ, ㄹ, ㅁ, ㅂ　　　　　④ ㄱ, ㄷ, ㅁ, ㅂ

23

「환경정책기본법 시행령」상 대기환경기준에서 초미세먼지(PM-2.5)의 기준은?

[21 서울보건연구사/7급]

	연간 평균치	24시간 평균치
①	$15\mu g/m^3$ 이하	$35\mu g/m^3$ 이하
②	$35\mu g/m^3$ 이하	$15\mu g/m^3$ 이하
③	$50\mu g/m^3$ 이하	$100\mu g/m^3$ 이하
④	$100\mu g/m^3$ 이하	$50\mu g/m^3$ 이하

24

다음 중 「환경정책기본」에 의한 대기환경기준에 해당하지 않은 것은?

[21 경기경력경쟁]

① 아황산가스　　　　　② 이산화탄소
③ 벤젠　　　　　　　　④ 납

25

우리나라의 대기환경기준에서 PM-10의 24시간 기준치는 얼마인가?

[21 대전보건연구사]

① $15\mu g/m^3$ 이하　　　　② $35\mu g/m^3$ 이하
③ $50\mu g/m^3$ 이하　　　　④ $100\mu g/m^3$ 이하

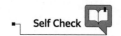

26

「환경정책기본법」에 따른 우리나라 대기환경기준으로 옳지 않은 것은?

[22 부산의료기술]

① SO_2 1시간 평균치 0.15ppm 이하
② NO_2 24시간 평균치 0.06ppm 이하
③ PM-2.5 24시간 평균치 $35\mu g/m^3$ 이하
④ O_3 8시간 평균치 0.1ppm 이하

27

「환경정책기본법 시행령」상 환경기준의 대기 항목으로 옳지 않은 것은?

[22 지방직]

① 벤젠
② 미세먼지
③ 오존
④ 이산화탄소

28

다음 중 「환경정책기본법」에 따른 우리나라의 대기환경기준으로 옳은 것은?

[23 전남의료기술]

ㄱ. 아황산가스	ㄴ. 이산화탄소
ㄷ. 미세먼지(PM-10)	ㄹ. 벤젠

① ㄱ, ㄴ, ㄷ
② ㄱ, ㄷ, ㄹ
③ ㄱ, ㄴ, ㄹ
④ ㄴ, ㄷ, ㄹ

29

〈보기〉 중 대기환경기준으로 옳은 것은?

[23 인천의료기술]

보기

ㄱ. 납	ㄴ. 미세먼지
ㄷ. 이산화탄소	ㄹ. 일산화탄소
ㅁ. 카드뮴	ㅂ. 포름알데히드

① ㄱ, ㄴ, ㄷ
② ㄱ, ㄴ, ㄹ
③ ㄷ, ㅁ, ㅂ
④ ㄱ, ㄹ, ㅂ

01

다음 수중 DO에 대한 설명으로 옳지 않은 것은?　　　　　　[15 경북]

① 수온이 높으면 DO는 높아진다.
② 유기물질이 많으면 DO는 감소한다.
③ BOD가 높으면 DO는 감소한다.
④ 물의 오염도가 낮으면 DO는 높아진다.

02

다음 중 BOD, DO에 대한 설명으로 틀린 것은?　　　　　[15 경기의료기술]

① 공장폐수가 흘러 들어오면 BOD보다 COD가 높아진다.
② DO는 물의 온도가 낮고, 기압이 낮을수록 증가한다.
③ DO 5ppm 이하에서는 어류가 살 수 없기 때문에 어족 보호를 위한 DO
  는 5ppm 이상이다.
④ 부유물이 증가할수록 유기물이 산화되어 DO는 낮아지고, 아가미에 부유
  물이 끼어 어패류가 폐사할 수 있다.

03

수중에 녹아 있는 산소(DO)에 대한 설명으로 옳은 것은?　　　　[16 경기]

① 유기물 많고 온도가 높을수록 감소한다.
② 물의 오염도가 낮으면 DO는 감소한다.
③ 생물화학적 산소요구량이 높으면 DO는 높아진다.
④ 미생물의 호흡작용에 의해서 DO는 증가한다.

04

하수·폐수 내의 오염물질(유기물)이 호기성 상태에서 미생물에 의해 분
해되어 안정화되는 데 소비하는 산소량을 나타내는 수질오염 측정지표는
무엇인가?　　　　　　　　　　　　　　　　　　　[16 경기의료기술]

① DO　　　　　　　　　　② 대장균
③ BOD　　　　　　　　　④ SS

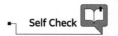

05

물속의 유기물질 등이 산화제에 의해 화학적으로 분해될 때 소비되는 산소량으로, 폐수나 유독물질이 포함된 공장폐수의 오염도를 알기 위해 사용하는 것은?

[16 서울]

① 용존산소량(DO)

② 생물화학적 산소요구량(BOD)

③ 부유물질량(SS)

④ 화학적 산소요구량(COD)

06

용존산소(Dissolved Oxygen)에 관한 설명으로 옳은 것은?

[17 경기의료기술(10월)]

① 수중에 유기물질이 많고 수온이 높을수록 감소한다.

② BOD와 COD가 높으면 DO가 증가한다.

③ 수중의 오염물질이 화학물질에 의해 산화되는 데 소비되는 산소량을 말한다.

④ 수중의 유기물질이 미생물에 의해 분해·산화되는 데 소비되는 산소량을 말한다.

07

수질오염의 측정지표 중 하수 내의 오염물질(유기물)이 호기성 상태에서 미생물에 의해 분해되어 안정화되는 데 소비하는 산소량을 나타내는 것은?

[17 광주]

① 생물화학적 산소요구량(BOD)

② 용존산소(DO)

③ 부유물질(SS)

④ 화학적 산소요구량(COD)

08

하수 중의 용존산소(DO)가 증가할 수 있는 경우는? 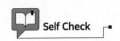 [17 경기의료기술 경력]

① 수온이 높을수록
② 염류의 농도가 높을수록
③ 부유물질에 의한 광합성작용이 활발할수록
④ 수중 유기물질이 많을수록

09

미생물이 분해하지 못하는 유기물을 측정하는 데 적절한 수질오염 측정 지표는? [17 경북의료기술]

① DO
② COD
③ BOD
④ SS

10

화학적 산소요구량(COD)의 측정가능 시간은 얼마인가? [17 부산의료기술]

① 2시간
② 10시간
③ 5일
④ 20일

11

수질오염 지표가 다음과 같을 때 수질이 양호하다고 판단할 수 있는 경우는?

[17 전북]

① DO: 높다.
② BOD: 높다.
③ COD: 높다.
④ SS: 높다.

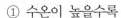

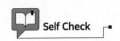
Self Check

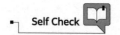
12

생물화학적 산소요구량인 BOD는 20℃에서 며칠간의 보관 후 용존산소량의 변화를 확인하는가?　　　　　　　　　　　　　　　　　　[17 충남]

① 2일　　　　　　　　　　　　　② 3일
③ 4일　　　　　　　　　　　　　④ 5일

13

BOD를 측정하는 온도와 시간은 얼마인가?　　　　　　　[17 울산의료기술]

① 5℃, 20일　　　　　　　　　　② 10℃, 10일
③ 20℃, 5일　　　　　　　　　　④ 30℃, 20일

14

우리나라에서 사용하고 있는 COD의 산화제는?　　　　　[19 경북의료기술]

① 황산알루미늄　　　　　　　　　② 과망간산칼륨
③ 염소산나트륨　　　　　　　　　④ 과산화수소

15

물 속 용존산소(DO)의 일반적인 특성으로 가장 옳은 것은?　[19 서울시 7급]

① BOD가 높은 물은 용존산소량이 낮다.
② 물 속 유기물이 많을수록 용존산소량이 높다.
③ 물 속 온도가 높을수록 용존산소량이 높다.
④ 기압이 높을수록 용존산소량이 낮다.

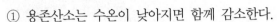

16
용존산소에 대한 설명으로 가장 옳은 것은? [19 서울 고졸]

① 용존산소는 수온이 낮아지면 함께 감소한다.
② 물고기 서식을 위해서는 0.5ppm 이상을 유지해야 한다.
③ BOD가 높을수록 용존산소 수치도 높아진다.
④ 용존산소는 일반적으로 그 값이 클수록 깨끗한 수질을 나타낸다 할 수 있다.

17
과망간산칼륨 소비량이 나타내는 것은 무엇인가? [19 경기의료기술(11월)]

① 용존산소량   ② 유기물의 양
③ 미생물의 양   ④ 독성물질의 양

18
수질오염평가에서 오염도가 낮을수록 결과치가 커지는 지표는? [20 서울]

① 화학적 산소요구량(COD)
② 과망가니즈산칼륨 소비량($KMnO_4$ demand)
③ 용존산소(DO)
④ 생물화학적 산소요구량(BOD)

19
다음 중 물의 오염도에 대한 설명으로 옳은 것은? [20 경기의료기술(11월)]

① DO가 낮고 BOD가 낮으면 오염도가 낮다.
② DO가 낮고 BOD도 높으면 오염도가 낮다.
③ DO가 높고 BOD가 낮으면 오염도가 낮다.
④ DO가 높고 BOD도 높으면 오염도가 낮다.

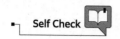

20

다음 중 (ㄱ), (ㄴ)에 해당하는 알맞은 말로 짝지어진 것을 고르시오.

[20 충북보건연구사]

> (ㄱ) 하수 중의 유기물질이 미생물에 의해 분해·산화되어 안정화되기까지 필요한 산소요구량이다.
> (ㄴ) 직경이 0.1㎛ 이상인 고형물질을 말하며 여과되어 분리되는 물질이다. 이것이 유기물일 경우 용존산소를 소비하게 된다.

① (ㄱ) BOD, (ㄴ) DO   ② (ㄱ) COD, (ㄴ) DO

③ (ㄱ) BOD, (ㄴ) SS   ④ (ㄱ) COD, (ㄴ) SS

21

수질오염에 대한 설명으로 옳지 않은 것은?   [20 광주보건연구사]

① DO는 수온이 낮을수록, 기압이 높을수록 높다.
② BOD가 높으면 물에 유기물질이 많다는 의미이다.
③ 물의 염류 농도가 높을수록 DO는 감소한다.
④ 비점오염원은 한 지점 또는 좁은 구역에서 다량의 오염물질이 배출되는 오염원이다.

22

다음 중 환경오염지표의 연결이 옳지 않은 것은?   [20 광주보건연구사]

① 먹는물 오염 – 대장균   ② 대기오염 – 아황산가스
③ 실내공기오염 – 일산화탄소   ④ 하수오염 – BOD

23

물속의 피산화성 물질인 유기물질이 산화제에 의해 산화될 때 소비되는 산소량을 의미하는 것은?   [20 전북보건연구사]

① BOD   ② COD
③ DO   ④ SS

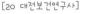

24
다음 중 용존산소에 대한 설명으로 옳은 것은? [20 대전보건연구사]

① 염류의 농도가 높을수록 용존산소량이 증가한다.
② 수온이 높을수록 용존산소량이 증가한다.
③ 기압이 낮을수록 용존산소량이 증가한다.
④ 유속이 빠를수록 용존산소량이 증가한다.

25
수질오염의 주요 지표와 그 설명을 옳게 짝지은 것은? [20 서울보건연구사]

① 용존산소(DO) – DO가 클수록 수질이 나쁘다.
② 화학적 산소요구량(COD) – 깨끗한 물에서 생활하수로 갈수록 COD가 낮아진다.
③ 총유기탄소(TOC) – TOC가 클수록 수질이 나쁘다.
④ 생물화학적 산소요구량(BOD) – BOD가 클수록 수질이 좋다.

26
다음 중 생물화학적 산소요구량(BOD)에 대한 설명으로 옳은 것은?

[20 세종보건연구사]

① 물 속의 유기물질이 호기성 미생물에 의해 분해되는 데 요구되는 산소량
② 수중의 각종 오염물질을 화학적으로 산화시키는 데 소비되는 산소량
③ 하수 중에 용존된 산소량
④ 수중에 존재하는 수소이온량을 나타내는 지수

27
수질오염 중 미생물이나 분변에 의한 오염이 의심될 때 가장 정확하고 간편한 검사방법은? [21 경기의료기술(2월)]

① 과망간산칼륨   ② 대장균군
③ 불소   ④ 탁도

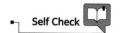

28

다음 중 비점 오염원에 대한 설명으로 옳지 않은 것은? [21 경북의료기술4월)]

① 오염물질의 유출 및 배출 경로가 명확하지 않다.
② 모으기 용이하고 처리효율이 높다.
③ 계절에 영향을 많이 받는다.
④ 배출지점이 불특정하다.

29

다음 중 수질오염지표로 옳지 않은 것은? [21 경북의료기술(4월)]

① COD가 높으면 DO는 낮다.
② 수온이 낮을수록 DO가 높다.
③ BOD가 낮으면 DO가 높다.
④ 폐수는 COD가 BOD보다 낮다.

30

다음 중 물의 부영양화와 관련이 가장 적은 오염물질은 무엇인가?

[21 전북의료기술(5월)]

① 가축 분뇨   ② 합성세제
③ 질소(N), 인(P)   ④ PCB

31

물의 생물화학적 오염지표로서 20도에서 5일 동안 관찰하여 측정하는 지표이며, 물속의 생물이 필요로 하는 산소량을 의미하는 것은?

[21 전북의료기술(5월)]

① SS   ② DO
③ BOD   ④ COD

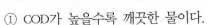

32

다음 중 물에 대한 설명으로 옳은 것은? [21 제주의료기술(5월)]

① COD가 높을수록 깨끗한 물이다.
② BOD가 낮을수록 오염된 물이다.
③ DO가 낮으면 오염도가 높은 탁한 물이다.
④ pH가 높으면 깨끗한 물이다.

33

수질오염에 대한 설명으로 가장 옳은 것은? [21 서울]

① 물의 pH는 보통 7.0 전후이다.
② 암모니아성 질소의 검출은 유기성 물질에 오염된 후 시간이 많이 지난 것을 의미한다.
③ 물속에 녹아있는 산소량인 용존산소는 오염된 물에서 거의 포화에 가깝다.
④ 생물화학적 산소요구량이 높다는 것은 수중에 분해되기 쉬운 유기물이 적다는 것을 의미한다.

34

용존산소(DO)에 대한 설명으로 옳지 않은 것은? [21 충북]

① 용존산소가 낮으면 오염도가 높다
② 수온이 낮을수록 용존산소가 높다
③ 압력이 낮을수록 용존산소가 높다
④ 용존산소가 낮으면 어류가 생존할 수 없는 상태가 된다.

35

다음 중 용존산소량에 대한 것으로 옳지 않은 것은? [21 전남경력경쟁(7월)]

① 수온이 낮을수록 용존산소는 높다.
② 기압이 낮을수록 용존산소는 높다.
③ BOD가 높을수록 용존산소는 감소한다.
④ 염류농도가 높을수록 감소한다.

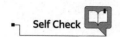

36

물에서 부영양화 발생시 특징으로 옳은 것은?   [21 인천의료기술]

① BOD 증가   ② 질소 감소
③ COD 감소   ④ DO 증가

37

다음 중 용존산소에 대한 설명으로 옳은 것은?   [21 경기경력경쟁]

① 물의 온도가 높아지면 용존산소는 감소한다.
② 물의 BOD가 높으면 용존산소는 증가한다.
③ 물에 유기물의 양이 적으면 용존산소는 감소한다.
④ 수면의 교란상태가 크거나 물의 기압이 높을수록 용존산소는 감소한다.

38

환경보건상 수질오염에 대한 설명으로 옳은 것은?   [21 세종보건연구사]

① BOD 10ppm 이하여야 물고기가 살 수 있다.
② pH는 물의 산성과 알칼리성을 나타내며 7.5 정도로 유지하는 것이 좋다.
③ BOD는 COD에 비해 측정소요시간이 짧다.
④ DO는 온도와 기압이 높을수록 높다.

39

수질오염 지표에 대한 설명으로 옳지 않은 것은?   [21 대전보건연구사]

① TOC는 산화제에 의해 산화되는 산소의 양을 말한다.
② BOD는 미생물에 의해 분해되는 유기물의 양을 말한다.
③ DO는 수온이 낮을수록, 기압이 높을수록 높다.
④ COD는 오염도가 높을수록 값이 높다.

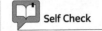

40

수질검사 결과 BOD가 높을 때 알 수 있는 것은?　　[21 전남보건연구사]

① 물의 산도가 높다.
② 세균이 번식하기 좋은 환경이다.
③ 미생물에 의해 분해되기 쉬운 유기물질이 많다.
④ 수중에 녹아있는 용존산소가 많다.

41

〈보기〉에서 설명하는 수질오염의 지표는?　　[22 서울시(2월)]

> **보기**
>
> 수중의 유기물질이 호기성 상태에서 미생물에 의해 분해되어 안정화되는데 소비되는 산소량으로, 유기물질 함량을 간접적으로 측정하여 하수의 오염도를 확인할 때 사용하는 지표이다.

① 수소이온 농도(pH)
② 용존산소량(Dissolved Oxygen, DO)
③ 화학적 산소요구량(Chemical Oxygen Demand, COD)
④ 생물화학적 산소요구량(Biochemical Oxygen Demand, BOD)

42

공장폐수나 축산폐수 등 특정한 곳에서 다량의 오염물질이 하천에 배출되는 오염원을 의미하는 것은?　　[22 부산의료기술]

① 점 오염원　　　　　　② 비점 오염원
③ 특이 오염원　　　　　④ 비특이 오염원

43

일본 미나마타시에서 발생했던 환경오염 사건의 원인으로 중추신경계에 작용하여 환청, 언어장애, 정신장애 등을 유발하는 물질은?　　[22 충남의료기술]

① 납　　　　　　　　　② 카드뮴
③ 유기수은　　　　　　④ 망간

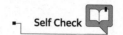

44

수질오염의 지표 중 DO, BOD에 대한 설명으로 옳은 것은?

[22 충북의료기술]

① DO가 높고 BOD가 낮으면 깨끗한 물이다.
② DO와 BOD가 모두 높으면 깨끗한 물이다.
③ DO가 낮고 BOD가 높으면 깨끗한 물이다.
④ DO와 BOD가 모두 낮으면 깨끗한 물이다.

45

수질오염 지표에 대한 설명으로 옳은 것은?

[22 강원의료기술(10월)]

① BOD가 높으면 미생물에 의해 분해되기 어려운 유기물질이 많다는 것을 의미한다.
② DO는 수온이 낮을수록 높다.
③ COD는 5일간 측정한다.
④ SS는 고형물질로 물에 용해되는 $0.1\mu m$ 이상의 물질이다.

46

수질오염의 원인 중 점 오염원에 해당하는 것은?

[22 대구보건연구사]

① 농경지에 뿌려진 비료
② 축산폐수
③ 도심지 오염
④ 양식장

47

다음 중 수질오염관리를 위한 지표에 해당하는 것은?

[22 인천보건연구사]

ㄱ. BOD	ㄴ. SS
ㄷ. DO	ㄹ. O_3
ㅁ. 수소이온농도	ㅂ. SO_2

① ㄱ, ㄴ, ㄷ, ㄹ
② ㄱ, ㄴ, ㄷ, ㅁ
③ ㄷ, ㄹ, ㅁ, ㅂ
④ ㄱ, ㄴ, ㄷ, ㅂ

48

수질오염 지표 중 부영양화물질로 적조현상의 원인이 되는 것은?

[23 경기의료기술]

① 생물화학적 산소요구량(BOD) ② 총유기탄소(TOC)
③ 총인(T-P) ④ 부유물질(SS)

49

다음 중 수질오염 지표에 대한 설명으로 옳은 것은? [23 전북경력경쟁]

① DO - 부족하면 혐기성분해가 진행되어 CH_4가 생성되고 악취가 난다.
② BOD - 2~3시간이면 측정이 가능하다.
③ COD - 높으면 미생물에 의해 분해되는 유기물이 많은 상태이다.
④ 대장균 - 100mL에서 총대장균군 100 이하로 검출되면 1급수이다.

50

DO에 대한 설명으로 옳은 것은? [23 충남의료기술]

① 물의 온도가 올라가면 DO는 감소한다.
② BOD가 높아지면 DO도 높아진다.
③ 수면의 교란이 클수록 DO는 감소한다.
④ 염류의 농도가 높아지면 DO는 높아진다.

51

하수 중의 용존산소량이 낮아지는 경우에 해당하는 것은? [23 강원의료기술]

① BOD가 낮다.
② 오염된 하수로 유기물의 양이 많다.
③ 물의 온도가 낮다.
④ 유속이 빠르다.

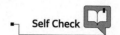

52

물의 용존산소(DO)에 대한 설명으로 옳지 않은 것은? [23 울산의료기술]

① 기압이 높을수록 DO는 낮다

② 온도가 낮을수록 DO는 높다.

③ BOD가 높을수록 DO는 낮다.

④ 염도가 높을수록 DO는 낮다.

53

수질오염 지표에 대한 설명으로 옳지 않은 것은? [23 인천의료기술]

① COD 값이 높으면 수질이 좋다.

② 수소이온농도가 6~8일 때 생물이 살기 좋은 환경이다.

③ DO가 높을수록 어류가 생존하기 좋은 상태이다.

④ BOD 값이 높으면 수질이 나쁘다.

54

다음 중 부영양화의 특징으로 옳은 것은? [23 부산보건연구사]

ㄱ. 표수층의 DO가 높다

ㄴ. N, P가 많다

ㄷ. COD 값이 낮다.

ㄹ. 저층 부근에는 용존산소 농도가 0에 가까워져 혐기성 분해가 진행된다.

① ㄱ, ㄴ, ㄷ

② ㄱ, ㄴ, ㄹ

③ ㄴ, ㄷ, ㄹ

④ ㄱ, ㄴ, ㄷ, ㄹ

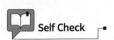

55
하수의 화학적 산소요구량이 증가하는 경우로 옳은 것은? [24 경기의료기술]

① 하수의 유기물질이 많아진다.
② 어족이 살기 좋은 환경이 된다.
③ 하수의 오염도가 낮아진다.
④ 하수의 용존산소가 높아진다.

56
다음 중 화학적 산소 요구량에 대한 설명으로 옳은 것은? [24 대구의료기술]

① 물속에 용해되어 있는 산소량이다
② 물속의 유기물질이 산화제에 의해 산화될 때 소비되는 산소량이다.
③ 물속의 유기물질의 내용이다.
④ 물속의 유기물질이 호기성 미생물에 의해 분해되어 안정화 되는 데 소비되는 산소량이다.